构建人类卫生健康共同体

——应对全球卫生问题的"中国方案"

清华大学万科公共卫生与健康学院
清华大学健康中国研究院　编著

U0249003

清华大学出版社

北京

图书在版编目（CIP）数据

构建人类卫生健康共同体：应对全球卫生问题的"中国方案" / 清华大学万科公共卫生与健康学院，清华大学健康中国研究院编著 . — 北京：清华大学出版社，2024.3
　　ISBN 978-7-302-64501-6

Ⅰ . ①构… Ⅱ . ①清… ②清… Ⅲ . ①公共卫生—卫生管理—研究—世界 Ⅳ . ① R199.1

中国国家版本馆 CIP 数据核字（2023）第 166673 号

责任编辑：辛瑞瑞　孙　宇
封面设计：钟　达
责任校对：李建庄
责任印制：宋　林

出版发行：清华大学出版社
　　　　　网　　　址：https://www.tup.com.cn，https://www.wqxuetang.com
　　　　　地　　　址：北京清华大学学研大厦 A 座　　　　邮　　编：100084
　　　　　社 总 机：010-83470000　　　　　　　　　　邮　　购：010-62786544
　　　　　投稿与读者服务：010-62776969，c-service@tup.tsinghua.edu.cn
　　　　　质量反馈：010-62772015，zhiliang@tup.tsinghua.edu.cn
印 装 者：三河市龙大印装有限公司
经　　销：全国新华书店
开　　本：185mm×260mm　　　　印　张：23.75　　　　字　数：570 千字
版　　次：2024 年 3 月第 1 版　　　　　　　　　　　印　次：2024 年 3 月第 1 次印刷
定　　价：198.00 元

产品编号：101141-01

编 委 会

主 任 委 员 梁万年

副主任委员 程　峰　唐　昆

专家顾问委员会

周庆安　郭　岩　张清敏　徐彤武

周晓农　向　浩　王云屏　戚晓鹏

编 写 单 位 清华大学万科共公共卫生与健康学院

清华大学健康中国研究院

执 行 编 委 赵可金　肖　巍　杨洪伟　黄葭燕

晋继勇　姬德强　尹　惠

编 写 秘 书 何其为　董雨锟　孟　晴

前　言

　　当今世界正处于大变革时代，世界已成为你中有我，我中有你，休戚与共的命运共同体。人类面临着诸多共同的挑战，急需建立和完善全球卫生健康治理体系。2021年5月，习近平主席在全球健康峰会上提出"携手并肩构建人类卫生健康共同体"，这一倡议进一步丰富了人类命运共同体的内涵，为推动全球卫生治理贡献出"中国方案"。中国是世界上最大的发展中国家之一，一直在积极履行大国担当，与国际社会守望相助、患难与共。新冠疫情期间，中国与世界各国积极互动，分享抗疫经验。2023年是中国援外医疗队派遣60周年，中国帮助有医疗需要的国家开展疟疾、登革热防控并改善妇幼健康，累计诊疗近3亿人次。中国正在积极建设"健康丝绸之路"，推动全球卫生健康领域合作交流和卫生健康事业可持续发展。

　　在当前时代背景下，全面诠释人类卫生健康共同体倡议的内涵显得尤为重要。本书旨在对这一倡议进行深远全面的回顾、分析和展望，讲述中国卫生健康故事，从倡议的提出、框架和行动三方面全方位展现倡议蓝图，为全球卫生健康领域更广泛的研究奠定基石和方向。

　　本书共分为3篇12章，具体内容为：第一篇总结倡议的提出背景、过程、基本内涵和价值所在，着重展现当前错综复杂的国际形势并梳理了倡议提出的时间线，有助于帮助读者理解人类卫生健康共同体这一倡议诞生的缘由和时代定位。第二篇探讨了这一重要的全球公共政策倡议的基本政策框架和理论框架，追溯了倡议背后的理论渊源和当下研究的主要问题，为公共卫生治理研究提供值得借鉴的理论方法。第三篇从行动策略的角度，讲述了中国在解决全球卫生重点问题和促进全球卫生治理方面作出的努力，同时探讨了全球卫生健康伦理的话题和国际传播策略，着重总结中国在促进全球卫生领域开展的行动，收录了大量的生动案例和详实数据，深度剖析当前全球卫生治理的格局，也针对全球卫生的实际需求展望了中国未来发展策略。本书全面展现了人类卫生健康共同体倡议的内涵，可以作为公共卫生、临床医学、卫生政策与管理、国际传播、国际关系、公共政策等领域学生、教师、学者以及管理者的参考书和教科书。

　　本书由清华大学万科共公共卫生与健康学院、清华大学健康中国研究院组织编写，历时两年完成，得到了清华大学万科公共卫生与健康学院科研基金（项目号：2021ZZ004）的资助，聚集了多位学者的研究成果，具体如下。撰稿专家组成员：赵可金、肖巍、杨洪伟、黄葭燕、晋继勇、姬德强、尹惠，他们来自清华大学、北京大学、复旦大学、上海外国语大学和中国传媒大学等高校和国家卫生健康委卫生发展研究中心。此外，周庆安、郭岩、张清敏、徐彤武、周晓农、向浩、王云屏、戚晓鹏等专家为本书编写提出了许多有价值的意见和建议。本书的出版得到了编写秘书何其为、董雨锟和孟晴的帮助，在此表示衷心的感谢。

　　尽管课题研究和书稿撰写倾注了诸多心血，但由于编者水平有限，仍有诸多不是和需要进一步完善之处，期盼大家批评指正。希望本书能够激发读者对于全球卫生健康治理的思考和研究。

梁万年

清华大学健康中国研究院院长

万科公共卫生与健康学院常务副院长

2023 年 12 月

目 录

第 1 篇
人类卫生健康共同体倡议背景与内涵

第2篇
人类卫生健康共同体的政策框架与理论框架构建

第3篇
人类卫生健康共同体行动策略

第 1 篇

人类卫生健康共同体
倡议背景与内涵

1 倡议的提出背景

　　当今世界正经历"百年未有之大变局"，国际经济、科技、文化、安全及政治等格局发生深刻调整，世界进入动荡变革期。世界历史大趋势中的现代化、信息化和全球化浪潮驱动着全球大变革的发生，新型冠状病毒感染（以下简称"新冠疫情"）全球大流行加速了这个大变局，推动了国际经济、政治、治理和思潮格局发生深刻变革。因此，全球需要建立和完善新的卫生治理体系。中国共产党胸怀天下的世界眼光、实现中华民族伟大复兴的历史使命，世界社会主义运动的必由之路和现代文明发展的时代趋势，均对构建人类卫生健康共同体提出了历史性的要求。全球金融危机、气候变化、新冠疫情大流行等全球发展和安全领域面临着诸多挑战，需要世界各国人民在人类卫生健康共同体的旗帜下固根基、扬优势、补短板和强弱项。正是在这种时代背景下，中国秉持和践行人类命运共同体理念，直面全球抗疫合作的重大问题，提出了携手共建人类卫生健康共同体的倡议，提供了推动全球卫生治理的"中国方案"。

1.1　"百年未有之大变局"

　　习近平指出，当今世界正经历"百年未有之大变局"，人类也正处于一个挑战层出不穷、风险日益增多的时代。[1][2] 这是站在当今时代发展的高度做出的重要判断，揭示了世界主要矛盾的重大变化，包括国际力量对比深刻变化、国际体系和国际秩序深度调整、新一轮科技革命和产业变革深入发展、国际政治和社会思潮深刻演变。且

---

　　① 习近平.加强政党合作共谋人民幸福——在中国共产党与世界政党领导人峰会上的主旨讲话 [M].北京：人民出版社，2021: 2.

　　② 习近平.论坚持推动构建人类命运共同体 [M].北京：中央文献出版社，2018: 415.

为中国谋划全面建设社会主义现代化国家提供了基本依据，也为构建人类卫生健康共同体和人类命运共同体提供了时代场景。

"百年未有之大变局"是习近平对当今国际形势做出的重大战略判断，经历了从对外关系领域到治国理政全局的发展变化，内涵更为丰富。最初，这是习近平在2018 年 6 月 22—23 日出席中央外事工作会议时提出的："当前，我国处于近代以来最好的发展时期，世界处于百年未有之大变局，两者同步交织、相互激荡。做好当前和今后一个时期对外工作具备很多国际有利条件。"[①] 此后，他又在中央党校十九届中央委员会新进委员和候补委员专题研修班等多个讲话中阐述这一论断，进一步丰富了"百年未有之大变局"的内涵。2019 年新冠疫情暴发后，面对国际形势的复杂变化，习近平强调，当今世界正经历百年未有之大变局，新冠疫情全球大流行使这个大变局加速变化，国际经济、科技、文化、安全、政治等格局都在发生深刻调整。不难看出，"百年未有之大变局"的内涵不仅局限于对外关系领域，也拓展到治国理政的各个方面。尤其是在谈及"十四五"规划的时候，习近平将"百年未有之大变局"作为谋划"十四五"期间中国经济社会发展的战略全局的关键。

"百年未有之大变局"的提出引发了国内外战略界热烈讨论，尤其是新冠疫情暴发后，社会各界关于权力转移、文明兴衰、制度演变、全球治理、国际关系等重大问题的讨论更加热烈，各种观点层出不穷，正在深刻改变中国与世界的关系，也为中国"十四五"期间的发展增添了诸多变数。如何分析和把握社会各界对"百年未有之大变局"的讨论及其发展动向，并制定正确的政策和策略，是当前中国面临的一项重要战略课题。

1.1.1　国内讨论：世界变局论

国内学者普遍认为"百年未有之大变局"主要指整个世界正在发生的重大变化，包括力量对比的变化、科技革命的变化、国际秩序的变化以及政治思潮的变化等各个方面。有人认为，大变局的本质是国际力量对比变化，以及由此引发的国际格局大洗牌和国际秩序大调整。也有人认为，大变局的动力是生产力竞争，核心是第四次工业革命浪潮引发的世界经济格局深刻调整下的科技创新能力之争。还有人认为，大变局的关键是制度优势竞争，强调新冠疫情防控期间所彰显的中国制度，影响了世界秩序变革，人类卫生健康共同体是适应世界变局的"中国方案"。

1. "百年未有之大变局"的变化内涵

"百年未有之大变局"的存在已成为国内学界的普遍共识，争论焦点在于这场变

---

① 习近平. 努力开创中国特色大国外交新局面 [EB/OL]. (2018-06-23)[2023-02-12]. http://www.gov.cn/xinwen/2018-06/23/content_5300807.htm.

化属于周期性变化还是结构性变化。有的学者从周期变化角度看待大变局，山东大学张蕴岭、中国人民大学杨光斌等认为，国际关系正在进入一个以再全球化、再意识形态化、再国家化为特点的新周期。① 更多学者则从结构变化角度分析"百年未有之大变局"，强调"百年未有之大变局"的前所未有。中国国际问题研究院阮宗泽认为，"百年未有之大变局"存在新兴经济体和发展中国家群体性崛起、世界最强国——美国从常量转为最大变量、西方内部四分五裂、多边主义与单边主义较量激烈以及科学技术的进步和发展推动大变局情形等前所未有的特点。② 中国现代国际关系研究院陈向阳认为，"百年未有之大变局"体现了"中西矛盾"与力量对比由"西强中弱、西攻中守"转向"中西互有攻守"，堪称 100 年和近 200 年来未有之大变局。无论是周期性变化，还是结构性变化，都是全球层次发生的重大变化，要求在全球层次加强维护发展与安全的顶层设计。③

2. "百年未有之大变局"的变化方向

关于"百年未有之大变局"的变化方向，即是向以中国为中心的秩序转变还是向以美国为中心的秩序转变、变化由谁主导，学界的认识角度也不同。有的学者更强调"百年未有之大变局"中的中国作用。复旦大学郑若麟认为，人类历史进入"百年未有之大变局"最显著的特征是中国崛起。④ 南京大学朱锋认为，"百年未有之大变局"涉及世界秩序结构中规则结构的大变局，今天中国不仅是世界秩序的参与者、建设者和贡献者，也从规则的接受者变成一个重要贡献者，或者是规则制定者。⑤ 有的学者强调"百年未有之大变局"中的美国作用。复旦大学寒竹认为，"百年未有之大变局"的实质在于美国为阻止中国崛起，不惜改变现有的国际秩序以维护其霸权利益，世界秩序为之发生动荡。⑥ 中国社科院倪峰从经济之变、社会之变、政治之变与外交之变四个方面提出，美国是当今国际体系变动的最显著变量。⑦ 从这个意义上来说，人类卫生健康共同体也是一种关于未来社会秩序建设的新理念，无论哪个国家在卫生和健康领域的秩序设计中扮演更重要的角色，都是对国际秩序大变革的一种回应。

3. "百年未有之大变局"的变化性质

国内学界更多从系统而非局部的层面认识大变局，这种系统性主要体现在其带来

---

① 李海涛. 百年未有之大变局：中国判断与世界回响 [J]. 社会科学家，2021(9): 150-155.
② 阮宗泽."百年未有之大变局"：五大特点前所未有 [J]. 世界知识，2018(24): 14-15.
③ 陈向阳. 世界大变局与中国的应对思考 [J]. 现代国际关系，2018(11): 1-6, 48, 67.
④ 张维为，郑若麟，寒竹. 如何理解"百年未有之大变局"?[J]. 东方学刊，2019(3): 84-100.
⑤ 朱锋."百年大变局"的决定性因素分析 [J]. 南京大学学报（哲学·人文科学·社会科学），2019, 56(5): 83-87.
⑥ 张维为，郑若麟，寒竹. 如何理解"百年未有之大变局"?[J]. 东方学刊，2019(3): 84-100.
⑦ 倪峰. 美国是国际体系变动中的最显著变量 [J]. 世界知识，2020(9): 19-21.

的国际秩序、国际格局与国际规范的变化等。中国社科院张宇燕认为，对"百年未有之大变局"的理解可以综合考虑大国实力对比变化、科技进步影响深远并伴随众多不确定性、民众权利意识普遍觉醒和中美博弈加剧等八个维度。① 中国现代国际关系研究院陈向阳提出，"百年未有之大变局"涉及世界地缘经济与政治重心"东升西降"、国际体系主导权"南升北降"、国际关系行为体"非（国家）升国（家）降"、世界经济与科技动能"新旧转换、新陈代谢"及中西互动趋于"平起平坐"。无论是系统层面还是局部层面的变革，都对人类卫生健康共同体的基本形态和建设路径产生重大影响。②

　　4. "百年未有之大变局"的机遇挑战

　　国内学界普遍认为"百年未有之大变局"既是机遇，也是挑战。清华大学胡鞍钢认为，中国在大变局中为世界提供了市场、旅客数量、科技与品牌创新、绿色能源消费合作、对外投资、对外发展援助、全球治理方案以及和平外交，能够利用独特的制度优势，充分利用战略机遇期。③ 然而，未来中国面临国内主要矛盾转化和国际环境不稳定等不确定性因素。中国现代国际关系研究院袁鹏认为，"百年未有之大变局"下中国的优势是实力日益强大，劣势是将强未强以及崛起压力增加，特别是美国加强对华制衡带来的巨大压力，以及中国在大国关系中处在不利位置。④ 中国人民大学杨光斌等强调中国在"百年未有之大变局"中的制度优势，包括权威、民主和法治的统一，以及中国在体制吸纳力、制度整合力和政策执行力三个维度具有的强大的国家治理能力，同时他也提出如何处理好财富权力和政治权力之间的张力是中国未来相当长时间内需要面对和解决的难题。⑤ 毫无疑问，在一个不确定性日益增强的世界，无论是机遇还是挑战，共建人类卫生健康共同体都是在危机中育新机、于变局中开新局的重要举措。

1.1.2　国外讨论：中国变局论

　　国外学界目前缺乏对"百年未有之大变局"这一概念的直接讨论，但较多学者都已观察并意识到了当前世界正在发生的结构性变化，实际形成了对"百年未有之大变局"这一客观判断的间接回应。这些回应包括美国霸权体系加速衰落，现有国际秩序

---

① 张宇燕. 理解百年未有之大变局 [J]. 国际经济评论，2019(5): 9-19, 4.
② 陈向阳. 世界大变局与中国的应对思考 [J]. 现代国际关系，2018(11): 1-6, 48, 67.
③ 胡鞍钢. 中国与世界百年未有之大变局：基本走向与未来趋势 [J]. 新疆师范大学学报（哲学社会科学版），2021, 42(5): 38-53.
④ 袁鹏. 世界"百年未有之大变局"之我见 [J]. 现代国际关系，2020(1): 1-2.
⑤ 张蕴岭，杨光斌，沈铭辉，等. "百年大变局"中的世界与中国 [J]. 世界知识，2020(9): 12-13.

合法性受到挑战以及中国冲击美国的全球领导力等。

国际讨论中多数观点将"大变局"理解为中国崛起及其对现有国际秩序的冲击。在很多国家的讨论之中，尚没有明确关于"百年未有之大变局"的提法，多数专家学者倾向于采取"中国崛起""中国世纪""北京共识"和"中国模式"等说法来界定中国提出的"百年未有之大变局"。在他们看来，"大变局"实际上是中国崛起的代名词，尤其指中国国内政治制度对西方所谓"普世价值"的挑战。一些学者倾向于把中国视为"修正主义国家"，甚至认为中国的实力已经超过美国成为全球霸权。在他们看来，所谓"变局"就是以中国主导的世界秩序替代以美国主导的世界秩序。更极端的观点则将变局理解为"回归以中国为中心的朝贡秩序"，批评中国通过"一带一路"扩张势力范围，制造所谓"债务陷阱"以及推行所谓"新殖民主义"等，戴着有色眼镜观察和误读中国。

由此可见，在国际舆论中，多数观点将"百年未有之大变局"理解为中国变局。这些观点存在着政治化甚至意识形态化的倾向，误以为中国将在世界范围内"输出模式"、扩张势力范围甚至进行意识形态的扩张。在对人类卫生健康共同体的讨论中，也有不少人戴着有色眼镜观察和误读中国，认为在人类卫生健康共同体背后隐藏着中国的"霸权雄心"。

1. "百年未有之大变局"的变化内涵

国外各地区主流智库对变局内涵的判断具有共识，即认为"百年未有之大变局"最突出的标志是中国崛起以及由此引发的各国国内制度与国际秩序改变。如何认识人类卫生健康共同体与现有秩序的关系，是人类卫生健康共同体研究的一个核心问题。

总体来看，欧美发达国家认为，当今世界秩序变革的最大不确定性因素来自中国，中国正在成为一个"修正主义国家"。美国国家情报委员会预测未来世界将会是一个改变了的世界，无论是美国、中国，还是其他大国，都无法在未来世界中成为霸权国家。[1] 天儿慧（Satoshi Amako）、细谷雄一（Hosoya Yuichi）、川岛真（Kawashima Shin）、山口信治（Yamaguchi Shini）等日本学者依然对战后自由主义世界秩序有信心，认为美国的单边主义政策只是美国政府的局部波动。[2] 在中国近年来的外交动向方面，大部分学者认为中国是在对现存世界秩序进行挑战，部分学者认为中国是作为现存秩序的不稳定因素，与美国一同导致了近年来国际社会稳定性的下降。还有部分学者认为在美国政府的单边主义政策下，中国对联合国等多边主义外交的赞同与对自由贸易的支持是在维护战后国际秩序。印度战略学界对"百年未有之大变局"的讨论普遍带着一种谨慎和怀疑的态度，认识也十分片面。例如，印度观察家研究基金会（Observer

---

① 美国国家情报委员会. 全球趋势 2030: 变换的世界 [M]. 北京: 时事出版社, 2016.

② 李海涛. 百年未有之大变局: 中国判断与世界回响 [J]. 社会科学家, 2021(9): 150-155.

Research Foundation）的研究员萨米尔·萨兰（Samir Saran）将"百年未有之大变局"的论述视为权力诉求的一种渠道，认为"其目前享有足够的（国内）政治稳定性，以目睹中国崛起成为一个全球性大国"。① 许多战略学家和学者不愿直接引用该表达，而是几乎将其等同于"亚洲世纪"甚至所谓"中国世纪"，在强调中国崛起的客观事实的同时，营造一种所谓"中国威胁"话语。有研究人员指出，"中国在次区域范围内通过在外交、经济和军事上给印度施加压力，实际上是单方面在定义'亚洲世纪'。"② 印度著名战略学家拉贾·莫汉（Raja Mohan）通过分析近年来中印关系认为，中国推动亚洲团结意在使其邻国都承认中国的区域性领导。③

随着中国实力的上升，中国提出的人类卫生健康共同体等倡议的确对现有秩序具有一定的冲击力，至于这种冲击是积极的还是消极的，完全取决于中国与世界关系的相互适应和彼此间的调适情况。

2. "百年未有之大变局"的变化方向

国外各地区主流智库对变局方向的判断存在分歧，或认为"百年未有之大变局"将会引领世界走向新的中美两极格局，或认为其将继续巩固现存的多极化结构。美国战略与国际问题研究中心（Center for Strategic and International Studies）跨国威胁项目主任赛斯·琼斯（Seth Jones）认为，"2025—2030 年，各方之间将出现多极化，美国、中国、俄罗斯和欧盟代表不同的极点。但是在宏观层面上，这些极点可能会与政体类型保持一致，民主的美国和欧洲是一极、俄罗斯和中国是另一极。"④ 核武器项目主任丽贝卡·赫斯曼（Rebecca Hersman）认为，"在这段时间内，美国同盟以及美国在全球同盟中的领导地位可能会减弱，因为欧洲人希望减少对美国的依赖并应对今年内不可预测的美国领导层的变化。地缘政治竞争的结果将在很大程度上取决于美国和中国疫情暴发以来的相对经济复苏以及其他国家（尤其是欧洲和亚

① SARAN S, DEO A. Xi Dreams: A Roadmap for Pax-Sinica[EB/OL]. ORF Occasional Paper, No. 155, 2018 (2018-05-17)[2023-02-12]. https://www. orfonline. org/research/xi-dreams-a-roadmap-for-pax-sinica/.

② SARAN S. Indiaand Major Powers: China[EB/OL]. ORF, (2019-08-06)[2023-02-12]. https://www. orfonline. org/expert-speak/india-and-major-powers-china-54113/.

③ MOHAN R. China's Hegemonic Ambitions Mean that Beijing's Focusis Now on Building Chinese Century[EB/OL]. The Indian Express, (2020-07-07)[2023-02-12]. https://indianexpress.com/article/opinion/columns/china-nationalism-xi-jinping-beijing-foreign-policy-india-china-lac-row-c-rajamo-han-6493168/.

④ 美国战略与国际问题研究中心 (CSIS). 新冠病毒感染疫情后的世界秩序 [EB/OL]. (2020-10-13)[2023-02-12]. https://www. csis. org/analysis/world-order-after-covid-19.

洲）凝聚共同价值观和利益的能力。"[①] 俄罗斯智库学者认为两极化趋势表现出新的特点。俄罗斯科学院社会科学和信息科学中心主任德米特里·叶夫列缅科（Dmitry V. Yefremenko）认为，中美两国强韧的贸易和经济相互依存关系无法阻止双方的政治僵局，而在科学和工程方面的竞争可能导致出现相互对立的两个技术经济平台，其他国家必须在两者之间进行选择，未来的世界充满了不确定性。[②]

另一些观点认为现有国际秩序仍存在一定优势。兰德公司（Rand Cooperation）在其"建立可持续国际秩序"研究项目报告中提出，中国并不是现有秩序的直接敌人，但它忽视或回避了一些关键的规则和规范，两者未来的关系存在不确定性。[③] 关于中国是否是现存秩序的挑战者，是否会产生一种替代现有国际秩序的新秩序等问题，很多学者还没有形成共识。例如，韩国学者关注区域结构变化现象。高丽大学亚洲问题研究所孙基荣（Son Key-Young）从国际一体化角度解释东亚体系变化，认为与20世纪90年代和21世纪00年代相比，21世纪10年代东亚一体化减弱了，其原因在于东亚地区国家领导人态度都倾向于保守又强硬，使国家间矛盾上升，加速了领土问题和民族主义浪潮。[④] 江原大学钟库永（Chung Ku-Youn）、峨山政策研究所李宰贤（Lee Jae-Hyon）等关注"二战"后形成的以美国为主导的自由国际体系且主张这一体系正在衰弱。[⑤] 东盟国家、海湾国家、非洲国家和拉美国家等也普遍不认同中国已超过和替代美国。面对中美战略竞争，有关国家普遍不愿在美国和中国之间选边站队，即便是那些美国的同盟国，也尽量不卷入中美间的争论，倾向于采取经济上靠中国、安全上靠美国的"对冲"战略。

---

① 美国战略与国际问题研究中心 (CSIS). 新冠病毒感染疫情后的世界秩序 [EB/OL]. (2020-10-13)[2023-02-12]. https://www. csis. org/analysis/world-order-after-covid-19.

② YEFREMENKO D V. A Double Thucydides Trap[J]. Russia in Global Affairs, 2020, 18 (3): 76-97.

③ Rand Cooperation. Building a Sustainable International Order[EB/OL]. 2018[2023-02-10]. https://www. rand. org/pubs/research_reports/RR2397. html.

④ SON KEY-YOUNG. East Asian Integration in Crisis: The Levels of Analysis in Integration Theory and the Analysis of Integration Environment[J]. Journal of Internationa lPolitics, 2019, 24 (2): 5-41. 韩文：손기영 (2019). 위기의동아시아통합론:통합이론의분석수준과통합환경분석.국제관계연구，24 (2): 5-41.

⑤ STACYA. PEDROZO. China's active defense strategy and its regional impact[J]. Council on Foreign Relations, 2010;KUYOUNCHUNG, JAEHYONLEE, WOOYEALPAIK. Forging a Indo-Pacific Rule-based Order and Prospect for the QUAD Cooperation[J]. Journal of International Politics, 2018, 23 (2): 5-40. 韩文：정구연,이재현,백우열,이기태 (2018).인도태평양규칙기반질서형성과쿼드협력의전망.국제관계연구，23 (2): 5-40.

3."百年未有之大变局"的变化性质

国外各地区主流智库对变局性质的判断殊途同归，认为"百年未有之大变局"的主要矛盾是以中美竞争为典型代表的制度性竞争和意识形态之争。新加坡国际事务研究所所长西蒙·泰（Simmon Tay）认为，亚洲的民主政治实践是对西方式民主制度的缺陷的一种补充，因此世界秩序应从长期考虑中国等亚洲国家的合理期望，而非短期的利益让步。[①]2020 年 10 月，皮尤研究中心（Pew Research Center）发布报告指出，新冠疫情发生后各国对中国的负面舆论上升，中国面临很大的压力。[②] 关于中国作为崛起国面临的问题，首尔市立大学安世贤（Ahnsh）认为，中国正在面临许多问题及限制，尤其是与中国地理有关的能源不足和对中国不宜的金融市场体系和环境污染问题。如果不能妥善解决这些问题，中国崛起将难以为继。[③] 芬兰学者格雷戈里·摩尔（Gregory Moore）强调，历史、文化和意识形态因素可能加剧大国竞争激烈度，并使任何试图避免加剧竞争的安排变得微不足道。

4."百年未有之大变局"的机遇挑战

国外各地区主流智库对变局所蕴含的机遇与挑战的判断多从自身立场及利益出发，分析由中国崛起和中美竞争引发的一系列国际秩序演变及其对国际社会的影响。

不少机构和分析人士将科技革命视为当今世界大变局带来的重要机遇。麦肯锡咨询公司（McKinsey & Company）在其报告《变革中的全球化》中提出，新技术（包括数字平台、物联网、自动化和人工智能）正在重塑全球价值链，能否采取积极行动并在全球产业转移和技术变革中找到合适定位，成为抓住大变局机遇的关键。[④] 还有学者敏锐地看到了以中国为代表的新兴市场国家在世界经济中比重的快速上升，加速推动了世界经济的结构性调整，其提出的各种发展倡议可能蕴藏着巨大发展机遇。例如，马来西亚最大独立智库机构——亚洲策略与领导研究院（Asian Strategy and Leadership Institude）主席谢富年（Jeffrey Cheah）认为，"一带一路"倡议正契合东

① TAY S, War by other means-Sino-US rivalry is growing in many areas[EB/OL]. Straits Times. (2020-09-21)[2023-02-12]. https://www. straitstimes. com/opinion/war-by-other-means.

② Pew Research Center. Unfavorable Views of China Reach Historic Highsin Many Countries[EB/OL]. (2020-10-06)[2020-10-13]. https://www. pewresearch. org/global/2020/10/unfavorable-views-of-china-reach-historic-highs-in-many-countries/.

③ AHNSH. What Is to Be Done for China?: Anatomy of China's Super Power Conundrumand PRC-ROK Relations[J]. Journal of International Politics, 2019, 24 (2): 111-131.

④ MCKINSEY. Globalization in Transition[EB/OL]. (2019-01-16)[2023-02-12]. https://www. mckinsey. com/~/media/McKinsey/Featured%20Insights/Innovation/Globalization%20in%20transition%20The%20future%20of%20trade%20and%20value%20chains/MGI-Globalization%20in%20transition-The-future-of-trade-and-value-chains-Full-report. pdf.

南亚地区的发展需求，互利共赢的中国－东盟关系对于地区的和平、稳定和繁荣十分关键。①

关于"百年未有之大变局"带来的挑战，多数国际舆论认为中国崛起带来的国际权力转移必然伴随着各种风险和挑战。比如日本外务省白皮书在对世界局势的判断中提出，国家间相互依赖的程度在不断加深，但是随着中国等新兴力量的崛起，国家间力量对比发生了变化，现存秩序的不确定性上升，国家间为扩大影响力而引发的政治经济军事竞争在不断激化。日本对中国近年来军事力量的发展依然保持着高度的戒备心，高度关注中国在东海、南海和中国台湾地区周边的军事动向，并多次强调要利用日美同盟维护地区稳定，倾向于引入外部力量制衡东亚地区力量对比变化。

东南亚地区最具影响力的智库——新加坡国际事务研究所（Singapore Institute of International Affairs）对中国的研究大多围绕日益升级的中美竞争对东南亚国家的影响。东南亚智库暂未认为中美对抗有引起地区内局部战争的可能，但是其影响必然是持续且深远的，将造成东盟各国的损失。在这一过程中，东盟各国都应冷静观察斡旋，充当冲突的调停者，而非为短期利益轻易倒向某个大国。②

印度对"百年未有之大变局"的最大担忧来自中国崛起后对印度的战略威胁。印方认为"一带一路"倡议的旗舰项目"中巴经济走廊"是对印度主权的挑战，因为该走廊穿过克什米尔争议地区。③ 尽管也有印度学者对中国崛起的认识较为客观，但总体并未改变印度主流舆论视中国为威胁的看法。④

欧洲对变局带来的挑战也做出了敏锐反应。欧盟委员会发布报告认为，新冠疫情影响了地缘政治趋势和权力平衡。随着美国进一步向内倾斜，它在全球舞台上留下了空白，而包括中国在内的其他参与者渴望填补这一空白。⑤ 因此，很多欧洲国家担心

---

① 俞懿春. 中国为全球经济发展创造机遇 [N]. 人民日报，2016-11-18(21).

② Conference Highlights: 12th AAF (The Sino-American Conflict & Asean)[EB/OL]. (2019-08-29) [2023-02-13]. http://www. siiaonline. org/wp-content/uploads/2019/12/12th. AAF-Conference-Highlights. pdf.

③ KONDAPALLI S. Why India is not Part of the Belt and Road Initiative Summit[EB/OL]. The Indian Express, (2017-05-15)[2023-02-12]. https://indianexpress. com/article/opinion/why-india-is-not-part-of-the-belt-and-road-initiative-summit-4656150/; KONDAPALLI S. "India-China ties: Need to strengthen conventiona land strategic deterrence capabilities post-Galwan Incident, "Financial Express, (2020-05-20) [2023-02-12]. https://www. financialexpress. com/defence/india-china-ties-need-to-strengthen-convention-al-and-strategic-deterrence-capabilities-post-galwan-incident/1965309/.

④ DEEPAK B R. China Foreign Policy Hastaken Historical Leap in 70 Years[EB/OL]. (2019-11-02) [2023-02-12]. https://www. sundayguardianlive. com/opinion/china-foreign-policy-taken-historic-leap-70-years.

⑤ European Commission: 2020 Strategic Foresight Report[EB/OL]. 2020[2023-02-12]. https://ec. europa.eu/info/sites/info/files/strategic_foresight_report_2020_1. pdf.

中国会填补美国退出后的地区真空，普遍关注美军在从阿富汗、伊拉克撤军后中国进入的可能，担心中国会通过推进"一带一路"倡议谋求地缘政治经济的势力范围。

环顾世界，"百年未有之大变局"不仅意味着整个世界的大变局，也意味着中国与世界关系的大变局。这一变局的本质是"二战"以来由欧美国家主导的国际秩序面临严峻挑战，无法有效解决当今世界力量对比变化、全球发展动能转移以及国际思潮碰撞引发的各种新问题。一方面，当今世界仍然处于经济全球化加快发展的时代，国际合作比以往任何时候都要紧密，全球治理的需要比以往任何时候都要迫切，人类社会越来越成为祸福相依和命运与共的共同体；另一方面，当今世界发展很不平衡，各种社会矛盾盘根错节，不同国家、地区、族群和性别在利益关系和认同结构上存在着复杂矛盾，国际秩序变革的呼声比以往任何时候都要高涨，国际思潮碰撞比以往任何时候都要剧烈。不容否认当今世界处于多元一体的新格局，整个人类社会已经形成命运共同体的现实，所谓的"新冷战"不得人心，实施技术、经济、社会领域的"脱钩"代价极大，推动所谓"退群"、废约、"筑墙"、排外、内顾等形形色色的政策背离了时代潮流，无益于解决当今世界的问题，是没有前途的。一个分裂的世界无法应对人类面临的共同挑战，对抗将把人类引入死胡同。在这个问题上，人类付出过惨痛的代价。

当今世界处于一个变革的时代，机遇与风险并存，人类又一次站在了十字路口，面对着开放还是封闭、多边还是单边、合作还是对抗、互利共赢还是零和博弈的重大选择。"世界怎么了？我们怎么办？""中国向哪里走？""人类社会向何处去？"成为时代之问。如何回答这些问题关乎各国前途，攸关人类命运。近年来，从2017年年初的联合国日内瓦总部到博鳌亚洲论坛，从联合国大会到二十国集团峰会和金砖国家领导人峰会，习近平在不同国际场合发表主旨演讲，一直在思考着这些"时代之问"，不断阐述和表达对"时代之问"的"中国答案"。从这个意义上来说，人类卫生健康共同体就是中国在卫生和健康领域应对"百年未有之大变局"和面对"时代之问"交出的"中国答案"。

1.2　新冠疫情全球大流行

构建人类卫生健康共同体倡议，是习近平站在"百年未有之大变局"的世界历史高度，统筹国内国际两个大局、统筹发展与安全两个格局而提出的一个重要倡议。构建人类卫生健康共同体的倡议既是着眼于应对新冠疫情全球大流行提出的"中国方案"，也是应对全球大变革贡献的"中国智慧"。

新冠疫情是百年来全球发生的最为严重的传染病大流行，给人类生命安全带来了巨大威胁，给国际社会带来了重大挑战。这不仅是对世界各国治理体系和治理能力的重大考验，也是对全球治理体系和治理能力的重大考验。2019年新冠疫情暴发后，"百年未有之大变局"调整进程加速，中国与世界的关系调整也随之面临加速，在新冠病毒感染大流行的背景下，国际舆论进一步将关注焦点置于这场大变局上，探讨了疫情对国际结构、世界经济、大国关系、全球治理和国际思潮的重要影响，这一切构成了共建人类卫生健康共同体的直接动力。

1.2.1　国际结构：中国地位上升，世界去中心化

新冠疫情对世界各国产生巨大冲击，造成国家间力量对比的深刻变化。

一方面，新冠疫情加速了整个世界向以中国为中心的国际秩序的转变。面对新冠疫情，美国的糟糕表现令中国的国际地位不断提高。新加坡国立大学马凯硕（Kishore Mahbubani）认为，疫情只会加速已开始的转变：从以美国为中心的全球化走向更加以中国为中心的全球化。① 中国国际关系学院林利民认为，疫情过后，世界地缘政治中心由大西洋地区向太平洋地区转移的进程将进一步加快，世界力量对比将发生有利于中国和平崛起的变化，国际格局与国际秩序将出现有利于非西方国家、亚太国家的变化，中国的国际影响力将进一步提升。上海国际问题研究院杨洁勉认为，此次暴发的新冠疫情使国际力量对比正在接近质变的临界点。②

另一方面，新冠疫情将整个世界带入了一种"大乱局"，给整个世界带来了更大的不确定性。联合国秘书长安东尼奥·古特雷斯（António Guterres）认为，此次疫情是第二次世界大战以来人类面临的最大危机，将给世界带来更多动荡和冲突。③ 美国前国务卿亨利·基辛格（Henry Alfred Kissinger）也表示，此次疫情对国际关系造成了根本性影响，将永久性地改变世界秩序。它"所引发的政治和经济动荡可能会持续数代人"④。美国对外关系委员会罗伯特·D. 布莱克威尔（Robert D. Blackwill）、布鲁金斯学会托马斯·赖特（Thomas Wright）称，此次疫情是世界秩序在过去70多年

---

① How the World will look after the Coronavirus pandemic[EB/OL]. Foreign Policy, (2020-03-20) [2023-02-12]. https://foreignpolicy. com/2020/03/20/world-order-after-coroanvirus-pandemic/.

② 专家：大疫情与大变局叠加，加速现有国际体系向某种临界点推进 [EB/OL]. (2020-04-07) [2023-02-12]. https://www. shobserver. com/zaker/html/233925. html.

③ Covid-19 Worst Crisis since World War II, Says U, N. Chief[EB/OL]. The Hindu, (2020-04-01) [2023-02-12]. https://www. thehindu. com/news/international/covid-19-worst-crisis-since-world-war-ii-says-un-chief/article31223646. ece.

④ Henry Alfred Kissinger. The Coronavirus Pandemic Will Forever Alter the World Order[EB/OL]. The Wall Street Journal, (2020-04-03)[2023-02-12]. https://www. wsj. com/articles/the-coronavirus-pandemic-will-forever-alter-the-world-order-11585953005.

来面临的最大考验之一,给各国政府带来巨大压力,分化了社会,加剧了社会不平等。[①]清华大学阎学通指出,此次疫情放大了无政府国际体系,国家各自为政将成为一个长期趋势。[②]中央党校刘建飞指出,新冠疫情将促进多极化加速演进并趋于更加均衡,将增强非极化的发展动力,并且将促进国际政治地理新格局加快形成。[③]

1.2.2　世界经济:全球经济衰退,逆全球化加速

新冠疫情对全球生产生活造成了巨大冲击,各国学者普遍认为世界经济进入衰退期,各国经济发展将经历一个非常艰难的复苏过程。一方面,新冠疫情导致了全球经济停摆,2020 年各国经历了第二次世界大战以来程度最深的经济衰退。根据世界银行数据,2020 年全球经济缩水 3.1%,中国以 2.2% 的增速成为二十国集团中唯一实现正增长的国家。[④]另一方面,后疫情时代各国经济复苏的势头出现明显差异(表 1-1-1),部分新兴市场经济体债务水平高启,全球通胀也处于几十年来的最高水平,世界经济复苏仍面临着巨大的挑战和不确定性。根据 IMF(国际货币基金组织)2023 年 1 月发布《世界经济展望》预测:2024 年全球经济增速为 3.1%,中国为 4.5%,美国为 1.0%,均显著低于疫情前水平。[⑤]

新冠疫情严重冲击了国际供应链和价值链,导致各国经济增长普遍困难。穆迪公司(Moody's)发布报告,分析疫情对美国、日本、英国和意大利等 14 个发达国家经济产生的影响,并称新冠疫情将使其公共债务增加近 20 个百分点。[⑥]毕马威(KPMG)的报告认为,新冠疫情会在资本市场、贸易、产业链和跨国投资四个领域对世界经济造成冲击。[⑦]麦肯锡全球研究院(McKinsey Global Institute)在《全球价值链中的风险、

---

①　BLACKWILL R D, WRIGHT T. The End of World Order and American Foreign Policy[R]. NewYork: Councilon Foreign Relations, 2020: 8-12. http://www.jstor.org/stable/resrep25044.7.

②　阎学通:疫情放大了无政府国际体系,全球合作还有未来吗? [EB/OL]. (2020-04-06)[2023-02-12]. https://www. guancha. cn/YanXueTong/2020_04_06_545622_s. shtml.

③　刘建飞 . 新冠肺炎疫情对国际格局的影响 [J]. 当代世界与社会主义 , 2020 (3): 12-19.

④　世界银行 . 新冠肺炎疫情使全球经济陷入 "二战" 以来最严重衰退 [EB/OL]. (2020-06-08)[2023-02-09]. https://www. shihang. org/zh/news/press-release/2020/06/08/covid-19-to-plunge-global-economy-into-worst-recession-since-world-war-ii.

⑤　Inflation Peaking Amid Low Growth[EB/OL]. (2023-01)[2023-02-13]. https://www. imf. org/en/Publications/WEO/Issues/2023/01/31/world-economic-outlook-update-january-2023.

⑥　穆迪称新冠疫情推高发达经济体公共债务水平近 20 个百分点 [EB/OL]. (2020-06-23)[2023-02-13]. www. mofcom. gov. cn/article/i/jyjl/l/202006/20200602977039. shtml.

⑦　新冠疫情如何影响世界经济 [EB/OL]. (2020-03)[2023-02-10]. https://home. kpmg/cn/zh/home/social/2020/03/how-coronavirus-affects-global-economy. html#%E9%98%85%E8%AF%BB%E6%9B%B4%E5%A4%9A.

恢复力和再平衡》报告中指出，疫情造成的生产中断可能给全球经济造成的损失是设想的由全球军事冲突造成损失的两倍。[①]

表 1-1-1　IMF 对主要经济体经济增长的预测

年份	全球	中国	美国	欧元区	日本	英国	加拿大	印度	东盟五国
2024（预测）	3.1	4.5	1.0	1.6	0.9	0.9	1.5	6.8	4.7
2023（预测）	2.9	5.2	1.4	0.7	1.8	−0.6	1.5	6.1	4.3
2022	3.4	3.0	2.0	3.5	1.4	4.1	3.5	6.8	5.2
2021	6.2	8.4	5.9	5.3	2.1	7.6	5.0	8.7	3.8
2020	−3.5	2.3	−3.4	−7.2	−5.1	−10.0	−5.5	−8.0	−3.7
2019	2.9	6.1	2.3	1.3	0.7	1.4	1.7	4.2	4.9
2018	3.6	6.7	2.9	1.9	0.3	1.3	2.0	6.1	5.3

数据来源：《世界经济展望（2023 年 1 月）》。

各国专家学者也就后疫情时代的世界经济进行展望。诺贝尔经济学奖获得者、哥伦比亚大学约瑟夫·斯蒂格利茨（Joseph Eugene Stiglitz）认为，新冠疫情会给全球化带来三个方面的影响：一是暴露出全球供应链缺乏韧性，因此带来了保护主义的抬头；二是凸显了全球化的意义，现有的国际机构可能并不完美，但是它们是国际社会解决国际问题的唯一方法；三是渗透了一系列的债务危机，很多发展中国家将会处于无力偿还债务的状态。[②]世界银行前首席经济学家、北京大学林毅夫认为，新冠疫情带来了自"大萧条"以来最严重的一次经济衰退，并强调国际合作在应对危机中的重要性。[③]清华大学中国经济思想与实践研究院发布报告称，新冠疫情将大大加速"百年未有之大变局"的历史进程，为应对国际环境快速恶化的可能性，中国经济工作的核心应当围绕保安全、稳民生和谋长远三个方面。[④]

国际舆论普遍认为，新冠疫情导致世界经济持续低迷，不排除未来会发生债务危机和系统性风险的可能性。同时，新冠疫情导致逆全球化思潮进一步升温，一些国家

　　① McKinsey Global Institute. Risk, resilience, and rebalancing in global value chains[EB/OL]. (2020-08-06)[2023-02-12]. https://www. mckinsey. com/capabilities/operations/our-insights/risk-resilience-and-rebalancing-in-global-value-chains.

　　② 约瑟夫·斯蒂格利茨. 美国经济不会有 V 型反弹，大国脱钩"或者已经在发生"[EB/OL]. (2020-08-22)[2023-02-12]. https://baijiahao. baidu. com/s?id=1675719416779874825&wfr=spider&for=pc.

　　③ 林毅夫. 疫情下的全球经济及中国应对 [J]. 理论导报，2020(6): 54-55.

　　④ 清华大学中国经济思想与实践研究院疫情课题组. 保安全、稳民生、谋长远：全球疫情下的经济形势分析战略报告 [EB/OL]. (2020-04-18)[2023-02-12]. http://www. accept. tsinghua. edu. cn/2020/1113/c22a253/page.htm.

将新冠病毒与特定国家联系起来，将疫情政治化，给国际合作设置了更多障碍。

1.2.3　大国关系：中美竞争加剧，周边合作向好

新冠疫情对国际关系尤其是大国关系造成了剧烈冲击，国家之间相互指责、推卸责任的倾向日益突出，在疫情防控问题上非但没有形成团结互助的合力，反而导致了更多的争论和摩擦，比如相互截留抗疫物资、主动挑起所谓的"新冷战"以及制造新的地区热点冲突问题等。

1. 疫情发生后中美关系加速恶化

新冠疫情暴发后，中美关系非但没有缓和，反而陷入了更严重的竞争和对抗。尤其是美国一些政治势力故意将疫情扩散等各种问题直接归咎于中国，引发了中美关系的进一步恶化。北京大学王缉思指出，新冠疫情造成中美双边关系下滑速度加快，官方关系处在几乎冻结的状态，战略互信缺失日益严重，民间相互反感的情绪前所未有。[①]美国哥伦比亚大学托马思·J.柯庆生（Thomas J. Christensen）认为，中国系统性的不安全感和美国政治与心理的不安全感，正以经典的悲剧方式相互影响：尽管中美都希望病毒消失，但他们都为了保护声誉而直接将责任归咎于他者。[②]中国现代国际关系研究院世界政治所陈向阳认为，疫情下的中美关系更趋严峻、中美竞争更为激烈，中美制度之争愈演愈烈。以白宫高级顾问彼得·纳瓦罗（Peter Navarro）为代表的鹰派势力甚至鼓吹与中国进行"脱钩"。[③]

2. 疫情使一些国家更关注甚至警惕中国

一方面，中国的抗疫成效让全世界看到了中国体制面对重大公共卫生事件的力量；另一方面，疫情对全球产业链的冲击让各国看到了中国在产业链中的重要作用以及相互依赖关系。疫情冲击下的这种对比表现与问题呈现，加上美国等国家的煽动撺掇，使得诸多国家更加关注甚至警惕中国。

3. 疫情使中国周边关系出现新合作动向

有的学者认为，新冠疫情尽管在世界其他地方造成了更多混乱，但在中国周边地区却带来了新的合作动向。疫情期间，中国、日本、韩国以及东盟国家之间的合作倾向有所加强。南开大学王存刚认为，疫情期间中日两国的相互协作使得长期磕磕绊绊

① 王缉思.新冠肺炎疫情下的中美关系[EB/OL].(2020-03-26)[2023-02-12].http://nsd.pku.edu.cn/sylm/gd/501976.htm.

② CHRISTENSEN T J. A modern tragedy? COVID-19 and US-China relations[EB/OL]. 2020[2023-02-13]. https://www.brookings.edu/research/a-modern-tragedy-covid-19-and-us-china-relations/.

③ The Editorial Board. The Virus Crisis and the Decoupling of Global Trade[N]. Financial Times, 2020-02-22.

的中日关系，无论是官方层面还是民间层面都有显著升温。① 北京大学翟崑、中国社会科学院亚太与全球战略研究院王俊生等也认为，疫情将在原有基础上进一步加快东亚地区的合作，形成更多有效成果。② 南京大学朱锋认为，疫情暴发以来，东亚"10+3框架"内的抗疫合作，中日韩三国外长会议机制以及相关医疗和卫生部门的沟通协作和数据分享，展示了东亚区域命运共同体建设的美好愿景。③

1.2.4 全球治理：赤字问题凸显，政治议程重塑

新冠疫情给全球治理和国际合作带来了更大的困难。疫情暴发后，世界卫生组织反应一度迟缓，受到各方诟病，许多批评人士认为，世界卫生组织未能及时提供准确的疫情信息，采取发布旅行禁令等措施并未有效管控疫情的蔓延。尤其是在美国宣布退出世界卫生组织之后，致使疫情防控的国际合作更加艰难。

1. 疫情进一步凸显全球治理赤字问题

不少学者认为，此次疫情充分暴露出全球公共卫生治理体系的缺陷和不足，如疾病监测和预警体系反应不及时、医疗资源统筹协调不顺畅、医疗物资储备严重缺乏等，还有学者批评现行国际治理体系存在较大缺陷。伦敦大学学院全球治理研究所汤姆·佩格拉姆（Tom Pegram）认为，世界卫生组织的功能失调是全球政治体系破裂的症状。④ 清华大学战略与安全研究中心主任傅莹认为，全球治理需要加快推动多边机制改革，以激发新的活力。⑤

2. 疫情重塑未来全球治理的政治议程

国内外学界和政界普遍认为，新冠疫情大规模流行，给整个世界带来了严峻挑战，要求在全球治理上更加关注来自未知世界特别是自然界产生的治理问题。其中，全球气候变化仍然是全球治理的最重要议程之一，新冠疫情与人类生产方式、生活方式以及整个地球的气候变化都有着十分紧密的联系，尽管部分国家设置阻力，整个世界对

① 王存刚. 中国发展的外部环境：当下形态、未来趋势与战略选择 [J]. 人民论坛，2020(24): 96-101.

② 翟崑. 新冠疫情与东亚合作的"转危为机"研究议程 [J]. 国际政治研究，2020, 41(3): 124-129; 王俊生. 新冠疫情与东亚区域合作 [J]. 国际政治研究，2020, 41(3): 67-72.

③ 朱峰，武琼. 新冠疫情冲击下东亚抗疫合作的机遇与挑战 [EB/OL]. (2020-06-02)[2023-02-12]. https://m.thepaper.cn/baijiahao_7669597.

④ PEGRAM T. Coronavirus is a Failure of Global Governance-Now the World Needs a Radical Transformation[EB/OL]. Globelynews, (2020-05-05)[2022-06-10]. https://globelynews. com/world/coronavirus-failure-global-governance/.

⑤ Fu Y. How China Views Multilateralism[EB/OL]. (2021-05-06)[2022-06-04]. https://www. euractiv. com/section/eu-china/opinion/how-china-views-multilateralism/.

于气候变化问题仍然存在高度共识。尤其在一些欧洲国家，气候变化一直是全球治理的核心问题。因此，中国应高举人类命运共同体的旗帜，积极推动气候变化《巴黎协定》相关措施的落实，团结世界上绝大多数国家共同承担应有的责任。

3. 疫情激发了对人类命运共同体的讨论

疫情暴发后，各国领导人和国际组织负责人纷纷呼吁加强国际合作，超越各种社会制度和意识形态的分歧与差异，进一步摒弃单边主义、保护主义思潮，齐心协力应对疫情挑战，积极开展全球性的协作与互助。特别是广大发展中国家的有识之士积极回应习近平关于人类命运共同体的理念，认为人类需要树立命运共同体意识，破除传统安全中"安全困境"的迷思，在非传统安全领域尽快确定"安全共同体意识"。

1.2.5　国际思潮：自由主义走衰，保守主义升温

新冠疫情也进一步加剧了各种国际思潮的激烈争论，围绕全球化还是逆全球化等问题，有关各方展开了热烈讨论。自由主义、保守主义、民粹主义、原教旨主义等各种思潮竞相登场，带来了全球范围内的意识形态和社会思潮的大变局。

1. 疫情造成自由主义思潮持续走衰

美国大选期间，以伯尼·桑德斯（Bernie Sanders）为代表的左翼力量在美国政治舞台上的影响力进一步上升，而主流的温和自由主义面临着左翼思潮和右翼保守主义的双面夹击。一些学者认为，面对新冠疫情，来自温和自由主义一方的方案备受冷落，各方在批评特朗普政府防控不力的同时也没有提出受到各方认可的疫情防控方案。在意大利、荷兰、奥地利等欧洲国家，代表自由主义的政治力量明显处于弱势，自由主义在各类选举当中的表现乏善可陈。相比之下，民粹主义、反建制主义和右翼保守主义在选举中更有影响。

2. 疫情加剧右翼保守主义迅速升温

右翼保守主义政党借机将新冠疫情阴谋化。达斯汀·卡维洛（Dustin P. Calvillo）等多位美国社会认知心理学的学者认为，共和党领导集体在早期轻视新冠病毒的威胁以及跟风媒体广泛的传播使得民众对新冠病毒的认知严重不足；当有媒体开始报道病毒客观威胁与严重程度时，保守主义导向的政治意识形态使得执政党更倾向于将病毒传播进行污名化、阴谋化处理，并选择认为媒体对疫情报道夸大其实。[①] 此外，保守主义的倾向也使得人们很难对关于病毒真假新闻做出切实判断。这些学者们认为，政治意识形态与现实威胁认知很大程度上取决于该国政治领导与媒体的议题设置。

① CALVILLO D P, ROSS B J, RYAN J B. Garciaandetl. Political Ideology Predicts Perceptions of the Threat of COVID-19 and Susceptibility to Fake News About It[J]. Social Psychological and Personality Science, 2020, 20 (10): 1-10.

　　百年大变局遭遇百年大流疫。2019 年暴发的新冠疫情在世界范围内的大流行，给整个世界格局、国际秩序、国际关系和国际思潮都产生了深刻影响。新冠疫情加速了百年大变局的发展，是世界历史总问题的一部分，其基本逻辑是以国家为中心的制度和秩序在与以全球为中心的制度和秩序之间形成了尖锐的博弈和较量。世界主要国家普遍出现了战略内顾和安全自保的倾向，对国际公共事务和其他国家采取责任转嫁、以邻为壑和"脱钩甩锅"的不负责任政策。同时，以全球为中心的制度和秩序立足未稳，普遍面临着资源匮乏、能力不足、协调不力的问题，导致国际合作和全球治理陷入困境。

　　事实上，百年大流疫和百年大变局的根源并非来自国际制度和国际治理，而是来源于国内制度和国家治理。从国际治理来看，长期存在的国际无政府状态依然故我，并没有发生根本性变化，国际治理以强大的国家治理和社会治理为前提，对于解决全球性问题仅仅发挥补充性作用。因此，全球治理困境是问题产生的结果而并非原因，当今世界的大变局和疫情的大流行归根到底还是由国内社会治理和国家治理不完善造成的，如果没有妥善解决一些国家在体制机制上存在的短板和漏洞，此类问题仍将继续发生。显然，应对百年疫情大流行，适应百年世界大变局，最关键的还是推动国家治理体系和治理能力的现代化。

1.3　世界历史发展大趋势

　　推动构建人类卫生健康共同体，有着深厚的历史底蕴和明确的时代价值。理解人类卫生健康共同体的历史背景和时代背景，必须坚持正确的历史观和大历史观，顺应中国历史和世界历史发展的大势所趋，真正站在历史高度，把握世界历史发展大趋势。中国提出构建人类卫生健康共同体，体现了中国共产党胸怀天下的世界眼光，呼应了中华民族伟大复兴的历史使命，符合了世界社会主义运动的必由之路，顺应了现代人类文明发展的时代趋势，在党史、新中国史、世界社会主义发展史和现代人类文明发展史上都具有里程碑意义。

1.3.1　体现中国共产党胸怀天下的世界眼光

　　坚持胸怀天下，是中国共产党百年奋斗的一条基本历史经验。自成立以来，中国共产党始终把服务民族复兴、促进人类进步作为自己的初心和使命，视民族复兴为己任，以人类解放为使命，一直高举民族独立和人民解放的旗帜，将"取消一切不平等条约""推翻国际帝国主义的压迫、达到中华民族的完全独立"作为自己的奋斗目标。[1]

① 牛军. 从中国走向世界——中国共产党对外关系的起源 [M]. 福州：福建人民出版社，1992: 7.

毛泽东早在 1939 年 12 月写作《中国革命和中国共产党》的时候就已经得出结论，中国革命的主要任务就是"对外推翻帝国主义压迫的民族革命和对内推翻封建地主压迫的民主革命，而最主要的任务是推翻帝国主义压迫的民族革命"①。构建人类卫生健康共同体倡议既是中国共产党初心和使命的内在要求，也是中国共产党全心全意为人民服务宗旨的必然延伸，还是中国共产党胸怀天下的集中体现，在中国共产党发展史上具有重要的历史意义。

1. 构建人类卫生健康共同体是中国共产党初心使命的内在要求

中国共产党是一个为中国人民谋幸福的党，也是一个为人类进步而奋斗的党。自成立以来，中国共产党始终把为中国人民谋幸福、为中华民族谋复兴作为自己的初心使命，始终坚持共产主义理想和社会主义信念。毛泽东说："所谓天下大事，就是解放、独立、民主、和平友好，人类进步。"②在革命导师马克思和恩格斯"做世界公民，为人类工作"的高尚情怀激励下，从以毛泽东为代表的中国共产党人开始，中国共产党人都在努力争取实现整个人类解放的人类进步事业，都用自己的全部热情实践着伟大的革命导师马克思的理想，追求实现"环球同此凉热"的"太平世界"。从革命战争年代开始，无论是反对帝国主义和殖民主义的侵略政策，还是反对国际法西斯的战争政策，中国共产党都坚持世界眼光，将中国革命作为世界革命总问题的重要组成部分，团结世界各国人民，共同建立世界反法西斯统一战线，反对战争，维护和平，共同守护人类进步事业，最终取得反法西斯战争的伟大胜利。

与维护世界和平的人类进步事业一样，守护人类健康也是一项重要的人类进步事业。流行病的威胁不分国界和种族，是全人类共同的敌人，国际社会只有同舟共济、共同应对，才能战而胜之。在应对新冠疫情期间，中国积极倡导并践行构建人类卫生健康共同体，携手世界，共克时艰，用力量、智慧和牺牲为世界守住疫情防控的关键防线，为全球抗疫提供了信心、积累了经验，树立了典范。因此，面对疾病和病毒的威胁，无论是从民族复兴的角度观察，还是从人类进步的角度思考，都内在地要求世界各国人民共同组成国际疫情防控统一战线，携手共建人类卫生健康共同体。

2. 构建人类卫生健康共同体是中国共产党根本宗旨的必然延伸

中国共产党是中国工人阶级的先锋队，也是中华民族的先锋队，是中国特色社会主义事业的领导核心。"全心全意为人民服务"是中国共产党的根本宗旨。在革命战争年代，中国共产党坚持走群众路线，与人民同甘共苦，开辟了实现民族独立和人民

---

① 毛泽东.中国革命和中国共产党[M]//毛泽东选集(第二卷).中共中央文献编辑委员会编.北京：人民出版社，1991:637.

② 毛泽东.同日本国会议员访华团的谈话[M]//毛泽东文集.中共中央文献研究室编.北京：人民出版社，1999:484.

解放的新民主主义革命道路。1944年9月8日，毛泽东在张思德同志的追悼会上发表了《为人民服务》的演讲，提出："我们的共产党和共产党所领导的八路军、新四军，是革命的队伍。我们这个队伍完全是为着解放人民的，是彻底地为人民的利益工作的。""我们都来自五湖四海，为了一个共同的革命目标，走到一起来了。"① 兵民是胜利之本，"党的根基在人民、血脉在人民、力量在人民，人民是党执政兴国的最大底气。"② 始终坚持人民至上，全心全意为人民服务，是中国共产党领导中国革命不断走向胜利的根本历史经验。

全心全意为人民服务始终是中国共产党的根本宗旨，也是中国共产党治国理政的根本指导思想。"我们讲宗旨，讲了很多话，但说到底还是为人民服务这句话。"③ 自中华人民共和国成立以来，中国共产党坚持以人民为中心的发展思想，始终把人民健康放在优先发展的战略位置，逐步建立起医疗卫生领域中的新型举国体制，包括覆盖超过14亿人口的世界最大规模的基本医疗保障体系、药品供应保障体系、疾病预防控制体系、信息直报系统，实现了从"以治病为中心"到"以人民健康为中心"的历史性跨越，形成了卫生健康领域中的"中国之治"，经受住了众多重大突发公共卫生事件的考验，积极参与卫生外交和全球卫生治理，向世界各国尤其是广大发展中国家分享卫生健康领域的经验，积极开展人道主义援助，彰显出了显著的制度优势和治理效能。在应对新冠疫情期间，中国共产党始终坚持人民至上、生命至上的理念，本着对人民负责、为世界担当的坚定信念，带领全国各族人民，上下一心，众志成城，迅速采取了最全面、最严格、最彻底的防控措施，在付出了巨大的代价和牺牲后，为世界守住了疫情防控的关键防线，成为世界上率先控制住国内疫情的国家，为人类卫生安全做出了重大贡献。因此，构建人类卫生健康共同体，是中国共产党全心全意为人民服务根本宗旨的必然延伸，符合以人民为中心的发展思想的内在逻辑。

3. 构建人类卫生健康共同体是中国共产党胸怀天下的集中体现

自成立以来，中国共产党始终以世界眼光关注人类的前途命运，从人类发展大潮流、世界变化大格局和中国发展大历史出发，正确认识和处理同外部世界的关系，坚持开放、不搞封闭，坚持互利共赢、不搞零和博弈，坚持主持公道、伸张正义，站在历史正确的一边，站在人类进步的一边。在新民主主义革命时期，中国共产党坚持胸怀天下，依世界大势把握中国革命事业的战略方向，制定正确的政策和策略。毛泽东在《论人民民主专政》中指出："积二十八年的经验，如同孙中山在其临终遗嘱里所

---

① 毛泽东 . 为人民服务 [M]// 毛泽东选集 (第三卷). 中共中央文献编辑委员会编 . 北京 : 人民出版社 , 1991: 1005.

② 中共中央关于党的百年奋斗重大成就和历史经验的决议 [M]. 北京 : 人民出版社 , 2021: 66.

③ 习近平 . 在河北省阜平县考察扶贫开发工作时的讲话 [M]// 论群众路线 : 重要论述摘编 . 中共中央文献研究室编 . 北京 : 中央文献出版社 , 党建读物出版社 , 2013: 128.

说'积四十年之经验'一样，得到了一个相同的结论，即是：深知欲达到胜利，必须唤起民众，及联合世界上以平等待我之民族，共同奋斗。"① 中华人民共和国成立后，中国共产党立足世界划分为美苏两大阵营的世界格局，确立了"打扫干净屋子再请客""另起炉灶"和"一边倒"的"三大政策"，联合苏联和各人民民主国家，联合其他各国的无产阶级和广大人民，结成国际的统一战线，共同反对帝国主义的侵略政策和战争政策，在风云变化的国际局势中站稳了脚跟。改革开放以来，中国共产党科学判断时代特征和国际形势，提出"和平与发展"是当今时代的主题，确立了改革开放的伟大国策，致力于促进世界和平和共同发展，为现代化建设营造和平稳定的国际环境，实现了从"站起来"到"富起来"的伟大飞跃。因此，无论是新民主主义革命和社会主义革命与建设时期，还是改革开放和社会主义现代化建设时期，坚持胸怀天下都是中国共产党治党兴国的宝贵历史经验。

中国共产党坚持马克思主义同中国具体实际相结合，同中华优秀传统文化相结合，不断开辟马克思主义中国化时代化的新境界。公共卫生问题是全人类面临的共同挑战。人类发展的历史是一部与疾病不断做斗争的历史，确保健康的生活方式、促进各年龄段人群的福祉，实现全人类卫生健康可持续发展与公平可及性，是世界各国的共同目标。在推动建设健康中国的同时，中国共产党积极履行国际义务，参与全球公共卫生治理，在国际抗疫行动中树立了良好的国家形象。从中华民族历史上"老吾老以及人之老、幼吾幼以及人之幼"的立己达人精神，到中国共产党在参与全球卫生健康事业上坚持胸怀天下的世界眼光，走过百年奋斗历程的中国共产党视野更广阔，胸怀更宽广。从这个意义上来说，人类卫生健康共同体倡议是中国共产党坚持胸怀天下的世界眼光的集中体现，标志中国共产党在赓续红色基因和民族底色的基础上，在实现人类卫生健康共同体建设伟大征程中更加坚强有力，更加进取担当。

1.3.2　呼应中华民族伟大复兴的历史使命

实现中华民族伟大复兴是中华民族的百年梦想。中华民族曾经创造了灿烂的中华文明，为人类做出了卓越贡献。近代以来，在西方列强入侵和封建统治腐败的内忧外患冲击下，中华民族遭受了前所未有的劫难，对人类进步的贡献也大大减少。实现中华民族伟大复兴，是近代以来中国最伟大的梦想，也是中华人民共和国历史上最伟大的梦想。历代仁人志士前赴后继，为实现中华民族伟大复兴进行了不懈探索。中华人民共和国成立七十多年的伟大实践表明，实现中华民族伟大复兴的本质是国家富强、民族振兴、人民幸福。实现中华民族伟大复兴的"中国梦"与实现世界各国人民和平发展的"世界梦"息息相通。

① 毛泽东 . 论人民民主专政 [M]// 毛泽东选集 (第四卷). 中共中央文献编辑委员会编 . 北京：人民出版社 , 1991: 1472.

1. 构建人类卫生健康共同体是维护世界和平的治本之举

实现中华民族伟大复兴的中国梦是追求和平的梦，构建人类卫生健康共同体是维护世界和平的治本之举。天下太平、共享大同是中华民族绵延千年的伟大梦想。中华文明的千年发展史表明，中国人民怕的是动荡，求的是稳定，盼的是天下太平。尤其是近代以来，中国人民饱经沧桑，对战争带来的苦难有着刻骨铭心的记忆，深知和平之珍贵，发展之艰辛。正是这种对和平的持久追求和对发展的深沉期盼，汇聚成了中国坚定不移走和平发展道路的强烈愿望。实现中华民族伟大复兴，离不开和平的国际环境和稳定的国际秩序，更离不开守望相助的全球卫生治理体系。没有和平发展的国际环境，什么事情也办不成。没有全民健康，就没有全面小康，世界和平发展也缺乏稳固的根基，中华民族伟大复兴更是一句空话。自新中国成立以来，在中国共产党领导下，我国坚持以人民为中心，把人民健康放到优先发展的战略地位，逐步建立起医疗卫生领域的新型举国体制，不仅在应对新冠疫情上经受住了考验，彰显了制度优势和治理优势，也在全民健康覆盖上做出重大贡献，夯实了世界和平发展基础，这与联合国关于维持国际和平与安全、发展各国间的友好关系、促进国际合作、协调各国行动的宗旨完全一致。

2. 构建人类卫生健康共同体是实现人类幸福的前进方向

实现中华民族伟大复兴的中国梦是追求幸福的梦，构建人类卫生健康共同体是实现人类幸福的前进方向。实现中华民族伟大复兴是每一个中国人的梦，它不是空洞的口号，更不是镜中花、水中月，而是深深地扎根于中国人民的心中、让每个人获得发展自我和奉献社会的机会，真正实现对美好生活的期盼——"有更好的教育、更稳定的工作、更满意的收入、更可靠的社会保障、更高水平的医疗卫生服务、更舒适的居住条件、更优美的环境、更丰富的精神文化生活"[①]。尽管中国有着数千年养生健康的历史经验，但建立现代公共卫生体系却是近代以来的事情。自 20 世纪 30 年代河北定县的公共卫生实验开始，中国公共卫生从一穷二白的落后国情出发，经历了"送瘟神""健康促小康"和"健康中国"等不同发展阶段，逐步建立起以新型举国体制为主要特征的比较完整的公共卫生体系和医疗服务体系，为实现全民健康奠定了坚实的制度基础。尤其在应对 2019 年暴发的新冠疫情上，中国迅速采取了最全面、最严格和最彻底的防控措施，在最短时间内构建起全民动员、联防联控、公开透明的防控体系。在付出巨大代价和牺牲的基础上，疫情防控工作取得显著成效和重大战略成果，中国成为世界上率先控制住国内疫情的国家。

历史经验表明，在卫生健康问题上，中国的重点从"有没有"日渐转变为"好不好"，

---

① 高举中国特色社会主义伟大旗帜　为决胜全面小康社会实现中国梦而奋斗 [N]. 人民日报，2017-07-28(01).

面对人民日益上升的对健康生活的向往，实现中华民族伟大复兴要求更加自觉、更加坚定地将人民对美好生活的向往作为奋斗目标，不仅要建设更高水平的健康中国，不断提高人民群众的获得感、幸福感、安全感，推动人民卫生健康水平实现历史性跨越，更要积极参与构建人类卫生健康共同体，不断完善全球卫生治理体系，为实现联合国可持续发展目标中关于确保健康的生活方式、促进各年龄段人群福祉的目标做出更大的贡献。

3. 构建人类卫生健康共同体是追求中国与世界共同健康的必由之路

实现中华民族伟大复兴的中国梦是追求奉献世界的梦，构建人类卫生健康共同体是追求中国与世界共同健康的必由之路。"穷则独善其身，达则兼济天下"，这是中华民族几千年始终崇尚的品德和胸怀。实现中华民族伟大复兴，不仅要造福中国人民，而且也要造福世界各国人民。中国是一个有着超过 14 亿人口规模的超大社会，人口规模超过了现有已经实现现代化的发达国家的人口总和。实现超过 14 亿人口的全民健康，既是对自己负责，也是为世界作贡献。近代以来中国与世界关系的历史表明，没有中国的全民健康，世界范围内的全面健康也无法实现，实现中国的全民健康，也需要世界各国人民的共同努力。随着中国不断发展，中国在努力解决自身健康问题的同时，也已经并将继续尽最大努力为世界全面健康做出自己的贡献。近年来，随着自身综合国力和健康水平的改进，中国在应对埃博拉（Ebola）病毒病和寨卡（Zika）病毒病等疫情方面开展了大规模的援助行动，展示了负责任的大国形象。尤其在应对新冠疫情期间，中国在做好国内疫情防控的同时，积极与世界卫生组织、有关国家和地区组织深化合作，主动通报疫情信息，分享新冠病毒全基因组序列信息和新冠病毒核酸检测引物探针序列信息，定期向世界卫生组织和有关国家通报疫情信息。[①] 中国还积极向国际社会提供人道主义援助，有序开展防疫物资出口工作，开展国际科研交流合作，共同构建人类卫生健康共同体。应对新冠病毒的伟大实践表明，中国是一个负责任、敢担当的国家，"防控工作取得的成效，再次彰显了中国共产党领导和中国特色社会主义制度的显著优势"[②]。

人类卫生健康共同体倡议的提出充分体现了中华民族伟大复兴的使命，在中华人民共和国史和中华民族发展史上具有重要历史意义。在应对新冠疫情的伟大斗争中，中华人民共和国显示出了强大的战斗力，实现中华民族伟大复兴进入了不可逆转的历史进程。在全面建设社会主义现代化国家的新征程上，"中国人民的前进动力更加强

---

①　中国同世界卫生组织关系 [EB/OL]. (2022-10-29)[2023-02-10]. https://www. fmprc. gov. cn/web/gjhdq_676201/gjhdqzz_681964/lhg_681966/zghgzz_681970/201505/t20150525_9380048. shtml.

②　毫不放松抓紧抓实抓细防控工作　统筹做好经济社会发展各项工作 [N]. 人民日报, 2020-02-24(01).

大、奋斗精神更加昂扬、必胜信念更加坚定，焕发出更为强烈的历史自觉和主动精神，中国共产党和中国人民正信心百倍推进中华民族从站起来、富起来到强起来的伟大飞跃"[1]。从这个意义上说，人类卫生健康共同体倡议的提出，集中体现了中华人民共和国的历史自信和历史主动精神，中华民族已经彻底抛弃了积贫积弱的贫穷落后面貌，在自身建立起最大规模的卫生治理体系的基础上，正在奋发有为地在实现中华民族伟大复兴的历史道路上阔步行进，为推动构建人类卫生健康共同体的伟大事业而奋斗。

1.3.3　符合世界社会主义运动的必由之路

近代以来，世界社会主义已经有 500 年的历史，从空想到科学，从理论到实践，从一国实践到多国发展，反映了人类对美好社会制度的执着追求，极大地改变了亿万人民的命运，改变了世界历史的发展方向，人类历史展现出实现全人类解放的光明前景。20 世纪 80 年代末 90 年代初，受东欧剧变和苏联解体的影响，世界社会主义运动遭受严重曲折。然而，社会主义在世界范围内的发展是不以人的意志为转移的客观规律。2008 年的全球金融危机和 2019 年的新冠病毒全球大流行都表明，资本主义并没有随着时代的发展摆脱其固有矛盾和弊端，始终无法克服其走向衰败的历史命运。随着中国特色社会主义进入新时代，科学社会主义在 21 世纪的中国焕发出强大生机活力。资本主义必然灭亡，社会主义和共产主义必然胜利，仍然是人类历史的必由之路。

1. 构建人类卫生健康共同体反映了世界社会主义运动的理想追求

人类对理想社会生活的向往由来已久，世界众多文明都有关于理想社会的追求。比如孔子提出的"大同社会"、释迦牟尼阐释的"极乐世界"、耶稣向往的"伊甸园"和柏拉图阐述的"理想国"等，均不同程度地反映了人们对没有疾病、没有饥馑、没有痛苦和没有压迫的社会的理想追求。然而，所有这些追求要么是在彼岸的天国，要么是一些不切实际的道德律条，带有极强的神秘色彩和幻想性质。近代以来，随着工业革命和资本主义生产方式的兴起，社会财富快速增长，随之涌现了大量的社会矛盾，比如贫富分化、环境破坏、疾病流行和政治腐败等。马克思指出："资本来到世间，从头到脚，每个毛孔都滴着血和肮脏的东西。"[2]

以托马斯·莫尔（St. Thomas More）、克劳德·圣西门（Claude-Henri de Rouvroy）、沙尔·傅里叶（Charles Fourier）、罗伯特·欧文（Robert Owen）等为代表的一批空

---

① 习近平. 高举中国特色社会主义伟大旗帜　为全面建设社会主义现代化国家而团结奋斗——在中国共产党第二十次全国代表大会上的报告 [N]. 人民日报, 2022-02-26(02).

② 马克思. 资本论 (第一卷)[M]. 中共中央编译局，译. 北京：人民出版社, 2004: 871.

想社会主义思想家就资本主义发展造成的社会苦难进行了猛烈的批判和鞭挞，他们以实现完全平等、推动制度改革和消除阶级差别等为目标，寻求"医治社会疾苦的药方"，追求使人民摆脱贫困、痛苦、瘟疫、疾病、灾难和不幸。[①] 其中，实现全人类健康共同发展是空想社会主义的一个重要目标。然而，受时代限制，空想社会主义缺乏科学理论的武装，始终停留在思想批判的层次。直到马克思主义诞生和科学社会主义的创立，"武器的批判"才代替了"批判的武器"[②]，以科学理论指导追求实现人类解放的世界社会主义运动，掀起了世界社会主义运动的高潮。显然，构建人类卫生健康共同体在根本立场上与近代以来世界社会主义运动的理想追求一脉相承。

2. 构建人类卫生健康共同体汲取了世界社会主义运动的经验教训

科学社会主义理论创立后，成为国际工人运动的理论指南。在指导第一国际、第二国际以及各国工人运动和无产阶级革命的实践过程中，马克思、恩格斯与普鲁东主义、巴枯宁主义、拉萨尔主义、杜林主义等各种机会主义思潮进行了坚决斗争，不断总结社会主义运动的经验教训，不断丰富和完善科学社会主义的原理，重申了社会主义革命取得胜利的长期性、无产阶级革命与和平手段的作用、尊重社会发展的客观规律等，捍卫了科学社会主义的基本原则。[③] 俄国十月革命后，建立了世界上第一个社会主义国家，实现了社会主义从理论、运动到实践、制度的伟大跨越。第二次世界大战后，社会主义从一国实践到多国发展，世界社会主义运动迎来了新的高潮。然而，在苏联模式的影响下，世界社会主义运动积累了丰富的经验，也留下了深刻的教训，比如违背经济规律造成国民经济失衡，滥用无产阶级专政造成对人民群众的伤害，过分注重推进工业化而忽视了满足人民群众日益增长的物质文化需要，过分强调免费教育、免费医疗、免费住宅等平均主义分配而伤害了人民群众的积极性和热情，进而引发了人民群众的诸多怨言。

实践表明，社会主义运动必须切实解决好人民群众的生活问题，疾病肆虐、缺医少药、健康恶化等问题直接影响着社会主义运动的成败。因此，构建人类卫生健康共同体充分汲取了世界社会主义运动的实践教训，在推动社会生产力发展的同时，也把人民群众的生命健康摆到突出位置，更大程度地显示出社会主义制度的优越性。

3. 构建人类卫生健康共同体顺应了世界社会主义运动的民心所向

唯物史观认为，人民群众是历史的真正主人，是历史的创造者，是推动社会变革的决定性力量。中国共产党在探索社会主义革命、建设和改革道路时，始终坚持以人

① 萧贵毓,牛先锋.社会主义通史(第一卷)[M].北京:人民出版社,2011:1-24.
② 马克思.《黑格尔法哲学批判》导言[M]// 马克思恩格斯选集(第一卷).中共中央编译局编.北京:人民出版社,1972:9.
③ 严书翰,胡振良.社会主义通史(第二卷)[M].北京:人民出版社,2011:1-18.

民为中心，坚持无产阶级政党的群众观点和群众路线，把增进人民福祉、促进人的全面发展作为一切工作的出发点和落脚点。早在革命战争年代，毛泽东就在《关心群众生活，注意工作方法》一文中强调中国革命的人民战争性质，强调民心向背是决定政权得失的决定性因素。"解决群众的穿衣问题，吃饭问题，住房问题，柴米油盐问题，疾病卫生问题，婚姻问题。总之，一切群众的实际生活问题，都是我们应当注意的问题。"[①] 在革命实践中，毛泽东十分强调倾听群众呼声，重视民心民意，把党群干群关系比喻为"鱼和水的关系""种子和土地的关系""学生和老师的关系"等。一切为了人民群众的利益，相信群众，依靠群众，同群众保持密切联系。"从群众中来，到群众中去"的群众路线，是毛泽东对中国共产党长期领导中国革命和建设的经验总结。改革开放以来，邓小平高度重视民心所向的决定性意义，他认为"毛泽东同志倡导的作风，群众路线和实事求是这两条是最根本的东西"[②]。正是基于这一认识，邓小平多次强调要把广大人民群众拥护不拥护、赞成不赞成、高兴不高兴、答应不答应、满意不满意，作为检验我们一切工作的标准。

党的十八大以来，习近平多次强调要坚持以人民为中心的发展思想。在庆祝中国共产党成立100周年大会上，习近平向世界庄严宣告："江山就是人民，人民就是江山，打江山、守江山，守的是人民的心。中国共产党根基在人民、血脉在人民、力量在人民。"[③] 在党的二十大报告中，习近平进一步将坚持人民至上提升到新时代中国特色社会主义世界观和方法论的高度，明确指出："我们要站稳人民立场、把握人民愿望、尊重人民创造、集中人民智慧，形成为人民所喜爱、所认同、所拥有的理论，使之成为指导人民认识世界和改造世界的强大思想武器。"[④] 新冠疫情暴发后，中国始终坚持人民至上、生命至上的价值观，坚决打赢疫情防控的人民战争，提出了人类卫生健康共同体倡议。从这个意义上来说，构建人类卫生健康共同体不仅事关14亿中国人民的民心向背，也牵涉到整个世界80亿人民的民心所向，是世界社会主义运动重新走向高潮的道义制高点。

近代以来，世界社会主义五百年的发展印证了人类追求美好社会的强烈愿望。资本主义和社会主义尽管在意识形态上存在着本质性的争论，但追求人类美好生活的根本目标是一致的。相比之下，资本主义无法摆脱其内在不可克服的基本矛盾，在实现

① 毛泽东.关心群众生活，注意工作方法 [M]// 毛泽东著作选读（甲种本）.毛泽东著作选读编辑委员会编.北京：人民出版社，1965：29.

② 邓小平.完整地准确地理解毛泽东思想 [M]// 邓小平文选（第二卷）.中共中央文献编辑委员会编.北京：人民出版社，1994：45.

③ 习近平.在庆祝中国共产党成立100周年大会上的讲话 [M].北京：人民出版社，2021：11.

④ 习近平.高举中国特色社会主义伟大旗帜　为全面建设社会主义现代化国家而团结奋斗——在中国共产党第二十次全国代表大会上的报告 [N].人民日报，2022-02-26(02).

人类解放上受到阶级局限性的制约。社会主义坚持唯物史观，始终为了人民，依靠人民，坚持以人民为中心的发展思想，不断解放和发展生产力，促进人的全面发展和社会全面进步。人类卫生健康共同体倡议就是坚持人民至上、生命至上的理念，超越了社会主义和资本主义的意识形态分歧，在世界舞台上高高举起了人类命运共同体的伟大旗帜，聚焦全球卫生健康领域合作，开辟了世界社会主义运动的新境界，在世界社会主义史上具有重要历史意义。

1.3.4　顺应现代人类文明发展的时代趋势

世界潮流，浩浩荡荡，顺之则昌，逆之则亡。从世界潮流发展的宏观视野审视，任何关于未来社会秩序安排的设想都必须顺应现代人类文明发展的时代趋势。环顾当今世界，现代人类社会正在经历一种复杂的历史运动，现代化与后现代化彼此交织，全球化与逆全球化激烈碰撞，整个世界再一次站在历史的十字路口。习近平在二十大报告中指出，"世界之变、时代之变、历史之变正以前所未有的方式展开""世界又一次站在历史的十字路口"。[1] 新冠疫情全球大流行，从一个侧面昭示着世界步入了风险社会，两面性、复杂性和不确定性高位运行，世界各国人民面临着何去何从的战略选择。面对此种高风险和难预料的时代趋势，中国提出构建人类卫生健康共同体的倡议，聚焦人类健康主题，探索符合世界发展大势和体现文明发展方向的全球卫生治理秩序，具有深刻的历史意义和广阔的发展前景。

1. 构建人类卫生健康共同体为实现人的全面健康发展提出了中国方案

尤瓦尔·赫拉利（Yuval Noah Harari）在《人类简史：从动物到上帝》中揭示了人类是怎么样从一种普通的动物变成世界统治者的过程——历经了认知革命、农业革命、人类的融合统一、科学革命等阶段。[2] 人类发展的千年史是一部人类与疾病斗争的健康发展史，人类社会在某一领域的发展和进步都可能会相应带来病原微生物的升级，如何应对来自病原微生物的冲击决定着人类文明的前景。事实上，此种"挑战与应战"关系被英国历史学家阿诺德·汤因比（Arnold Joseph Toynbee）称为"文明的主线"。[3] 随着全球化的发展，全球健康和卫生鸿沟问题已成为全球性挑战，包括自然环境、社会环境、个人的生物特征和健康行为都会对健康状况产生影响。

近年来，非典型性肺炎、人感染禽（猪）流感、埃博拉病毒病、寨卡病毒病和"新冠"等新发突发传染病的控制是首要问题。同时，全球卫生体系面临着众多突发公共卫生

---

① 习近平.高举中国特色社会主义伟大旗帜　为全面建设社会主义现代化国家而团结奋斗——在中国共产党第二十次全国代表大会上的报告 [N]. 人民日报, 2022-02-26(05).

② 尤瓦尔·赫拉利.人类简史：从动物到上帝 [M]. 林俊宏, 译. 北京：中信出版社, 2014.

③ 阿诺德·汤因比.历史研究 [M]. 曹未风, 等译. 上海：上海人民出版社, 1966: 174.

事件的冲击，如新发突发传染病的暴发和流行、生物恐怖威胁、有毒化学废物的大规模倾倒和泄露以及由大型活动导致的突发公共卫生事件等。此外，由全球环境变化引起的健康问题主要来自全球气候变暖、臭氧层破坏、酸雨、淡水资源危机、能源短缺、森林资源锐减和土地沙漠化等。所有健康威胁汇集在一起，构成了对人的全面健康的严峻挑战，现代社会在健康问题上已经转型为健康风险社会。仅仅依靠某一个国家或地区的努力，已经无法实现对于诸多来自自然环境、社会环境和人的生物特征等威胁人全面健康的因素的有效应对。

因此，中国站在全人类的整体角度，提出了构建人类卫生健康共同体的倡议，突破了国家间的隔阂，超越了阶级差异、族群差异、意识形态差异和宗教信仰差异等形形色色的壁垒，呼吁世界各国人民团结合作，共克时艰，同舟共济，携手共筑捍卫人类卫生健康的坚固长城。这是为有效应对全球卫生挑战提出的中国方案，也是现代人类文明发展的客观要求。

2. 构建人类卫生健康共同体为促进世界社会全面进步贡献了中国智慧

人类与疾病的斗争，既是生物学意义上的人体免疫系统与病原体之间的"免疫战争"[1] 以及由此导致的人类知识竞争和升级，也是社会学意义上的社会权力结构调整和政治权威重构。贾雷德·戴蒙德（Jared Diamond）的《枪炮、病菌与钢铁》一书在总结人类历史的经验教训时发现，病菌是塑造新社会权力的决定性因素之一。戴蒙德认为，在过去的一万年里，那些拥有枪炮、病菌和钢铁，或是拥有较早的技术和军事优势的人类群体，往往以牺牲其他群体为代价进行扩张，直到后者被取代或大家都开始分享这些新权力优势。在戴蒙德看来，病菌在塑造殖民版图和政治格局中扮演过独特的角色。[2] 面对新冠疫情的严峻形势，基辛格曾提出"新冠病毒全球大流行将永远改变世界秩序"[3]，戴蒙德也认为"新冠疫情将会成为重大变革的契机"[4]，他们都强调疫情冲击带来的社会权力结构调整和政治权威重构，毕竟仅仅是病毒攻击根本无法产生如此巨大的效应。因此，疫情冲击不是最值得关注的对象，真正值得关注的是疫情冲击带来了权力关系和权威基础的重构问题，或者谁将在未来的社会权力关系格局中占据主导地位的问题。权力病毒的杀伤力要比自然病毒的杀伤力还要根本和巨大。

反观历史，人类社会在与疾病抗争的过程中呈现出两条卫生治理路径。一条是以

①　莱因哈德·伦内贝格.病毒、抗体和疫苗 [M].杨毅，等译.北京：科学出版社，2009：1.

②　贾雷德·戴蒙德.枪炮、病菌与钢铁 [M].谢延光，译.上海：上海译文出版社，2014：261.

③　KISSINGER H A. The Coronavirus Pandemic Will Forever Alter the World Order[EB/OL]. (2020-05-05)[2023-02-10]. https://www. henryakissinger. com/articles/the-coronavirus-pandemic-will-foreveralter-the-world-order/.

④　董牧孜，罗东.专访 | 贾雷德·戴蒙德：新冠肺炎，将成为世界剧变新契机 [EB/OL]. (2020-05-08)[2023-02-10]. https://www. bjnews. com. cn/detail/158804660814405. html.

地中海文明为载体的个体主义路径，强调依靠个体免疫系统完善以及个体免疫基础上的群体免疫来实现社会进步。无论是应对中世纪的黑死病，还是应对近代以来的霍乱、天花、流感等传染病，作为地中海文明传承的西方现代文明主要遵循个体主义的路径，国家和政府仅仅起辅助性作用。另一条是以中华文明为载体的集体主义路径，强调依靠国家和社会的公共免疫系统以及在国家防疫基础上的群体免疫来实现社会进步。在几千年的中国历史中，每一次疫情防控和健康进步都是在国家领导下有组织有秩序地进行。相较而言，两种卫生治理路径各有其优势和特色，都是推动社会全面进步的重要智慧。

从这个意义上来说，在应对全球卫生挑战的时代背景下，构建人类卫生健康共同体集中体现了应对疾病挑战的中国智慧，其基本特征是强调整体视角和系统观念，注重发挥国家和政府的引领作用，汇集起各方面共同参与全球卫生治理的积极性和创造性，是一种全人类卫生治理的重要智慧。这一卫生治理智慧不仅对于促进中国社会自身的全面进步具有重要意义，对于其他国家乃至整个世界也都有很高的参考价值。

3. 构建人类卫生健康共同体为推动现代人类文明发展注入了新的活力

近代以来，现代人类文明主要在欧美发达国家的推动下前进，西方文明在世界范围内的扩散长期引领着现代人类文明前进的方向。从文化价值观角度来看，近代以来的世界文明史贯穿着一种普世主义的精神，西方发达国家主导的所谓"普世价值"成为当今全球治理机构的主导价值观，导致其他文明的价值观黯然失色。在西方文明冲击下，非西方文明一直在寻求赢得政治经济独立和文化自主。尤其是在应对诸如全球金融危机、全球气候变化、新冠病毒全球大流行等全球性挑战上，非西方文明一直缺乏足够的话语权。

不过，进入 21 世纪后，西方文明在应对全球性挑战上日益陷入制度困境，日益扩大的社会不平等、日益紧张的族群关系以及在文化价值观领域中的激烈斗争，导致以欧美发达国家为代表的现代文明开始呈现出危机景象。事实上，从 20 世纪初期开始，就有不少思想家，如斯宾格勒（Oswald Arnold Gottfried Spengler）、汤因比（Arnold Joseph Toynee）等提醒西方衰落的前景。[1][2] 近年来，弗朗西斯·福山（Francis Fukuyama）等一些坚持"历史终结论"的乐观派学者也对美国的政治极化和否决式政体忧心忡忡 [3]，欧美国家在应对新冠疫情挑战上的表现更是乏善可陈。

---

[1]　奥斯瓦尔德·斯宾格勒. 西方的没落 [M]. 吴琼，译. 上海：上海三联书店出版社，2006; 阿诺德·汤因比. 历史研究 [M]. 曹未风，等译. 上海：上海人民出版社，1966.

[2]　阿诺德·汤因比. 历史研究 [M]. 曹未风，等译. 上海：上海人民出版社，1966.

[3]　FUKUYAMA F. One Single Day. That's All it Took for the World to Look Away from US[EB/OL]. The New York Times, January5, (2022-01-05)[2023-02-10]. https://www. nytimes. com/2022/01/05/opinion/jan-6-global-democracy. html.

从这个意义上来说，中国提出了构建人类卫生健康共同体的倡议，致力于突破西方文明面临的制度困境，倡导人民至上、生命至上的价值观，为以西方文明主导的现代人类文明注入了非西方文明智慧的新鲜活力，对于现代文明走出"西方中心主义"的窠臼，真正确立全球主义和世界一家的新文明核心具有重大而深远的意义。人类卫生健康共同体并不是排挤和抛弃西方文明，而是在继承西方优秀现代文化的基础上，弘扬和平、发展、公平、正义、民主、自由的全人类共同价值，推动世界多元文明的交流互鉴，共同建设更加美好的世界家园，引领现代文明走向真正的人类文明新形态。

病毒不分国界，健康人所共需。人类卫生健康共同体倡议的提出，突破了近代以来由威斯特伐利亚体系确立的国家中心主义范式，推动了现代人类文明从国家本位秩序走向人类本位秩序，为解决人类面临的卫生和健康挑战提出了中国智慧和中国方案，在现代人类文明发展史上具有十分重要的历史意义。人类卫生健康共同体的文明意义在于突破了将个人限制在某一国家中的局限，将人从国家的政治经济框架中解放出来，真正确立起人类的本质属性，致力于创造人类文明新形态。

1.4　全球发展与安全新需求

人类卫生健康共同体倡议不仅有着深厚的历史底蕴和坚实的时代基础，也是适应全球发展和安全需求的必然产物，与联合国 2030 年可持续发展目标内在契合，是对人类和平与发展事业做出的重大贡献。发展与安全都是全人类共同的基本需求。其中，发展是安全的基础，只有建立在发展基础上的安全才更可靠、更可持续，强调坚持在发展中预防风险、促进安全；安全是发展的保障，没有安全稳定的环境，什么事都做不成，强调积极塑造有利于经济社会发展的良性安全环境。人类卫生健康共同体的提出，突破了传统安全与发展的二分论，将二者统一起来，致力于建设一个高质量发展和高水平安全良性互动的美好世界，适应了当今世界各国人民追求全球发展与安全的根本需求。

1.4.1　符合联合国可持续发展目标的根本需求

发展是人类社会的永恒追求，但发展真正受到重视是从 20 世纪 50 年代开始。20 世纪 50—60 年代，整个世界面临的经济增长、城市化、人口、资源等压力日益严重，引起了国际社会的高度重视。1962 年，美国生物学家莱切尔·卡逊（Rachel Carson）发表环境科普著作《寂静的春天》，在世界范围内引发了关于发展观念的争论。[1]1972 年罗马俱乐部发表《增长的极限》，明确提出"持续增长"和"合理的持久的均衡发展"的概念。[2] 同年，联合国斯德哥尔摩会议通过《联合国人类环境会议宣言》（《人类环境宣言》），强调更加注重发展和自然环境的协调，提出并逐步丰富了可持续发展理论。[3]1980 年 3 月，联合国大会第一次使用了"可持续发展观"的概念，此后这一概念在全球取得共识。[4] 进入 20 世纪 90 年代以后，联合国开发计划署每年发表一份不同主题的"人类发展报告"。《1990 年人类发展报告》提出，发展是扩大人自由选择的过程，其"目标就是为人创造一个能享受长寿、健康和有创造力的生活的充满活力的环境"。[5] 不难看出，人们对发展概念的理解在"二战"后发生了很大变化，从强调经济增长越来越转变为强调结构优化和提高生活质量，认为发展的最终目的是改善所有人的生活，增进人类幸福、自由、尊严、安全和公正等。其中卫生健康领域的发展在人的发展和可持续发展中具有基础性地位。

　　然而，发展问题长期以来被西方发达国家界定为不发达国家的发展，发展治理以减贫、缩小收入差距、减少发展不平衡和实现可持续发展为主要内容。"二战"结束以来，全球贫困问题总体上有所缓解，但发展仍然很不平衡，体现为包括中国在内的一些新兴经济体在减贫上发生了革故鼎新的变化。但在世界上一些地区，尤其是撒哈拉沙漠以南地区、拉美和加勒比地区，贫困仍然是制约当地发展的根本问题。除贫困外，还涉及收入差距拉大、发展机会不平衡等问题。人类卫生健康共同体的倡议，超越了仅从物质领域界定发展问题的认识，将发展领域拓展到卫生、健康、医疗、社会和文化等领域。当今世界百年变局与世纪疫情交织叠加，导致发展赤字加重，人类卫生健康共同体直面全球卫生赤字的难题，将解决发展赤字推进到人的健康公平和可持续发展上，适应了大变局时代全球发展的根本需求。

　　1. 构建人类卫生健康共同体是落实全球发展倡议的重要组成部分，为落实全球发展倡议夯实健康之基

　　针对日益严重的全球发展赤字问题，习近平于 2021 年 9 月 21 日在第 76 届联合国大会一般性辩论上提出了全球发展倡议，其核心要义是"六个坚持"，即坚持发展优先、坚持以人民为中心、坚持普惠包容、坚持创新驱动、坚持人与自然和谐共生以

———————————

① 莱切尔·卡逊. 寂静的春天 [M]. 吕瑞兰，等译. 上海：上海译文出版社，2007.

② MEADOWS D H, et al. The Limits to Growth[M]. NewYork: Universe Books, 1972: 9-12.

③ UN. Declaration of the United Nations Conference on the Human Environment[EB/OL]. 1972[2023-02-12]. http://www. un-documents. net/unchedec. htm.

④ International Development Strategy for the Third United Nations Development Decade[EB/OL]. 1980[2023-02-12]. http://www. un-documents. net/a35r56. htm.

⑤ UNDP. Human Development Report1990: Conceptand Measurement of Human Development[M]. NewYork: Oxford University Press, 1972: 9.

及坚持行动导向，重点推进减贫、粮食安全、抗疫和疫苗、发展筹资、气候变化和绿色发展、工业化、数字经济、互联互通等八个领域的合作，呼吁国际社会加快落实《2030年可持续发展议程》，推动实现更加强劲、绿色、健康的全球发展，构建全球发展命运共同体。[①] 其中，抗疫和疫苗是全球发展倡议的一个具体领域，减贫、粮食安全、气候变化和绿色发展等其他各个领域也与卫生健康有着直接的关联。全球发展倡议，是中国在"一带一路"倡议基础上在全球层面提出的国际合作倡议，规划了中国今后参与全球发展合作的总的路线图，无论是"健康丝绸之路"，还是人类卫生健康共同体，都为落实全球发展倡议夯实健康之基。

2. 构建人类卫生健康共同体与联合国可持续发展目标内在契合，为实现可持续发展目标确立健康支柱

"二战"结束后，随着发展中国家数量的增多，发展问题逐渐在联合国框架内获得更多关注，联合国曾连续发布 4 个发展十年计划，发展治理日渐从作为"富国俱乐部"的布雷顿森林机构转移到作为"国际社会舞台"的联合国框架。1997 年，联合国大会发布了《发展纲领》，这是联合国制定的第一份全面阐述发展问题的纲领性文件，从和平是基础、经济是进步的动力、环境是可持续能力的基础、正义是社会的支柱、民主是善治等五个方面论述了发展的内涵，推动实现以人为中心的综合发展和可持续发展。[②] 进入 21 世纪后，以 2000 年发布的"千年发展目标"为标志，国际发展援助进入了全球可持续发展的轨道，不断推进联合国千年发展目标（Millennium Development Goals）和 2015 年后发展议程。[③]

2015 年 9 月 25 日，联合国可持续发展峰会在纽约总部召开，联合国 193 个成员国在峰会上正式通过了 17 个可持续发展目标。可持续发展目标旨在从 2015 年到 2030 年间以综合方式彻底解决社会、经济和环境三个维度的发展问题，确立了涵盖 17 个领域的 169 个具体目标。[④] 全球发展援助步入了可持续发展目标（Sustainable Development Goals）新的战略框架，涵盖了财政援助、技术援助、实物援助、债务减免、项目援助、规划援助和预算援助等内容。其中确保健康的生活方式、促进各年龄段人群的福祉是可持续发展目标的第三项目标。构建人类卫生健康共同体的倡议与联

① 习近平. 坚定信心共克时艰共建更加美好的世界 [N]. 人民日报, 2021-09-22(02).

② UN. Agenda for Development[EB/OL]. 1997[2023-02-12]. file: ///Users/sunzhenmin/Downloads/A_RES_51_240-EN. pdf.

③ 2000-2015, Millennium Development Goals[EB/OL]. UN, (2022-11)[2023-02-12]. https://research. un. org/en/docs/dev/2000-2015.

④ Transforming our world: the 2030 Agenda for Sustainable Development[EB/OL]. UN, 2015[2023-02-12]. https://documents-dds-ny. un. org/doc/UNDOC/GEN/N15/291/89/PDF/N1529189. pdf?OpenElement.

合国可持续发展目标中的健康目标是内在契合的，中国积极推动构建人类卫生健康共同体有助于为实现可持续发展目标筑牢健康支柱。

3. 构建人类卫生健康共同体与全球治理体系改革同向同行，为完善全球卫生治理体系提供有力支持

发展不仅是关于经济增长和结构优化的问题，也是关于南北关系、南南合作、国际减贫和可持续发展等话题的全球发展治理改革问题。尤其是随着逆全球化思潮的泛滥，占发展援助比例 90% 的发达国家普遍意愿不足，出现了"援助疲劳"的问题，联合国体系和布雷顿森林体系受制于能力有限、苛刻条件和官僚主义等问题而裹足不前，新兴经济体的援助能力还需从长计议，发展中国家的自身发展与治理能力还不令人满意，全球发展治理呼吁新的治理框架。习近平指出："要推动全球治理理念创新发展，积极发掘中华文化中积极的处世之道和治理理念同当今时代的共鸣点，继续丰富打造人类命运共同体等主张，弘扬共商共建共享的全球治理理念。"[①] 具体到发展问题上，习近平提出了公平、开放、全面、创新的发展观，为全球发展治理改革提供了新的理念指导。构建人类卫生健康共同体的倡议集中体现了共商共建共享的全球治理观和公平、开放、全面、创新的发展观——聚焦公共卫生问题，推动全球卫生治理体系改革，强调支持世界卫生组织在全球卫生事务中发挥领导作用，全力搞好疫情防控，加大对非洲国家的支持，加强全球公共卫生治理，恢复经济社会发展，加强国际合作，积极参与世界卫生组织应对各种挑战的努力，与国际社会携手共建人类卫生健康共同体。2019 年暴发的新冠疫情就是对全球卫生治理体系的一次大考验，人类卫生健康共同体倡议为完善全球卫生治理体系提供有力支持。

1.4.2　符合全世界追求和平与安全的共同愿望

和平是全世界最大的国际公共产品，犹如空气和阳光，受益而不觉，失之则难存。面对"百年未有之大变局"，一些国家推行单边主义、保护主义、"筑墙设垒""脱钩断链"、单边制裁以及极限施压等损人不利己的措施，造成了严重的和平赤字、发展赤字、安全赤字和治理赤字，导致人类社会面临前所未有的挑战，对世界和平与安全造成巨大压力。构建人类卫生健康共同体符合全世界追求和平与安全的共同愿望。

1. 构建人类卫生健康共同体是落实全球安全倡议的重要组成部分

为解决全球和平赤字和安全赤字问题，习近平于 2022 年 4 月 21 日在博鳌亚洲论坛 2022 年年会开幕式上提出了全球安全倡议，其核心要义是倡议"六个坚持"，即坚持共同、综合、合作、可持续的安全观，坚持尊重各国主权、领土完整，坚持遵守

---

① 推动全球治理体制更加公正更加合理　为我国发展和世界和平创造有利条件 [N]. 人民日报，2015-10-14(01).

联合国宪章宗旨和原则，坚持重视各国合理安全关切，坚持通过对话协商以和平方式解决国家间的分歧和争端，坚持统筹维护传统领域和非传统领域安全等，推动构建全球安全共同体。① 全球安全倡议是继全球发展倡议之后中方提出的又一重要倡议，本质是提供全球安全治理体系改革和建设的"中国方案"，是贯彻总体国家安全观在全球治理领域中的运用和发展，是推动构建人类卫生健康共同体在安全领域的实现形式，为中国参与全球安全治理机制提供了行动指南，有着极大的创新性和重大世界意义。

传统安全理念是一种国家主义的安全理念，安全成为国家战略框架的重要组成部分。这一安全理念的优点是找到了维护安全的可靠载体，缺点是陷入了国家安全困境的恶性循环。2014 年 5 月，在上海举行的亚洲相互协作与信任措施会议第四次峰会上，习近平首次正式提出新安全观，强调应该积极倡导共同安全、综合安全、合作安全、可持续安全的亚洲安全观，创新安全理念，推动安全概念内涵的扩大。② 如今，安全问题与发展问题紧密交织，疫情严重催化了世界政治思潮。早在疫情暴发前，世界范围内就普遍存在民粹主义和逆全球化思潮。疫情本身并非这些政治思潮产生的原因，但疫情全球蔓延的综合效应，特别是失业率上升、收入下降、经济危机的潜在风险等在客观上加剧了这些思潮的影响。疫情成为它们传播的催化剂和加速器，从而使人类社会面临分裂的威胁。构建人类卫生健康共同体，摒弃一切形式的冷战思维，树立共同、综合、合作、可持续安全的新观念，对贯彻落实全球安全倡议具有重要的推动作用。

2. 构建人类卫生健康共同体推动了全球安全规范的变革

全球安全需要一定的安全规范。传统上的安全规范受国家权力影响极大，坚持强权即真理，只有强者拥有安全，弱者没有安全，其归根结底是一个以国家的安全为本位、以权力政治为轴心的安全规范。构建人类卫生健康共同体，在安全规范上突破了国家本位、权力中心的安全规范，更强调以人的安全为本位，并引入了道义逻辑。习近平指出："要跟上时代前进步伐，就不能身体已进入 21 世纪，而脑袋还停留在冷战思维、零和博弈的旧时代。"③ 热衷于使用武力不是强大的表现，而是道义贫乏、理念苍白的表现。只有基于道义、理念的安全才是基础牢固、真正持久的安全。因此，人类卫生健康共同体倡议的提出，突破了把安全问题作为一个地区热点问题治理的框架，确立了全球共同安全的框架，在尊重主权平等的基础上，强调践行真正的多边主义，尊崇国际社会的合作安全，秉持安全不可分割原则，构建均衡、有效、可持续的安全架构，反对把本国安全建立在他国不安全的基础之上。所有这一切，都有助于全

① 习近平. 携手迎接挑战, 合作开创未来 [N]. 人民日报, 2022-04-22(02).

② 习近平. 积极树立亚洲安全观　共创安全合作新局面 [N]. 人民日报, 2014-05-22(02).

③ 习近平. 积极树立亚洲安全观共创安全合作新局面 [N]. 人民日报, 2014-05-22(02).

球安全规范的变革。

3. 构建人类卫生健康共同体拓展了全球安全治理的变革

迄今为止，绝大多数传统的安全治理框架是一种制度主义和机制化的框架，带有一定的封闭性和排他性，不利于累积安全信任。中国关于人类卫生健康共同体的倡议是一种共同体主义的行动过程，是开放型、包容性的框架，是一种安全治理之道，而非安全治理之制。人类卫生健康共同体倡议是一种水到渠成的治理之道：坚持对话协商，不搞双重标准，反对滥用单边制裁和"长臂管辖"；坚持统筹维护传统领域和非传统领域安全，共同应对国际公共卫生挑战等全球性问题；坚持开放包容，不是要致力于建设少边主义的小圈子，而是要致力于打造多边主义的全球安全共同体，是一个开放包容的朋友圈。因此，人类卫生健康共同体倡议是全球治理体系的重要组成部分，是推动构建人类命运共同体在安全领域中的实现形式，有着极大的创新性和重大的世界意义。

总之，世界百年大变局遭遇疫情百年大流行，加剧了国内外矛盾的集中释放，整个世界呈现乱变交织、危机并存的特征。疫情放大了无政府国际体系，国家各自为政将成为一个长期趋势。① "安而不忘危，存而不忘亡，治而不忘乱。" ② "百年未有之大变局"无疑是一场深刻的社会革命，既有其推动世界深刻变革机遇的一面，也有其导致世界剧烈动荡挑战的一面。人类卫生健康共同体倡议直面百年变局和世纪疫情交织叠加造成的两面性、复杂性、不确定性加剧的风险社会新形势，顺应了世界历史发展大趋势，回应了全球发展与安全的新需求，具有重大的理论创新意义和实践指导意义。

---

① 阎学通. 疫情放大了无政府国际体系，全球合作还有未来吗？ [EB/OL]. (2020-04-06)[2021-03-03]. https://www. guancha. cn/YanXueTong/2020_04_06_545622_5. shtml.

② 系辞传下 [M]// 周易. 冯国超，译注. 北京：华夏出版社，2017: 398.

2

倡议的提出过程

人类卫生健康共同体是中国在应对新冠疫情全球大流行过程中提出的全球公共卫生安全治理方案。随着中国参与世界事务程度日益加深，在如何处理中国与世界关系上，中国越来越明确在国际关系中弘扬平等互信、包容互鉴、合作共赢的精神，共同维护国际公平正义。中国正在走上一条中国特色大国外交之路。从这个意义上来说，新冠疫情只是作为催化剂加速了人类卫生健康共同体倡议的进程，它进一步表明中国坚定不移走和平发展道路，在中国与世界各国良性互动、互利共赢中开拓前进，致力于构建新型国际关系和构建人类命运共同体。构建人类卫生健康共同体，绝不是中国为了应对新冠疫情的权宜之计，而是着眼于中国日益走近世界舞台中央、勠力为人类进步作出更大贡献的战略选择。中国用实际行动向世界宣告，中国是一个负责任、敢担当的国家，永远做世界和平的建设者、全球发展的贡献者、国际秩序的维护者。

2.1 倡议提出的时间线

作为人类命运共同体在卫生健康领域中的实现形式，人类卫生健康共同体这一倡议，经过了一个从理念到行动、从双边到多边和从地区到全球的复杂过程。这一倡议进程，按照思想成熟程度，可以划分为三个阶段。

2.1.1 第一阶段：理念孕育期（2020 年以前）

毫无疑问，提出并倡导构建人类卫生健康共同体，绝不是中国领导人在应对新冠疫情挑战提出的应急策略，而是有着明确的理论基础和成熟的战略框架，是经过长期理论思考和战略谋划做出的重大选择。从理论基础来看，构建人类卫生健康共同体，是由中国的国家利益和国家身份定位共同决定的。无论从利益界定还是从身份定位来看，中国越来越成为当今世界整体中的一个重要组成部分，中国的国家利益与世界各国的国家利益休戚相关，中国不再是国际体系之外的游离者和边缘角色，而是越来越走近世界舞台的中心，成为世界和平的建设者、全球发展的贡献者和国际秩序的维护者。从战略框架来看，中国坚定不移地走和平发展道路，奉行互利共赢的开放战略，既通过维护世界和平发展自己，又通过自身发展维护世界和平，积极推动构建人类命运共同体。中国已经彻底告别了作为现有国际体系革命者的身份定位，永远做世界和平的建设者、全球发展的贡献者和国际秩序的维护者，这是中国倡导构建人类命运共同体和人类卫生健康共同体的根本立足点和出发点。

人类卫生健康共同体的理论基础是人类命运共同体，它是人类命运共同体在卫生和健康领域的具体实现形式。尽管人类卫生健康共同体这一概念是习近平在 2020 年 3 月 20 日致电法国总统马克龙（Emmanuel Macron）时首次明确提出的，但其根源可以一直追溯到 2012 年的中国共产党第十八次全国代表大会的政治报告提出的"人类命运共同体"意识。"要倡导人类命运共同体意识，在追求本国利益时兼顾他国合理关切，在谋求本国发展中促进各国共同发展，建立更加平等均衡的新型全球发展伙伴关系，同舟共济，权责共担，增进人类共同利益。"[①] 中共十八大以来，习近平站在人类历史发展的战略高度，作出了国际社会日益成为一个你中有我、我中有你的"人类命运共同体"的重大战略判断，并在理论上和实践上不断加以丰富和完善。

人类命运共同体思想是习近平对当今世界性质和人类未来走向作出的重大判断。2013 年 3 月，习近平在莫斯科国际关系学院发表演讲时提出："这个世界，各国相互联系、相互依存的程度空前加深，人类生活在同一个地球村里，生活在历史和现实交汇的同一个时空里，越来越成为你中有我、我中有你的命运共同体。"[②] 显然，人类命运共同体不仅是我们追求的目标，更是当今世界发展的时空方位和时代潮流。人类命运共同体，顾名思义，就是每个民族、每个国家的前途和命运都紧紧联系在一起，应该风雨同舟，荣辱与共，努力把我们生于斯、长于斯的这个星球建成一个和睦的大家庭，把世界各国人民对美好生活的向往变成现实。党的十八大以来，习近平在众多场合多次谈及人类命运共同体，赋予了人类命运共同体丰富的内涵，逐渐形成了人类命运共同体的思想体系。

人类命运共同体思想成熟的重要标志是习近平在联合国大会上的讲话。2015 年 9 月 28 日，习近平在纽约联合国总部出席第七十届联合国大会一般性辩论并发表题为《携手构建合作共赢新伙伴　同心打造人类命运共同体》的重要讲话时，分别从政治、

---

① 胡锦涛 . 坚定不移沿着中国特色社会主义道路前进　为全面建成小康社会而奋斗 [N]. 人民日报 , 2012-11-18(04).

② 习近平 . 顺应时代前进潮流　促进世界和平发展 [N]. 人民日报 , 2013-03-24(02).

安全、发展、文明和生态五个层面阐述了人类命运共同体的思想内涵和政策方案，即建立平等相待、互商互谅的伙伴关系；营造公道正义、共建共享的安全格局；谋求开放创新、包容互惠的发展前景；促进和而不同、兼收并蓄的文明交流；构筑尊崇自然、绿色发展的生态体系。[①] 2017 年 12 月 1 日，习近平在中国共产党与世界政党高层对话会上的主旨讲话中进一步阐述了人类命运共同体的内涵，强调要努力建设一个远离恐惧、普遍安全的世界；努力建设一个远离贫困、共同繁荣的世界；努力建设一个远离封闭、开放包容的世界；努力建设一个山清水秀、清洁美丽的世界。[②]

构建人类命运共同体绝不是一种单纯的战略考虑，而是一种完善全球治理的制度规范，需要遵循一些基本原则。2017 年 1 月 18 日，习近平在联合国日内瓦总部发表《共同构建人类命运共同体》的演讲，回顾了近代国际秩序的基本规范成长历程："从360 多年前《威斯特伐利亚和约》确立的平等和主权原则，到 150 多年前日内瓦公约确立的国际人道主义精神；从 70 多年前联合国宪章明确的四大宗旨和七项原则，到60 多年前万隆会议倡导的和平共处五项原则，国际关系演变积累了一系列公认的原则。这些原则应该成为构建人类命运共同体的基本遵循。"[③] 具体来说，构建人类命运共同体需要坚持五项原则。

1. 主权平等

这是数百年来国与国之间规范彼此关系最重要的准则，也是联合国及其所有机构、组织共同遵循的首要原则。主权平等的真谛在于国家不分大小、强弱、贫富，主权和尊严必须得到尊重，内政不容干涉，每个国家都有权自主选择社会制度和发展道路。新形势下，要坚持主权平等，推动各国权利平等、机会平等和规则平等。

2. 沟通协商

沟通协商是化解分歧的有效之策，政治谈判是解决冲突的根本之道。只要怀有真诚愿望，秉持足够善意，展现政治智慧，再大的冲突都能化解，再厚的坚冰都能打破。

3. 法治正义

法律的生命在于付诸实施，各国有责任维护国际法治权威，依法行使权利，善意履行义务。法律的生命也在于公平正义，各国和国际司法机构应该确保国际法平等统一适用，不能搞双重标准，不能"合则用、不合则弃"，真正做到"无偏无党，王道荡荡"。

---

① 习近平.携手构建合作共赢新伙伴 同心打造人类命运共同体 [N].人民日报，2015-09-29(02).

② 习近平.携手建设更加美好的世界 [N].人民日报，2017-12-01(02).

③ 习近平主席在联合国日内瓦总部的演讲（全文）[EB/OL].(2017-01-19)[2023-02-10].http://www.xinhuanet.com/world/2017-01/19/c_1120340081.htm.

4. 开放包容

要推进国际关系民主化，不能搞"一国独霸"或"几方共治"。世界命运应该由各国共同掌握，国际规则应该由各国共同书写，全球事务应该由各国共同治理，发展成果应该由各国共同分享。

5. 人道主义

面对频发的人道主义危机，国际社会应该弘扬人道、博爱、奉献的精神，为身陷困境的无辜百姓送去关爱，送去希望；应该秉承中立、公正和独立的基本原则，避免人道主义问题政治化，坚持人道主义援助非军事化。

大道至简，实干为要。习近平强调构建人类命运共同体，关键在行动。国际社会要从伙伴关系、安全格局、经济发展、文明交流、生态建设等方面作出努力：坚持对话协商，建设一个持久和平的世界；坚持共建共享，建设一个普遍安全的世界；坚持合作共赢，建设一个共同繁荣的世界；坚持交流互鉴，建设一个开放包容的世界；坚持绿色低碳，建设一个清洁美丽的世界。① 由此可见，人类命运共同体的思想已经形成实践中行之有效的治理方针，具有很强的政策生命力和很大的实践可行性。在这一思想指导下，中国提出了"一带一路"倡议，倡导成立亚洲基础设施投资银行（Asian Infrastructure Investment Bank，AIIB）和金砖国家新开发银行（Brics New Development Bank，BNDB），并在二十国集团（G20）和亚太经济合作组织（Asia-pacific Economic Cooperation，APEC）等全球和地区治理框架中不断提出新理念，提供新方案。这些均受到世界各国的普遍欢迎。2017 年 2 月 10 日，联合国社会发展委员会通过"非洲发展新伙伴关系的社会层面"决议，"呼吁国际社会本着合作共赢和构建人类命运共同体的精神，加强对非洲经济社会发展的支持"。② 同年 11 月 1 日，第 72 届联大负责裁军和国际安全事务第一委员会（联大一委）会议通过了"防止外空军备竞赛进一步切实措施"和"不首先在外空放置武器"两份安全决议，"构建人类命运共同体"理念正式纳入联合国安全决议。人类命运共同体倡议从提出到转变为国际共识，体现出强大的国际影响力。③

基于人类命运共同体思想在国际关系和外交实践中所展现出的强大生命力，这一思想被写入了党的十九大报告和新修改的党章，成为新时代的行动指南。习近平在党的十九大报告中明确提出："构建人类命运共同体，建设持久和平、普遍安全、共同繁荣、

---

① 习近平. 共同构建人类命运共同体 [N]. 人民日报, 2017-01-20(02).

② 李秉新，殷森."构建人类命运共同体"首次写入联合国决议 [EB/OL]. (2017-02-12)[2023-02-10]. http://www. xinhuanet. com/world/2017/02/12/c_129476297. htm.

③ 马建国. 综述：联合国热评"构建人类命运共同体"理念再次写入联合国决议 [EB/OL]. (2017-11-02)[2023-02-12]. https://baijiahao. baidu. com/s?id=1582948380180868582&wfr=spider&for=pc.

开放包容、清洁美丽的世界。"[①] 同时，围绕如何构建人类命运共同体，他还提出了一系列原则方针，即要相互尊重、平等协商，坚决摒弃冷战思维和强权政治；要坚持以对话解决争端、以协商化解分歧；要同舟共济，促进贸易和投资自由化便利化；要尊重世界文明多样性；要保护好人类赖以生存的地球家园。党的十九大通过的新修改《中国共产党章程》也明确提出"推动构建人类命运共同体，推动建设持久和平、共同繁荣的和谐世界"[②]。至此，人类命运共同体思想已经上升为全党和全国的行动纲领，成为习近平新时代中国特色社会主义思想的重要组成部分，它交融于实现中华民族伟大复兴的中国梦，体现于以合作共赢为核心的新型国际关系，蕴涵于中国坚持的正确义利观，是一份人类社会进入全球化时代之后思考人类文明和世界未来的"中国方案"。

2.1.2 第二阶段：倡议成熟期（2020—2021年）

人类命运共同体理念是人类卫生健康共同体倡议的理论基础。近年来，中国已经在各个层面和各个维度将人类命运共同体的理念转化为倡议和行动。在全球治理层面，倡导建立网络空间命运共同体、核安全共同体、海洋命运共同体、人与自然生命共同体和人类卫生健康共同体。在双边层面，推动与巴基斯坦、柬埔寨、老挝、越南、缅甸和哈萨克斯坦等国家建立利益命运共同体。在地区层面，推动构建周边命运共同体、亚洲命运共同体、亚太命运共同体、中国-东盟命运共同体、中蒙俄命运共同体、上海合作组织命运共同体、中非命运共同体、中阿利益共同体和命运共同体以及中拉命运共同体等，人类命运共同体的理念已深入人心，取得积极进展。

疫情发生后，习近平密集开展元首外交，多次出席国际会议，与数十个国家领导人和国际组织负责人会见或通电话，倡议携手共建人类卫生健康共同体，不断丰富和发展人类卫生健康共同体的理论内涵，人类卫生健康共同体进入了倡议成熟期。

1. 双边层面

在双边层面，习近平积极与各国领导人交流疫情防控和治国理政经验，积极汇聚其他国家对共建人类卫生健康共同体的意愿，对人类卫生健康共同体的认识更加系统，更具世界眼光。

2020年3月20日，习近平在致电法国总统马克龙时首次提出人类卫生健康共同体的理念，表达了要与法方共同"打造人类卫生健康共同体"的意愿，明确表示"中国愿同法方共同推进疫情防控国际合作，支持联合国及世界卫生组织在完善全球公共

---

① 习近平. 决胜全面建成小康社会　夺取新时代中国特色社会主义伟大胜利 [N]. 人民日报，2017-10-28(01).

② 中国共产党章程 [EB/OL]. (2020-08-26)[2023-02-10]. http://www. 12371. cn/special/zggcdzc/zggcdzcqw/.

卫生治理中发挥核心作用，打造人类卫生健康共同体"。① 2020 年 4 月 3 日，习近平在与印度尼西亚总统佐科（Joko Widodo）视频对话中强调："中国将秉持人类命运共同体理念，为全球疫情防控分享经验，提供力所能及的支持，同各国一道促进全球公共卫生事业发展，构建人类卫生健康共同体。"② 此后，习近平在通过通信通话向多国领导人就新冠疫情致慰问电时，发出了"打造人类卫生健康共同体"的倡议与主张，得到了各国领导人的积极响应。

2. 多边层面

在多边层面，习近平积极出席联合国、二十国集团、世界卫生组织、亚太经合组织、上海合作组织、金砖国家合作机制等多边论坛或地区对话机制，深入交流中方对国际疫情防控的经验，系统阐述中方对共建人类卫生健康共同体的认识，得到国际社会高度评价。

2020 年 3 月 26 日，习近平在北京出席二十国集团领导人应对新冠肺炎特别峰会，并发表题为《携手抗疫　共克时艰》的重要讲话，认为在应对这场全球公共卫生危机的过程中，构建人类命运共同体的迫切性和重要性更加凸显；国际社会最需要的是坚定信心、齐心协力、团结应对，全面加强国际合作，凝聚起战胜疫情强大合力，携手赢得这场人类同重大传染性疾病的斗争。③

2020 年 5 月 18 日，第 73 届世界卫生大会以视频方式召开，习近平应邀发表《团结合作战胜疫情　共同构建人类卫生健康共同体》致辞，提出全力搞好疫情防控、发挥世界卫生组织领导作用、加大对非洲国家支持、加强全球公共卫生治理、恢复经济社会发展、加强国际合作六项建议，宣布推进全球抗疫合作的五大举措，呼吁各国携起手来，共同构建人类卫生健康共同体。④ 这是习近平第一次在全球卫生治理的正式场合，系统阐述构建人类卫生健康共同体的中国主张和建议。

2020 年 6 月 17 日，习近平在中非团结抗疫特别峰会上发表《团结抗疫　共克时艰》主旨讲话，其中强调"中方将继续全力支持非方抗疫行动，抓紧落实我在世界卫生大会开幕式上宣布的举措"，"共同打造中非卫生健康共同体"。⑤ 中国与非洲始终保持着友好合作关系，人类卫生健康共同体这一理念的诞生展现了中非团结抗疫、共克时艰的坚定决心，指明了疫情形势下中非抗疫及务实合作的前行路径，使得中非

---

① 习近平向法国总统马克龙致慰问电 [N]. 人民日报，2020-03-22(01).

② 习近平同印尼总统佐科通电话 [N]. 人民日报，2020-04-03(01).

③ 习近平 . 携手抗疫　共克时艰——在二十国集团领导人特别峰会上的发言 [N]. 人民日报，2020-03-27(02).

④ 习近平在第 73 届世界卫生大会视频会议开幕式上致辞 [N]. 人民日报，2020-05-19(01).

⑤ 新华网 . 习近平在中非团结抗疫特别峰会上的主旨讲话（全文）[EB/OL].（2020-06-17）[2023-02-13]. http://www. qstheory. cn/yaowen/2020-06/17/c_1126127525. htm.

多领域援助工作也将继续取得愈加优异的成果。

2020年6月22日，习近平在北京以视频方式会见欧洲理事会主席米歇尔（Charles Michel）和欧盟委员会主席冯德莱恩（Ursula von der Leyen），这是中方领导人同新一届欧盟领导人首次正式会晤，是推动"后疫情时代"中欧关系更加稳健成熟、迈向更高水平的重大外交行动；更是新冠疫情全球大流行以来，我国积极践行多边主义，推动构建人类卫生健康共同体的又一重大外交努力。[①] 同日，习近平在向中国－阿拉伯国家政党对话会特别会议致贺信中表示"中方愿同包括广大阿拉伯国家在内的国际社会加强团结合作，支持世界卫生组织发挥领导作用"[②]。

2020年9月23日，国家主席习近平在北京以视频方式会见联合国秘书长古特雷斯时指出，中方坚定支持联合国系统特别是世界卫生组织发挥关键领导作用，加强国际合作和联防联控，共同构建人类卫生健康共同体。[③]

2020年11月10日，习近平在上海合作组织成员国元首理事会第二十次会议上发表《弘扬"上海精神"，深化团结协作，构建更加紧密的命运共同体》的讲话。会议上提到，上海合作组织要弘扬"上海精神"，深化团结协作，首先便是"加强抗疫合作，构建卫生健康共同体"。[④]

2020年11月12日，习近平在第三届巴黎和平论坛的致辞《共抗疫情，共促复苏，共谋和平》中，再次呼吁各国"团结互助，共抗疫情"，表示"中国愿继续同各国分享抗疫经验和诊疗技术，提供必要医护物资，履行中国疫苗作为全球公共产品的承诺，帮助国际社会特别是发展中国家提高应对突发公共卫生事件能力，推动构建人类卫生健康共同体"。[⑤]

2020年11月20日，亚太经合组织第二十七次领导人非正式会议召开，习近平发表《携手构建亚太命运共同体》重要讲话，指出"中国愿同亚太各方一道，共创共享亚太和平繁荣美好未来，向构建人类命运共同体目标不断迈进"[⑥]。这对亚太地区构建人类卫生健康共同体具有重要意义。

2020年11月21日，习近平在二十国集团领导人第十五次峰会第一阶段会议中发表《勠力战疫　共创未来》的重要讲话。习近平强调，当前，最紧迫的任务是加强全

① 推动中欧关系更加稳健成熟（和音）[N]. 人民日报, 2020-06-25(03).

② 携手共建新时代中阿命运共同体 [N]. 人民日报, 2020-06-24(03).

③ 习近平会见联合国秘书长古特雷斯 [N]. 人民日报, 2020-09-24(01).

④ 习近平. 弘扬"上海精神"深化团结协作　构建更加紧密的命运共同体——在上海合作组织成员国元首理事会第二十次会议上的讲话 [N]. 人民日报, 2020-11-11(02).

⑤ 习近平. 共抗疫情, 共促复苏, 共谋和平——在第三届巴黎和平论坛的致辞 [N]. 人民日报, 2020-11-13(03).

⑥ 携手构建亚太命运共同体 [N]. 人民日报, 2020-11-21(02).

球公共卫生体系，防控新冠疫情和其他传染性疾病。要加强世界卫生组织作用，推进全球疾病大流行防范应对，扎牢维护人类卫生安全的篱笆，构建人类卫生健康共同体。[①]

3. 国内层面

在国内层面，习近平多方征求专家学者的意见和建议，系统总结中国在抗疫中的经验教训，不断提炼对构建人类卫生健康共同体的理解，人类卫生健康共同体理念日益系统和完善。

2020 年 6 月 2 日，习近平在北京主持召开的专家学者座谈会。会议中指出："这次疫情发生以来，我们秉持人类命运共同体理念，积极履行国际义务。"他还强调，"我们要继续履行国际义务，发挥全球抗疫物资最大供应国作用，共同构建人类卫生健康共同体。"[②] 这是习近平与国内相关领域专家进行的一次深刻会谈，明确广大专家学者要具有高度的政治责任感和使命感。

2020 年 6 月 7 日，中国国务院新闻办公室发布《抗击新冠肺炎疫情的中国行动》白皮书。这是中国自疫情后首次发布的具有重大意义的抗疫纲领性政策，其中强调"各国应为全人类前途命运和子孙后代福祉作出正确选择，秉持人类命运共同体理念，齐心协力、守望相助，共同构建人类卫生健康共同体"。[③]

2020 年 9 月 8 日，全国抗击新冠肺炎疫情表彰大会在北京召开，习近平在会议中肯定了国内在抗击疫情过程中，各级政府以及全国人民所做出的贡献。会议中强调，"中国将继续推进疫情防控国际合作，支持世界卫生组织发挥全球抗疫领导作用，同各国分享防控和救治经验，继续向应对疫情能力薄弱的国家和地区提供帮助，发挥全球抗疫物资最大供应国作用，推动构建人类卫生健康共同体。"[④] 这为我国后续开展抗疫工作指引了方向。

2020 年 9 月 22 日，教育文化卫生体育领域专家代表座谈会于北京召开，习近平在会议上讲话，提出"大力发展卫生健康事业""加强国际交流合作，完善我国参与国际重特大突发公共卫生事件应对工作机制，推动构建人类卫生健康共同体"。会议中还提到"要优化同新发展格局相适应的教育结构、学科专业结构、人才培养结构。"[⑤]

① 习近平. 勠力战疫　共创未来——在二十国集团领导人第十五次峰会第一阶段会议上的讲话 [EB/OL]. (2020-11-21)[2023-02-13]. http://www.gov.cn/gongbao/content/2020/content_5567741.htm.

② 习近平主持专家学者座谈会强调构建起强大的公共卫生体系　为维护人民健康提供有力保障 [N]. 人民日报, 2020-06-03(01).

③ 真实记录中国抗疫艰辛历程的重要文献《抗击新冠肺炎疫情的中国行动》白皮书发布 [N]. 人民日报, 2020-06-08(01).

④ 全国抗击新冠肺炎疫情表彰大会 8 日上午在京隆重举行 [N]. 人民日报, 2020-09-07(01).

⑤ 习近平主持召开教育文化卫生体育领域专家代表座谈会强调全面推进教育文化卫生体育事业发展　不断增强人民群众获得感幸福感安全感 [N]. 人民日报, 2020-09-23(01).

这为后续教育部办公厅等四部门开展关于高水平公共卫生学院的建设奠定了基础。

人类卫生健康共同体理念所表达的是中国携手国际社会联合抗击新冠疫情的主张。从发展特点来看，其内容不断丰富和深化，涉及领域包括政治外交、国际关系、全球治理、卫生健康以及经济法律等；构建路径在理论与实践相结合中不断清晰，国内贯彻中国特色社会主义，全球呼吁共商共建、联防联控；影响力逐渐扩大，继承着"人类命运共同体"的"衣钵"，国内外舆论宣传皆获得高度评价；与此同时，人类卫生健康共同体的概念及理论内涵作为学术热点，在各学科领域内引发新的"风暴"，专家学者更是以源源不断的研究成果为践行理念提供理论支撑。自2020年提出至今，中国仍在以行动不断地落实与扩充这一后疫情时代的伟大倡议。

2.1.3　第三阶段：实践行动期（2021年至今）

随着新冠感染疫情稳定于中国到大流行于世界，中国推动构建人类卫生健康共同体的重心日益从理念倡导步入实践行动。中国不仅积极倡导构建人类卫生健康共同体，也切实践行和率先推进人类卫生健康共同体建设。针对一些国家在国际上搞"小圈子""新冷战"和形形色色的"筑墙设垒"，"脱钩断链"和"制裁断链"等霸凌行为，自2021年起，中国围绕坚决维护和践行真正的多边主义、深化团结合作和完善治理体系重点推动构建人类卫生健康共同体。

1. 维护和践行真正的多边主义，是共建人类卫生健康共同体的重要依托

针对一些国家推行少边主义和拼凑各种排他性"小圈子"的行径，中国领导人在多边和地区等众多场合表达中方坚决维护和践行真正的多边主义，全面加强全球公共卫生安全治理。

2021年1月25日，习近平在世界经济论坛"达沃斯议程"对话会上的特别致辞《让多边主义的火炬照亮人类前行之路》，再次呼吁"我们要发挥世界卫生组织作用，构建人类卫生健康共同体"[①]。

2021年2月9日，习近平在中国 - 中东欧国家领导人峰会上的主旨讲话《凝心聚力，继往开来，携手共谱合作新篇章》指出，"双方可以加强联防联控和疫情防治经验交流，探讨开展传统医药合作，提升卫生医疗合作水平，推动构建人类卫生健康共同体。"这已不是习近平第一次与区域性组织开展深度交流。[②]

2021年4月20日，博鳌亚洲论坛2021年年会开幕式召开，习近平应邀发表《同舟共济克时艰，命运与共创未来》主旨演讲，呼吁"我们要同舟共济，开创卫生安全

---

① 习近平出席世界经济论坛"达沃斯议程"对话会并发表特别致辞 [N]. 人民日报，2021-01-26(01).

② 习近平主持中国 - 中东欧国家领导人峰会并发表主旨讲话 [N]. 人民日报，2021-02-10(01).

的未来"，"要全面加强全球公共卫生安全治理，共同构建人类卫生健康共同体"。①

2. 坚持和深化各国间的国际合作，是共建人类卫生健康共同体的重要内容

针对一些国家将疫情政治化、标签化、污名化的乱象，中国领导人强调弘扬科学精神、秉持科学态度、遵循科学规律，有效开展国际联防联控和加强国际宏观经济政策协调，构建防控疫情的世界统一战线。

2021 年 5 月 21 日，应二十国集团主席国意大利总理德拉吉（Mario Draghi）和欧盟委员会主席冯德莱恩邀请，国家主席习近平在北京以视频方式出席全球健康峰会并发表《携手共建人类卫生健康共同体》重要讲话，立足当下、着眼未来，就推进全球抗疫合作提出五点意见，宣布支持全球抗疫合作五大举措，为进一步构建人类卫生健康共同体指明了前进方向。②

2021 年 7 月 6 日，中国共产党与世界政党领导人峰会召开，习近平发表《加强政党合作共谋人民幸福》主旨讲话。探讨"为人民谋幸福与政党的责任"这个重大命题，明确党的使命与责任的同时，还强调"面对仍在肆虐的新冠肺炎疫情，我们要坚持科学施策，倡导团结合作，弥合'免疫鸿沟'，反对将疫情政治化、病毒标签化，共同推动构建人类卫生健康共同体"。③

2021 年 8 月 5 日，国家主席习近平向新冠疫苗合作国际论坛首次会议作书面致辞，"我们愿同国际社会一道，推进疫苗国际合作进程，推动构建人类命运共同体"，获得海外专家学者高度评价。④

2021 年 9 月 3 日，应普京（Vladimir Vladimirovich Putin）总统盛情邀请，习近平时隔三年再次出席东方经济论坛，发表致辞《共克时艰，同谋发展　携手谱写远东合作新篇章》，呼吁"我们要在应对疫情挑战方面相互助力，加强疫苗研发、生产合作，为国际社会提供更多公共产品，坚决反对将疫苗和病毒溯源问题政治化，致力于推动构建人类卫生健康共同体"。⑤

2021 年 10 月 30 日，习近平在二十国集团领导人第十六次峰会第一阶段会议上发表讲话《团结行动　共创未来》，表示"中国高度重视数字经济国际合作，已经决定申请加入《数字经济伙伴关系协定》"，这意味着中国将数字驱动"健康中国"，

① 习近平 . 同舟共济克时艰 , 命运与共创未来 [N]. 人民日报 , 2021-04-21(02).

② 习近平出席全球健康峰会并发表重要讲话 [N]. 人民日报 , 2021-05-22(01).

③ 习近平 . 加强政党合作　共谋人民幸福——在中国共产党与世界政党领导人峰会上的主旨讲话 [N]. 人民日报 , 2021-07-07(02).

④ 习近平向新冠疫苗合作国际论坛首次会议发表书面致辞 [N]. 人民日报 , 2021-08-06(01).

⑤ 习近平 . 共克时艰 , 同谋发展　携手谱写远东合作新篇章——在第六届东方经济论坛全会开幕式上的致辞 [N]. 人民日报 , 2021-09-04(02).

推动构建人类卫生健康共同体。①

2022 年 1 月 17 日，习近平在 2022 年世界经济论坛视频会议发表《坚定信心 勇毅前行 共创后疫情时代美好世界》重要演讲，强调"世界各国要加强国际抗疫合作，积极开展药物研发合作，共筑多重抗疫防线，加快建设人类卫生健康共同体"②。

2022 年 4 月 25 日，国家国际发展合作署和卫生健康委、中医药管理局在钓鱼台国宾馆共同举办"青蒿素问世 50 周年暨助力共建人类卫生健康共同体国际论坛"。习近平发来贺信，信中强调"中国愿同国际社会一道，密切公共卫生领域交流合作，携手应对全球性威胁和挑战，推动共建人类卫生健康共同体，为维护各国人民健康作出更大贡献"③。中国将继续将传统医学融入对外交流，稳定开展具有中国特色的卫生外交。

3. 参与和引领全球治理体系改革，是共建人类卫生健康共同体的重要方向

针对一些国家退群、废约、内顾和排外的行为，中国领导人始终强调要加强和发挥联合国和世界卫生组织作用，改革和完善全球治理体系，推动构建人类卫生健康共同体。

2020 年 9 月 16 日，《求是》杂志发表习近平重要文章《构建起强大的公共卫生体系，为维护人民健康提供有力保障》。文章指出，"要加强国际卫生交流合作，继续履行国际义务"，提出"提升我国在全球卫生治理体系中的影响力和话语权"这一关键性问题，点明中国在构建人类卫生健康共同体和参与全球治理过程中所面临的现实困难。④

2021 年 1 月 10 日，国务院新闻办公室发布了《新时代的中国国际发展合作》白皮书。白皮书提出了中国国际发展合作的愿景和展望，勾勒出中国国际发展合作的未来发展路径，回应世界对中国国际发展合作的期待，为全球发展注入中国力量。这是中国以构建人类卫生健康共同体切入点，为广大发展中国家抗疫提供力所能及的支持，帮助其他发展中国家完善公共卫生治理体系建设，深入参与国际合作的重要指引。⑤

---

①　习近平 . 团结行动　共创未来——在二十国集团领导人第十六次峰会第一阶段会议上的讲话 [N]. 人民日报 , 2021-10-31(02).

②　习近平 . 坚定信心　勇毅前行　共创后疫情时代美好世界——在 2022 年世界经济论坛视频会议的演讲 [N]. 人民日报 , 2022-01-18(02).

③　习近平向青蒿素问世 50 周年暨助力共建人类卫生健康共同体国际论坛致贺信 [N]. 人民日报 , 2022-04-26(01).

④　习近平主持专家学者座谈会强调构建起强大的公共卫生体系　为维护人民健康提供有力保障 [N]. 求是 , 2022-06-03(01).

⑤　国务院新闻办公室发布《新时代的中国国际发展合作》白皮书 [N]. 人民日报 , 2021-01-11(04).

　　2022 年 5 月 18 日，习近平在庆祝中国国际贸易促进委员会建会 70 周年大会暨全球贸易投资促进峰会上发表视频致辞。致辞中第一点便强调了"聚力战胜疫情，加强全球公共卫生治理，共筑多重抗疫防线，推动建设人类卫生健康共同体"。国家发展离不开人民健康，人类卫生健康共同体的提出更加体现了人民至上、生命至上，为当前世界经济复苏指明方向。[①]

　　不难看出，构建人类卫生健康共同体不仅是中国特色大国外交的重要组成部分，更是全球治理体系改革与建设的重要方案。近年来，随着中国与世界关系的深入，中国对全球治理必要性和重要性的认识经历了一个逐步深入的发展过程。党的十八大报告第一次提及"积极参与全球经济治理"[②]。党的十九大报告对全球治理的认识上升到"全球治理观"的高度，明确提出"积极参与全球治理体系改革和建设，不断贡献中国智慧和力量"[③]。党的二十大报告则已经把积极参与全球治理体系改革和建设的认识拓展到各个领域，明确提出"推动全球治理朝着更加公正合理的方向发展"[④]的要求，报告中多处提及参与具体领域的全球治理，确立未来五年实现"在全球治理中发挥更大作用"[⑤]的目标，如"积极参与全球安全规则制定，加强国际安全合作，积极参与联合国维和行动，为维护世界和平和地区稳定发挥建设性作用，积极参与应对气候变化全球治理，完善参与全球安全治理机制，积极参与全球人权治理"[⑥]等。不难看出，在全球治理体系的战略框架内，中国内政与外交的界限越来越模糊，统筹国内国际两个大局，统筹发展与安全两大格局，已成为中国参与全球治理体系改革与建设的主导思路。

2.2　倡议提出的关键点

　　人类卫生健康共同体倡议源自中国，但属于整个世界。最初，该倡议的提出主要

①　习近平在庆祝中国国际贸易促进委员会建会 70 周年大会暨全球贸易投资促进峰会上发表视频致辞 [N]. 人民日报 , 2022-05-19(01).
②　中国共产党第十八次全国代表大会文件汇编 [M]. 北京：人民出版社 , 2012: 44.
③　中国共产党第十九次全国代表大会文件汇编 [M]. 北京：人民出版社 , 2017: 48-49.
④　习近平 . 高举中国特色社会主义伟大旗帜　为全面建设社会主义现代化国家而团结奋斗 [M]. 北京：人民出版社 , 2022: 63.
⑤　习近平 . 高举中国特色社会主义伟大旗帜　为全面建设社会主义现代化国家而团结奋斗 [M]. 北京：人民出版社 , 2022: 26.
⑥　习近平 . 高举中国特色社会主义伟大旗帜　为全面建设社会主义现代化国家而团结奋斗 [M]. 北京：人民出版社 , 2022: 39, 53, 63.

是基于回应新冠疫情的考虑，意在通过倡导和践行人类命运共同体理念，引领抗疫国际合作方向，携手赢得这场人类同重大传染性疾病的斗争。随着疫情在世界范围的大流行，人类卫生健康共同体倡议的重心向加强全球公共卫生治理转变，携手共建卫生健康领域的全球治理体系，尤其是要加强和发挥联合国和世界卫生组织的领导作用，加大对最薄弱的发展中国家的援助。针对新冠疫情对以联合国为核心的国际体系和以国际法为基础的国际秩序形成的严峻挑战，特别是一些国家的单边主义和霸凌行径，人类卫生健康共同体倡议的重心向维护和践行多边主义，推动全球治理体系向着公正合理方向发展。不难看出，人类卫生健康共同体的提出过程存在三个重要的关键点，这决定了人类卫生健康共同体的重心变化和发展方向。

2.2.1　新冠疫情暴发，酝酿人类卫生健康共同体理念，重心是深化国际合作

2019 年年末，中国暴发了新冠疫情，给人民的生命安全带来巨大威胁，给国际社会带来重大挑战。中国政府迅速采取了最全面、最严格、最彻底的防控措施，在最短时间内构建起全民动员、联防联控、公开透明的防控体系，经过艰苦努力，稳定了疫情局势，为全球抗疫提供了信心，积累了经验，树立了典范。面对疫情挑战，中国领导人明确提出了"携手共建人类卫生健康共同体"的倡议。2020 年 3 月，中国国家主席习近平在二十国集团特别峰会上呼吁世界各国团结合作战胜疫情，并表示愿同有关国家共同分享疫情防控有益做法。"中方秉持人类命运共同体理念，愿同各国分享防控有益做法，开展药物和疫苗联合研发，并向出现疫情扩散的国家提供力所能及的援助。"[①] 尽管此时还没有明确提出人类卫生健康共同体的概念，但提出了坚决打好新冠疫情防控全球阻击战、有效开展国际联防联控、携手帮助公共卫生体系薄弱的发展中国家提高应对能力、探讨建立区域公共卫生应急联络机制、积极支持国际组织发挥作用、加强国际宏观经济政策协调、制定二十国集团行动计划并就抗疫宏观政策协调及时作出必要的机制性沟通和安排等具体措施，在内容上充实和完善了人类卫生健康共同体的内涵。

毫无疑问，人类卫生健康共同体倡议的提出，首先是基于对中国应对新冠疫情的需要，是在中国疫情防控形势初步稳定且在世界各地呈现疫情蔓延势头之后才提出的。面对疫情在世界范围肆虐的趋势，习近平与各国领导人视频对话或视频会议，交流对构建人类卫生健康共同体的看法。2020 年 3 月，习近平就法国发生疫情向法国总统马克龙致慰问电时，首次提出"打造人类卫生健康共同体"："中方愿同法方共同推进疫情防控国际合作，支持联合国及世界卫生组织在完善全球公共卫生治理中发挥

---

① 习近平在二十国集团领导人应对新冠肺炎特别峰会上发表重要讲话 [EB/OL]. (2020-03-26) [2021-02-26]. http://www.xinhuanet.com/politics/leaders/2020-03/26/c_1125773505.htm.

核心作用，打造人类卫生健康共同体。"[①] 自此之后，"打造人类卫生健康共同体"成为习近平在众多国际国内重大场合重申的理念。习近平提出了一系列措施践行这一理念，坚定不移推动疫情防控国际合作，坚定不移为各国特别是广大发展中国家抗击疫情提供支持，展现出胸怀天下的大国担当。

2.2.2　新冠疫情全球大流行，完善人类卫生健康共同体理念，重心是落实政策措施

面对新冠疫情在全球蔓延的严峻形势，中国积极践行构建人类卫生健康共同体的倡议。习近平在世界卫生大会、中非团结抗疫特别峰会、全球健康峰会、世界经济论坛视频会议等众多国际场合系统阐述人类卫生健康共同体理念，提出一系列构建人类卫生健康共同体的具体措施，并率先落实一些建议。这对于坚定全球抗击疫情的信心、携手应对全球公共卫生危机具有重要引领作用。

2020 年 5 月，习近平在第 73 届世界卫生大会视频会上发表《团结合作战胜疫情　共同构建人类卫生健康共同体》致辞，首次在国际场合明确提出共同构建人类卫生健康共同体的创造性合作构想。[②]值得强调的是，习近平宣布中国支持全球抗疫合作的五项举措：一是将在两年内提供 20 亿美元国际援助，用于支持受疫情影响的国家特别是发展中国家抗疫斗争以及经济社会恢复发展；二是将同联合国合作，在华设立全球人道主义应急仓库和枢纽，努力确保抗疫物资供应链，并建立运输和清关绿色通道；三是将建立 30 个中非对口医院合作机制，加快建设非洲疾控中心总部，助力非洲提升疾病防控能力；四是中国新冠疫苗研发完成并投入使用后，将作为全球公共产品，为实现疫苗在发展中国家的可及性和可担负性作出中国贡献；五是将同二十国集团成员一道落实"暂缓最贫困国家债务偿付倡议"，并愿同国际社会一道，加大对疫情特别重、压力特别大的国家的支持力度，帮助其克服当前困难。[③]2020 年 6 月 17 日，习近平在中非团结抗疫特别峰会上提出了共同打造中非卫生健康共同体的倡议，宣布中方将继续支持非洲国家抗疫、对非减缓债、支持非洲复工复产和可持续发展等一系列举措，指明了疫情形势下中非抗疫及务实合作的前行路径。[④]

至此，人类卫生健康共同体已不再是抽象的理念，而是成为实实在在的政策和行动，构建人类卫生健康共同体成为中国特色大国外交的重要组成部分。在此后的一段

---

① 新华社.习近平就法国发生新冠肺炎疫情向法国总统马克龙致慰问电 [EB/OL]. (2020-03-21) [2021-02-26]. http://www. gov. cn/xinwen/2020/03/21/content_5494036. htm.

② 习近平.团结合作战胜疫情　共同构建人类卫生健康共同体——在第 73 届世界卫生大会视频会议开幕式上的致辞 [N]. 人民日报 , 2020-05-19(02).

③ 习近平在第 73 届世界卫生大会视频会议开幕式上致辞 [N]. 人民日报 , 2020-05-19(01).

④ 习近平主持中非团结抗疫特别峰会并发表主旨讲话 [N]. 人民日报 , 2020-06-18(01).

时间内，习近平在中国 – 东盟博览会、二十国领导人第十五次峰会等一系列国际场合，在不同领域进一步阐述人类卫生健康共同体的内涵，并将人类卫生健康共同体与人类命运共同体结合起来，形成了系统成熟的指导理念。①2020 年 10 月，《中共中央关于制定国民经济和社会发展第十四个五年规划和二〇三五年远景目标的建议》也再次强调"积极参与重大传染病防控国际合作，推动构建人类卫生健康共同体"，标志着构建人类卫生健康共同体成为中国中长期的战略规划。②

2.2.3　百年变局与世纪疫情交织叠加，加强全球公共卫生安全治理，重心是维护和践行真正的多边主义

在经过一年的疫情防控后，整个世界依然在百年变局和世界疫情交织叠加中加速演进。针对世界疫情加速演进的新态势，中国全力支持二十国集团成员在全球抗疫合作中扛起责任，在总结正反两方面经验教训基础上，抓紧补短板、堵漏洞、强弱项，着力提高应对重大突发公共卫生事件的能力和水平。

2021 年 5 月习近平出席全球健康峰会时，结合疫情防控的国际形势与政策经验，进一步明确了携手共建人类卫生健康共同体的关键在于"五个坚持"：坚持人民至上、生命至上；坚持科学施策，统筹系统应对；坚持同舟共济，倡导团结合作；坚持公平合理，弥合"免疫鸿沟"；坚持标本兼治，完善治理体系。③尤其是特别强调完善全球卫生治理体系和提高治理能力，建议要加强和发挥联合国和世界卫生组织作用，完善全球疾病预防控制体系；坚持共商共建共享原则，更好反映发展中国家合理诉求；提高监测预警和应急反应能力、重大疫情救治能力、应急物资储备和保障能力、打击虚假信息能力、向发展中国家提供支持能力等。针对在疫情防控中出现的"疫苗民族主义"、将病毒与特定种族和国家挂钩等乱象，强调要秉持人类卫生健康共同体理念，坚决反对各种政治化、标签化、污名化的企图。所有这一切均标志着建设人类卫生健康共同体成为全球公共卫生安全治理的重要组成部分。

针对一些国家在国际上拼凑各种"小圈子"，蛮横推行脱钩、断供、制裁等霸权霸凌行径，中国坚定维护和践行多边主义，夯实全球治理体系的根基。针对新冠疫情放大了全球治理体系中不适应、不匹配的问题，习近平在以视频方式会见联合国秘书

①　新华网 . 中非团结抗疫特别峰会联合声明（全文）[EB/OL]. (2020-06-18)[2021-02-26]. http://www. xinhuanet. com/world/2020-06/18/c_1126127581. htm; 习近平在第十七届中国 – 东盟博览会和中国 – 东盟商务与投资峰会开幕式上致辞 [N]. 人民日报 , 2020-11-28(01); 贾平凡 . G20 峰会，中国为世界注入强大信心（环球热点）[EB/OL]. (2020-11-26)[2021-02-26]. http://world. people. com. cn/gb/n1/2020/1126/c1002-31945224. html.

②　中共十九届五中全会在京举行 [N]. 人民日报 , 2020-10-30(02).

③　习近平出席全球健康峰会并发表重要讲话 [N]. 人民日报 , 2021-05-22(01).

长古特雷斯时强调，"各方应该思考如何加以完善，而不是推倒重来，另搞一套"。①

2021 年 1 月 25 日，习近平在世界经济论坛"达沃斯议程"对话会上发表《让多边主义的火炬照亮人类前行之路》特别致辞，强调"世界上的问题错综复杂，解决问题的出路是维护和践行多边主义，推动构建人类命运共同体"。② 针对一些国家恃强凌弱的霸凌行径和以多边主义之名、行单边主义之实的"有选择的多边主义"行为，习近平强调，"多边主义的要义是国际上的事由大家共同商量着办，世界前途命运由各国共同掌握""要坚持通过制度和规则来协调规范各国关系，反对恃强凌弱，不能以多边主义之名、行单边主义之实。规则一旦确定，大家都要有效遵循。'有选择的多边主义'不应成为我们的选择"。③

2021 年 9 月 21 日，习近平在北京以视频方式出席第七十六届联合国大会一般性辩论并发表《坚定信心　共克时艰　共建更加美好的世界》重要讲话，深刻指出"世界只有一个体系，就是以联合国为核心的国际体系。只有一个秩序，就是以国际法为基础的国际秩序。只有一套规则，就是以联合国宪章宗旨和原则为基础的国际关系基本准则"，强调"世界各国应该维护以联合国为核心的国际体系、以国际法为基础的国际秩序、以联合国宪章宗旨和原则为基础的国际关系基本准则"。④

不难看出，在面对新冠疫情的严峻考验面前，推动构建人类卫生健康共同体越来越成为完善全球治理体系的重要组成部分。这一倡议是中国应对全球公共卫生安全威胁所提出的崭新倡议，呼吁树立全球公共卫生安全观，将全世界每个国家、每个民族、每个地区的卫生健康都紧密联系在一起，努力建设一个卫生健康共享的世界。

2.3　倡议提出的问题链

"建设一个什么样的世界、如何建设这个世界"是人类命运共同体致力于解决的时代问题。作为人类命运共同体在卫生与健康领域的实现形式，人类卫生健康共同体致力于解决的问题与人类命运共同体致力于解决的总问题一致，蕴含着与人类命运共同体相同的基本矛盾关系，涉及同样复杂的经济、政治、社会、文化和生态问题，牵

---

① 习近平会见联合国秘书长古特雷斯 [N]. 人民日报 , 2020-09-24(01).

② 习近平出席世界经济论坛"达沃斯议程"对话会并发表特别致辞 [N]. 人民日报 , 2021-01-26(01).

③ 习近平出席世界经济论坛"达沃斯议程"对话会并发表特别致辞 [N]. 人民日报 , 2021-01-26(01).

④ 习近平出席第七十六届联合国大会一般性辩论并发表重要讲话 [N]. 人民日报 , 2021-09-22(01).

一发而动全身。卫生和健康是一个涉及面极广的领域，健康不仅取决于人自身的生理因素，更取决于自然和社会因素。人类卫生健康共同体是一种关于世界发展目标的理念和倡议，因此，从唯物史观出发，把握人类卫生健康共同体的内涵，也不能仅仅局限于卫生和健康领域，必须统筹经济、政治、社会、文化和生态多个维度，从整体上把握其复杂的问题链。

2.3.1   经济全球化及其外部性，是人类卫生健康共同体的经济问题链

马克思说："物质生活的生产方式制约着整个社会生产、政治生活和精神生活的过程。不是人们的意识决定人们的存在，相反，是人们的社会存在决定人们的意识。"[①] 人类健康在其现实性上首先是一个经济问题，从根本上取决于物质生活的生产方式。纵观人类历史，每一次重大的生产方式变化，都会带来新的健康问题。近代工业革命与城市化加速前进，霍乱、天花、鼠疫、流感和艾滋病等疫情不断在各地肆虐，从1918年到1920年暴发的西班牙大流感在全球范围内流行，造成了至少5 000万人死亡，人员损失甚至超过残酷的"一战"。冷战结束以来，经济全球化加速发展，疫情全球化也如影随形，SARS、禽流感、埃博拉和寨卡等疫情在世界各地此起彼伏。新冠疫情全球大流行，在不到3年时间内波及70多亿人口，说到底也是现代化和经济全球化及其外部性问题的产物。因此，经济全球化越往前发展，作为其外部性问题一部分的人类卫生安全问题也会越来越严峻，这要求世界必须建立强有力的全球公共卫生治理体系，这就是构建人类卫生健康共同体的必要性所在。

新冠疫情全球大流行在冲击人类卫生安全的同时，也为经济全球化带来了阻碍。世界经济陷入衰退泥沼、经济合作动力不足、资金筹集风险增加、经济共同体抗压韧性遭遇挑战。各国一方面要控制疫情带来的经济社会发展的负面影响，另一方面还要兼顾国际市场上重新获得贸易和投资的机会。与此同时，由于生产资料在全球范围内广泛流动，极大地增加了疫情防控难度，且多边化全球卫生治理体系的成本 – 收益机制存在缺陷，导致全球卫生治理职能缺位，从而进一步影响了人民健康。然而，社会经济的发展需要依靠人民的创造，一个国家如果没有全民健康的现实基础，就不可能在经济发展领域取得胜利。正是在这种经济与国民健康相互作用的影响下，保障人民生命健康、促进全球经济贸易复苏成为各国任务的重中之重，构建人类卫生健康共同体并非仅仅是解决健康的问题，更是解决经济全球化造成的外部性问题的重要方式。

---

① 中共中央马克思恩格斯列宁斯大林著作编译局 . 马克思恩格斯选集（第二卷）[M]. 北京：人民出版社 , 1972: 82.

2.3.2　地缘政治及其安全困境，是人类卫生健康共同体的政治问题链

当今世界是一个由主权国家构成的国际社会，在主权国家之上没有更高的政治权威，国际社会处于由众多国家构成的无政府状态，国家与国家之间存在着"安全困境"。自民族国家体系建立以来，国际社会中就充满着根深蒂固的权力政治斗争，尤其是围绕地缘政治的争夺一直贯穿着整个世界史。为了应对地缘政治斗争和安全困境，无数思想家、政治家和战略家一直苦心孤诣地寻找济世良方。但无论是欧洲人提出的均势方案和集体安全方案，还是 20 世纪以来国际社会提出的国际联盟方案和联合国方案，都只是不同程度地缓解了地缘政治的矛盾，而没有从根本上消除这一矛盾。

健康问题原本不是政治问题，但在复杂的政治关系中不可避免地被政治化了。在新冠疫情危机持续的背景下，政治冲突不断加剧，国际关系诡谲多变，全球地缘政治格局正悄然发生变化：霸权主义、零和博弈、拉帮结伙、"高墙小院"等威胁仍然存在的同时，某些西方政客刻意引导产生不实信息，自身大肆储存疫苗的同时攻击我国搞所谓"疫苗外交"，恶意诋毁中国为全世界抗疫所作出的重大贡献；一些国家坚持单边主义和"本国优先"，肆意破坏国际抗疫合作；甚至发布所谓的新冠病毒溯源问题解密版报告，对中国污名化，把疫情防控和卫生健康议题"政治化"。这一系列因素导致国际关系日趋恶化，致使紧张局势不断升级，国家战略博弈处于高位运行之中。构建人类卫生健康共同体，就是直面地缘政治和安全困境的问题，通过推动国际合作超越国家间的地缘政治，在卫生健康领域筑起维护全球公共卫生安全的坚固堤坝。

2.3.3　社会分层及其治理赤字，是人类卫生健康共同体的社会问题链

经济全球化推动世界取得巨大物质财富的同时，也造成了世界范围贫富差距的增大。事实上，贫富差距增大是资本主义发展的一个内在规律，也是现代化与生俱来的一个重要特征。2022 年 12 月，瑞士信贷（Credit Suisse）发布的 2022 全球财富报告显示，全球财富不平等情况进一步加剧，截至 2021 年，世界上有 26.42 万资产净值超过 5 000 万美元的富人，人数相较 2019 年的 17.5 万增长超过 50%，前 1% 的富豪占有全球财富的 47.8%，较 2019 年上升 3.9%，而占全球 53.2% 的低收入人群仅占全球财富的 1.1%。[①] 在如此严重的贫富差距制约下，任何宏观经济刺激政策都已经无济于事，如何推动社会公平，实现共同富裕已成为所有国家的难题。要想解决这一差距问题，需要触及深层的结构性矛盾，推动全球范围内的经济结构转型升级。同时，人口大规模跨境流动也带来了复杂的族群矛盾，与贫富分化交织在一起，带来了日益严重的社会问题。新冠疫情暴发后，包括社会安全、国家安全、国际安全、生物安全等

---

① Credit Suisse Research Institute. Global Wealth Report 2021[EB/OL]. Credit Suisse, (2021-06-22) [2023-02-12]. https://www.credit-suisse.com/about-us/en/reports-research/global-wealth-report.html.

皆受到空前的威胁，人类必须越来越正视整个世界已经成为一个人类命运共同体的事实。然而，当今以多边机制为核心的全球卫生治理体系存在反应迟钝、治理失效、缺乏国际合作等缺陷，不足以有效应对新发传染病危机，缺乏能够应对重大传染病疫情防控的策略体系。同时全球治理赤字凸显，疫情就是最直观的表现。全球疫情危局不断加深的根源是"合作赤字"，能否消除"公共卫生治理赤字"是对国家治理体系和治理能力的全面检验，能否应对"经济发展赤字"更是全球治理面临的重大挑战。人类社会不仅要面临治理赤字、信任赤字、和平赤字、发展赤字，也始终面临着健康赤字和安全赤字问题。此外，各国的医疗技术、医疗物资的供应以及经济发展状况会直接影响人民的健康权，不同国家、地区间贫富差距过大，导致健康权在世界上分布极为不均，人权冲突与种族歧视频发。疫情长期化还可能导致一些国家内部的民族主义和保护主义情绪上升，阻碍可持续发展目标的实现。

因此，当前国际社会亟需完善全球卫生治理体系，以提高世界各国政府应对突发事件的危机评价、危机决策、危机行动的整体能力。"构建人类卫生健康共同体"恰好是该体系在公共卫生领域建立的理念支撑。这一倡议立足应对人类卫生治理困境、是面向人类未来高质量健康发展提出的重大创新理论，引发了国际社会对全球公共卫生治理体系的现实状况的思考。作为抗击新冠疫情的中国方案，这一倡议引领着全球公共卫生治理体系变革走向正确方向。对防止病毒跨境传播，促进国际联防联控，推动药物创新与疫苗研发，完善健康管理制度和监管体制机制，在全球范围内建立完整高效的公共卫生体系以应对公共卫生突发事件具有深刻的指导意义，对全球团结抗疫发挥了重要而及时的引领作用。

2.3.4　文化差异及其信任赤字，是人类卫生健康共同体的文化问题链

全球化是一个全球性与地方性并行不悖、一体化和碎片化共同发展，统一性和多样性并存前进的过程。一方面，随着发达的交通和通信技术覆盖世界，跨国公司遍布全球，世界空间正在缩小，人类社会在全球范围内的交流越来越紧密，以至于"地球一村，世界一家"，"处于区域和全球流动过程之中的国家这一政治共同体已经卷入了密集的跨国协调和规制之中"。[①] 建立在全球价值共识基础上的国际共同价值存量越来越厚实。另一方面，差异化、多样化和多元化又日益成为全球化时代的特征，除了传统的阶级差异、意识形态差异外，"文明的冲突"、民族分离主义、族裔政治、女性主义、同性恋群体、新宗教、恐怖主义、网络群组、生态运动等日益崛起，人们又不得不面对更加紧张、复杂和充满差异的多元文明、同时处理因社会断裂而产生的

---

① 戴维·赫尔德.世界主义 [J].转引自戴维·赫尔德,安东尼·麦克格鲁编.治理全球化:权力、权威与全球治理 [M].曹荣湘,等译.北京:社会科学出版社,2004:458.

深刻矛盾和频繁摩擦，人类社会不仅面临着物质主义价值的纷争，也面临着后物质主义价值的分化。人类因世界一体化越来越融为一体，一个地区的健康问题很容易扩散为整个世界的健康问题，但不同文明和不同文化群体对卫生治理的认识存在很大差异，两者间构成了强大的内在张力。如何平衡世界一体化和文化多样化的张力，是全球化时代的一大难题。

"信任赤字"来自古罗马历史学家塔西佗（Publius Cornelius Tacitus）在所著的《塔西佗历史》一书中评价一位罗马皇帝时所说的话："一旦皇帝成了人们憎恨的对象，他做的好事和坏事就同样会引起人们对他的厌恶。"[①] 信任是社会发展的基础，也是国际关系发展的基础。近年来，国际竞争摩擦呈上升之势，地缘博弈色彩明显加重，国际社会信任和合作受到侵蚀，特别是个别国家立场反复，给国际社会释放出不可信任的负面信号，导致国际社会对国际合作的信任度急剧下降。新冠疫情暴发后，国家之间、社会之间、群体之间甚至人与人之间的信任不但没有上升，反而呈现日益恶化的趋势。"病毒标签化"和政治化、"疫苗民族主义"、种族歧视和不平等现象在一些国家和地区蔓延肆虐，构成了更严重的社会病毒和次生灾害。

毫无疑问，当今世界意识形态并未远去，而且正在强势回归。冷战后各种民族分离主义运动、宗教原教旨主义运动、各国国内的"文化战争"[②] 以及和所谓的"新认同政治"[③]，都是全球化时代意识形态回归的重要标志，也是疫情防控和全球卫生的强大阻力。因此，构建人类卫生健康共同体的倡议是中国在后疫情时代掌握国际话语权的最新切入点，也是致力于弥合信任赤字的重要思路。归根到底，人类卫生健康共同体的理念承载着古老的中华文化基因，围绕这一倡议的争论，在文化上表现为"天下大同"与"西方中心"两种思想的博弈。新冠疫情暴发以来，中国不仅用实际行动阐释了人类卫生健康共同体理念，还不断探索多种路径以推动人类卫生健康共同体理念成为国际共识[④]，这与美国等西方资本主义国家将疫情政治化，推卸责任，转嫁压力形成强烈对比。

2.3.5　气候变化及其健康后果，是人类卫生健康共同体的生态问题链

"生态兴则文明兴，生态衰则文明衰。"[⑤] 在唯物史观看来，人与自然的关系决

① 塔西佗.塔西佗历史 [M].王以铸，崔妙，译.北京：商务印书馆，1981：7.

② 张业亮.另类右翼的崛起及其对特朗普主义的影响 [J].美国研究，2017，31(4)：9-31.

③ 张生祥.论新认同政治与欧洲认同的逐步形成 [J].德国研究，2006(1)：26-31.

④ 肖晞，刘坤烨.全球战疫背景下的人类卫生健康共同体：内涵、实践及路径选择 [J].中国浦东干部学院学报，2022，16(1)：17-29.

⑤ 习近平.论把握新发展阶段、贯彻新发展理念、构建新发展格局 [M].北京：中央文献出版社，2021：247.

定着人与社会的关系。生态环境不仅是人类文明发展的根基，迄今为止一切人类文明的兴衰成败，都从根本上取决于人与自然的相处之道。纵观人类文明发展史，生态环境一直是人类生存和发展的根基，其变化直接影响文明兴衰演替，也是影响人类社会健康状况的重要因素。无数科学研究表明，健康问题与自然环境有着极为密切的联系。近年来，全球气候变化是关乎到人类未来的最迫切问题，它会引发包括洪水、干旱、飓风、海平面上升、热带疫病传播和气候难民等在内的诸多灾难。全球气候变化问题不仅是科学问题、环境问题，而且是健康问题、经济问题和政治问题。因此，构建人类卫生健康共同体，必须树立人与自然生命共同体意识，坚持"绿水青山就是金山银山"理念，遵循"天人合一、道法自然"的自然理念，倡导绿色、低碳、循环、可持续的生活方式，构筑尊崇自然、绿色发展的生态体系，让良好的生态环境成为人类可持续发展的不竭源头和生态基础。

基于上述有关文明与自然的认识，中国确立了人与自然是生命共同体的理念，这构成了人类卫生健康共同体的重要生态基础。在几千年的文明发展历史中，中华文明一直主张天人合一以及和合共生，中医所主张的阴阳、虚实、表里、寒热的八纲辨证也蕴含着丰富的人与自然生命共同体的思想。正是立足于人与自然之间存在的休戚与共思想，面对新冠病毒全球大流行，中国提出了构建人类卫生健康共同体的倡议。习近平指出，"面对生态环境挑战，人类是一荣俱荣、一损俱损的命运共同体，没有哪个国家能独善其身。"[1]2021年4月22日，习近平以视频方式出席领导人气候峰会，发表重要讲话并强调，构建人与自然生命共同体，要坚持人与自然和谐共生，坚持绿色发展，坚持系统治理，坚持以人为本，坚持多边主义，坚持共同但有区别的责任原则。面对全球气候变化的挑战，只有坚持从人与自然和谐共生出发，推进建设人与自然生命共同体，"像保护眼睛一样保护自然和生态环境，推动形成人与自然和谐共生新格局"，才能为人类卫生健康共同体的夯实可持续发展的基础，不断完善人类卫生健康共同体的外部环境。[2] 从这个意义上来说，构建人类卫生健康共同体与构建人与自然生命共同体是内在一致的，后者是前者在自然界更大范围的展开。从长远来看，构建人类卫生健康共同体也必须将更大范围的生态问题纳入议事日程。

① 习近平的小康情怀 [M]. 北京：人民出版社，新华出版社，2022: 596.
② 习近平. 共同构建人与自然生命共同体 [N]. 人民日报，2021-04-23(02).

3

倡议的基本内涵

　　构建人类卫生健康共同体倡议的提出，既对新冠疫情大流行做出了治理回应，也有着深刻的哲学基础和科学内涵，是一份站在"百年未有之大变局"的时代高度，直面重大现实挑战，为致力于完善全球卫生治理、形成更加健康的人类生活而交出的重要答卷。这有其独特的现实意义，也必然将产生深远影响。

　　人类卫生健康共同体倡议一经提出，便受到国内外高度关注，在学界、政界引起了极大的反响，迅速成为研究的热点与焦点。人类卫生健康共同体的内涵是什么？为什么要构建人类卫生健康共同体？构建什么样的人类卫生健康共同体？如何构建人类卫生健康共同体？针对以上重大问题，国内许多学者站从不同学科角度，沿着不同研究路径、运用不同方法开展了系列研究。显然，厘清人类卫生健康共同体的科学内涵、哲学基础、治理形态以及与人类命运共同体的逻辑关系，是人类卫生健康共同体研究的基础。

3.1　人类卫生健康共同体是全人类、卫生与健康的结合体

　　任何一个科学的社会概念都有其明确的行为主体、指涉对象和实现形式。人类卫生健康共同体不是一个抽象的理念，也不是一句漂亮的口号，它是在应对新冠疫情全球大流行这一全人类共同挑战的过程中提出的重要倡议，意在解决当今世界众多已有社会秩序中的空白点和薄弱点，致力于完善全球卫生和卫生治理体系，提升人类社会应对重大健康挑战的治理能力，建设一个更加健康的世界。根据亚里士多德关于"属＋种差"的定义方法，人类卫生健康共同体就是在人类社会一定历史发展阶段所建立起的关于应对全球卫生和健康挑战的一系列价值、组织、规范、活动及其过程的总和。具体来说，要想准确理解人类卫生健康共同体的内涵，并与其他全球卫生健康领域的

倡议和制度区分开来，必须牢牢把握以下三个要素。

3.1.1　人类卫生健康共同体的主体是全人类

全人类规定了人类卫生健康共同体的主体属性。马克思在《关于费尔巴哈的提纲》中指出："人的本质并不是单个人所固有的抽象物，在其现实性上，它是一切社会关系的总和。"① 人类卫生健康共同体是超越国家、地区层次的全球关系，它关注整个人类的类本质，把人类作为地球上的一个整体，着力把握人类作为整体所具有的属性，聚焦于人类的本质属性，而非单个家庭、单个社区、单个国家、单个区域。

在近代社会以前，每个人在政治上是不独立的，从属于强有力的自然依附关系。个体要么从属于血缘伦理的宗法关系网络，要么从属于宗教伦理的教法关系网络。无论是古代的村落、家族和公社，还是城邦、城市和帝国，在其现实性上均表现为不自主的地区性的自然依附关系，一旦超越了地区性的秩序，所有本质性的社会属性就不复存在，所谓人的类本质由于缺乏客观社会基础更无从谈起。在这一历史阶段中，社会长期充满宗法和神秘的色彩，健康问题要么交给神灵和巫师，要么交给形形色色的世俗权威，个人根本无法自由决定自己的健康和命运。

近代以来，资产阶级革命实现了政治解放，将人们从形形色色的等级依附关系中解放出来，确立了自由、平等、法治、人权的原则，每个人在国家和法的领域实现了政治平等，人的本质表现为阶级的人和国家的人，人们的健康问题直接取决于其阶级地位和国家健康体系。资本主义可以解决部分人的健康问题但无法解决所有人的健康问题，只能按其阶级属性提供与之地位相适应的健康支持计划。即便是诸如英国、瑞典等在国家卫生治理方面表现突出的发达国家，也没有解决所有人的健康问题，贫穷落后的发展中国家的健康问题更是无从谈起。

随着经济全球化将全人类的健康问题卷到一个整体中，不仅资产阶级无法回避无产阶级和其他社会成员的健康问题，而且发达国家也不能无视发展中国家的健康问题。新冠疫情全球大流行表明，整个世界的健康问题休戚与共，必须建立起覆盖整个世界的全球卫生治理体系。因此，人类卫生健康共同体倡议就是要把全人类健康的类本质属性从现代化和全球化的利益洪流中解放出来，让备受全球市场和国家关系挤压的温情社会空间活动起来，构筑起全人类卫生健康的坚强堤坝，不让每一个人的健康问题掉队，这就是人类卫生健康共同体的魅力所在。

因此，人类卫生健康共同体是一个开放的网络，是一个命运相连、人人有责的网络。诚如习近平所言："流行性疾病不分国界种族，是人类共同的敌人，国际社会只有共

---

① 中共中央马克思恩格斯列宁斯大林著作编译局. 马克思恩格斯选集（第一卷）[M]. 北京：人民出版社，1972: 18.

同应对，才能战而胜之。"[①] 人类卫生健康共同体的主体不排斥任何人，它不仅包含国家，而且涵盖非国家行为体，是范围更广的全球公共空间，是国际社会、全球市场和全球公民社会互动的网络、资源、平台和机会空间的总和，它的基本逻辑是自治和治理，是国家的权威原则、市场的效率原则和公民社会的公正原则互动过程的产物。

3.1.2　人类卫生健康共同体的领域是全球卫生与健康

全球卫生与健康规定了人类卫生健康共同体的领域属性。健康是人的基本权利，也是人生的第一财富。一般来说，传统的健康（Health）概念被界定为"机体处于正常运作状态，没有疾病"。最初，人们认为健康问题是个人的"养生"问题，近代以来逐渐转变为公众的"卫生"问题。近代中国对"卫生"概念的理解源自日本。明治维新时期，西方医学中的"健康"概念被日本所接受，取代了江户时代盛行的"养生"概念，但日本人在翻译"Health"时却采用了中国古典《庄子》一书的"卫生"（出自《庄子·庚桑楚》篇）一词，取了卫生即"卫全其生"之意。[②] 显然，"卫生"和"健康"虽侧重点不同，但反映了东西方对"健康"的不同理解。真正确立东西方所共同接受的"健康"概念是 1946 年由世界卫生组织在其宪章中规定的健康概念："健康不仅为疾病或羸弱之消除，而且系体格、精神与社会之完全健康状态。"[③] 世界卫生组织关于"健康"的这一定义，把人的健康从生物学的意义，扩展到了精神和社会关系（社会相互影响的质量）两个方面的健康状态，把人的身心、家庭和社会生活的健康状态均包括在内。健康内容包括躯体健康、心理健康、心灵健康、社会健康、智力健康、道德健康、环境健康等众多方面，是一种大健康观。

基于健康的社会决定因素理论，人类卫生健康共同体也是一种大健康观，但不是指一般的个人卫生和公共卫生，而是全球卫生与健康观。事实上，全球卫生和国际卫生的前身是热带医学，最早是被用来解决来自热带国家的国际卫生问题的学科。[④] 在欧美发达国家看来，"国际卫生"概念就是将西方公共卫生的原理用于解决中低收入国家面临的各种健康问题以及来自外部的一切健康问题。在国际卫生的框架下，从 19 世纪初开始，欧洲各国就在制度上建立了港口停船检疫制度，以应对霍乱、鼠疫等烈性传染病。1851 年，法国召开第一届国际卫生大会，标志着以国际卫生会议为主要机制的国家之间的卫生合作正式开始，其最初的工作重点主要是预防和控制传染性疾病。"二战"后，国际社会建立了以世界卫生组织为核心的国际传染病控制机

---

①　习近平同美国总统特朗普通电话 [N]. 人民日报，2020-03-28(01).

②　庄周. 庄子 [M]. 王先谦，集解. 上海：上海古籍出版社，2013：267.

③　世界卫生组织.《世界卫生组织组织法》：原则 [EB/OL]. (1948-04-07)[2023-02-12]. https://www. who. int/zh/about/governance/constitution.

④　热带医学是欧洲人创立的一门学科，主要研究欧洲人在热带发现的一些从未见过的疾病。

制，成为无可争议的领导者与协调者。随着全球化的发展，全球健康和卫生鸿沟问题成为全球性挑战。"全球卫生"（Global Health）也日益兴起，在 20 世纪 90 年代逐步取代"国际卫生"（International Health），成为约定俗成的术语，强调使用跨国界、跨部门的方法，通过推动国际合作来解决健康问题。"全球卫生"被界定为"致力于改善全人类的健康水平，实现全球人人公平享有健康的一个兼具研究和实践的新兴交叉领域"[①]，主要解决超越国界的，或者可能受到某些国家本身条件和遭遇影响的健康问题和重大争议，是一种国际和全球层面的卫生治理体系。显然，从热带医学到国际卫生，再到全球卫生及其治理体系，全球卫生逐渐步入全球治理的发展轨道，并且成为一个治理过程问题。

全球卫生与健康是人类卫生健康共同体聚焦和锁定的领域，是消极卫生和积极健康的统一。在英文中，"卫生"和"健康"没有区别，但在中文中两者存在差异。"全球卫生"主要是以个人或国家为本位，从个人或国家防护内在和外在健康挑战的一系列跨国合作事务和过程，本质上是一种消极卫生的概念。全球健康则是以人类或全球为本位，促进全人类健康公平可及性和可持续发展的一系列跨国、国际合作事务和过程，本质上是一种积极健康的概念。

3.1.3　人类卫生健康共同体的形式是共同体

共同体规定了人类卫生健康共同体的合作形式和方式属性。所谓共同体，是指社会上那些基于主观上和客观上的共同特征（种族、观念、地位、遭遇、任务、身份等）而组成的各种层次的团体、组织。共同体包括以血缘关系为纽带形成的氏族和部落，以婚姻关系和血缘关系为纽带形成的家庭，以共同的经济生活、居住地域、语言和文化心理素质为纽带形成的民族等。迄今为止，在西方文明的主导下，全球卫生领域的合作安排最主要表现为一系列明确界定权利义务关系的国际组织和国际制度，更多的是一种国家中心主义的合作安排。然而，全球卫生弱化了国家概念，强调地球上所有人类的健康发展与安全，包括政府、企业、媒体、非政府机构、基金会等多种单位的加入，形成全球卫生的治理体系。因此，人类卫生健康共同体既不同于国家体系，也不同于市场体系，而是国家、市场和社会互动的产物。

人类卫生健康共同体思想从根本上属于人与社会关系问题的一部分，它既不同于个体本位的思想，也不同于社会本位的思想，而是致力于在个体与社会之间搭建桥梁，是贯通个体与社会的共同体理论。根据《现代汉语词典》的解释，"共同体"有两层含义：①人们在共同条件下结成的集体；②由若干国家在某一方面组成的集体组

---

① 任明辉 . 全球健康概论 [M]. 北京：人民卫生出版社，2016：5.

织。[①]在社会科学中，"共同体"概念来自德国社会学家费迪南·滕尼斯，他将共同体界定为基于自然意志（如情感、习惯、记忆等）形成的一种社会有机体，包括血缘共同体、地缘共同体和宗教共同体等，是一个熟人社会；而"社会"是基于某种特定目的人为建立的群体，是一个陌生人社会，是一种"机械的聚合和人工制品"。[②]由此可见，共同体的本质是有机的生命，社会的本质则是思想的、机械的形态。在英语世界中，"共同体"更多地被理解为被视作统一整体的某一地方、社区或国家的人们以及具有共同宗教信仰、种族和职业等拥有共同利益的人群。吴文藻和费孝通将Community 一词译为"社区"，突出了共同体的地缘属性。在滕尼斯之后，"共同体"逐渐被社会思想家们广泛运用，如埃米尔·涂尔干提出的"职业共同体"、本尼迪克特·安德森等提出的"精神共同体"或"想象的共同体"以及马克思提出的作为"真正共同体"的"自由人联合体"。[③]总之，共同体本位要求超越个体本位和社会本位，实现个体与社会的有机统一。人类卫生健康共同体思想所追求的构建人类命运共同体就是将地球视作人类的共同家园，存在着"一荣俱荣、一损俱损"的连带效应，是一个在竞争中合作、在合作中共赢的命运共同体，实现国家主义和全球主义的平衡，兼顾国家理性和全球理性，有着深厚的思想基础。

马克思认为，随着物质生产方式的发展，各种共同体都会逐渐发展，随着共产主义生产方式的发展，民族界限将逐渐泯灭，形成世界范围的人群共同体。[④]人类命运共同体意味着整个人类在全球化、信息化时代形成日益紧密的共同体，只有确立人类命运共同体的中心地位，才能真正把握世界的本质与未来。从这个意义上来说，人类命运共同体是对西方中心论的超越。人类命运共同体的理论体系将是多中心的现代化理论体系，其着眼点是整个人类的现代化而不是一部分人的现代化。作为全球治理的一个细分领域，人类卫生健康共同体特指在卫生和健康领域形成的合作安排。人类卫生健康共同体就是以人们面对面所达成的交往共识为基础，以共同体内部的结构、信任和网络等社会资本来支撑的全球卫生和健康的合作进程，其内在使命就是把全球国家和全球市场所抛弃、掩盖、扼杀的社会关系重新恢复起来，在包容、协商、对话和

①　中国社会科学院语言研究所词典编辑室编 . 现代汉语词典 [M].7 版 . 北京 : 商务印书馆，2016: 458.

②　斐迪南·滕尼斯 . 共同体与社会 : 纯粹社会学的基本概念 [M]. 林荣远，译 . 北京 : 北京大学出版社，2010: 43.

③　埃米尔·涂尔 . 社会分工论 [M]. 渠东，译 . 北京 : 生活·读书·新知三联书店，2013; 本尼迪克特·安德森 . 想象的共同体 [M]. 吴叡人，译 . 上海 : 上海人民出版社，2005; 卡尔·马克思 . 资本论 (第一卷)[M]. 北京 : 人民出版社，1963: 54-56.

④　邵发军 . 马克思的共同体思想与国家治理现代化研究 [J]. 社会主义研究，2016(5): 54-61. 刘卓红，关锋主编 . 历史唯物主义创新与当代中国 [M]. 北京 : 人民出版社，2017: 260-269.

交往中重新达成全球共识。因此，人类卫生健康共同体是对"单向度的人"这一困境的破解和超越，它不是在统治逻辑和商业逻辑中展开社会公共生活，而是在面对大自然的挑战时，在共商、共建、共享的原则上展开的以关爱、互助、包容、共赢为基础的全球卫生治理秩序。

3.2　人类卫生健康共同体是共同价值、共同利益和共同安全的统一体

　　新冠疫情是近年来人类生命健康面临的最严重的重大传染病威胁之一。面对来势汹汹的疫情，世界各国都在苦苦寻求应对方案。自新冠疫情暴发以来，中国在坚决遏制国内疫情蔓延势头的同时，也高度重视国际抗疫合作，在不同的国际场合倡议共建人类卫生健康共同体，呼吁加强国际公共卫生合作。人类卫生健康共同体是中国提出的全球卫生健康秩序的"中国方案"。人类卫生健康共同体的思想与联合国宪章和2030年可持续发展议程价值契合、理念相通，且具有鲜明的中国特色。共筑人类卫生健康共同体的宗旨，就是要以合作的方式共同维护和促进包括中国人民在内的全人类的生命卫生安全与健康可持续发展，充分发挥世界卫生组织的领导作用，共同呵护人类的卫生和健康。具体来说，主要包括三个方面的内涵。

3.2.1　生命至上的共同价值观

　　弘扬全人类共同价值是构建人类卫生健康共同体的前提基础。价值观是文化的核心，任何治理都离不开价值观，仅仅靠利益维持的全球治理很难走出"公地悲剧"的困境。唯物辩证法认为，世界是多样的，人类社会文化和文明也是多种多样的。当今世界上有 200 多个国家和地区，有 2500 多个民族和多种宗教，不同的地区和文化孕育了各自独特的文明，而每一种文明背后都有着独特的价值观。在全球化的今天，价值冲突、利益冲突和责任冲突，愈发成为全球治理的重大问题。2015 年 9 月 28 日，习近平在纽约联合国总部出席第 70 届联合国大会一般性辩论，并在《携手构建合作共赢新伙伴　同心打造人类命运共同体》的重要讲话中强调，"大道之行也，天下为公。"[①] 和平、发展、公平、正义、民主、自由，是全人类的共同价值，也是联合国的崇高目标。尽管人们对全球共同价值的理解不同，但的确存在基于全球共同体意识基础上的全球价值。在这个意义上，所谓全球价值就是在一定社会发展阶段基础上形

---

　　① 习近平. 携手构建合作共赢新伙伴　同心打造人类命运共同体 [N]. 人民日报, 2015-09-29(02).

成并被全人类所共同持有的人类价值。全球价值是一个应然问题，是超越个人价值、国家价值、区域价值和文明价值的人类共同价值。

具体到全球卫生健康领域，坚持人民至上、生命至上的全人类价值观是人类卫生健康共同体的核心灵魂，是全球卫生健康的最大公约数。无论是发达国家，还是发展中国家，人民健康都是民族昌盛和国家强盛的重要标志，也是美好世界的安身立命之基。没有人民的生命安全和身体健康，就没有健康的人力资源，经济社会发展就失去了根基和意义。重大传染性疾病是全人类的敌人，健康没有国界。新冠疫情给人民的生命安全和身体健康带来巨大威胁，给全球公共卫生安全带来巨大挑战。坚持高擎人类卫生健康共同体旗帜，就是把人类生命安全与健康放在国际抗疫合作第一位，坚持生命至上，人类优先，共同守卫人类的生命健康。"构建人类卫生健康共同体的理念不仅是理性的呼声，更是人性的召唤。这一理念不仅包含着人民至上、生命至上、追求公平正义，以及维护人类卫生安全共同责任的伦理蕴涵，也为促进全球团结抗疫并取得最终胜利提供了伦理价值观指导。"① 只有超越特殊的国家价值观、族群价值观和宗教价值观，真正建立全人类共同价值观，才能真正把握人类卫生健康共同体的核心灵魂。

3.2.2　卫生与健康结合的共同安全观

共建全球安全共同体是构建人类卫生健康共同体的安全依托。安全观问题是影响国家安全和全球安全的重要因素。从根本上来说，观念是一种主观认识和文化积淀，是一个国家所感、所想和所愿凝结成的一种思想认识和文化偏好。而安全是一种特殊的利益，是一个国家为维持其生存和发展所需要的最根本的条件。自近代威斯特伐利亚体系建立以来，民族国家成为国际社会最主要的行为体，国际社会成为一个无政府状态，国家之间存在着严重的安全困境，只要对手存在，国家就会有安全恐惧感。国家安全是一个国家追求的基本目标，美国国际政治理论家肯尼思·华尔兹则明确指出："在无政府状态下，一方聊以自慰的源泉就成为另一方为之忧虑的根源。因此，一个国家即使是为了防御的目的而积聚战争工具，也会被其他国家视为需要做出反应的威胁所在。而这种反应又使前者确信，它是有理由为自己的安全担忧的。"② 在国际社会处于互不信任的状态之下，有关各方彼此之间相互猜疑，任何一方采取措施都会刺激他方采取反措施，造成国际局势的紧张，出现"安全困境"。

随着经济全球化的发展，跨国相互依赖程度日益加深，国家的安全已日益带有国际乃至全球安全的色彩，安全已经从一个国家的安全转变为所有国家的共同安全。共

---

① 肖巍, 孔舒. 构建人类卫生健康共同体的伦理蕴涵 [J]. 人民论坛, 2021 (29): 97-99.
② 肯尼思·沃尔兹. 国际政治理论 [M]. 北京: 中国人民公安大学出版社, 1992: 5.

同安全的理念根源于欧洲,最早是由瑞典首相奥洛夫·帕尔梅为首的"关于裁军和安全问题独立委员会"在 1982 年《共同安全:一种生存蓝图》报告中率先提出的。该理念是对战略核威慑的一种反对,认为核战争的双方根本没有胜利者,最终结果只能是同归于尽。因此,谋求安全的最佳途径是实现共同安全。帕尔梅在报告中将"共同安全"界定为"避免战争,尤其是核战争,是一种共同的责任",即与对手一起获得安全,而不是针对对手的安全,他的倡议对于欧洲安全与合作会议(CSCE)的发展产生了重要的影响。[①] 人类安全伴随着共同安全观受到重视,成为国际社会追求的重要目标。一般认为, "人类安全"概念是在 1994 年联合国开发计划署出版的《人类发展报告》中提出的,认为无节制的人口增长、不平等的经济机会、移民压力、环境恶化、毒品走私和国际恐怖主义构成对人类安全的威胁。该报告提出, "人类安全"意味着两个方面。一方面意味着免于经受长期的饥饿、疾病和压迫等的煎熬,另一方面意味着免于日常生活模式遭受突然和有害的破坏——无论是在家中、工作中还是在社群(Communities)当中。该报告还将人类安全大略归为七大类,分别为经济安全、粮食安全、卫生安全、环境安全、人身安全、社群安全以及政治安全。[②] "人类安全"概念的提出可以说是当今时代发展的必然产物,为人类卫生健康共同体的安全内涵提供了源头活水。

卫生与健康结合的综合安全观,是人类卫生健康共同体的安全屏障。在英语世界中, "卫生"和"健康"是没有区分的,均可以用"health"来表达。然而,在中国文化中,呵护生命最初用个体"养生"的概念,近代以来受日本和西方的影响,逐渐从由个体之"养生"向社会(公众)之"卫生"的转变,卫生即"卫全其生"之意,本质上是一个防卫外部侵害的安全概念。而"健康"则来自中医之"治未病"的养生和康养文化,本质上是一个激发内在活力的发展概念。将"卫生"和"健康"结合在一起,集中表达了中国人对待生命的综合安全观,强调用全局的、联系的、系统的思维来思考政治、经济、文化、社会、军事,以及科技、生态、粮食和能源等一系列安全问题,通过科学统筹,运用多种手段,发挥整体合力,实现国家的总体安全,既保护个人的卫生安全,也促进全球的卫生安全,是一种卫生与健康结合的综合安全观。2022 年 4 月 21 日,习近平在博鳌亚洲论坛 2022 年年会开幕式上提出了全球安全倡议,促进世界安危与共,推动构建全球安全共同体。"安全是发展的前提,人类是不可分割的安全共同体"。[③] 从这个角度上看,坚守人类卫生健康共同体的理念,与全球安全倡议是内在一致的,本身也是全球安全倡议的重要组成部分,就是要树立全面的综

① 楚树龙 . 国际关系基本理论 [M]. 北京 : 清华大学出版社 , 2003: 317.

② UNDP. Human Development Report 1994[R]. NewYork: Oxford University Press, 1994: 23-25.

③ 习近平 . 携手迎接挑战 , 合作开创未来 [N]. 人民日报 , 2022-04-22(02).

合卫生安全观，统筹安全与发展两件大事，既守卫人类的安全，也促进全球的健康。

3.2.3　守望相助的共同利益观

共建全球发展共同体是构建人类卫生健康共同体的利益基础。国家利益是维系一个国家生存和发展的根本条件，也是大多数人民的根本利益。传统的国家利益主要包括主权平等、领土完整、政治独立、经济发展和社会繁荣等内容。随着全球化的发展和相互依赖程度的加深，国际政治与国内政治的界限日益模糊，国家利益的内涵和外延都在发生重要的变化。尤其是经贸交流、社会往来的增多和国家间敏感性和脆弱性的上升，摆在国家面前的议题越来越复杂而多样，议题与议题彼此交错，形成了一种"议题网"的格局，国家利益越来越成为一个专业化且难以解决的问题，国家间的共同利益也成为各国谋划发展时越来越看重的因素。

守望相助的共同利益观，是人类卫生健康共同体的利益纽带。民胞物与，天下一家，这是中华文明的天下情怀。与地中海文明强调城邦、教会、帝国和民族国家的利益观不同，中华文明历来崇尚守望相助、同舟共济的共同利益观。病毒无国界，病毒不讲意识形态，也不分国家种族，是人类的共同敌人。面对疫情，各国利益相连，命运与共。污蔑攻击、甩锅推责都弥补不了失去的时间，国际社会只有守望相助，团结合作，才能战而胜之。因此，中国秉持守望相助的共同利益观，面对疫情的挑战，强调世界各国之间命运与共、休戚相关，携手拉起最严密的联防联控网络，加强与各国之间的互学互鉴，携手积极抗击疫情，共筑人类卫生健康共同体。秉持人类卫生健康共同体的理念，就是要树立守望相助的共同利益观，加强国际联防联控，深化跨国互助合作，共同构建起人类卫生健康的坚固堤坝。2021 年 9 月 21 日，习近平在第七十六届联合国大会一般性辩论上提出了"全球发展倡议，构建全球发展命运共同体"。① 构建人类卫生健康共同体是构建全球发展命运共同体的重要组成部分，核心是共同守卫和促进全球共同利益，把全球卫生健康作为国际公共产品，为建设一个更加发展、更加安全、更加健康的美好世界而努力。

3.3　人类卫生健康共同体是社区卫生治理、国家卫生治理和全球卫生治理的统一体

人类的历史就是和疾病作斗争的历史。人类卫生健康共同体是国家、市场和社会等众多行为体协调行动以提供全球卫生健康公共产品的治理过程，本质上是以拯救生

---

① 习近平. 坚定信心共克时艰共建更加美好的世界 [N]. 人民日报，2021-09-22(02).

命、修复、维持、促进人民的健康为首要目的的，由一定的人力和物质资源组合而成的全球治理体系。与世界卫生组织等已有国际卫生健康领域的国际组织和国际制度不同，人类卫生健康共同体是一个开放包容的合作网络，涵盖了次国家层次、国家层次、跨国家层次乃至非国家层次所有行为体，不排斥任何人、任何国家和任何地区，只要秉持共商共建共享的原则，合法合规地参与全球卫生治理体系，为提供全球卫生公共产品作贡献，就将得到充分的尊重和热烈的欢迎。归结起来，人类卫生健康共同体建设主要包括三个系统。

3.3.1　社区卫生治理系统

社区卫生治理系统是人类卫生健康共同体的基础。"卫生"和"健康"与每个人的生活休戚相关，个人生活在社区之中，社区性是居民最重要的属性。公共卫生治理是解决健康问题的第一道防线，无论是传染性疾病控制，还是非传染的慢性病救治和突发公共卫生事件应对，只要守住第一道防线，就不会导致引发更大范围的危机。2019 年暴发的新冠疫情表明，公共健康不仅是一个关于公共卫生治理的健康问题，也是一个事关公共舆论治理的舆情问题，更是一个事关公众幸福感、安全感和获得感的社会心理问题。因此，公共卫生治理系统要求整合多方面的资源，调动全社会的积极性，不仅仅局限于医疗和卫生健康领域。综合来看，公共卫生治理体系包括政府的公共卫生政策及其实施、社区自治、医疗机构救助以及其他多元社会行为体的联防联控机制等。

国内、外经验表明，良好的公共卫生治理系统需要调动起多元主体的积极性来参与社区治理，并逐渐形成"以多元主体为基础，以多元服务、多元平台为依托"的社区卫生治理体系。多元主体应当包含社区党组织、社区居委会、社区工作站、辖区单位、社会组织、社区居民等"六类主体"，意在整合社区各种积极力量共同参与社区建设。多元平台包含议事决策、服务执行、评议监督、矛盾调处和信息网络等"五个平台"，意在使社区各类事务都有处置渠道。多元服务包含社区行政服务、社区基本公共服务、社区公益服务和社区便民服务等"四项服务"，意在让社区居民享受到丰富便捷的公共服务。多元主体的协商治理模式在推进社区治理现代化、优化治理结构的同时，可以有效打破社区控制过度的问题，为社区"减压"。

全球性大规模传染病问题是一种外部性影响很强的全球公共问题，疫情治理在很大程度上是对外部性问题进行治理。在经济学中，解决外部性问题主要有两类思路：一是政府管制的思路，主要包括命令与控制、税收和补贴、可交易的许可证等政策手段；二是通过市场机制和私人谈判解决外部性问题的思路。然而，对于一些涉及资源分配公平性的问题，或者外部性很强、信息不对称的领域，往往会面对"市场失灵"的困境。鉴于大规模传染病问题事关国家安全和人的安全，疫情治理有点类似于一个国家的国防工作，既需要有效市场承担必要责任，更需要有为政府承担更多责任。因此，作为人类卫生健康共同体的第一道防线，公共卫生治理系统需要和国家卫生治理系统做好有机衔接。无论是传染性疾病控制，还是非传染的慢性病救治和突发公共卫生事件应对，只要守住第一道防线，就不会导致引发更大范围的危机。即便出现第一道防线的预警信号，各国也往往都会通过启动"国家紧急状态"或"突发公共事件"，实行特别授予的紧急权力，以应对危机和维持社会秩序。

"国家紧急状态"是一种法律形态，它意味着当一个国家面临已经发生或者即将发生的重大突发事件，导致对国家和社会造成重大危害或威胁的时刻，由国家权力机关按照宪法和法律规定的权限，在全国范围内或者局部地区实行一种临时性紧急应对措施的法律状态。一旦危机结束，这一紧急状态就会解除，常规法律状态回归。

3.3.2　国家卫生治理系统

国家卫生治理系统是人类卫生健康共同体的支柱。国家是全球卫生治理最重要的行为体，只有国家健康问题得到了很好的治理，人类卫生健康共同体才具有强有力的支撑和保障。在 19 世纪之前，仅靠公共卫生治理体系无法有效应对传染病肆虐。从几乎摧毁雅典的第一次瘟疫到 14 世纪中期重创欧洲的黑死病，再到 1918 年席卷全球几个月就造成上千万死亡的大流感，所有这些公共卫生危机都逼迫各国建立国家卫生治理体系，包括建立与实施海港检疫制度、设置国家巩固卫生机构和制度、建设公共卫生设施等。国家卫生治理体系的核心是倾举国之力，全力应对突发公共卫生事件，调集全国资源进行救治和预防。

英国创建的全民免费卫生服务体系——英国国家卫生服务体系（NHS）因"卫生成本低、健康绩效好"为世界所称道。近代以来，最早通过"圈地运动"实现工业化和城市化的英国，也最早面临因公共卫生状况恶化导致的传染病挑战。霍乱和伤寒是当时困扰英国最频繁、造成死亡人数最多的传染病，引起了英国社会对公共卫生的重视。比如，1842 年 7 月 9 日，著名的《大不列颠劳动人口卫生状况调查报告》完成，在很大程度上改变了社会对公共卫生的普遍观念，促使整个社会认识到政府有改善和管理公共卫生的责任。英国议会于 1848 年通过了英国历史上第一部公共卫生法案——1848 年《公共卫生法案》（The Public Health Act，1848），明确了中央卫生委员会的相关事宜以及地方卫生委员会的各项规定。此后，英国在 1875 年又再次通过了影响深远的《公共卫生法案》（The Public Health Act，1875），以加强立法的形式巩固了公共卫生的地方管理机制，强化了中央干预公共卫生的职能，凸显了国家责任。最终，英国在 1948 年建立起了英国国家卫生服务制度，成为世界上最大、最早向全体国民免费提供卫生保健服务的体系。英国的实践在世界上产生了很大影响，印度、日本等世界多国的卫生治理体系均受到英国体系的影响。西班牙、新加坡、意大利、冰岛、瑞士、瑞典、澳大利亚和以色列等国家也积极向英国学习，近年来越来越呈现出后来者居上的态势。

3.3.3　国际卫生治理系统

国际卫生治理系统是人类卫生健康共同体的重要依托。卫生健康问题不仅是公共治理和国家治理问题，更是全球治理问题。从19世纪开始，国际贸易、航运和交流越来越频繁，病毒和病菌也随之在各大洲传播，受各国检疫制度不匹配、彼此协调不力和形形色色保护主义的影响，仅靠国家卫生治理体系已无法有效应对跨国卫生挑战，这要求建立一个国际协调和监督机制。1851年第一次国际卫生大会在巴黎召开，重点集中于传染性疾病的预防和控制。这次大会成为了国际卫生治理体系建立和制度化的起点，其中最重要的成果是在1903年形成了被各国接受的《国际卫生公约》。此后，一系列国际卫生机制建立，比如1907年建立的国际公共卫生局，这些机制的建立为全球卫生治理体系奠定了基础。

"二战"后，联合国于1946年在三大国际卫生组织基础上建立了世界卫生组织（WHO），1951年第4届世界卫生大会通过了《国际公共卫生条例》，逐步从最初的传染病控制扩大到国际公共卫生领域。1969年第22届世界卫生大会对《国际公共卫生条例》进行了修改、充实，并改称为《国际卫生条例》（International Health Regulations，IHR）。自20世纪中后期以来，随着国际社会合作治理某一类特定疾病的"垂直项目管理模式"的完善，天花成为第一个被人类彻底根除的疾病，结核病、疟疾等也正日益得到控制。与此同时，国际社会也越来越重视包括卫生体系的基础建设等横向治理平台。比如1978年的《阿拉木图宣言》开启了横向战略的新阶段，强调建立以自立与自决为核心价值的社区自助体系，从整体上提升了世界健康水平。2000年世界卫生组织《卫生系统：改进业绩》的报告标志着其从纵向战略向横向战略的转变，更加强调加强建立全球卫生体系。总体来看，全球卫生治理正在从"纵向"战略转向"纵横合一"战略，全球卫生的概念也逐渐取代国际卫生的概念，更加强调跨国界、跨部门的方法，通过推动国际合作来解决健康问题，更加重视跨机构和机制间的治理协调、公司伙伴关系的治理协调以及国际机制与国家间的协调等。[①]

近年来，随着疾病全球化的挑战日益频繁，WHO职权不断扩张，并在2005年第58届世界卫生大会通过了修订的《国际卫生条例（2005）》，树立了WHO在全球公共卫生危机应对中的领导地位。吸取2003年SARS疫情的教训，为了再次面对相似事件时各国能有效预防和应对，世界卫生组织总干事将征求突发事件委员会的意见，最终决定某一事件是否构成"国际关注的突发公共卫生事件"，而各成员国均负

---

① 晋继勇. 全球卫生治理的背景、特点与挑战 [J]. 当代世界，2020(4): 42-48.

有对"国际关注的突发公共卫生事件"作出迅速反应的法律责任。① 如果某一地区暴发的疫情被宣布为"国际关注的突发公共卫生事件"（PHEIC），则意味着 WHO 会发布一个临时建议，要求各国对人员、物品及交通工具应采取的卫生措施，并协调全球人力物力，必要时给予发生 PHEIC 地区指导与帮助，例如筹集外界援助资金等。自 2009 年以来，WHO 共宣布了七起"国际关注的突发公共卫生事件"。关于 WHO 内部行政权威和专业权威重构关系的讨论，已经引起了学界的重视，被一些学者认为是国际卫生治理改革的一个重要因素。②

不难看出，人类社会要想有效应对病毒的挑战，就必须在治理体系和治理能力上不断推动现代化，将公共卫生治理系统、国家卫生治理系统和国际卫生治理体系有效结合起来，形成人类卫生健康共同体的强大屏障。2019 年的新冠疫情从根本上说是对治理体系和治理能力的大考，既包括在公共治理体系、国家治理体系意义上的大考，也包括在全球治理体系意义上的大考。人类卫生健康共同体的倡议就是对这一大考交出的"中国答卷"，这份答卷对世界各国都具有十分重要的参考价值，人类卫生健康共同体应该成为全球卫生健康领域的国际公共产品。

3.4　人类卫生健康共同体是人类命运共同体理念在卫生健康领域中的具体实现形式

人类卫生健康共同体倡议与人类命运共同体理念有着相同的哲学基础，有着共同的原则理念和类似的愿景追求，共同服务于建设更加美好的世界。尤其是在参与和引领全球治理体系的改革建设上，二者都坚持以公平正义为理念的共同体哲学，秉持共商共建共享的原则，坚定维护和践行多边主义，彰显了新时代中国外交的大国担当。人类卫生健康共同体是人类命运共同体理念在卫生健康领域的实现形式，必须坚持以人类命运共同体理念为指引，支持联合国和世界卫生组织发挥关键性领导作用，促进大国协调和加强发展中国家自主发展能力，不断完善全球卫生治理体系，携手共建人类卫生健康共同体。

3.4.1　坚持共同体的哲学基础

人与社会的关系问题是社会科学的基本问题。近代以来的思想家围绕这一问题展

---

① 国际卫生条例 [M].2 版 . 瑞士 : 世界卫生组织 , 2005: 4-13.
② 汤蓓 . PHEIC 机制与世界卫生组织的角色演进 [J]. 世界经济与政治 , 2020(3): 44-61; 汤蓓 . 试析国际组织行政改革的动力机制——以世界卫生组织为例 [J]. 国际观察 , 2013(6): 50-55.

开了热烈争论，争论的核心在于探索人的本质是以个体为本位还是以社会为本位，探讨究竟是个人决定社会还是社会决定个人，即"社会唯实论"和"社会唯名论"之争。其中，持个体本位的思想家坚持个体理性，追求个人权利，主张建立自由竞争的资本主义社会；持社会本位的思想家坚持集体理性，追求社会正义，主张建立按劳分配的社会主义社会。资本主义与社会主义的竞争贯穿了19世纪以来的思想史，也深刻改变了人类历史。但人类卫生健康共同体和人类命运共同体均坚持共同体本位，受马克思主义与中华文化的双重孕育，它坚持将马克思主义的普遍原理同中国具体实际相结合，同中华优秀传统文化相结合，是马克思主义中国化时代化的产物，为人类社会贡献了中国智慧和中国方案。

共同体哲学坚持公平正义的理念，摒弃意识形态偏见和冷战思维，反对单边主义和保护主义，反对搞"一国独霸"或"几方共治"，认为国际规则不是谁的胳膊粗、力气大就谁说了算，更不能搞实用主义、双重标准，合则用、不合则弃。坚持公平正义理念，要求在构建人类卫生健康共同体和人类命运共同体中体现平等、开放、透明、包容精神，遇到分歧时通过协商解决，守住道德底线和国际规范，将互尊互信挺在前头，利用对话协商机制，坚持求同存异、聚同化异，通过坦诚深入的对话沟通，增进战略互信，减少相互猜疑，以交流促合作，以合作促共赢。

尤其是针对广大发展中国家在构建人类卫生健康共同体过程中面临困难多的问题，大国应该有"大"的样子，要提供更多全球公共产品，承担大国责任，展现大国担当。2013年3月在南非德班举行的金砖国家领导人第五次会晤上，习近平讲道："不管全球治理体系如何变革，我们都要积极参与，发挥建设性作用，推动国际秩序朝着更加公正合理的方向发展，为世界和平稳定提供制度保障。"①2015年9月22日，习近平接受美国《华尔街日报》书面采访，回答关于完善全球治理结构的问题时提出："全球治理体系是由全球共建共享的，不可能由哪一个国家独自掌握。中国没有这种想法，也不会这样做。中国是现行国际体系的参与者、建设者、贡献者，一直维护以联合国为核心、以联合国宪章宗旨和原则为基础的国际秩序和国际体系。"②2016年7月1日，在庆祝中国共产党成立95周年大会上，习近平指出："什么样的国际秩序和全球治理体系对世界好、对世界各国人民好，要由各国人民商量，不能由一家说了算，不能由少数人说了算。中国将积极参与全球治理体系建设，努力为完善全球治理贡献中国智慧，同世界各国人民一道，推动国际秩序和全球治理体系朝着更加公正

① 习近平. 携手合作共同发展 [N]. 人民日报, 2013-03-28(02).
② 坚持构建中美新型大国关系正确方向促进亚太地区和世界和平稳定发展 [N]. 人民日报, 2015-09-23(01).

合理的方向发展。"① 所有这一切论述均表明，中国并非要推翻现有的国际秩序，而是在现有的国际秩序基础上推动公正合理的改革，尤其是增加发展中国家的代表性和发言权，不断提出中国方案，贡献中国智慧。

3.4.2 坚持共商共建共享的全球治理观

人类卫生健康共同体倡议是全人类的事情，需要充分反映各方面的利益和意愿，应该坚持共商共建共享的全球治理观，整合全世界的力量携手共建开放包容的人类卫生健康共同体。共商，就是集思广益，大家商量着办，使人类卫生健康共同体建设兼顾各方利益和关切，体现各方智慧和创造。共建，就是各施所长，各尽所能，把各方优势和潜能充分发挥出来，聚沙成塔，积水成渊，持之以恒加以推进。共享，就是让建设成果更多地惠及人民，打造合作共赢、包容互鉴的利益共同体和命运共同体。

中国坚持的共商共建共享的全球治理观与中华优秀传统文化的基本精神具有内在一致性。习近平于 2014 年 3 月 28 日在德国科尔伯基金会发表重要演讲时指出："中国的发展绝不以牺牲别国利益为代价，我们绝不做损人利己、以邻为壑的事情。我们将从世界和平与发展的大义出发，贡献处理当代国际关系的中国智慧，贡献完善全球治理的中国方案，为人类社会应对 21 世纪的各种挑战作出自己的贡献。"② 2015 年 10 月，中共中央政治局就全球治理格局和全球治理体制进行集体学习，习近平指出："积极发掘中华文化中积极的处世之道和治理理念同当今时代的共鸣点，继续丰富打造人类命运共同体等主张，弘扬共商共建共享的全球治理理念。"③ 党的十九大报告指出，中国秉持共商共建共享的全球治理观，倡导国际关系民主化，坚持国家不分大小、强弱、贫富一律平等，支持联合国发挥积极作用，支持扩大发展中国家在国际事务中的代表性和发言权。④ 2019 年 4 月 26 日，习近平在人民大会堂会见联合国秘书长古特雷斯时指出："中国人民不仅要自己过上好日子，还追求天下大同。我提出共建'一带一路'倡议，体现的就是'和合共生'、互利共赢的思想，也和联合国可持续发展理念相契合。"⑤ 共商共建共享，就是中国人期望的全球治理观，也是中国参与全球治理的基本方案。

---

① 习近平.在庆祝中国共产党成立 95 周年大会上的讲话 [N].人民日报,2016-07-02(02).

② 习近平.在德国科尔伯基金会的演讲 [N].人民日报,2014-03-30(02).

③ 推动全球治理体制更加公正更加合理为我国发展和世界和平创造有利条件 [N].人民日报, 2015-10-14(01).

④ 习近平.决胜全面建成小康社会 夺取新时代中国特色社会主义伟大胜利——在中国共产党第十九次全国代表大会上的报告 [N].人民日报,2017-01-28(01).

⑤ 习近平会见联合国秘书长古特雷斯 [N].人民日报,2019-06-29(03).

3.4.3   坚定维护真正的多边主义

推进人类卫生健康共同体建设，事关应对各种全球性挑战，必须坚定维护真正的多边主义。当今世界"百年未有之大变局"和新冠疫情全球大流行交织影响，经济全球化遭遇逆流，单边主义、保护主义、霸权主义等传统安全威胁卷土重来，公共卫生、恐怖主义、气候变化、网络安全等非传统安全威胁持续蔓延，世界进入了动荡变革期。习近平指出："世界上的问题错综复杂，解决问题的出路是维护和践行多边主义，推动构建人类命运共同体。"①

近年来，"真正的多边主义"成为习近平在多个外交场合的高频词。2021年1月25日，习近平在北京以视频方式出席世界经济论坛"达沃斯议程"对话会并发表《让多边主义的火炬照亮人类前行之路》的特别致辞，深刻阐述了21世纪需要什么样的多边主义、中国将如何践行多边主义。②他在出席第七十六届联合国大会一般性辩论、上合组织成员国元首理事会第二十一次会议、金砖国家领导人第十三次会晤、第六届东方经济论坛全会开幕式以及同意大利总理德拉吉通电话等多边双边场合均强调了"践行真正的多边主义"的重要概念，多次强调"世界只有一个体系，就是以联合国为核心的国际体系；只有一个秩序，就是以国际法为基础的国际秩序；只有一套规则，就是以联合国宪章宗旨和原则为基础的国际关系基本准则。面对全人类共同挑战，大力弘扬和平、发展、公平、正义、民主、自由的全人类共同价值，坚定维护'真正的多边主义'，是人类社会的必由之路。"③

总之，在构建人类卫生健康共同体进程中，坚持"真正的多边主义"，就是大家的事情，大家一起商量、一起推动；大家的规则，大家一起制定、一起遵守。尤其是支持世界卫生组织发挥领导作用，不能把一个或几个国家制定的规则强加于人，也不能由个别国家从所谓"实力地位"出发，给整个世界"带节奏"。中国不仅积极倡导多边主义，而且以实际行动践行多边主义，为推动各国加强互利合作、践行多边主义提供中国方案、贡献中国智慧，是当今世界支持多边主义的重要力量。

3.4.4   推动全球卫生治理体系向着公正合理的方向发展

人类卫生健康共同体是人类命运共同体在卫生健康领域中的实现形式，是为深化

---

① 习近平出席世界经济论坛"达沃斯议程"对话会并发表特别致辞 – 强调解决时代课题，必须维护和践行多边主义，推动构建人类命运共同体 [N]. 人民日报，2021-01-26(01).

② 习近平. 让多边主义的火炬照亮人类前行之路 [EB/OL]. (2021-01-25)[2023-02-12]. http://www.gov.cn/gongbao/content/2021/content_5585225. htm.

③ 习近平出席第七十六届联合国大会一般性辩论并发表重要讲话 [N]. 人民日报，2021-09-22(01).

全球卫生合作提供的重要国际公共产品。在人类命运共同体理念指导下，中国提出了
"一带一路"的国际合作倡议，其中就包括建设"健康丝绸之路"。强调中国与共建"一
带一路"国家和有关国际组织一道，深化卫生政策协调，发展"一带一路"医院联盟，
建设中医药海外中心，实施中国－东盟公共卫生人才培养计划、中非公共卫生合作
计划等项目，为促进民心相通、增进各国民众健康福祉贡献力量。人类卫生健康共同
体是"健康丝绸之路"在世界更大范围内的展开，其基本理念、内在逻辑、核心精神
与人类命运共同体都是一致的。诚如王明国所言："构建全方位、多层次、立体化的
人类卫生健康共同体，要以全球卫生制度建设为核心，以'健康丝绸之路'建设为重点，
以周边命运共同体建设为首要并以共同发展为长远导向。"① 人类卫生健康共同体理
念的主旨在于通过弘扬和平、发展、合作、共赢理念，弥合不同国家、不同民族和不
同宗教之间的隔阂、纷争和冲突，建设更健康、更包容、更美好的世界。

　　针对当前全球卫生治理中存在的不公正、不合理、不包容的问题，构建人类卫生
健康共同体要求推动全球卫生治理体系向着公正合理的方向发展。

　　首先，针对全球卫生治理体系中长期存在的霸权主义、双重标准等问题，必须以
人类卫生健康共同体理念为指导，抵制形形色色的不公正现象。尤其是面对频发的人
道主义危机，应该弘扬人道、博爱、奉献的精神，为身陷困境的无辜百姓送去关爱、
送去希望；应该秉承中立、公正、独立的基本原则，避免人道主义问题政治化，坚持
人道主义援助非军事化。

　　人类卫生健康共同体建设包含人道主义、团结合作、科学理性、交流互鉴精神，
必须超越意识形态和国家利益，反对将卫生健康问题政治化、标签化、污名化，排除
形形色色的干扰，真正做到坚持人民至上、生命至上。一些学者研究发现，"构建人
类卫生健康共同体还面临理念沟通存在较大障碍、病毒污名化、抗疫政治化、抗疫模
式具有非普适性、单边主义解构团结抗疫等现实挑战，亟须坚持人民至上，佑护各国
人民生命和健康，全面加强国际合作，构筑战'疫'共同体，坚持共商共建共享原则，
推进全球公共卫生治理，提升抗疫的国际话语权，增进国际理解认同"②。

　　其次，针对新兴市场国家和广大发展中国家在全球治理体系中话语权和影响力不
足的不合理问题，要聚焦"健康鸿沟"问题，加大对发展中国家的援助和支持力度，
从制度上提升发展中国家在全球治理中的话语权。要客观认识到西方国家长期占据话
语主导地位的客观现实，理性审视发展中国家在反制西方话语压力方面的实践目标，

---

① 王明国 . 人类卫生健康共同体的科学内涵、时代价值与构建路径 [J]. 当代世界 , 2020(7):
34-40.

② 梁爱文 . 构建人类卫生健康共同体的时代意蕴与实践进路 [J]. 理论月刊 , 2020(10): 14-21.

客观认识到从反制西方话语体系到逐渐构建自身话语体系的漫长性。^① 在坚持和维护联合国、世界卫生组织领导作用的基础上，支持各种新兴国际制度和地区国际组织在卫生健康领域发挥更大作用。

当今世界，南方国家已经成为全球增长的重要动力，"南南合作"已经成为国际发展合作的重要补充。2021 年 7 月 8 日，习近平向南南合作援助基金和南南合作与发展学院成立 5 周年致贺信中指出，"中国愿同广大发展中国家一道，进一步释放南南合作潜力，共享发展机遇，为推动构建人类命运共同体作出更大贡献。"^② 构建人类卫生健康共同体必须加强"南南合作"的机制建设，进一步释放"南南合作"的国际影响力，特别是发挥好不结盟运动、七十七国集团等机制的作用，建设好亚洲相互协作与信任措施会议、金砖国家等合作平台，推动发展中国家区域组织在卫生健康领域开展对话交流，探讨建立人类卫生健康共同体的"南南合作"新架构。

最后，针对现有全球卫生治理体系对非西方文明包容不足的问题，积极推动在卫生健康领域中的文明交流互鉴，推动非西方文明智慧的创造性转化和创新性发展，为人类卫生健康共同体提供更多思想动力和智慧支持。在全球文明交流激荡的背景下，一些国家坚持冷战思维和敌我逻辑，形成了基于西方文化中心论和西方文化优越论的"文明冲突论"，将世界上的非西方国家和地区视为"他者"和"异类"，将社会冲突的根源归结为文明差异，而不是不同社会集团的利益摩擦，甚至将其夸大为"自我实现的预言"。不难看出，在此种"我们—他者"的文明冲突框架内，很难承认非西方文明的卫生和健康文化（比如中医、藏医、波斯医、印度医、阿拉伯医等）的合法地位，固执地将自己作为世界发展的坐标，企图将其他文明全部整合到西方文明的框架中，此种漠视世界多样性、强行推进所谓"普世价值"的普遍主义执念越来越成为引发世界冲突的一个深层根源。

与美欧国家中的一些战略界人士持有的"文明冲突论"不同，人类卫生健康共同体倡导文明交流互鉴的主张，尊重世界多样性、推进发展模式多样化。尤其是党的十八大以来，习近平在多个场合向世界阐述构建人类命运共同体的思想，坚持弘扬平等、互鉴、对话、包容的文明观，以文明交流超越文明隔阂，以文明互鉴超越文明冲突，以文明共存超越文明优越，推动构建人类命运共同体和人类卫生健康共同体，明确了创造人类文明新形态的历史使命，这是对全球卫生治理乃至全球治理体系改革的重大思想贡献。

---

① 刘昌明，杨慧. 构建人类命运共同体：从外交话语到外交话语权 [J]. 理论学刊，2019，284(4): 5-13.

② 习近平向南南合作援助基金和南南合作与发展学院成立 5 周年致贺信 [N]. 人民日报，2021-07-09(01).

4

倡议的时代价值

　　时代问题是哲学社会科学研究中最基本的理论问题，是观察和处理一切社会问题的立足点和出发点。科学观察和分析时代主题及其特征，是正确估量和把握国际形势的发展变化进而制定正确的内外政策的基础和依据。列宁指出，只有"首先考虑到各个'时代'的不同基本特征（而不是个别国家的个别历史事件），我们才能够正确地制定自己的策略。"① 马克思主义关于时代的理论是列宁创立的。列宁所讲的"时代"是指整个世界发展进程中不同的历史阶段，其内涵主要包括这一阶段的阶级关系、主要内容、基本特征和发展趋势等，列宁预见到今后世界历史进程中将出现"社会主义国家和资本主义国家共存的时期"②。尽管由于社会历史条件的限制，列宁对帝国主义的分析和对世界形势的估计存在着不少问题，但列宁关于时代的基本立场、观点和方法还是成立的，在今天仍具有指导意义。

　　当今世界正经历"百年未有之大变局"。"当今世界充满不确定性，人们对未来既寄予期待又感到困惑。世界怎么了、我们怎么办？这是整个世界都在思考的问题，也是我一直在思考的问题。"③ 习近平指出，"把握国际形势，要树立正确的历史观、大局观、角色观""当前，我国处于近代以来最好的发展时期，世界处于百年未有之大变局，两者同步交织、相互激荡，做好当前和今后一个时期对外工作，具备很多国际有利条件"。④ 人类卫生健康共同体就是百年变局和世纪疫情背景下提出的关于全球卫生健康合作的重要倡议。这一倡议及作为其理论基础和实践依托的一系列新理

---

① 中共中央马克思恩格斯列宁斯大林著作编译局 . 列宁全集 [M]. 北京：人民出版社，1998：143.

② 中共中央马克思恩格斯列宁斯大林著作编译局 . 列宁全集 [M]. 北京：人民出版社，1998：188.

③ 习近平 . 论坚持推动构建人类命运共同体 [M]. 北京：中央文献出版社，2018：414.

④ 习近平 . 论坚持党对一切工作的领导 [M]. 北京：中央文献出版社，2019：215-216.

念、新思想、新战略的提出，开辟了马克思主义中国化时代化的新境界，实现了中华优秀传统文化的创造性转化和创新性发展，推动了世界文明交流互鉴的新格局，拓展了全球治理体系改革与建设的新领域，丰富着中国特色大国外交的新实践，有着巨大的时代价值和深远的历史意义。

4.1　开辟了马克思主义中国化时代化的新境界

　　马克思主义唯物史观和辩证法思想为人类卫生健康共同体提供了哲学基础，人类卫生健康共同体倡议超越了马克思经典理论关于自由人联合体的阶级框架，以人的类本质属性为基础，将资产阶级和无产阶级均纳入人类卫生健康共同体的共同体框架，坚持人民至上、生命至上的价值观，开辟了马克思主义中国化时代化的新境界。

4.1.1　人类卫生健康共同体开辟马克思主义时代化的新境界

　　尽管共同体可以追溯到古希腊哲学家的共同体观念以及近代德国古典哲学家的共同体思想，但马克思对共同体的思考贯穿了唯物史观创立和发展的全过程。早期的马克思受青年黑格尔派的影响，更看重人的自我意志，确立唯物史观后则更看重物质利益对社会生活的意义，认为国家是"虚假的共同体"，而"人的本质是人的真正的共同体"，强调建立把人从被奴役、被统配和被忽视的社会关系中解放出来的"真正的共同体"，最终在 1948 年的《共产党宣言》中形成了"自由人联合体"的思想。[①]
　　在马克思看来，资本主义社会确立的是阶级利益联合体，"它使阶级对立简单化了。整个社会日益分裂为两大敌对的阵营，分裂为两大相互直接对立的阶级，资产阶级和无产阶级"。[②] 在这个社会里，"法律、道德、宗教在他们看来全都是资产阶级偏见，隐藏在这些偏见后面的全都是资产阶级利益。"[③] 相比资产阶级利益的联合体，无产阶级必须建立无产阶级利益的联合体，要求"全世界无产者，联合起来"，[④] 只有通过真正的共同体即自由人联合体才能实现自身的解放，得到自由全面的发展。最终"代替那存在着阶级和阶级对立的资产阶级旧社会的，将是这样一个联合体，在那里，每个人的自由发展是一切人的自由发展的条件"。[⑤] 由此可见，共同体思想是马克思唯物史观关于人的本质社会性原理的实现形式，而人类卫生健康共同体思想是

① 马克思，恩格斯 . 共产党宣言 [M]. 北京 : 人民出版社 , 2018: 51.
② 马克思，恩格斯 . 共产党宣言 [M]. 北京 : 人民出版社 , 2018: 28.
③ 马克思，恩格斯 . 共产党宣言 [M]. 北京 : 人民出版社 , 2018: 38.
④ 马克思，恩格斯 . 共产党宣言 [M]. 北京 : 人民出版社 , 2018: 66.
⑤ 马克思，恩格斯 . 共产党宣言 [M]. 北京 : 人民出版社 , 2018: 51.

马克思主义共同体思想在当今时代的运用和发展，闪耀着马克思主义时代化的真理光辉。它立足于当今世界卫生健康领域出现的非传统安全问题，对人类生命健康进行了唯物主义的阐释，致力于构建一种人人平等享有生命健康权、实现人类自由而全面发展的全球卫生健康共同体。

习近平提出的人类卫生健康共同体与马克思的阶级利益联合体是内在契合和一脉相承的，是适应经济全球化时代要求将人类社会的共同利益提升到类本质层次的产物。人的社会性原理①表明，人具有作为人类命运共同体维度的类的属性，表现为全球公民身份。人类命运共同体就是要把全球公民丢失了的邻里关系、社区关系、国家关系在全球范围内重新恢复起来，让备受全球市场和国家关系挤压的空间活动起来，探寻全球公共事务的治理之道，这就是人类命运共同体的魅力。②

人类卫生健康共同体就是人类命运共同体在卫生健康的生活领域投射，突破了冷冰冰的权力逻辑和赤裸裸的金钱逻辑对生活领域的分割和破坏，重新确立了人类生命至上价值观的哲学基础。"打造人类卫生健康共同体，坚定践行人民至上、生命至上的理念，倡导全面、全方位、全周期的健康服务，主张建立全球联动的健康防控和治理体系，体现了对马克思主义人民健康观的继承和发展；其对共同体之'虚幻性'的超越，运用和创新了马克思主义的共同体思想和世界历史理论；贯穿整体思维、辩证思维、联动思维等则是马克思主义辩证系统观在新时代的践行和彰显。"③

4.1.2　人类卫生健康共同体开辟马克思主义中国化的新境界

马克思主义是一门实践的科学理论，只有将马克思主义基本原理与不同国家的具体相结合，才能不断释放马克思主义理论的生机和活力。毛泽东在论述马克思主义的精神实质时曾指出，"不如马克思，不是马克思主义者；等于马克思，也不是马克思主义者；只有超过马克思，才是马克思主义者。"④在新的时代条件下，只有立足历史和现实的客观实际，解决马克思没有解决过甚至没有遇到过的新问题，才能开辟马克思主义真理的新境界，谱写马克思主义的新篇章。

中国共产党是坚持和发展马克思主义的典范，将马克思主义普遍真理与中国具体实际结合起来，不断推进理论创新和实践创新，是中国特色社会主义道路的重要思想路线。近代以来，针对一些人主张推行西方现代化模式的看法，中国共产党给出了自己的答案：在中国这样一个超大人口规模和经济、社会、科技、文化都比较落后的

①　中央编译局. 马克思恩格斯文集 (第一卷)[M]. 北京：人民出版社 ,2009: 501.

②　赵可金，赵远. 人类命运共同体的构建路径 [J]. 当代世界 ,2018(6): 4-7.

③　张懿，于鸿君. 人类卫生健康共同体理念对马克思主义的原创性贡献[J]. 西北民族大学学报：哲学社会科学版 ,2022(3): 1-7.

④　毛泽东同志八十五诞辰纪念文选 [M]. 北京：人民出版社 ,1979: 35.

大国推进现代化建设，必须结合中国具体实际，走自己的路。1982年9月，在党的十二大开幕词中，邓小平在总结中国革命和建设经验的基础上提出，"我们的现代化建设，必须从中国的实际出发"，"把马克思主义的普遍真理同我国的具体实际结合起来，走自己的道路，建设有中国特色的社会主义，这就是我们总结长期历史经验得出的基本结论"。①

构建人类卫生健康共同体就是坚持马克思主义与中国具体实际相结合的结晶。"构建人类卫生健康共同体作为守护人类生命健康的新课题，源于马克思共同体思想和人类命运共同体理念，植根于历次抗疫的经验总结，并在此次抗击新冠疫情实践中不断完善，逐渐形成较为丰富的世界卫生健康理论体系。"②因此，人类卫生健康共同体不仅继承和发展了马克思主义的共同体思想，还具有鲜明的中国特色，它是在坚持马克思主义基本原理与中国抗疫实践相结合的基础上提出的，是人类关于应对重大公共卫生事件实践理念的历史超越。自新冠疫情暴发以来，中国始终秉持人类命运共同体理念，坚持人民至上、生命至上的理念和对人民负责、为世界担当的坚定信念，站在守护全人类生命安全的高度，积极推动国际联防联控和国际抗疫合作，始终本着公开、透明、负责任的态度，及时发布疫情信息，毫无保留地同世界卫生组织和国际社会分享防控、治疗经验，加强科研攻关合作，并尽力为各方提供援助，得到国际社会高度评价和广泛认可。在抗击疫情期间，中国始终"站在全球疫苗研发生产'第一梯队'，在全球抗疫合作中展现中国担当。坚定维护'多边主义'，在全球抗疫合作中坚守中国立场。"③

毫无疑问，在世界众多国家、国际组织、国际制度的抗疫方案中，基于中国抗疫经验所形成的人类卫生健康共同体倡议底气十足，它"让人民奔着更好的日子去，引领各国走适合本国发展的健康和人权之路。就这样，今天的中国又一次以身作则，为世界指明了构建人类卫生健康共同体的方向"④。毫无疑问，人类卫生健康共同体倡议从实践中来，"彰显着全人类共同价值，为全球公共卫生治理提供了中国方案，必将推动构建和完善全球公共卫生治理体系、提升全球公共卫生治理能力。"⑤"全面审视构建人类卫生健康共同体的本体论基础、生存论考量与实践论内蕴，透析人类社会健康发展的理论逻辑与实践脉络，对思考人类当下及未来健康发展具有重要启

①　邓小平.中国共产党第十二次全国代表大会开幕词[N].人民日报,1982-09-02(02).
②　刘明松.在联合抗疫中推进人类卫生健康共同体构建[J].人民论坛,2020(28):115-117.
③　张伟鹏.推动构建人类卫生健康共同体的中国贡献[N].解放军报,2021-04-14(04).
④　马子倩.大疫呼良方合作护未来[N].中国青年报,2022-07-05(03).
⑤　于钦明,王玮.论构建人类卫生健康共同体的世界意义[J].国际问题研究,2022(16):8-10.

示"。① 所有这一切均表明，人类卫生健康共同体倡议是中国对世界卫生健康事业提出的重要思想类公共产品，是中国对世界的重大贡献。

4.2　实现了中华优秀传统文化的创造性转化和创新性发展

人类卫生健康共同体思想也承载了中华优秀传统文化的中和基因，是中华文明天下观的创造性转化和创新性发展。习近平提出的人类卫生健康共同体思想集中体现了中华文明的生命至上、健康至上的核心价值、包容治理观念与当今时代的共鸣点。数千年来，中华民族确立了一种以人为本、重视安身立命的文化基因，中国人强调人命关天，重视以民生为本，追求天地正气的无上境界。中华优秀传统文化的这一天人合一的文化基因与西方文明推崇人与自然分离的二分传统形成鲜明对比，在这一文化基因上支撑起来的"生命至上、民生为本、和合共生"的思想，构成了人类卫生健康共同体的丰富精神资源。人类卫生健康共同体倡议背靠五千年中华文明所沉淀下来的丰富智慧，并结合时代特征进行了创造性转化和创新性发展，对于彰显中华优秀传统文化的时代价值具有十分重要的意义。

4.2.1　实现天下为公之文化基因的创造性转化和创新性发展

大道之行也，天下为公。中国人眼中的世界，是一个天下一家的世界。天下是天下人的天下，得民心者得天下，强调有德者居之，无德者失之。西周时期，姜尚第一次见周文王时，就明确指出，"天下非一人之天下，乃天下人之天下也。同天下之利者则得天下，擅天下之利者则失天下"②。武王伐纣之后，周天子成为"天下共主"，周公制礼作乐，礼定天下，形成了敬德保民的宗法秩序，在此种礼法秩序中，国家与国家之间的关系是以人与人之间的"礼"来界定的，以血缘伦理关系为基础的五服制和九服制成为界定治理天下的根本依据。周代的"周公之礼"，其"治礼"，是追求和平、达到和平的一种手段。

"治礼"是先哲实践和平思想的第一个贡献。礼的起源首先是敬神，是宗教的礼仪。通过"治礼"，进而营造"和平环境"，因为和平的社会秩序是创造和平社会环境的最根本的基础。周礼是由敬神而转化为敬人，把处理人与神之间的关系逐渐转化为处理人与人之间的关系，这是我们祖先的一种智慧，奠定了治理天下的浓厚民族底

---

① 秦龙，孙萌. 本体论基础、生存论考量、实践论内蕴：人类卫生健康共同体的三重逻辑 [J]. 学习与实践，2022(8): 14-22.

② 姜子牙. 文韬·文师 [M]// 郑利群，郑京编译，六韬译注. 西安：陕西人民出版社，1992: 2.

色，它构成了构建人类卫生健康共同体思想的源头活水。

习近平提出推动构建人类卫生健康共同体的理念，更是家国情怀、大道天下观念的创新性发展，它超越了意识形态、国家利益、民族特色、文化差异等形形色色的羁绊，在"人类一体、天下一家"的基础上找到了安身立命的根基，形成了全球公民的最大共识。在中华文化的文化价值观中，没有种族主义的基因，也没有宗教信仰的隔阂，所谓的内外之分、中外之别在很大程度上是文化意义上的区分，并非根深蒂固的种族界分，也不是天然形成的种姓之别，更不是基于宗教信仰纯洁性而造成的教派隔阂。几千年来，中华文化法儒一脉，自成一体，开放包容，推陈出新，始终保持了长盛不衰、驰而不息的文化气象。上古天命，商人重鬼，周人重文，阴阳互济，和合共生，确立了中华文明的文化基因，成为西周时期天下体系的文化基础。春秋战国时期，先秦诸子，百家争鸣，儒墨道法、阴阳纵横，开辟了中华文明子学时代的光荣与梦想，并历经孔子仁学、孟子义学、宋明理学、陆王心学，中华文化百川入海，渐呈大端，开经学道统，化天下大成。自汉唐以来，中华文明先后与佛教、伊斯兰教、基督教等域外文明之潮流对话切磋，内融道家，外济佛家，儒释道三教圆融，兼收并蓄，汇聚成中华文明的宏大体系，在一定程度上也深刻影响了东亚地区的众多文化，并沿着丝绸之路波及四海，流传后世。

在几千年历史中，古老的中华文明智慧强调"天下一家"，民胞物与，协和万邦。毫无疑问，没有天下为公的文化基因及其所经历的五千年中华文明发展史的滋润和沉淀，超越近代威斯特伐利亚体系的民族国家藩篱是不可能的，人类卫生健康共同体也就无从谈起。正是从这个意义上来说，人类卫生健康共同体倡议实现了天下为公的文化基因的创造性转化和创新性发展，成为全球卫生治理的重要方案。

4.2.2 实现民为邦本的治理之道的创造性转化和创新性发展

民为邦本，本固邦宁。中国历朝历代的执政者都十分重视顺应民心，把以民为本作为治国之道。春秋时期的齐国政治思想家管仲就坚持以民为本，把古代历史和当时的帝王从政经验教训归结到一点："人，不可不务也，此天下之极也。"[①] 这句话的意思是说，人心是不可不注意的，这是天下最重要的问题。同时，管子认为，"本理则国固，本乱则国危。"[②] 为此，管仲反复强调"顺民心""从民欲"的意义，视人民为国家的根本，强调统治者必须充分调动人民的积极性，才能使国家富强起来。春秋以降，王霸争雄，百家争鸣，但以民为本始终被视作治国安邦之大道。在诸子百家中，儒道墨法各家均强调以民为贵，重视民对国的基础意义，这一框架一直延续到秦

---

① 管仲.管子·五辅·第十 [M]// 赵守正，管子注译.南宁：广西人民出版社，1982: 84.
② 管仲.管子·霸言 [M]// 赵守正，管子注译.南宁：广西人民出版社，1982: 236.

汉以后。自秦汉以后，以民为本的思想在中华文化中渐成正统，尤其是董仲舒主张独尊儒术后，确定了具有强烈伦理色彩的治国思想。黄宗羲在总结历史经验时提出："盖天下之治乱，不在一姓之兴亡，而在万民之忧乐。"[①]因此，在中华传统文化的家国一体结构中，民和国是休戚相连的，中国人处理各种纷争的智慧在于强调天下一家，把外部紧张化为内部伦理，一切政治关系均被赋予浓厚的宗法伦理色彩，"天下之本在国，国之本在家，家之本在身"[②]。

得民心者得天下，这一民本思想被中国共产党转化为"为人民服务"的根本宗旨。最初，毛泽东在 1925 年 12 月 1 日发表的《中国社会各阶级的分析》一文中把中国社会划分为十几个阶级，认为中国革命的主力军是无产阶级。[③]1927 年 3 月，毛泽东在《湖南农民运动考察报告》中提出，革命的主力军是农民，中国革命必须放手发动群众、组织群众、依靠群众。在开展井冈山斗争的实践中，毛泽东发现中国革命是人民的革命、群众的革命，要搞统一战线，要为人民服务。[④]"全心全意为人民服务"始终是中国共产党的根本宗旨，也是中国共产党治国理政的根本指导思想。中共十八大以来确立的"以人民为中心"的发展思想，更是进一步发展成为人民服务的社会主义精神。尽管"以人民为中心"的发展思想、为人民服务思想和以民为本思想在阶级基础和根本性质上是不同的，但在治国理政的内在精神上却是一脉相承的。人类卫生健康共同体坚持人民至上、生命至上的理念，与"以民为本"的民本思想、"全心全意为人民服务"的根本宗旨都是内在契合的，完全可以成为全球卫生治理体系的基本理念。

4.2.3　实现其命维新的学习精神的创造性转化和创新性发展

周虽旧邦，其命维新。中国虽然是一个早熟的文明，中国社会文化千年不朽，但中国的国家确是一个新国家，历朝历代的统治者一直不断在学习进步。自尧舜禹的禅让传说，到汤文武的天道有常，中华民族一直具备吐故纳新、融汇百家的创新精神。夏人重天地，商人重鬼神，周人以礼乐革殷命，以文化定天下，鼓呼"天休于宁王，兴我小邦周"[⑤]。中华文明在五千年历史上有着兴衰循环的周期规律，虽历经内忧外患，分分合合，但始终保持着文明的薪火，历久而弥新，每一个朝代都十分重视汲取前朝覆亡的经验教训。据《旧唐书·魏徵传》记载，唐太宗李世民说，"夫以铜为镜，可以正衣冠；以史为镜，可以知兴替；以人为镜，可以明得失。"[⑥]总结历史上的成

---

① 　黄宗羲 . 明夷待访录 [M]. 北京：中华书局，2011：16.
② 　孟子 . 孟子·离娄上 [M]// 四书五经（上册）. 陈成国点校 . 长沙：岳麓书社，1991：96.
③ 　毛泽东 . 毛泽东选集（第一卷）[M]. 北京：人民出版社，1991：3-11.
④ 　毛泽东 . 毛泽东选集（第一卷）[M]. 北京：人民出版社，1991：14-22.
⑤ 　尚书·周书·大诰 [M]// 李民，王健，尚书译注 . 上海：上海古籍出版社，2012：193.
⑥ 　刘昫 . 旧唐书 [M]. 北京：中华书局，2000：1728.

败得失作为鉴戒，不断发展完善治国安邦之道，是中国自古以来的传统。

中国共产党是一个使命型政党，更是一个学习型政党。总结经验是中国共产党人的重要方法论。自成立以来，中国共产党一直坚持从实际出发，不断总结经验教训，实现了从胜利走向胜利。习近平在主持中共中央政治局第十次集体学习时强调，"重视吸取历史经验是我们党的一个好传统。历史记述了前人的成功和失败，重视、研究、借鉴历史，了解历史上治乱兴衰规律，可以给我们带来很多了解昨天、把握今天、开创明天的启示"①。其命维新的学习精神，是推动治理内外风险挑战生生不息的强大动力。

当今世界正经历"百年未有之大变局"，新冠疫情全球大流行加速了这一变局。在应对这些重大挑战问题上，与西方文明追求更好的制度不同，中华文明强调追求更好的治世。在中国人看来，制度是死的，人是活的，中国人梦寐以求的是国泰民安的小康社会和天下为公的大同社会。诚如习近平所说："中国人民怕的就是动荡，求的就是稳定，盼的就是天下太平。"② 因此，中国追求脱离乱世的"治世之道"和"盛世之道"，更看重潮流所向、民心所系，更在乎的不是制度形式，而是治理效果，本质上是一种结果取向的治理逻辑。因此，与西方文明中一分为二的二元认识论不同，中华文明历来尊崇物我相与、阴阳平衡、众生平等理念，追求开放包容、和而不同、互学互鉴的精神境界，支撑这一认识论的就是其命维新的学习精神。面对百年变局和世纪疫情，人类卫生健康共同体的提出过程表明，贯穿其中的根本精神仍然是其命维新的学习精神，它构成了推动在应对疫情上开展国际联防联控的重要精神动力。

4.3　推动了世界文明交流互鉴的新格局

如何看待世界上的诸多文明，如何处理不同文明之间的关系，是一种文明观的核心内容。自中共十八大以来，习近平在多个场合向世界阐述中国的文明观，阐释中国人对处理不同文明的态度和智慧。2014 年 3 月 27 日，习近平对联合国教科文组织进行历史性访问并发表重要演讲，站在世界和谐与人类进步的高度，提出文明交流互鉴的重要主张，认为文明是多彩的、平等的、包容的，只要秉持包容精神，就不存在什

---

① 习近平在中共中央政治局第十次集体学习时强调　严把标准公正用人拓宽视野激励干部造就忠诚干净担当的高素质干部队伍 [N]. 人民日报 , 2018-11-27(01).

② 习近平 . 谈构建人类命运共同体 [EB/OL]. (2018-10-17)[2021-03-25]. http://cpc. people. com. cn/n1/2018/1017/c64094-30345410. html.

么"文明冲突"，就可以实现文明和谐。① 这就是中国人常说的"萝卜青菜，各有所爱"。交流互鉴的文明观在全球范围引起强烈共鸣，此后其内涵不断丰富，影响与日俱增，逐渐形成了平等、互鉴、对话、包容的文明观。人类卫生健康共同体的提出，为平等、互鉴、对话、包容的文明观确立了行动框架，推动了世界文明交流互鉴的新格局。

4.3.1　文明是平等的：人类文明因平等才有交流互鉴的前提

"物之不齐，物之情也"。② 人类文明多样性是人类社会的基本特征，也是人类进步的源泉。长期以来，文明之间因差异导致的摩擦不断，加之复杂的地缘政治经济矛盾和历史恩怨，致使文明之间的交流始终笼罩着冲突乃至战争的雾霭，阻碍和限制了文明之间的交流互鉴。人类卫生健康共同体的提出，通过强调不同文明背景下社会群体间的平等观，为多样文明之间的交流互鉴提供了可靠的前提。2019 年 5 月 15 日，习近平在亚洲文明对话大会开幕式上的主旨演讲，"人类只有肤色语言之别，文明只有姹紫嫣红之别，但绝无高低优劣之分。认为自己的人种和文明高人一等，执意改造甚至取代其他文明，在认识上是愚蠢的，在做法上是灾难性的！"③ 世界上有 200 多个国家和地区、2500 多个民族、多种宗教，每一个国家和民族的文明都扎根于本国本民族的土壤之中，都有自己的本色、长处、优点。

中国认为，文明差异不应该成为世界冲突的根源，而应该成为人类文明进步的动力。人类卫生健康共同体强调各种人类文明在价值上是平等的，都各有千秋，也各有不足，文明没有高下、优劣之分，只有特色、地域之别，每种文明都有其独特魅力和深厚底蕴，都是人类的精神瑰宝。因此，在构建人类卫生健康共同体上，各个文明都是重要的建设者和参与方，必须秉持平等、谦逊的态度，自觉抵制文明之间的傲慢与偏见，共同绘制人类文明新形态的美好画卷，这为文明交流互鉴提供了稳固的基础。

4.3.2　文明是互鉴的：人类文明因互鉴才能保持旺盛生命活力

不拒众流，方为江海。构建人类卫生健康共同体，是全人类共同的视野，需要世界各国人民普遍参与和多元文明的共同哺育。历史经验和现实实践都表明，傲慢和偏见是文明交流互鉴的最大障碍，交流和互鉴是文明保持生机的最大活力。对于如何处理不同文明之间的关系，人类卫生健康共同体倡议向所有志同道合的朋友开放，不排

---

① 　央视网. 习近平在联合国教科文组织总部的演讲 [EB/OL]. (2014-03-28)[2023-02-10]. http:// news.cntv. cn/2014/03/28/ARTI1395957717088579. shtml.

② 　新华社. 习近平在中阿合作论坛第八届部长级会议开幕式上的讲话 [EB/OL]. (2018-07-10) [2023-02-10]. http://www. gov. cn/xinwen/2018-07/10/content_5305377. htm.

③ 　新华社. 习近平在亚洲文明对话大会开幕式上的主旨演讲 [EB/OL]. (2019-05-15)[2023-02-10]. https://baijiahao. baidu. com/s?id=1635571248379083991&wfr=spider&for=pc.

除、也不针对任何一方，所有主体都是平等的参与者、贡献者、受益者，一切都在阳光下运行，致力于打造不同文明和谐交融的利益共同体、责任共同体和命运共同体，是各方携手迈向人类命运共同体的康庄大道。

在阐述人类卫生健康共同体时，习近平多次强调文明交流互鉴的鲜明主张，强调团结合作、共克时艰，凝聚起战胜疫情的强大合力，不同文明要取长补短、共同进步，让文明交流互鉴成为推动人类社会进步的动力、维护世界和平的纽带。"交流互鉴是文明发展的本质要求。只有同其他文明交流互鉴、取长补短，才能保持旺盛生命活力。"[①] 因此，在构建人类卫生健康共同体上，应该维护各国各民族文明多样性，加强相互交流、相互学习、相互借鉴，而不应该相互隔膜、相互排斥、相互取代，这样世界文明之园才能万紫千红、生机盎然。推动文明交流互鉴，可以丰富人类文明的色彩，让各国人民享受更富内涵的精神生活、开创更有选择的未来，这也是全球卫生和健康的重要内涵。无论是高质量共建"健康丝绸之路"，还是推动构建人类卫生健康共同体，都需要以开放包容心态加强与所有文明的交流对话，虚心听取世界的声音，这也是创造人类文明新形态的必由之路。

4.3.3　文明是对话的：人类文明因对话才有交流互鉴的基础

尺有所短，寸有所长。每一种文明之所以生生不息，均因其有安身立命之基和发展繁荣之道。人类文明的历史经验表明，健康是人类永恒的追求，文明在本质上就是不同群体求生存求健康的方式，不同文明在追求健康的历史进程中积累了不同的经验，形成了对健康的不同知识体系。尽管世界各地的人们存在着人种的差异，有着不同的风俗习惯、风土民情和地方特点，但在卫生与健康领域的经验和知识方面完全可以相互交流，取长补短，共同进步。只有始终保持学习精神和开放姿态，坚持开放包容，在交流互鉴中取长补短，在求同存异中共同进步，人类文明才能不断在迎接挑战中推陈出新，人类卫生健康共同体才能聚沙成塔，在兼容并蓄中历久弥新。

2018 年 7 月 10 日，习近平在中阿合作论坛第八届部长级会议开幕式上的讲话中强调："文明的活力在于交往交流交融。历史上，中华文明和阿拉伯文明交相辉映。今天，我们要更多向对方汲取智慧和营养。"[②] 从中华文明自身发展的经验来看，无论是历史上的佛教东传和"伊儒会通"，还是近代以来的"西学东渐"和马克思主义中国化，一直到改革开放以来全方位与世界多元文明交流对话，中华文明之所以在几千年内保持生生不息，主要得益于坚持推动文明对话的学习精神。因此，在构建人类

---

① 新华社 . 习近平在亚洲文明对话大会开幕式上的主旨演讲 [EB/OL]. (2019-05-15)[2023-02-10]. https://baijiahao.baidu.com/s?id=1633571248379083991&wfr=spider&for=pc.

② 习近平 . 习近平谈"一带一路" [M]. 北京 : 中央文献出版社 , 2018: 225.

卫生健康共同体上，不同文明完全可以交流对话、和平共处、和谐共生，要注重借鉴不同国家、不同民族在卫生和健康上的优秀文明成果，在竞争比较中取长补短，在交流互鉴中共同发展，让人类卫生健康共同体成为增进各国人民友谊的桥梁、推动人类社会进步的动力、维护世界和平的纽带，共同绘就人类文明的美好画卷。

4.3.4　文明是包容的：人类文明因包容才有交流互鉴的动力

海纳百川，有容乃大。人类文明是多样的，不同文明在追求健康的共同事业中肯定存在着差异和分歧，世界上也没有放之四海而皆准的发展模式。所以，文明差异不应该成为世界冲突的根源，而应该成为人类文明进步的动力。在卫生和健康问题上，一副药方不可能包治百病，一种模式也不可能解决所有国家的问题，生搬硬套或人云亦云都会引起水土不服，强加于人和削足适履不仅不可能，而且十分有害。万物并育而不相害，道并行而不相悖。构建人类卫生健康共同体，必须相互包容不同文明的价值文化、社会制度和发展模式。一切文明成果都值得尊重，一切文明成果都需要珍惜。

2014 年 6 月 28 日，习近平在和平共处五项原则发表 60 周年纪念大会上的讲话指出，只要秉持包容精神，以文明交流超越文明隔阂、文明互鉴超越文明冲突、文明共同超越文明优越，就不存在什么"文明冲突"，就可以实现文明和谐。[①] 推动构建人类卫生健康共同体，必须尊重文明多样性，推动不同文明交流对话、和平共处、和谐共生，不能唯我独尊、贬低其他文明和民族。人类历史告诉我们，企图建立单一文明的一统天下，只是一种不切实际的幻想。人类卫生健康共同体的建设，要始终坚持和而不同的思想，积极推动不同文明和谐共处，才能开拓世界文明交流互鉴的新格局。

4.4　拓展了全球治理体系改革与建设的新领域

随着国际力量对比消长变化和全球性挑战日益增多，加强全球治理、推动全球治理体系改革成为大势所趋。近代以来，西方列强通过战争、殖民、划分势力范围、争夺霸权等方式争夺利益，在世界范围内引发了无数的冲突和战争。自 19 世纪后，西方列强开始通过欧洲协调、国际联盟等多边制度来协调彼此利益和治理公共事务，但主要集中于和平与安全领域。"二战"后，随着一系列亚非拉民族独立国家的建立，联合国、国际货币基金组织和世界银行等国际组织关注在经济和发展领域中的治理，卫生和健康领域也被作为社会发展领域治理的一部分。新冠疫情全球大流行暴露和放

---

① 新华社. 习近平在和平共处五项原则发表 60 周年纪念大会上的讲话 [EB/OL]. (2014-06-29) [2023-02-10]. http://www.gov.cn/xinwen/2014-06/29/content_2709613.htm.

大了全球治理体系中不适应、不匹配的现象，是对全球治理体系的一场大考。人类卫生健康共同体的提出，在和平与安全、经济和发展领域治理的基础上拓展了全球治理体系改革与建设的新领域，让全球卫生治理成为全球治理的重要课题。

4.4.1　推动从国际卫生到全球治理的转变

人类卫生健康共同体起源于国际卫生合作。最初，面对跨国范围内的卫生问题，国际社会在欧洲人所创热带医学的基础上普遍采用"国际卫生"（International Health）的理念，为了应对来自热带国家地区出现的众多罕见疾病，欧洲人推动了各国港口和贸易检疫中的合作，开创了国际卫生合作的先河。相比热带医学，国际卫生强调在更广泛的卫生和政策系统内对人权进行卫生干预，并通过推进大规模合作来提升发展中国家的健康水平。总体来看，国际卫生更多侧重防治传染病的国际合作，更多依赖国家卫生部门之间的合作，非卫生部门和非国家部门作用非常有限，合作主要局限于国家主义框架之内。

随着跨国交往的日益频繁，人群健康和健康不平等成为全球性挑战，全球卫生和全球卫生治理成为国际关注的重要理念。相比传统的国际卫生合作，全球卫生更重视通过全球治理的跨国界、跨部门方法来解决健康问题。倡导全球卫生理念的先驱之一艾露娜·基克布什认为，全球卫生代表着一种新的环境、新的认知和新的国际卫生的战略方法，其目标是"让全球所有地区的每个人都能公平地获得健康"。尤其是随着全球治理理念的普及，全球卫生治理（Global Health Governance）自 2002 年起被广泛使用，该术语的定义和应用方式差别较大，其概念主要围绕三个交叉的方面展开和应用：全球卫生治理（Global Health Governance），为（实现）全球卫生的治理（Governance for Global Health），为（实现）卫生的全球治理（Global Governance for Health）。[1] 全球卫生治理被定义为"国家、政府间国际组织和非国家行为体利用机构、规则和程序，来处理跨国界集体行动才能有效解决的卫生挑战"。[2] 全球卫生治理理念打破了传统上的计划与市场、公共部门和私人部门、政治国家与公民社会、民族国家和国际社会的两分法思维界限，形成了一系列聚焦全球卫生问题的多中心、多层次、多利益攸关方的全球集体行动。然而，西方国家推动的全球卫生治理更多强调非国家行为体在全球卫生领域中的参与和合作，是一种"没有政府的治理"（Governance without Government）。这一治理观对应对 SARS、埃博拉和新冠疫情

---

① 　KICKBUSCH I, SZABO M M. A New Governance Space for Health[J]. Global Health Action, 2014, 7: 10.

② 　KHEIR-MATATIA W A, EL-FWAL H, BHUIYAN S, et al. Global Health Governance and Health Equity in the Context of COVID-19: A Scoping Review[J]. Healthcare (Basel), 2022, 10 (3): 540.

全球大流行等大规模传染病肆虐效果有限。

　　人类卫生健康共同体的提出,更强调国家与非国家行为体的共同合作,是一种"和政府一起的治理"(Governance with Government),推动全球治理向纵深发展。人类卫生健康共同体强调国家在卫生健康领域的基础性地位,呼吁各国加强疫情国际联防联控和宏观经济政策协调,发挥国际组织尤其是世界卫生组织的领导作用,加强对不发达国家的支持等。因此,人类卫生健康共同体的全球卫生治理制度可以被理解为国家行为体、跨国行为体和非国家行为体在全球卫生健康领域进行有效合作,为所有人提供健康的制度体系。对此,一些学者还提出"共享卫生治理"这一概念,其主要特征包括作为共同权威标准的公共道德规范,道德承诺、共同目标和角色分配,共同主权和宪法承诺,问责制与透明度,以及国家一级对全球卫生国际层面问题的关注。[①]从这个意义上来说,人类卫生健康共同体的思想与生命伦理、全球治理等思想都有着不可分割的联系,所有这些思想都构成了人类卫生健康共同体的重要精神财富,拓展了全球治理的新领域。

4.4.2　推动全球治理从以国家为中心向以人为中心的转变

　　迄今为止,绝大多数学者在使用全球治理概念的时候,都隐含着一个重要的假定,那就是捍卫全球利益和全球价值。之所以存在这一假定,是基于人类社会已经被划分为领土主权的政治空间的现状。国家内部的事务主要有国家治理,国家之间的事务由国际关系和国际体系处理,那么人类社会整体的事务则理应交给全球治理,这是一种人的类本质的觉醒。当一个国家内部的事务外溢出国界,且国际关系又无法解决这些事务的时候,全球治理的意义就凸显了。因此,全球治理提出的首要意义,就在于应对国家失灵和国际关系失灵后的政治建制。一个国家无论是富甲天下,还是武装到牙齿,都无力自己解决环境保护、国际犯罪和恐怖主义、大规模传染病和气候变化等人类共同面临的问题。从某种意义上可以说,全球治理是人类社会追求美好世界的一种崇高理想和正义行动,既包括跨国的权威(authority),也包括国际的规范(norms)。

　　然而,长期以来主导全球治理的范式是国家中心主义的框架,其所捍卫的全球价值和全球利益也是建立在国家利益理性算计的基础上,存在着只见国家不见人的弊端。2019年暴发的新冠疫情,让人们重新认识全球卫生治理的脆弱性。现在在世界各地,食物分配的不平衡已经非常突出,富国的肥胖症患者和全球约8亿得不到足够食物的民众都属于今天医疗健康鸿沟要关注的群体。在不发达国家,因公共健康体系落后导致的最大威胁来自各类传染性疾病,包括艾滋病、结核病、疟疾、埃博拉病毒病、

---

① RUGER J P. Global health governance as shared health governance[J]. Epidemiol Community Health, 2012, 66 (7): 653-661.

流行性感冒和被忽视的热带寄生虫病，因收入低下导致营养不良者的 3/4 人口是不发达国家的农村贫困者，其中最受折磨的是儿童、老人和孕妇，也就是民众中那些最容易因为天气突变、国家失职、土地贫瘠、食品价格波动等因素而受到伤害的弱势群体。相比之下，在发达国家，医疗健康问题除了传染病之外，一些非传染性的慢性病更是影响社会发展的重要难题。这些疾病主要集中在发达国家的城市之中，如因运动不足和不健康饮食导致的超重、肥胖症和其所引发的高血糖、高血脂、高血压、糖尿病、脑卒中、癌症正在打击着脆弱的公共健康体系。

无论是传染病和非传染性的慢性病，这些人类医疗健康的问题已经让世界各地越来越重视。新冠疫情的暴发也使人们深刻认识到，需要基于全球生命伦理和共同道德来对全球性健康问题作出批判性回应。"构建人类卫生健康共同体，实现全球团结抗疫，需要超越意识形态纷争，凝聚人类卫生健康共同体的伦理共识。"① 因此，人类卫生健康共同体的提出，在一定程度上挑战了传统上以国家为中心的治理模式，呈现为以人类为中心的治理模式，我们在理解全球治理的时候，要以人为中心去理解治理，全球治理开始从守土有权向守土尽责转变，从权力政治走向责任政治。"人类卫生健康共同体本质上是一种内蕴伦理意涵、伦理精神和伦理价值的伦理共同体。把人类生命健康放在第一位、尊重世界各国人民的平等生命健康权是人类卫生健康共同体的价值主旨。"② 无论从知识体系，还是从实践方略，人类卫生健康共同体都希望推动多元行为体的协商互动，找到通往打开更美好世界大门的钥匙。

4.4.3　推动全球治理从以西方主导向全人类共同参与的转变

近代以来的全球治理体系基本上都是西方主导下的治理，联合国（UN）、国际货币基金组织（IMF）、世界银行（WB）、世界贸易组织（WTO）、世界卫生组织（WHO）、二十国集团（G20）等全球性治理平台，更多地反映了西方发达国家的利益和要求。进入 21 世纪以来，全球治理领域正在发生一些重大变化，其中之一就是相对西方而言的所谓"非西方的崛起"（Rise of the non-West），这一变化可能会引发全球治理模式和实践的革故鼎新。尤其是新冠疫情暴发后，全球卫生治理体系中的"健康赤字"和"治理赤字"日益凸显。

一些学者研究发现，"目前由于公共卫生治理体系不完善、去全球化和霸权主义等问题已引发了全球公共卫生产品供求关系的不对等，导致资源配置效率降低。构建人类卫生健康共同体的经济价值主要体现于实现公共卫生产品的供求均衡和全球公

① 肖巍.构建人类卫生健康共同体的伦理理论资源 [N]. 中国社会科学报 , 2022-10-11(02).
② 朱海林.人类卫生健康共同体的伦理意蕴 [J]. 伦理学研究 , 2021(4): 118-124.

共卫生资源的合理配置。"① 从这个意义上来说，人类卫生健康共同体的提出，标志着真正意义上的全球卫生治理受到重视，"人类卫生健康共同体意识突出体现在休戚与共的整体意识、守望相助的合作意识、平等相待的包容意识、可持续发展意识等四个方面，是对人类命运共同体理念的进一步丰富。"② "中国倡导建设人类卫生健康共同体，秉持以人为本、公平公正、循序渐进等原则，前瞻性打造低政治领域合作平台，这是符合时代需求且超越发展差异的先进理念，为全球公共卫生治理指明了发展方向。"③

人类卫生健康共同体要求坚持维护多边主义，强化全球卫生治理的法治保障。法治是全球治理的重要基础，"只有运用国际法，采取立法共商、硬法共建、良法共享和法治共进的方法，才能为构建人类卫生健康共同体打下坚实基础"。④ 新冠疫情暴发后，逆全球化思潮有所抬头，全球卫生治理体系遭遇困难，形形色色的"脱钩""退群""筑墙"的内顾倾向大行其道，全球卫生治理自身也存在着立场不一、行动低效、管理不善、正当性不足等治理赤字，全球治理遭遇了严峻的挑战。因此，"构建人类卫生健康共同体不仅有《联合国宪章》、国际卫生法律文件、国际人权法律文件、国际环境法律文件和国际经贸法律文件等充分的法律依据，还具有丰富的国际实践基础。"⑤ 今后，应当继续夯实法治在全球治理中的基础地位，坚决维护和巩固以联合国体系为核心的国际体系，以国际法为基础的国际秩序和以联合国宪章为基础的国际关系准则。

迄今为止的全球卫生治理仍然存在一个重要的问题是权力结构导致的参与度不平衡。北方发达国家与南方发展中国家在全球治理参与上存在着严重的"治理鸿沟"。大量的倡议和项目是由北方发达国家所提出的，更多的国际组织和国际制度设计出自北方发达国家之手，更多体现了发达国家的利益和要求，无法回避全球治理与霸权的关系。尤其是在一些创新性的治理机构上，南北差距要比传统的治理机构更大。这一治理鸿沟造成了严重的地缘政治后果，只要这一鸿沟不解决，全球治理的努力就只会增加全球公共问题，不会降低全球公共问题。为此，构建人类卫生健康共同体要求有更多的新型经济体和广大发展中国家的参与，有更多跨国公司和非国家行为体的参与，从而推动建立更具包容的全球治理。尤其是随着金砖国家合作机制和二十国在国

①　秦立建，王烨烨，陈波.全球战疫背景下人类卫生健康共同体构建：基于公共经济学视阈 [J].社会科学研究，2020(6): 24-29.

②　徐艳玲.打造人类卫生健康共同体之时代价值 [J].人民论坛，2020(1): 42-45.

③　肖晞，高美晗，刘坤烨.全球公共卫生治理：历程、困境与发展趋势 [J].社会科学战线，2022(10): 247-251.

④　肖永平.论推动构建人类卫生健康共同体的法治方法 [J].东方法学，2022(4): 120-131.

⑤　王勇.构建人类卫生健康共同体的国际法合法性问题 [J].世界经济与政治，2021(5): 4-26.

际舞台上地位的上升，民主的全球治理越来越成为值得追求的方向。

此外，全球卫生治理不仅仅是制度安排的问题，也是文化和文明对话的问题。近代以来的全球治理安排，更多在正当性上反映着西方文明的知识背景。无论这一文明谱系多么具有正当性，当全球治理遇到非西方文明的时候，都存在着严重的治理赤字。毫无疑问，推进人类卫生健康治理，并不是全盘否定欧美发达国家在其中的贡献，而是在尊重欧美已有贡献的基础上，也要包容非西方文明的全球治理经验和智慧。尤其是要从文明对话和交流的角度，推动治理智慧的对话，构建更具包容的全球卫生治理体系。

展望未来，尽管构建人类卫生健康共同体面临诸多挑战，也必将存在大量的风雨和曲折。但从长远来看，所有这些困难是暂时的，因为人类卫生健康共同体反映着人类全球事务的发展方向，全球治理的势头是不可逆转的。诚如一些学者所言，"从人类卫生健康共同体理念出发，国际社会应将'人类安全''全球公共产品''健康权'等全球卫生治理新范式有机整合到国际法理论创新与实践发展中，完善国际关注的突发公共卫生事件应对机制，建立全球疫苗公平获取机制，健全公共卫生领域国际法规则实施机制，切实维护全人类卫生安全。"① 因此，只要坚定不移地推进全球治理体系和治理能力的现代化，人类卫生健康共同体的未来就是光明的。

4.5　丰富了中国特色大国外交的新实践

随着中国和世界关系发生历史性变化，我国已经进入了实现中华民族伟大复兴的关键阶段，新时代的中国外交站在了新的历史起点上。新时代中国外交的使命，就是为中国人民谋幸福而尽责，为人类进步事业而担当，走一条中国特色的大国外交之路。尤其是面对新冠疫情的严峻挑战，中国不仅在世界舞台上积极倡导人类卫生健康共同体，而且也身体力行践行共建人类卫生健康共同体，成为中国特色大国外交的新实践。

4.5.1　开展卫生外交，深化国际抗疫合作

2019 年新冠疫情暴发后，中国秉持人类命运共同体理念，坚持以公开、透明和负责任的态度，积极开展卫生外交，全力服务国内疫情防控和复工复产，与各国人民同舟共济、并肩抗疫。"中国共产党同 110 多个国家的 240 个政党发出共同呼吁，呼

① 龚向前，樊亚涵.人类卫生健康共同体构建的国际法路径与中国方案[J].中州学刊，2022(6): 44-51.

吁各方以人类安全健康为重,秉持人类命运共同体理念,携手加强国际抗疫合作。"①

1. 积极开展首脑外交

疫情发生后,习近平先后与外国领导人和国际组织负责人多次举行"电话外交",出席二十国集团特别峰会、世界卫生组织大会、中非团结抗疫特别峰会、中国 – 东盟博览会等众多视频会议,与各方进行信息沟通和政策协调,分享抗疫经验,呼吁各方树立人类命运共同体意识,加强双边多边合作,支持国际组织发挥作用,携手应对疫情挑战。国务院前总理李克强也同多国领导人通电话,并出席东盟与中日韩(10+3)抗击新冠疫情领导人特别会议,为东亚地区抗疫合作注入重要动力。

2. 深化国际抗疫合作

疫情发生以来,中国重视并积极开展政策沟通和国际合作,推动举行中国 – 东盟关于新冠肺炎问题特别外长会、澜湄合作第五次外长会、中日韩新冠肺炎问题特别外长视频会议,同韩国等周边国家成立联防联控合作机制,开设了向所有国家开放的新冠肺炎疫情防控网上知识中心,加强政策沟通和信息共享。"当疫情席卷世界,中国同世界卫生组织和国际社会密切合作,开展了史上最大规模的紧急人道主义行动,向 150 多个国家、13 个国际组织提供援助,共同汇聚起全球抗疫的磅礴伟力。"② 许多国家都认为,中国的抗疫外交有情有义、有声有色,中国的经验做法为其他国家提供了有益借鉴,为世界和平与发展作出了新的重要贡献。

4.5.2　恪守多边主义,提供更多国际公共产品

作为负责任的大国,中国始终坚持多边主义原则,支持世界卫生组织发挥领导作用,积极推进和参与卫生健康领域国际合作,健全完善惠及全人类、高效可持续的全球公共卫生体系,为促进全球公共卫生治理,推动构建人类卫生健康共同体作出更大贡献。

1. 高举多边主义旗帜

面对疫情期间一些国家出现的退群、甩锅、断供等单边主义行径,中国恪守多边主义原则,一如既往地支持世界卫生组织发挥领导作用,同二十国集团各方保持密切沟通,完善以联合国为核心的全球治理体系。同时,中国积极参加中非合作论坛、亚太经合组织、二十国集团和金砖合作机制等区域多边合作机制下的卫生医疗合作,大力推进"一带一路"卫生合作,共建"健康丝绸之路",签署了《中华人民共和国与

---

①　中联部新闻办. 政党为何走上国际抗疫合作一线 [EB/OL]. 新华报业网, (2020-06-09)[2023-02-12]. http://www. xhby. net/pl/yl/202006/t20200609_6681626. shtml.

②　外交部. 王毅国务委员兼外交部长新年视频致辞 [EB/OL]. (2021-03-02)[2023-02-10]. http://switzerlandemb. fmprc. gov. cn/web/wjb_673085/zzjg_673183/lbs_674685/xgxw_674687/202102/t20210207_7677429. shtml.

世界卫生组织关于"一带一路"卫生领域合作的谅解备忘录》及其执行计划，① 举办了"16+1"卫生部长论坛、中阿卫生合作论坛、中国 – 东盟卫生合作论坛，推动构建更加公正合理的全球卫生治理体系。

2. 提供国际公共产品

中国积极承担国际责任，为国际社会提供了更多公共产品。习近平在第73届世界卫生大会、二十国集团特别峰会和中非团结抗疫特别会议等场合宣布了一系列支持举措，包括两年内提供20亿美元国际援助、与联合国合作在华设立全球人道主义应急仓库和枢纽、建立30个中非对口医院合作机制、中国新冠疫苗研发完成并投入使用后将作为全球公共产品、同二十国集团成员一道落实"暂缓最贫困国家债务偿付倡议"等。②

同时，中方同世界卫生组织、全球疫苗免疫联盟、流行病防范创新联盟等国际组织保持密切沟通与合作，加入了世界卫生组织"全球合作加速开发、生产、公平获取新冠肺炎防控新工具"倡议和"团结计划"国际多中心临床试验、"新冠肺炎疫苗实施计划"，③ 以促进疫苗公平分配，确保为发展中国家提供疫苗，同时带动更多有能力的国家支持实施计划。2020年4月中旬，国药集团中国生物全球首家获得新冠病毒灭活疫苗的临床试验批件，并同步启动了Ⅰ、Ⅱ期临床试验。④ 截至2020年11月，中国已有5支疫苗在阿联酋、约旦、埃及、摩洛哥、巴西、阿根廷、巴基斯坦、秘鲁等多国开展第三期临床试验，另有多支疫苗正在加紧推进第一、二期临床试验。⑤ 这是中国履行承诺推动疫苗成为全球公共产品的一个重要举措。

---

① 中华人民共和国国家卫生健康委员会.《中华人民共和国政府与世界卫生组织关于"一带一路"卫生领域合作的执行计划》在京签署 [EB/OL]. (2017-05-13)[2021-02-26]. http://www. nhc. gov. cn/wjw/ttyw/201705/0afb7bb59f0c4800ac41bfc385aaafe7. shtml.

② 习近平在第73届世界卫生大会视频会议开幕式上致辞 [N]. 人民日报，2020-05-19(01); 新华网. G20特别峰会前，习主席这样表明中国立场 [EB/OL]. (2020-03-26)[2021-03-02]. http://www. xinhuanet. com/world/2020-03/26/c_1210530548. htm; 新华网.中非团结抗疫特别峰会联合声明（全文）[EB/OL]. (2020-06-18)[2021-02-26]. http://www. xinhuanet. com/world/2020/06/18/c_1126127581. htm.

③ 王毅.中国以实际行动促进疫苗公平分配 [EB/OL]. (2021-02-18)[2021-02-26]. https://www. fmprc. gov. cn/web/wjbzhd/t1854608. shtml.

④ 中新网.全国接种1000多万剂未获严重不良反应有效性超预期 [EB/OL]. (2021-01-15)[2021-02-26]. https://www. chinanews. com/gn/2021/01-15/9387688. shtml.

⑤ 截至2020年12月底，中国已有5支疫苗在阿联酋、约旦、埃及、摩洛哥、巴西、阿根廷、巴基斯坦、秘鲁等多国开展Ⅲ期临床试验，另有多支疫苗正在加紧推进Ⅰ、Ⅱ期临床试验。请参见：中国已有5支疫苗在多国开展Ⅲ期临床试验 [EB/OL]. (2020-12-16)[2021-02-26]. http://www. xinhuanet. com/ world/2020-11/18/c_1126756255. htm.

4.5.3   加强对外援助，增强发展中国家自主发展能力

加强对发展中国家的援助特别是医疗援助，是中国外交的一个重要传统。自1963 年向阿尔及利亚派出第一支援外医疗队以来，中国先后向 71 个国家和地区派遣援外医疗队员，共计 2.6 万人次，诊治患者近 2.8 亿人次。[①]2014 年，面对西非国家暴发的严峻的埃博拉疫情，中国政府第一时间向有关国家和国际组织提供援助，先后分 5 次提供了总计 7.5 亿元人民币的现汇和物资援助，并派遣 1200 多名医疗和公共卫生专家组成医疗专家组，提供生物实验室等紧急救护设备和设施，开展了新中国成立以来由中方主导的最大的一次全球卫生行动。[②]此外，中国还向菲律宾、尼泊尔和安哥拉等国派遣医疗专家，参与了多国疫情防控和灾后医疗救援工作。2016 年，中国国际应急医疗队（上海）成为第一批通过世界卫生组织认证评估的国际应急医疗队。[③]

1. 积极向国际社会提供人道主义援助

中国在自身疫情防控仍然面临巨大压力的情况下，先后为 140 多个国家和国际组织提供援助，既包括疫情较为严重的国家，也包括公共卫生体系和防疫能力较为薄弱的国家，还包括欧盟、非盟、东盟等国际组织。尤其是对意大利、塞尔维亚、柬埔寨、巴基斯坦、伊朗、伊拉克、老挝、委内瑞拉、菲律宾、缅甸、哈萨克斯坦、俄罗斯等一些疫情严重的国家，中国采取医疗物资援助和医疗技术援助两种形式，不仅为这些国家提供检测试剂、口罩、防护服、隔离眼罩、额温枪、医用手套鞋套以及呼吸机等抗疫设备，而且还派出抗疫医疗专家组，为这些国家的疫情防控决策和技术方案制订，医护和公共卫生人员的能力培养，以及具体工作提供咨询指导和培训。[④]

2. 增强发展中国家自主发展能力

本着量力而行、尽力而为的原则，中国重视援助广大发展中国家消除贫困、改善民生、谋求发展，在"南南合作"框架下和力所能及的范围内援助发展中国家形成自主发展能力。疫情期间，中国同二十国集团成员一道落实"暂缓最贫困国家债务偿付

---

① 　新华网 . 中国援外医疗五十五载：大爱无疆谱就壮丽诗篇 [EB/OL]. (2018-12-17)[2021-02-26]. http://www. xinhuanet. com/politics/2018/12/17/c_1123866640. htm.

② 　人民网 . 中国援助西非抗击埃博拉物资现汇近 7.5 亿元 [EB/OL]. (2014-10-31)[2021-02-26]. http://ln. people. com. cn/n/2014/1031/c340338-22771763. html.

③ 　人民网 . 中国国际应急医疗队（上海）成为首批通过世界卫生组织认证评估的国际应急医疗队 [EB/OL]. (2016-05-25)[2021-02-26]. http://health. people. com. cn/n1/2016/0525/c398004-28378725. html.

④ 　中国已对 89 个国家实施抗疫援助 [EB/OL]. 中华人民共和国商务部 , (2020-03-27)[2023-02-10]. http://www. mofcom. gov. cn/article/i/jyjl/e/202003/20200302949087. shtml?ivk_sa=1023197a.

倡议"，支持非洲疾控中心在疫情防控中发挥技术核心作用，根据有关国家疫情严重程度和医疗卫生条件、有关国家提出的具体援助需求和我国自身所具备的能力，综合考虑并为他们妥善制订援助方案。

4.5.4　讲好中国故事，分享中国智慧和中国经验

新冠疫情是对全人类的挑战，针对疫情期间出现的一些将病毒与特定国家挂钩、污名化和将疫情政治化的行径，中国进行了积极回应，通过参加国际视频会议、举办例行记者会、发布政府白皮书、参与国际交流会议等渠道，呼吁国际社会摒弃偏见和傲慢，抵制自私自利、"甩锅"推责，反对污名化和疫情政治化，顶住了舆情压力，赢得了国际社会的理解和支持。

1. 讲好中国抗疫故事

中国第一时间向世界卫生组织、有关国家和地区组织主动通报疫情信息，分享新冠病毒全基因组序列信息和新冠病毒核酸检测引物探针序列信息，定期向世界卫生组织和有关国家通报疫情信息，为全球防疫提供了基础性支持。国家卫生健康委汇编诊疗和防控方案并翻译成 3 个语种，分享给全球 180 多个国家、10 多个国际和地区组织参照使用，并与世界卫生组织联合举办"新冠肺炎防治中国经验国际通报会"，提高抗疫透明度。

2. 分享中国抗疫经验

中国与东盟、欧盟、非盟、亚太经合组织、加共体、上海合作组织等国际和地区组织，以及韩国、日本、俄罗斯、美国、德国等国家，开展 70 多次疫情防控交流活动，向世界分享中国抗疫经验。据不完全统计，中国专家在英文学术期刊上发表相关论文 1100 多篇，在《柳叶刀》等国际上有重大影响的学术期刊上发表近 100 篇文章。此外，中国组织专家毫无保留地向全球 180 个国家、10 多个国际和地区组织分享经过中国实践检验的新冠肺炎防控、诊疗方案和技术经验。[1]

总之，共建人类卫生健康共同体是中国为应对新冠病毒全球大流行而提出的全球治理方案，反映着中国对未来世界秩序的愿景和追求。人类卫生健康共同体是人类命运共同体的具体实现形式，是对现有国际秩序的发展和完善。与建立在国家中心主义原则基础上的现有国际秩序不同，人类卫生健康共同体是建立在人类中心主义原则基础上的世界秩序，其要点是生命至上的人类价值观、卫生与健康结合的综合安全观、守望相助的共同利益观，为应对疫情挑战提供了新的秩序方案。中国不仅是人类卫生健康共同体理念的倡导者，也是共建人类卫生健康共同体的积极践行者。

在应对新冠疫情期间，中国开展卫生外交，积极参与全球卫生治理，大力加强对

---

① 马晓伟 . 深化抗击疫情国际合作　共筑人类卫生健康共同体 [J]. 求是 , 2020(8): 54-58.

外援助，主动分享中国智慧和中国经验，探索人类卫生健康共同体的推进路径，逐步形成了多元有序、立体化的全球卫生健康合作新格局。时下，新冠病毒在世界范围仍处于变异过程中，存在着很大不确定性，整个世界仍然没有从新冠病毒的威胁中完全解脱出来，新冠疫情造成的经济、政治、社会、文化和生态后果还需要更长的时间才能逐步恢复。面对日益不确定性的世界，只有秉持人类命运共同体理念，积极推动建设人类卫生健康共同体，才能战胜各种困难和挑战，建设更加繁荣美好的世界。

第 2 篇

人类卫生健康共同体的政策框架与理论框架构建

5 框架的理论问题

框架的基本理论问题包括两个方面，一是政策框架，主要是探寻政策的思想基础和渊源；二是理论框架，对倡议所涵盖的丰富内容开展系统的理论研究。

5.1　政策框架

20世纪90年代中期，美国著名的组织理论家唐纳德·A. 施恩（Donald A. Schön）和马丁·雷恩（Martin Rein）在他们合著的《框架反思：通向重大政策争议的解决之道》（*Frame Reflection: Towards the Resolution of Intractable Policy Controversies*）中，对于框架及其在政策过程中发挥的作用作了系统的研究和论证。在定义"框架"时，他们说："政策立场是基于信仰、观点和价值判断（belief, perception, and appreciation）的深层结构而形成的，这个结构称为'框架'。"[①]

在政策过程中，人们对一个社会问题的知识技能积累等"深层结构"认识不同，所以，同一个问题对于不同的人就会产生不同的映射效应。这种深层结构就是我们所说的政策框架。

在政策过程中，政策问题界定（problem definition）和政策选择（policy selection）是两个在极大程度上依赖于"深层结构"进行分析、判断和决定的重要环节。特别是，能不能做出正确的政策选择在很大程度上依赖于是否能够准确认识和界定社会问题。事实上，怎样称呼、用什么词汇描述一个社会问题、怎样把它构建成一个政策问题，对政策的选择都将产生根本性影响。从这个意义上说，框架又是一种话语（体

---

① SCHÖN D A, REIN M. Frame Reflection: Towards the Resolution of Intractable Policy Controversies[M]. New York: BasciBooks, 1994.

系）构建。

在人类卫生健康共同体的政策框架构建方面，我国学者已有类似的研究。中共宁波市委党校的齐峰副教授从"话语结构（话语内容、表达语境和言说形式）"探究人类卫生健康共同体所传递的理念、意识和中国价值。他认为，在话语内容（话语所传递的概念、价值、目标等各方面的信息）中，人类卫生健康共同体是对公共卫生领域命运共同体的话语型构；是人类卫生健康共同体蕴含的预期目标和主观意愿；是关于全球公共卫生治理的议题、规制。在表达语境（话语生成和调整的解释系统）上，人类卫生健康共同体话语处于历史和现实的宏大场域之中，其话语阐释力依托历史语境和现实语境而发挥作用。从历史语境看，人类卫生健康共同体话语以"国际道义""合作共赢"为思想传承；从现实语境看，新冠疫情全球大暴发和疫情防控迫切需要加强当下的卫生国际合作情境，为人类卫生健康共同体的话语生成和塑造提供了广阔空间。在言说形式（话语内容的表达方式）上，人类卫生健康共同体话语形式以"人类""卫生健康""共同体"这种世界人民广泛熟知、通俗易懂的语言诠释各国民众对人类健康、生命安全的期许和追求，这是人类卫生健康共同体能够唤起普通认同的现实基础。①

由此，我们得到了构建人类卫生健康共同体的政策框架的方法启示，这种方法就是：从政策的话语表述入手，探究我们在提出这一重大的全球公共政策时所秉持的"观察问题的方式、分析问题的逻辑、判断问题的价值标准和解决问题的知识技能积累等的'深层结构'"，即政策框架。这种方法可以抽象为三步模型：话语表达、政策解析、政策框架的阐释。

5.2　理论框架

2017 年，美国学者伊夫·达里安·史密斯和菲利普·C. 麦卡蒂（Eve Darian-Smith 和 Philip C. McCarty）合作出版了他们的专著《全球化转型：全球化研究的理论、研究设计和方法》（*The Global Turn: theories, research designs, and methods for global studies*）。这本著作的出版把对全球化和全球化研究的认识提高到一个新的水平，两位教授也为全球化问题的研究作出了重要贡献。

关于全球化的发展和影响，他们指出，20 世纪 90 年代初期，只有少数学者开始研究一系列新的、全球关注的问题，如气候变化、大规模人口迁移、宗教恐怖主义等。在世纪之交，没有一门单独的学术领域能够提供充分的理论、方法和训练使人们能够

① 齐峰. 人类卫生健康共同体：理念、话语和行动 [J]. 社会主义研究，2020(4): 122-123.

应对这些复杂的、相互关联的全球问题。今天，多学科融入全球化进程的转型，不仅代表了跨学科共同的实质性关切，更是一种分析视角的根本转变，这种转变要求重新构建现代主义的和学科领域中的分析模式。①

2015 年 4 月，中国政法大学的蔡拓教授团队出版了《全球学导论》，这是目前国内第一本全球学（即全球化研究，Global Studies）理论著作。在这本全球学著作中，作者提出了全球学理论体系的基本内涵、基本构成、基本逻辑和全球学构建的基本方法，这些可以构成全球学理论体系的基本要素。在谈及全球学的构建和研究方法时，作者指出，全球学的主要研究方法有以下几种：复杂性科学方法、哲学方法、跨学科方法、比较方法等。作者还进一步指出，跨学科方法的关键是跳出已有学科与知识、方法，并通过梳理、叠加、整合、选择，确立适合于自身研究领域与对象的知识与方法。跨学科还意味着对非学科的关注，即关注、尊重尚未被纳入学科之内，但却有价值、有前途的知识与研究视角。在论证全球学的基本范畴与逻辑时，作者还专门论述了全球学与相关学科的关系，包括全球学与国际关系学、全球学与社会学、全球学与人类学、全球学与未来学等。② 可以说，《全球学》学科理论体系的构建方法，为我们构建人类卫生共同体理论框架提供了非常有价值的借鉴和参考。

①　DARIAN-SMITH E, MCCARTY P C. The Global Turn—theories, research designs, and methods for global studies[M]. California: University of California Press, 2017.

②　蔡拓 . 全球学导论 [M]. 北京 : 北京大学出版社 , 2015: 4.

6

人类卫生健康共同体政策
框架和理论框架的构建

我们可以形成构建人类卫生健康共同体政策框架和理论框架的初步思路，这一思路主要由两条线索构成。一条线索是寻求构建政策框架。首先从选择构建人类卫生健康共同体作为应对人类卫生健康问题的重大政策出发，从解析话语表达入手，理解对问题的认定等，进而分析在政策选择背后所秉持的方法、逻辑、价值观，以及所具有的能力从而形成政策框架；另一条线索是以构建"全球化研究跨学科的研究框架"的方法，借助其他相关学科的研究成果，把这些学科的成果和知识进行符合逻辑的梳理、叠加、整合、选择，形成能够支撑人类卫生健康共同体这一全球公共政策的理论和知识体系框架。第二条线索主要是以全球化的视角进行全域扫描，最大可能地在相关学科的研究成果中寻求工具性支撑，为科学、合理有效地解决人类卫生健康问题寻求路径。

6.1　政策框架的构建

人类卫生健康共同体已经成为中国积极参与全球公共卫生治理与贡献中国智慧的集中体现。正是基于对人类卫生健康问题全面、整体的把握，人类卫生健康共同体才能够作为一项重大的全球公共政策倡议而形成。从话语解析入手，理解、分析和探究这种对问题的全面整体的把握，从而构建政策框架。

6.1.1　人类卫生健康共同体的话语表达

人类：阐释的是政策问题发生、政策实施和政策目标实现的地点、主体和范围。人类生活在一个共同的地球村，人类的问题一定发生在地球，范围是"全球"。同时，

"人类"也是与问题直接相关的、政策实施的主体即：人类整体。

卫生健康：既说明了政策问题又提出了政策目标，即政策问题就是人类的卫生健康问题，政策目标就是人类享有卫生健康福祉。

共同体：确定了解决政策问题的路径和方式，规定了政策目标的终极状态，即人类卫生健康问题的解决要靠人类的同心协力、以共同体方式解决。人类享有的卫生健康福祉也必须是人类整体的、以共同体形式享有的全人类的卫生健康福祉。

概括起来说，人类卫生健康共同体的要义就是：以人类为主体、以全球为平台、以人类卫生健康问题为政策问题、以共同体为路径、以人类共同体共享卫生健康福祉为终极政策目标。这样的话语解释是对这一倡议的初步理解，也是构建政策框架的逻辑起点。

在这里，有必要对"人类卫生健康"和"全球卫生"这两个概念和说法进行比较，以便于下文论述。

"全球卫生"关注具有全球意义的健康问题及其决定因素，以及解决方案（这与"人类卫生健康"的"以人类卫生健康问题为政策问题"在研究的问题在本质上是一致的）；"全球卫生"以增进全人类健康水平和实现全球卫生公平为目的（与"人类卫生健康"的"与人类共同享有卫生健康福祉为终极政策目标"在目标上是一致的）；"全球卫生"致力于在国家、地区和全球层面动员广泛行为体协同行动，参与超国界、跨部门、多学科的新型全球卫生治理[1]（与"人类卫生健康"的"靠人类的同心协力、以共同体的方式解决"在目标实现方式上是一致的）。在对两个概念进行初步比较后我们可以认为：人类卫生健康就是全球卫生。因此，下文在使用"人类卫生健康"或"全球卫生"时，没有意义上的差别，只考虑使用、表述和理解上的方便、顺畅和习惯。

6.1.2　人类的卫生健康问题

耶鲁大学的讲师理查德·斯科尔尼科（Richard Skolnik）在他的《全球卫生101》中解释了这样的问题：我们为什么要关心别人的健康，特别是其他国家人民的健康？他认为，因为一些关键原因，各地人民的健康必须是我们所有人的重要关切。他所说的关键原因主要包括：①疾病的跨境传播已呈现全球趋势，我们每一个人的健康对其他人的健康的依赖程度与日俱增；②健康伦理的问题，当我们关注别人的健康时，我们发现有严重的健康不公平现象存在；③在一个日益相互依存的世界中，人们的健康与经济和社会的发展紧密相连；④人们的健康和良好状态对全球的安全和自由至关重要。[2]

---

① 刘培龙. 全球健康教程 [M]. 北京：北京大学医学出版社, 2021: 4.

② SKOLNIK R. Global Health 101[M]. 3d edition. Massachusetts: Jones & Bartlett Learning, 2016.

中国社会科学院研究生院徐彤武教授在专门分析全球卫生安全问题时指出，存在四种可能影响人类命运的全球卫生安全威胁，它们分别是传染性疾病、抗微生物药物耐药性（AMR）、空气污染和核生化事件；它们具有共同的特点：跨域性强、冲击力强、隐蔽性强、不确定性强、防范侦测和应对困难。[①]

美国乔治梅森大学流行病学和全球卫生教授凯瑟琳·H. 雅格布森（Kathryn H. Jacobsen）认为，在识别全球卫生问题时，可以有很多不同的视角。所有这些全球卫生的视角都聚焦于人口（Population）、行动（Action）、合作（Cooperation）、公平（Equity）和安全（Security），即 PACES 五维视角。[②]所有这些视角都强调跨国健康问题，采用不同的视角会产生不同的全球卫生优先策略。北京大学公共卫生学院教授刘培龙教授认为，全球卫生的三大关切重点是：具有全球意义的健康问题、具有全球意义的健康决定因素，以及解决这些健康问题和决定因素相关问题的全球治理和全球卫生外交。

中外专家不同视角提出的人类或全球卫生问题具有内在的一致逻辑性，共同为我们描述了当前人类卫生健康的主要问题。

6.1.3　中国对人类卫生健康问题的认定和政策主张

面对全球主要健康问题，怎样在政策层面上认识和理解，是能否制定和实施正确政策的基础。以下简单概括当前中国对全球卫生问题的认识。

首先，面对具有全球意义的健康问题，中国主张"人类文明史也是一部同疾病和灾难的斗争史。病毒没有国界，疫病不分种族"。[③]正是一次次齐心协力、携手合作，人类社会才能一次次战胜重大疫情。在与疾病与灾害斗争的过程中，中国人坚持"人民至上，生命至上"[④]，"我们坚决维护中国人民生命安全和身体健康，也坚决维护世界各国人民生命安全和身体健康，努力为全球公共卫生安全作出贡献"。[⑤]

对于具有全球意义的健康决定因素，中国提出把保障人民健康放在优先发展的战

[①]　徐彤武 . 当代全球卫生安全与中国的对策 [J]. 国际政治研究，2017(3): 9-37, 5.

[②]　JACOBSEN K H. Introduction to Global Health[M]. Massachusetts: Jones & Bartlett Learning, 2019.

[③]　习近平 . 团结合作战胜疫情　共同构建人类卫生健康共同体——在第 73 届世界卫生大会视频会议开幕式上的致辞 [EB/OL]. (2020-05-18)[2023-11-10]. https://www.gov.cn/gongbao/content/2020/content_5515270.htm.

[④]　新华社 . 习近平参加内蒙古代表团审议 [EB/OL]. (2020-05-22)[2023-11-10]. http://www. gov. cn/xinwen/2020-05/22/content_5513968. htm.

[⑤]　央广网 . 习近平给比尔·盖茨回信 [EB/OL]. (2020-02-22)[2023-11-10]. http://news.cnr.cn/native/gd/20200222/t20200222_524986250.shtml.

略位置，倡导全方位、全周期地维护人民群众的健康，部署了包括普及健康生活、优化健康服务、完善健康保障、建设健康环境、发展健康产业的战略重点任务，为全面、科学、有效地推进人类卫生健康事业的发展进行着积极有益的探索。此外，中国在国际上一贯推动健康公平，长期坚持开展卫生发展援助，倡导并践行提供全球公共卫生产品的责任，为改善人类的健康公平性贡献着自己的智慧和力量。

对于全球卫生治理和全球卫生外交，中国认为全球治理危机是全球"四大危机"之一。中国"倡导各方共同应对全球治理挑战，践行共商共建共享的全球治理观，弘扬全人类共同价值，坚持真正的多边主义"[①]；在全球卫生治理方面，中国主张推动全球卫生国际合作，消除健康不平等，推动人类卫生健康事业的发展。

基于上述对全球卫生问题的认识，中国提出构建人类卫生健康共同体的政策主张，这一主张对于有效应对人类卫生健康问题所具有的较强的针对性。但这一政策主张所还具有的以下政策含义必须加以强调：

（1）与疾病和灾害相伴，同疾病与灾害进行斗争，必将是人类发展进程中的常态。病毒没有国界，疾病不分种族，没有人类的团结，没有全球的合作，不能形成一个共同体，很难想象人类未来在疾病和灾害面前将呈现怎样的状态，人类未来的发展进程将呈现怎样的运行轨迹。

（2）推动人类的团结，促进全球的合作，以共同体的姿态迎接疾病和灾害的挑战，以人为本，生命至上，敢于斗争，赢得胜利。同样，人类也将以共同体的形式共同享有未来人类的健康和福祉。这体现了我们提出的"共商、共建、共享"基本原则。从这个意义上说，国际上"没有每一个人的健康，就没有所有人的健康"的观点与中国的主张很接近。

（3）越是主张人类的团结、全球的合作，形成共同体，就越是要强调全球卫生治理的重要性。没有一个健全的全球卫生治理体系，离开全球卫生治理机制的有效运转，缺乏足够的全球治理能力，这种团结和合作将不可能实现，真正的共同体也不可能形成。在完善全球卫生治理的过程中，培养全球意识，形成全球思维，追求全球价值，体现全球性就成为一项长期、艰巨但又必须完成的任务。

中国愿意积极推动构建人类卫生健康共同体，参与人类发展议程的制定和实施，参与全球卫生治理，为人类卫生健康事业的发展、为构建人类命运共同体贡献中国力量。

6.1.4　中国政策主张的政策框架

如上所述，政策框架是由信仰、观点和价值（belief, perception and appreciation）

---

①　环球网.人民日报和音：践行共商共建共享的全球治理观 [EB/OL]. (2020-02-22)[2022-04-24]. https://world.huanqiu.com/article/47jXk9YWqO4.

构成的深层结构，这种结构化存在的框架，构成了一个政策主体认识问题、分析问题和处理问题的特征和基础。我们已经分析过，面对具有全球意义的健康问题，中国提出坚决维护中国人民生命安全和身体健康，也坚决维护世界各国人民生命安全和身体健康；对于具有全球意义的健康决定因素，中国倡导全方位、全周期地维护全体人民群众的健康；对于全球卫生治理，中国推崇并践行共商、共建、共享的全球治理观。人类卫生健康共同体这一政策主张的提出，集中体现了中国对全球卫生问题的深刻认识、全面分析和正确应对的科学精神和政治智慧，体现了中国人秉持的信仰、观点和价值，即中国人特有的"政策框架"。

人类卫生健康共同体的政策框架主要包括以下内容：

（1）对人类社会发展前景的坚定信仰。斯诺在著名的《红星照耀中国》一书中写道："中国共产党员们是这样的形象：常吃不饱肚子，却拥有坚定信仰，带领一个被压迫的民族寻求解放，脑子里思考的是如何让全人类不再有压迫与剥削。"[1] 这种"让全人类不再有压迫与剥削"的对人类社会发展前景的坚定信念构成了中国共产党人世界观的思想基础。在这样的思想基础上，共产党提出"面对百年未有之大变局，面对发展赤字和治理难题，人类社会迫切需要树立新的发展观，构建更加公正合理的国际体系和国际秩序。中国共产党提出构建人类命运共同体，建设一个持久和平、普遍安全、共同繁荣、开放包容、清洁美丽的世界，着眼解决当今世界面临的现实问题、实现人类社会和平永续发展，开辟了合作共赢、共建共享的发展新道路"。[2]

（2）坚持辩证唯物主义的根本方法。"人类社会越是向纵深发展，就越要求我们善于处理局部和全局、当前和长远、重点和非重点的关系，在权衡利弊中趋利避害、作出最为有利的战略抉择。"[3] 辩证唯物主义的方法论可以使人们对问题的认识和理解更准确、更深刻、更接近于问题的本质。它主张在认识问题和处理问题的过程中"要加强调查研究，准确把握客观实际，真正掌握规律"[4]。人类卫生健康共同体倡议就是在全面分析形势，认真研究问题，准确把握规律和方向的基础上提出的，如前所述，

---

① 新华每日通讯.中共百年：百变世界格局　昭示人类方向 [EB/OL]. (2021-07-02)[2023-11-10]. https://www. jfdaily. com/news/detail?id=382319.

② 中共中央宣传部.中国共产党的历史使命与行动价值 [EB/OL]. (2021-08-26)[2023-11-10]. https://baijiahao. baidu. com/s?id=1709880765783383352&wfr=spider&for=pc.

③ 习近平.辩证唯物主义是中国共产党人的世界观和方法论——在纪念马克思诞辰 200 周年大会上的讲话 [EB/OL]. (2018-05-04)[2023-11-10]. http://www. qstheory. cn/dukan/qs/2018-12/31/c_1123923896. htm.

④ 习近平.辩证唯物主义是中国共产党人的世界观和方法论——在纪念马克思诞辰 200 周年大会上的讲话 [EB/OL]. (2018-05-04)[2023-11-10]. http://www. qstheory. cn/dukan/qs/2018-12/31/c_1123923896. htm.

它体现了解决人类卫生健康问题的系统性、整体性、协同性的特征。

（3）中国传统的价值观。习近平说："中华民族是爱好和平的民族，中国人民是爱好和平的人民。"[1] 中华文化崇尚和谐，中国"和"文化源远流长，蕴含着天人合一的宇宙观，协和万邦的国际观。倡导并推动建设人类命运共同体和人类卫生健康共同体，源自中华文明历经沧桑始终不变的"天下"情怀，"以和为贵""协和万邦"的和平思想，"己所不欲，勿施于人""四海之内皆兄弟"的处世之道，"计利当计天下利""穷则独善其身，达则兼济天下"的价值判断，[2] 同外界命运与共的和谐理念，是中华文化的重要基因，薪火相传，绵延不绝。这种中华文化价值观是人类卫生健康共同体的重要的思想渊源。

可以认为，对人类社会发展前景的坚定信仰、坚持唯物辩证法的根本方法和中国传统的价值观，是人类卫生健康共同体这一重要政策倡议的政策框架。

6.2　理论框架的构建

当前，人类卫生健康在实践和理论上面临两个主要形势。第一，人类卫生健康问题日渐复杂，主要包括：全球新发再发传染病、全球抗药性问题、全球卫生安全问题、全球慢性非传染性疾病负担日趋严重的问题、全球卫生治理问题等。这些问题在全球卫生实践上对人类提出了挑战，人类也在实践中探索，在理论上总结提升，以期更好地应对这些问题。第二，人类卫生健康的理论及其体系亟待拓展，面对全球卫生日渐复杂的问题，人类已经形成的知识和理论还难以为应对日渐复杂的人类卫生健康问题的实践提供支撑，难以提供全方位的、有效的指导。人类卫生健康的理论和理论体系亟待拓展和完善。这样的时代背景表明，提出人类卫生健康共同体的理念和政策，规范其理论框架的构建，是有现实需求的，是必要的。

6.2.1　人类卫生健康共同体理论框架的构成要素

我国学者在探讨构建"全球学"学科的过程中，提出了构建学科的基本要素，主要观点是：作为一定科学领域或一门科学的分支、一个相对独立的知识体系，"学科的形成与确立，除了有明确的研究对象和核心概念外，还需要有基本的范畴，以及建

① 新华网．习近平：中华民族是爱好和平的民族，中国人民是爱好和平的人民 [EB/OL]. (2020-10-23)[2023-11-10]. http://www. xinhuanet. com/politics/leaders/2020-10/23/c_1126646650. htm.

② 央广网．"构建人类命运共同体"理念的实践品格 [EB/OL]. (2020-04-18)[2023-11-10]. https://baijiahao.baidu. com/s?id=1664283334617723769&wfr=spider&for=pc.

立在这些范畴基础上的学科体系。"[①] 此外，研究方法成熟与否，是一个学科是否成熟的标记之一。 借鉴学科构建的思路，我们提出构建人类卫生健康共同体的知识体系和理论框架，并提出了四个人类卫生健康共同体理论框架的基本构成要素。

1. 人类卫生健康共同体理论体系的内涵

在全球化时代，以人类卫生健康问题及其决定因素的发生、演变及其产生影响的规律和趋势为研究对象，以共同体作为实施全球卫生治理的基本路径，以实现人类卫生健康福祉为终极目标，探究实现人类健康整体利益的政策、方法、措施、行动，为推动人类健康事业科学发展提供理论支撑的知识体系。

上述表述涉及四大方面：全球化、人类卫生健康问题、人类卫生健康治理和人类卫生健康整体利益。在这四大方面中，全球化构成了人类卫生健康的发展背景和发展动力。20 世纪 90 年代，"全球卫生的发展与全球化的新时代密切相关，或是这一时代的组成部分。"[②] 对全球化及其与人类卫生健康间的关系展开研究，有助于对人类卫生健康和人类卫生健康共同体有更好、更深入的理解。人类卫生健康问题是人类卫生健康共同体理论需要研究和应对的核心内容，全球化的深入给人类卫生健康带来了新的问题和问题的形式，这给人们的认识与应对带来了挑战。充分认识、把握人类健康问题在新形势下的特征、产生的影响及其影响方式，是解决人类卫生健康问题的前提，也是构建理论框架的基础。全球化与人类卫生健康问题构成了人类卫生健康共同体理论框架的逻辑起点。人类卫生健康治理着重研究已有的全球治理机制对人类卫生健康问题的介入和影响，探索提高全球卫生治理效能的可能路径和方法，包括机构的重组、法律规制的建设和鼓励多行为体参与等。人类卫生健康治理是全球化和人类卫生健康问题的逻辑延伸。人类卫生健康的整体利益强调以人类整体为主体、以全球全域为空间、通过共同体实施全球卫生治理、以人类的整体健康福祉为追求的价值和终极目标。因此，这种主体、空间、制度和利益的全球性是人类卫生健康共同体理论的精髓，也是人类卫生健康共同体理论的逻辑终点。

2. 人类卫生健康共同体理论体系涵盖的研究问题

人类卫生健康共同体理论体系内涵丰富，涉及不同领域的研究问题。一是全球化与人类卫生健康问题；二是人类卫生健康问题，如全球疾病负担、全球环境健康、全球卫生安全、全球健康公平等；三是人类卫生健康治理问题，如全球卫生体系、全球卫生治理、全球卫生中的民间组织等；四是人类卫生健康的整体利益问题，如全球

---

① 蔡拓 . 全球学 : 时代呼唤的新学科 [M]// 蔡拓 , 刘镇华 . 全球学的构建与全球治理 . 北京 : 中国政法大学出版社 , 2013: 10.

② HARING R, KICKBUSCH L, GANTEN D. Handbook of Global Health[M]. Switzerland: Springer, 2021.

卫生状况、全球卫生利益、全球健康伦理等。随着认识和研究的深入，这一理论体系研究的问题也将会得到进一步拓展。

人类卫生健康共同体的理论框架以"全球化"和"人类卫生健康问题"为逻辑起点。首先，探讨因全球化引发的、具有全球影响的卫生问题并以此为逻辑起点；其次，探讨对全球卫生问题实施的干预；再次，探讨加强以制度和法规为基础的全球卫生协调和治理，并以此作为理论框架的逻辑拓展，最终实现人类卫生健康的整体利益，达到理论框架的终点。可以说，人类卫生健康共同体理论框架的内在逻辑简洁清晰，构成了这一理论框架的重要基础。

3. 人类卫生健康共同体理论的方法论

倡导、推崇并坚持全球主义方法论，这主要出于以下考虑：

（1）全球主义方法论强调人类社会在全球范围内的联系性和整体性，强调人类知识体系的构建应打破国内/国外、内政/外交、自我/他者之间的分界，而代之以全球整体的知识体系。

（2）全球主义方法论在承认民族国家的主权能力的同时，自觉认同国家主权的相对性。民族国家在面对全球性问题的挑战时，已经无力单独应对。因此，主权的自我约束、自我让渡就成为全球化时代民族国家履行主权职责和扩展主权能力的必然趋势。

（3）全球主义方法论在承认民族国家仍然是国际关系中的主导性行为体的同时，还特别强调非国家行为体治理功能和作用。国际组织、国际机制、国际法和国际规范等治理功能和权威性正日益增强，非政府组织和跨国公司的治理作用也日益不可代替。

（4）全球主义方法论在承认个体之间的差异性和多样性的基础上，强调普世价值的意义，强调自我与他者的价值不是相互排斥而是相互包容，全球秩序不是定于一尊，而是多元并存。

总之，全球主义方法论注重知识体系的整体性、国家主权的相对性、国际机制与非国家行为体的同等重要性，以及主体之间的包容性。[①] 全球主义方法论为我们提供了观察和解释世界的一种新的方法视角。全球主义方法论的这些基本特征恰好支撑了人类卫生健康共同体理论框架的全部价值取向。

4. 跨学科研究方法

如果说其他研究方法在全球化研究中仍在探索之中，那么"全球化研究跨学科研究框架"（Global Transdisciplinary Framework）适用于开展人类卫生健康共同体理论研究则具有较大的可行性。

Eve Darian-Smith 和 Philip C. McCarty 认为，跨学科理论创新与全球化研究领域

---

① 刘贞晔 . 方法论国家主义批判与全球学的构建 [M]// 蔡拓 , 刘镇华 . 全球学的构建与全球治理 . 北京 : 中国政法大学出版社 , 2013: 49.

中出现的独特视角相结合，为一个全新的、逻辑清晰的、具有包容性的研究范式的诞生奠定了基础。这种范式就被称为"全球化研究跨学科研究框架"。"跨学科"这一核心词概念指的是"它不仅涵盖了具体研究项目之间相互作用、相互借鉴的关系，更包括了把这些关系以没有任何学科边界的方式置于一个完整的系统之中"。这样定义"跨学科"概念的核心要义是"要承认存在超越不同学科的知识空间的可能性"。由于在真实世界中全球问题的多侧面性，因此在研究中需要运用多角度的分析方法。"跨学科"研究与多学科研究和交叉学科研究的区别在于它去除了学科间的限制（存在于学科方法、交叉学科方法之中），提供了组织知识和思维模式的全新方式。学科研究、多学科研究、交叉学科研究和跨学科研究间的比较如图 2-6-1 所示。[①]

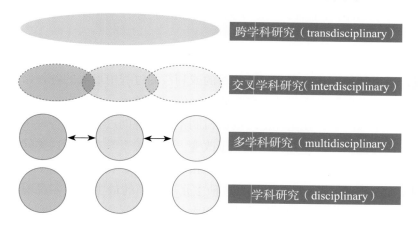

图 2-6-1　学科研究、多学科研究、交叉学科研究和跨学科研究间的比较

6.2.2　人类卫生健康共同体理论与相关学科和理论的关系

人类卫生健康共同体与全球学：全球学以全球化为时代和科学背景，以全球化和全球问题所催生的全球现象、全球关系为研究对象，以探寻全球治理为研究归宿，以挖掘、揭示全球性为学术宗旨，探究世界的整体性联系和人类作为一个类主体的发展特点、进程与趋势。[②] 全球学的这种使命为人类卫生健康共同体理论体系的构建提供了全方位的支持。以全球化为主要驱动力形成的全球卫生健康问题，也必然随着全球化的进展、全球利益的实现而解决。特别强调的是：人类卫生健康共同体理论借助对全球性的阐释，强调以人类为主体的整体性、共同性和公共性为特征，以人类共同利益与价值为依归所构成的完整的逻辑过程可能会是人类卫生健康共同体理论体系的

---

①　DARIAN-SMITH E, MCCARTY P C. The Global Turn—theories, research designs, and methods for global studies[M]. California: University of California Press, 2017.

②　蔡拓 . 全球学导论 [M]. 北京 : 北京大学出版社 , 2015: 4.

显著特征。

人类卫生健康共同体与医学人类学：医学人类学是阐述疾病对个体和群体的影响，疾病发生和发展的过程、机制及其影响因素的学科。尽管人们对医学人类学从不同角度出发形成了很多不同的定义，但在医学人类学是研究与健康、疾病、死亡有关的各种行为和现象这一点上大家却是一致的。作为人类学的分支，主要研究与健康、疾病相关的人类学活动，探讨与健康、疾病相关的各种生物、社会、文化现象。如果把健康行为与文化背景、政治力量、经济状况和精神压力联系起来研究，这就进入了医学人类学领域。[①] 开展人类卫生健康共同体理论与人类健康学跨学科研究，有助于人们对人类卫生健康问题有更好的认识和把握，可以为人类卫生健康共同体理论构建更扎实的基础。从内容上看，"医学人类学与全球卫生"本身就是医学人类学的内容之一。

人类卫生健康共同体与国际关系学：以研究"各种国际行为体之间、在某些国际问题领域，通过某种方式，在实现某些目的或利益的过程中形成的各种错综复杂的关系总合"为己任的国际关系学[②]，在全球化时代面临挑战。最突出的问题是在全球化背景下，面对全球问题，在全球治理的新机制不断出现的过程中，各种国际行为体的行为方式、权力范围以及相互关系发生了改变。国际关系学在分析这类问题上对我们构建人类卫生健康共同体理论框架可以提供指导。此外，我国学者阎学通教授提出了"道义现实主义"的国际关系主张，这种主张所联系的最主要的客观现象就是中国的崛起。这为我们更好地理解中国作为崛起大国，把国际责任与国家利益相统一，在推进人类卫生健康共同体建设的过程中实现国家自身的利益很有帮助。

人类卫生健康共同体与外交学：随着卫生议题在国际政治中地位的提升，各级政府官员，以及对卫生问题感兴趣的其他行为体，在众多不同场合，围绕卫生领域议题进行广泛谈判，将卫生问题纳入各国外交议程，推动了卫生外交的兴起。卫生外交的不同之处在于其前面增加了"全球"两个字，即全球卫生外交（Global Health Diplomacy），这突出反映了卫生外交的独有特性。[③] 在构建人类卫生健康共同体理论框架的过程中，学习和研究外交学，特别是研究融入了卫生健康内容的全球卫生外交理论，有助于我们在实践中科学地"塑造和管理有助于健康事业发展的全球政策环境，有助于实现有关成员国更好的卫生安全和人群健康成果，有助于改善国家关系并强化众多行为体之间的承诺：共同努力，确保卫生作为人权和全球公共产品。"[④]

---

① 席焕久. 生物医学人类学 [M]. 北京：科学出版社，2018.
② 阎学通. 国际关系分析 [M]. 北京：北京大学出版社，2008.
③ 张清敏. 外教转型与全球卫生外交 [J]. 国际政治研究，2015, 36(2): 11-32, 5.
④ KICKBUSCH L, LISTER G, TOLD M. Global Health Diplomacy[M]. London: Springer, 2013.

　　人类卫生健康共同体与全球治理理论：随着全球化进程的深化，包括全球卫生问题在内的"全球问题的恶性发展可能会引发全球性危机，威胁整个人类的安全。这些问题的有效解决已经突破单一国家所能控制的界限，面对国际事务与国内事务、外部事务与内部事务相互交错的现实，民族国家要求跨越有形国界，借助国际机制加强全球双边和多边合作，由此产生了全球合作治理的客观要求"①。可见，全球治理在构建人类卫生健康共同体、实现人类整体的健康福祉的过程中，全球治理理论具有重要的作用和意义。我们必须认真学习和研究，并用以指导实践。

　　至此，我们提出了人类卫生健康共同体理论体系的内涵、研究问题、内在逻辑、方法论、主要研究方法以及这一理论体系与相关学科和理论的关系。可以认为，这一知识体系或理论框架的基本要素已经具备，尽管还有进一步研究、完善和充实的空间和必要，但理论框架的雏形已经形成。

---

①　杨雪冬，王浩 . 全球治理 [M]. 北京：中央编译出版社，2015.

7 理论渊源的主要内容

7.1 马克思主义理论渊源

7.1.1 保护人民的生命健康权利

2020 年 3 月 21 日，习近平就全球疫情防控问题致电法国总统马克龙时表示，公共卫生安全是人类面临的共同挑战，希望两国能够在互帮互助中共同打赢疫情防控阻击战，"中法同为联合国安理会常任理事国，共同负有守护人类生命安全的重要责任"，也希望中国与法国能够共同推进"打造人类卫生健康共同体"。

马克思主义为人类卫生健康共同体倡议提供了丰富的理论支撑。马克思、恩格斯的理论提出要将保护人民的生命健康权利放在首要地位，而在马克思、恩格斯所处的年代，资本占据卫生健康领域，资本主义社会中的阶级剥削与压迫同样在卫生健康领域中得到体现，资本主义生产方式的固有弊病是疾病产生的社会结构性因素。而世界历史的形成与发展使得卫生健康问题成为全球性问题，这就为构建以全球卫生为目标的卫生健康共同体提供了必要的理论性论证。马克思主义对资本主义生产方式的批判性考察和对"真正的共同体"的论证，指出应当建立以全球卫生为目标的卫生健康共同体，更好地解决当前人类所面临的卫生健康问题。

马克思认为，阶级社会中不平等的社会环境对工人阶级健康有很大影响，并在《共产党宣言》中指出："整个社会日益分裂为两大敌对的阵营，分裂为两大相互直接对立的阶级：资产阶级和无产阶级。"[①] 资本主义的发展使社会分裂为资产阶级和无产阶级，两大阶级之间呈现出巨大的对立与差距，而卫生健康问题的暴露与恶化是这种

---

① 马克思，恩格斯. 共产党宣言 [M]// 马克思，恩格斯. 马克思恩格斯文集：第 2 卷. 北京：人民出版社，2009: 32.

阶级性直观的体现：资产阶级不事生产，却居住在卫生状况良好的街区，享受良好的医疗卫生服务；无产阶级只能在城市贫民窟中的恶劣卫生状况下艰难地进行生产活动，勉强维持生存。恩格斯在《乌培河谷来信》中就意识到了资本主义社会中工人的卫生健康状况，容易遭受疾病侵袭的往往是底层无产阶级。工厂主毫不顾忌工人的工作环境，工人"在低矮的房子里进行工作，吸进的煤烟和灰尘多于氧气，而且从六岁起就是这样，这就势必要失掉全部力量和朝气"，"只消过上三年这样的生活，就会在肉体上和精神上把他们葬送掉"。① 不仅如此，"资本家政权对工人阶级中间发生流行病幸灾乐祸"，只有当疾病"越出原来的发源地传播到资本家先生们居住的空气清新的合乎卫生的城区去"时，"仁爱的资产者便宽宏大量地争先恐后地关怀起自己工人的健康来了"。② 资本主义社会中体现出的对人生命的摧残最为直观地反映资本主义制度的弊端，对待工人阶级健康状况的不作为深刻地说明了阶级社会中的阶级对立现象。资本主义社会关注的是统治阶级的特殊利益，而非包含无产阶级在内的全体社会成员的共同利益，其以普遍利益名义建立的共同体实际上只代表了资产阶级特殊利益。"资本是根本不关心工人的健康和寿命的，除非社会迫使它去关心。人们为体力和智力的衰退、夭折、过度劳动的折磨而愤愤不平，资本却回答说：'既然这种痛苦会增加我们的快乐（利润），我们又何必为此苦恼呢？'"③

马克思恩格斯关注到了资本主义社会卫生健康领域所暴露的社会阶级问题，从工人阶级健康状况深入到根本症结之中，指出是资本主义生产方式这一社会结构造成了工人阶级健康状况的恶化。通过最直观的方式呈现资本主义生产方式下人的生命状态，马克思恩格斯展开了对人之为人的本真意义的思考：生命之为生命，不应该仅仅受限于流水线的工作和动物式的劳动，而应该确保基本的生命健康权利，彰显自由而全面的个性发展，成为真正有尊严有价值的人。马克思从"有生命的个人"出发，指出"全部人类历史的第一个前提无疑是有生命的个人的存在"。④ 肉体需要的满足和生命的保存不仅是合法的，更是社会历史活动展开的动力。全部历史的前提不是由某种思辨观念或道德律令决定的抽象的、离群索居的个人，而是现实的、有血有肉的个人。因此，马克思主义将人民的生命健康权利置于首要地位，强调尊重人的生命价值

---

① 恩格斯.乌培河谷来信 [M]// 马克思，恩格斯.马克思恩格斯全集：第1卷.北京：人民出版社，1956: 498.

② 恩格斯.论住宅问题 [M]// 马克思，恩格斯.马克思恩格斯文集：第3卷.北京：人民出版社，2009: 272.

③ 马克思.资本论（第一卷）[M]// 马克思，恩格斯.马克思恩格斯文集：第5卷.北京：人民出版社，2009: 311-312.

④ 马克思，恩格斯.德意志意识形态 [M]// 马克思，恩格斯.马克思恩格斯文集：第1卷.北京：人民出版社，2009: 519.

和尊严，个人的生命不应成为资本逐利的工具，每一个人都应该享有平等的生命健康权利。

在马克思主义看来，研究卫生健康问题不仅要看到"人们自身的生理特性"和"个人肉体存在"，更重要的是"这些个人的一定的活动方式，是他们表现自己生命的一定方式、他们的一定的生活方式"①，因为人们对"自身的生理特性"和"个人肉体存在"的认识是以人们的"一定的活动方式"和"一定的生活方式"为中介的。马克思认为，现实的个人"是他们的活动和他们的物质生活条件，包括他们已有的和由他们自己的活动创造出来的物质生活条件"②，"他们是什么样的，这同他们的生产是一致的——既和他们生产什么一致，又和他们怎样生产一致"。③所以，从马克思主义的角度来看，对卫生健康问题的理解首先是以他们进行生产的物质条件为中介的。以《英国工人阶级状况》为例，恩格斯基于对19世纪资本主义条件下英国工人阶级状况的亲自调研，在书中具体分析了工人阶级卫生健康状况的症候表现和行业分布，指出正是在生活条件方面，工人居住环境拥挤、空气不流通等原因导致流行病蔓延，而工人缺衣少食、生病后无法请医生医治、医疗费用高昂让他们的健康状况继续恶化。恩格斯批评资本主义社会"把工人置于这样一种境地，使他们不能保持健康，不能活得长久；英国社会就是这样不停地一点一点地葬送了这些工人的生命，过早地把他们送进坟墓"。这种长久的、不健康的工作环境对工人来说无异于"社会谋杀"。④马克思主义从生产的物质条件入手，批判恶劣的工作环境对工人阶级健康状况的影响，指出了影响工人阶级健康状况的社会因素。

可以看到，马克思主义把广大人民群众的生命健康置于首要地位，然而在资本主义社会中，无产阶级相比较资产阶级遭受更多的健康不良和疾病情况，工人的身体在资本主义制度下被作为商品售卖，难以保障身体健康，人之为人的尊严与价值被抹杀，更无从谈及人的自由全面发展。马克思指出，这种苦难应该归咎于资本主义社会制度，强调工人阶级必须团结起来形成真正的共同体，反抗资产阶级对工人身体健康权利的剥夺，追求自身的生命权利和真正的解放。

---

① 马克思,恩格斯.德意志意识形态[M]//马克思,恩格斯.马克思恩格斯文集:第1卷.北京:人民出版社,2009:520.
② 马克思,恩格斯.德意志意识形态[M]//马克思,恩格斯.马克思恩格斯文集:第1卷.北京:人民出版社,2009:519.
③ 马克思,恩格斯.德意志意识形态[M]//马克思,恩格斯.马克思恩格斯文集:第1卷.北京:人民出版社,2009:520.
④ 恩格斯.英国工人阶级状况[M]//马克思,恩格斯.马克思恩格斯文集:第1卷.北京:人民出版社,2009:409.

7.1.2　资本主义生产方式使卫生健康问题成为全球性问题

不同国家、民族对卫生健康问题存在不同的认识和处理方式，在世界历史形成之前并不影响人类整体的生存，因为自然地理因素天然阻断了疾病等灾害传播，从而使卫生健康问题仅仅表现为一种地域性的特点。但是，随着资本主义生产方式的确立，"各个相互影响的活动范围在这个发展进程中越是扩大，各民族的原始封闭状态由于日益完善的生产方式、交往以及因交往而自然形成的不同民族之间的分工消灭得越是彻底，历史也就越是成为世界历史"。[①] 随着资本主义工业化的全球扩展，各个民族不再封闭自守，世界范围内的国家、民族交往日益紧密，人类历史开始从地域性的民族历史走向资本逻辑主导的世界历史，卫生健康问题也随之发生新变化，某一个地区性、民族性的疾病或灾害，通过资本主义全球化演变为世界性的公共卫生危机。

马克思在《德意志意识形态》中指出："大工业创造了交通工具和现代的世界市场，控制了商业，把所有的资本都变为工业资本，从而使流通加速（货币制度得到发展）、资本集中。它尽可能地消灭意识形态、宗教、道德等，而在它无法做到这一点的地方，它就把它们变成赤裸裸的谎言。它首次开创了世界历史，因为它使每个文明国家以及这些国家中的每一个人的需要的满足都依赖于整个世界，因为它消灭了各国以往自然形成的闭关自守的状态。"[②] 马克思认为，资本主义的发展开创了世界历史，世界历史的产生和发展源于资本主义生产方式"不断扩大产品销路的需要，驱使资产阶级奔走于全球各地。它必须到处落户，到处开发，到处建立联系。资产阶级，由于开拓了世界市场，使一切国家的生产和消费都成为世界性的了"。[③] 在世界历史的进程中，各个国家、地区、民族都不可避免地卷入到了全球化的进程之中，这是因为资本主义的生产方式致使每个人的需要的满足都依赖于整个世界，世界性的交往愈发频繁，全世界的民族国家愈发成为互相需要、彼此满足、休戚与共的整体。

世界历史的发展意味着世界各个国家民族具有越来越广泛的共同利益和价值共识，同样也会遭遇越来越复杂的全球卫生治理难题。首先，资本的扩张促使资本主义国家在全球范围内不断开发既有殖民地、开辟新殖民地，因此，某些地方性疾病越出了以往的地理界限，逐渐变成全球范围内的流行病。以霍乱为例，马克思指出："柴明达尔制度和莱特瓦尔制度，再加上盐税，同印度的气候结合起来，就成为霍乱流行

① 马克思, 恩格斯. 德意志意识形态 [M]// 马克思, 恩格斯. 马克思恩格斯文集: 第 1 卷. 北京: 人民出版社, 2009: 540-541.

② 马克思, 恩格斯. 德意志意识形态 [M]// 马克思, 恩格斯. 马克思恩格斯文集: 第 1 卷. 北京: 人民出版社, 2009: 566.

③ 马克思, 恩格斯. 共产党宣言 [M]// 马克思, 恩格斯. 马克思恩格斯文集: 第 2 卷. 北京: 人民出版社, 2009: 35.

的温床——这是印度人对西方世界的报复，这是人类的灾难和罪恶互为影响的一个惊人的严酷的事例。"① 马克思认为，霍乱的流行和资本主义殖民运动有紧密的关联。印度的英属殖民地实行的柴明达尔制度和莱特瓦尔制度"都不是为了土地耕种者的利益，也不是为了土地占有者的利益，而是为了从土地上征税的政府的利益"②。一方面，英国入侵者和殖民地当地政府相互勾结，控制了印度的赋税，高额税负使底层的人民难以负担，在严苛的生存环境下，殖民地人民的身体越发衰弱；另一方面，作为一种主要经水传播的流行病，印度湿润的气候容易成为霍乱的温床，殖民运动作为社会因素和环境因素叠加最终造成了霍乱在印度的流行。研究表明，1818 年，"英国的军队把霍乱从他们加尔各答的指挥部带走，送给他们的尼泊尔和阿富汗敌人……船只在1820—1822 年间把霍乱传到锡兰、印度尼西亚、东南亚大陆、中国和日本"。③ 由于资本主义的扩张和入侵，霍乱闯入了世界上的其他国家和地区，而那里的人们对于霍乱缺乏基本的免疫力和防治经验，因而在 19 世纪出现了霍乱的全球大流行。从霍乱等疾病的全球流行可以看出卫生健康问题在世界历史的背景下从地域性问题转变为全球性、世界性问题。

其次，世界市场的形成不仅使疾病或灾害从地域性转变成全球性，而且加快了其传播速度。疾病在世界市场形成之前也会随着民族大迁徙等行为缓慢传播，但是世界市场形成之后，"资本一方面要力求摧毁交往即交换的一切地方限制，征服整个地球作为它的市场；另一方面它又力求用时间去消灭空间，把商品从一个地方转移到另一个地方所花费的时间缩减到最低限度。资本越发展，从而资本借以流通的市场，构成资本流通空间道路的市场越扩大，资本同时也就越是力求在空间上更加扩大市场，力求用时间去更多地消灭空间"④，因此，"中世纪的市民靠乡间小道需要几百年才能达到的联合，现代的无产者利用铁路只要几年就可以达到了"。⑤ 资本流通的速度加快了疾病或灾害传播的速度，使流动的人口和货物成为"一支流动的传染病纵队，它

---

① 马克思 . 战争问题——议会动态——印度 [M]// 马克思，恩格斯 . 马克思恩格斯全集：第 12卷 . 北京：人民出版社，1998: 243-244.

② 马克思 . 战争问题——议会动态——印度 [M]// 马克思，恩格斯 . 马克思恩格斯全集：第 12卷 . 北京：人民出版社，1998: 241.

③ 麦克尼尔威廉 . 瘟疫与人 [M]. 余新忠，毕会成，译 . 北京：中国环境科学出版社，2010: 158.

④ 马克思 . 政治经济学批判 (1857—1858 年手稿) 摘选 [M]// 马克思，恩格斯 . 马克思恩格斯文集：第 8 卷 . 北京：人民出版社，2009: 169.

⑤ 马克思，恩格斯 . 共产党宣言 [M]// 马克思，恩格斯 . 马克思恩格斯文集：第 2 卷 . 北京：人民出版社，2009: 40.

把天花、伤寒、霍乱、猩红热等疾病带到它扎营的附近地区"①。资本迅速增长的时期也是大流行病开始的时期，"19 世纪，欧洲和美国曾四次遭受全球性流行病亚细亚霍乱的严重侵袭……整个 19 世纪，其他传染病也不断出现在城市社区，有时极为严重，造成大量人员伤亡……虽然不能忽视引发这些流行病的生物因素，但流行病很大程度是由经济和社会因素造成的。在这一时期铁路和轮船彻底改变了运输业。有了蒸汽，航运不必再依赖变化莫测的天气。船只和火车按时到达，易腐烂的食物可以被运输，更多的人开始旅行。世界变得越来越小。去遥远的地方相对容易了，时间也相对短了……为传染病的传播和暴发提供了便利。"② 资本用时间去消灭空间，导致疾病或灾害的传播速度加快，从而引起了大流行病在全球出现，致使成为全球性、世界性的卫生健康问题变得更为复杂。

最后，世界市场的形成和发展不仅使原来的地域性疾病或灾害更快地传播到世界各地，而且塑造了新的环境，造成了新的疾病或灾害。在《德意志意识形态》中，马克思指出："人类生活的世界，并非开天辟地以来就是如此，而是人的物质生产活动的产物，这在世界市场形成之后更加明显。"正如马克思批判费尔巴哈时指出的，"费尔巴哈没有看到他周围的感性世界绝不是某种开天辟地以来就直接存在的、始终如一的东西，而是工业和社会状况的产物，是历史的产物，是世世代代活动的结果，其中每一代都立足于前一代所奠定的基础上，继续发展前一代的工业和交往，并随着需要的改变而改变他们的社会制度。甚至连最简单的'感性确定性'的对象也只是由于社会发展、由于工业和商业交往才提供给他的。大家知道，樱桃树和几乎所有的果树一样，只是在几个世纪以前由于商业才移植到我们这个地区。由此可见，樱桃树只是由于一定的社会在一定时期的这种活动才为费尔巴哈的'感性确定性'所感知。"③ 人的物质生产活动不断塑造新的环境，由于资本不断扩张的本性，生产活动由地域性的活动逐渐转变为世界性的活动，人所面对的社会环境也在资本主义生产的扩张下被改造重塑。

恩格斯在《英国工人阶级状况》中通过对工人生活状况的描绘，指明了资本主义生产造就的新环境对工人卫生健康和生命的侵害，尤其指出了在世界历史的条件下大城市的形成与发展对人的生命健康产生了新的威胁。以爱尔兰人迁徙为例，随着工业化的发展，英国的资本主义进一步扩张需要寻求大量的廉价劳动力，同时，自从爱尔兰人知道，在圣乔治海峡彼岸只要手上有劲就可以找到工资高的工作，每年都有大批

① 马克思.资本论(第一卷)[M]// 马克思,恩格斯.马克思恩格斯文集：第 5 卷.北京：人民出版社,2009:765.

② 罗森·乔治.公共卫生史[M].黄沛一,译.南京：译林出版社,2021:297-298.

③ 马克思,恩格斯.德意志意识形态[M]// 马克思,恩格斯.马克思恩格斯文集：第 1 卷.北京：人民出版社,2009:528.

的爱尔兰人到英格兰来，^①因此促成了从爱尔兰到英格兰的移民。爱尔兰人大量涌入英格兰的大城市，而城市的基础设施建设和住房供给与人口的激增需求完全不匹配，住房拥挤、水源污染等问题比比皆是，恩格斯认为，每个城市都存在着挤满了工人阶级的贫民窟，而人口的集中将为卫生健康问题的暴发埋下隐患。"大城市人口集中这件事本身就已经引起了不良后果。伦敦的空气永远不会像乡村地区那样清新，那样富含氧气。250万人的肺和25万个火炉挤在三四平方德里的面积上，消耗着大量氧气，要补充这些氧气是很困难的，因为城市建筑形式本来就阻碍了通风。呼吸和燃烧所产生的碳酸气，由于本身比重大，都滞留在街道上，而大气的主流只从屋顶掠过。居民的肺得不到足够的氧气，结果肢体疲劳，精神萎靡，生命力减退。因此，虽然大城市的居民患急性病的，特别是各种炎症的，比生活在清新空气里的农村居民少得多，但是患慢性病的却多得多。如果说大城市的生活本来就已经对健康不利，那么，工人区的污浊空气造成的危害又该是多么大啊，我们已经看到，一切能污染空气的东西都聚集在那里……在这种情况下，这个最贫穷的阶级怎么能够健康和长寿呢？在这种情况下，除了过高的死亡率，除了不断发生的流行病，除了工人的体质注定越来越衰弱，还能指望些什么呢？"^②

除此之外，恩格斯在《英国工人阶级状况》中根据无产阶级产生的历史顺序考察了工业无产阶级、矿业无产阶级（即煤矿和金属矿工人）和农业无产阶级，说明了不同的工业部门对工人健康有不同的危害。"例如在纺纱工厂和纺麻工厂里，屋子里都飞舞着浓密的纤维屑，这使得工人，特别是梳棉间和刮麻间的工人容易得肺部疾病。"^③针织工人由于整天坐着，"眼睛因为工作本身的性质经常保持紧张状态，这就使他们的整个身体都衰弱下去，特别是影响了视力"。^④资本主义创造了不同的工业部门，社会分工愈发精细化，随着社会化的大生产和分工，在不同工业部门劳动的工人也随之产生了不同的职业病，职业病对人的生命健康的威胁在资本主义生产方式不断扩张的条件下越发显著，通过世界市场的形成和发展使其成为全球性、世界性的复杂问题。资本主义生产方式塑造的新环境对人的生命造成的伤害使卫生健康问题不仅是一个科学问题，更是一个社会历史性问题。在资本主义在全球不断扩张的背景下，这种社

---

① 恩格斯.英国工人阶级状况 [M]// 马克思，恩格斯.马克思恩格斯全集：第 2 卷.北京：人民出版社，1957：374.

② 恩格斯.英国工人阶级状况 [M]// 马克思，恩格斯.马克思恩格斯文集：第 1 卷.北京：人民出版社，2009：409-411.

③ 恩格斯.英国工人阶级状况 [M]// 马克思，恩格斯.马克思恩格斯全集：第 2 卷.北京：人民出版社，1957：449.

④ 恩格斯.英国工人阶级状况 [M]// 马克思，恩格斯.马克思恩格斯全集：第 2 卷.北京：人民出版社，1957：475.

会历史性就表现为各种新的职业病和城市病的产生。

7.1.3　共同体是人类存在的基本方式

马克思恩格斯相信共同体是人类存在的基本方式。人总是生活在一定的共同体中，而这个共同体首先必须建立在有生命的个体基础之上。马克思恩格斯在《德意志意识形态》中指出："全部人类历史的第一个前提无疑是有生命的个人的存在。因此，第一个需要确认的事实就是这些个人的肉体组织以及由此产生的个人对其他自然的关系。"[①]"一切人类生存的第一个前提，也就是一切历史的第一个前提，这个前提是：人们为了能够'创造历史'，必须能够生活。"[②]"生命的生产，无论是通过劳动生产自己的生命，还是通过生育而生产他人的生命，就立即表现为双重关系：一方面是自然关系，另一方面是社会关系；社会关系的含义在这里是指许多个人的共同活动，不管这种共同活动是在什么条件下、用什么方式和为了什么目的而进行的。"[③]在这里，马克思恩格斯着重强调人的个体生命存在的重要性，这一生命存在于两种生产关系中——生产和再生产，这两种生产关系也被置于自然和社会关系背景之下，而且必须通过劳动活动来进行，劳动是许多个人的共同活动，人们正是为了生命个体的存在而进行劳动活动，形成共同体，这一共同体也可以被视为"生命共同体"。马克思指出：首先应当避免重新把"社会"当作抽象的东西同个体对立起来。个体是社会存在物。因此，他的生命表现，即使不采取共同的、同他人一起完成的生命表现这种直接形式，也是社会生活的表现和确证。[④]个体与共同体的关系并不是抽象的对立，共同体为个体提供了实现自由全面发展的保障，离开了共同体，个体的发展无法实现；同时，个体也是共同体关系中的个体，离开共同体考察人的存在，个体就是抽象的。

在《1857—1858 年经济学手稿》中，马克思阐述了人类社会的发展要经历三个阶段："人的依赖关系"阶段、"以物的依赖性为基础的人的独立性"阶段、"自由个性"阶段。同人的发展的三大社会形态相对应的三种类型的共同体分别是"自然形成的共同体""虚幻的共同体"和"真正的共同体"，这也是随着历史变成世界历史这一进程而演进的。

---

① 马克思，恩格斯.德意志意识形态 [M]// 马克思，恩格斯.马克思恩格斯文集：第 1 卷.北京：人民出版社，2009：519.

② 马克思，恩格斯.德意志意识形态 [M]// 马克思，恩格斯.马克思恩格斯文集：第 1 卷.北京：人民出版社，2009：531.

③ 马克思，恩格斯.德意志意识形态 [M]// 马克思，恩格斯.马克思恩格斯文集：第 1 卷.北京：人民出版社，2009：532.

④ 马克思.1844 年经济学哲学手稿 [M]// 马克思，恩格斯.马克思恩格斯文集：第 1 卷.北京：人民出版社，2009：188.

　　马克思详细考察了前资本主义时代的共同体类型。个人对自然形成的共同体具有依赖性，越往前追溯历史，人作为自然存在物就越不能脱离共同体的生活。前资本主义共同体（亚细亚的、古典古代的、日耳曼的）摆脱自然力控制最终形成的人对人控制的依赖性，这一阶段，共同体是社会关系的主体，共同体联结的纽带是血缘关系和统治与服从关系。而这一阶段，人类对于疾病、瘟疫的看法也受到了生产力的限制，人类基本上是以一种纯粹动物式的意识认知自然，对自然界怀有畏惧，面对饥寒、疾病、死亡只能逆来顺受。这一阶段的人类认识不到自身的主体性、能动性，认为人是神的所有物，生命是神化的自然界的所有物，身体的疾病往往被视为神灵降灾，所以人类也只会以祷告的方式祈求神灵祛除疾病。人对疾病的认知在一定程度上是人和神的关系问题，疾病是神灵降下的罪与罚。美国学者霍华德·马凯尔指出："瘟疫给人类造成的恐怖，使人们自然而然地将其归于超自然的力量。事实上，在古老的瘟疫史上，人们无一例外地到宗教中寻求神明的庇护，因为除此之外，人们已经无能为力。《圣经》中就有一个耶稣救赎麻风病人的故事，它体现了一切宗教共同的精神抚慰模式——人们不能在背叛土地和自私心中寻求到神明的庇护。"① "在古代人们的认知中，瘟疫的灾难来源于人的罪行"，瘟疫"总会倾向于被解释成带有道德和精神的宗教信息，以及被理解为上帝向人类揭示其意愿的主要方式。"② 简单的生产方式使人们的活动和生活方式严重依赖自然，自然的不确定性导致人们现实生活困苦，为了摆脱自然的束缚和现实生活的困苦，人们转向宗教，宗教成为现实世界的总理论以及人们求得慰藉和辩护的总依据，对卫生健康问题的理解呈现一种神学形态。

　　随着社会生产力的发展和所有制形式变革，共同体的形式也随之改变，人类社会进入到第二个社会形态，即"以物的依赖性为基础的"资本主义社会，这一阶段的共同体也被马克思称之为"虚假的""虚幻的"共同体。在资本主义生产方式占主导地位的社会，生产力的极大发展改变了人们对卫生健康问题的看法。资本主义生产方式"第一个证明了，人的活动能够取得什么样的成就。它创造了完全不同于埃及金字塔、罗马水道和哥特式教堂的奇迹；它完成了完全不同于民族大迁徙和十字军征讨的远征"，"在它的不到一百年的阶级统治中所创造的生产力，比过去一切世代创造的全部生产力还要多，还要大"。③ 资本主义生产方式创造的巨大生产力表明过去作为神产物的东西，现在都可以通过劳动来完成，因此，无论是神创造的世界，还是神创造的人，现在都表现为如机器或商品一样的人造物。近代以来，通过资本主义生产方式

---

① 马凯尔·霍华德 . 瘟疫的故事 [M]. 罗尘 , 译 . 上海：上海社会科学院出版社 , 2003: 14-15.

② 马凯尔·霍华德 . 瘟疫的故事 [M]. 罗尘 , 译 . 上海：上海社会科学院出版社 , 2003: 16.

③ 马克思 , 恩格斯 . 共产党宣言 [M]// 马克思 , 恩格斯 . 马克思恩格斯文集：第 2 卷 . 北京：人民出版社 , 2009: 34.

的发展，在自然科学层面，对于卫生健康问题的认知和处理方式开始展现为科学的形态，卫生健康问题成为类似于机器维修式的医学问题，其解决的关键在于获得更好的医疗技术；在社会科学层面，应对卫生健康问题成为类似于商品交换中交换者之间平等式的政治问题，其解决的关键在于为人们在医疗服务面前提供平等的获取医学救治的权利。

在资本主义生产方式下，卫生健康问题成为医学问题和政治问题，一方面使卫生健康问题相对以往的神学形态有了巨大进步，为其解决奠定必要的医学知识和政治条件，但另一方面又使卫生健康问题仅仅停留在物—直观的层面，没有办法深入到人—历史的层面，从而将人的生命仅仅理解为物，即商品、机器和动物。之所以如此，是因为资本主义生产方式使人的生命发生了异化。这是因为：在资本主义生产方式下，"对人的需求必然调节人的生产，正如其他任何商品生产的情况一样。如果供给大大超过需求，那么一部分工人就要沦为乞丐或者饿死，因此，工人的存在被归结为其他任何商品的存在条件"，进而"工人成了商品"。[1] 而一旦工人成为商品，"如果他能找到买主，那就是他的幸运了。工人的生活取决于需求，而需求取决于富人和资本家的兴致"[2]。一旦工人成为商品，他就不可能和资本家在政治上享有平等地位，所以，人的生命如果异化为商品，那么在政治上就不可能存在真正的平等，无法保障每一个人的生命健康。在资本主义生产方式下，卫生健康问题作为政治问题，试图从政治平等层面来解决问题是和其前提自相矛盾的。由于生产力的发展，资本主义的分工逐渐精细化，人变成孤立的、自给自足的原子式的个人，使人与人的关系变得冷漠。个体虽然摆脱了对共同体的依赖，却由"物"主宰，变成逐利的个体。马克思认为人应当从这种异化的状态解放出来，把"虚假的共同体"追求物质利益的人转变成、发展成追求"自由而全面的发展"的人。

在虚假共同体阶段，共同体成了虚幻的主体，人与人之间是一种异化关系，存在着普遍利益与私人利益之间的矛盾，共同体的纽带是物的联系，工人沦为资本家赚取利润的机器。一方面，人在劳动中发挥的个性化价值消失了，取而代之的是流水线上的螺丝钉，每个人都可以从事无差别的部分劳动，却无法掌握整个劳动产品的本质，从而使人的劳动机械化、片面化；另一方面，作为人生命的物质承担者的身体，在过度的劳动中逐渐变得畸形，因此，马克思在批判资本主义生产方式下的工场手工业时指出："工场手工业把工人变成畸形物，它压抑工人的多种多样的生产志趣和生产才

---

① 马克思 .1844 年经济学哲学手稿 [M]// 马克思 , 恩格斯 . 马克思恩格斯文集 : 第 1 卷 . 北京 : 人民出版社 , 2009: 115.

② 马克思 .1844 年经济学哲学手稿 [M]// 马克思 , 恩格斯 . 马克思恩格斯文集 : 第 1 卷 . 北京 : 人民出版社 , 2009: 116.

能，人为地培植工人片面的技巧，这正像在拉普拉塔各国人们为了得到牲畜的毛皮或油脂而屠宰整只牲畜一样。"① 一旦人异化为商品和机器，那么人的生命就与动物的生命没有差别。当人异化为商品和机器时，"人（工人）只有在运用自己的动物机能——吃、喝、生殖，至多还有居住、修饰等的时候，才觉得自己在自由活动，而在运用人的机能时，觉得自己只不过是动物。动物的东西成为人的东西，而人的东西成为动物的东西。"② 劳动本应该是人的创造性的活动，体现了人具有有意识的生命活动，"有意识的生命活动把人同动物的生命活动直接区别开来"③，然而资本主义生产方式将人的有意识的生命活动降低为仅仅维持自身生存的手段，人就与动物没有任何区别。所以，如果人的生命一旦异化为机器，就意味着人的精神和肉体上病痛的根源不仅是生理上的问题，也是社会组织结构和生产方式的问题，因而人的身体疾病和精神问题不是单纯依赖医学技术的进步就可以完全消除的。

马克思主义认为在资本主义生产方式下卫生健康问题不可能得到根本解决，因为资本主义私有制条件下的大工业和社会结构是资本主义社会中卫生健康问题产生的根源，而将卫生健康问题仅仅作为医学问题和政治问题恰恰回避了问题的真正解决。因此，马克思在批判费尔巴哈的时候指出，"当他看到的是大批患瘰疬病的、积劳成疾的和患肺痨的穷苦人而不是健康人的时候，他便不得不求助于'最高的直观'和观念上的'类的平等化'，这就是说，正是在共产主义的唯物主义者看到改造工业和社会结构的必要性和条件的地方，他却重新陷入唯心主义。"④ 在马克思看来，卫生健康问题不仅仅是科学和政治的问题，更是社会历史性的问题，而费尔巴哈没有认识到人和自然的社会历史性，从而没能够看到作为科学的医学和政治在解决卫生健康问题方面的局限性。马克思认为资本主义社会不是从来就存在的，而是社会发展到一定阶段的产物。资本就其本质而言不是自然的物的存在，而是一种社会关系。"资本不是物，而是一定的、社会的、属于一定历史社会形态的生产关系，它体现在一个物上，并赋予这个物以特有的社会性质。"⑤ 在马克思看来，这种特定的生产关系就是资本

---

① 马克思.资本论(第一卷)[M]// 马克思，恩格斯.马克思恩格斯文集：第5卷.北京：人民出版社，2009：417.

② 马克思.1844年经济学哲学手稿[M]// 马克思，恩格斯.马克思恩格斯文集：第1卷.北京：人民出版社，2009：160.

③ 马克思.1844年经济学哲学手稿[M]// 马克思，恩格斯.马克思恩格斯文集：第1卷.北京：人民出版社，2009：162.

④ 马克思，恩格斯.德意志意识形态[M]// 马克思，恩格斯.马克思恩格斯文集：第1卷.北京：人民出版社，2009：530.

⑤ 马克思.资本论(第三卷)[M]// 马克思，恩格斯.马克思恩格斯文集：第7卷.北京：人民出版社，2009：922.

主义生产关系。资本的结构化运作，就是特定的生产关系把一切存在物都变成资本利润最大化的要素和环节，从而实现资本主义生产关系的生产和再生产。资本逻辑并不关心人的生命卫生安全，人的生命只是被视为资本主义生产的要素，工人受资本家任意支配。在资本逻辑的支配和控制之下，人的生命是工具化、异化的存在，"作为资本，工人的价值按照需求和供给而增长，而且，从肉体上来说，他的存在、他的生命，也同其他任何商品一样，过去和现在都被看成是商品的供给"①。所以，马克思主义认为如果要突破处理卫生健康问题科学形态的解决方案——医学和政治的局限性，就必须深入社会历史层面，认识到卫生健康问题会随着社会生产力和生产关系的变化而变化。只有改变资本主义生产方式，实现真正的共同体，即到了"自由人联合体"阶段，"全面发展的个人——他们的关系作为他们自己共同的关系"，才可能保障个体生命健康和全面发展。

马克思主义揭示了当代人们面临公共卫生危机事件时，不同国家或民族之间为什么会存在分歧，远古时期和近代社会都有过疾病侵袭人类社会的时期，各个地区、民族和国家分而治之，互不干扰，但是世界历史的发展和世界市场的形成决定了人类社会不再是分散的，而是休戚与共、荣损一体的命运共同体。就此而言，在现代世界历史进程中，解决卫生健康问题就需要全球凝聚共识，共筑卫生防疫与治理事业，构建人类卫生健康共同体。恩格斯在《英国工人阶级》中呼吁英国工人阶级意识到自己并不是单个的、孤立的民族的成员，而是伟大人类大家庭的成员，而且自身利益与全人类利益是一致的，作为这个"统一而不可分的"人类家庭的成员，必须团结起来与资产阶级斗争，努力做"真正符合的含义的人"。马克思主义描述的未来人类社会存在形式是每个人都获得全面自由解放之后所形成的"真正的共同体"，即"自由人联合体"。而"虚假的共同体"的特征是宣称代表普遍利益，而事实上仅仅为一部分人利益服务的所谓的共同体。《共产党宣言》指出，"在资产阶级社会里，资本具有独立性和个性，而活动着的个人却没有独立性和个性。"共产主义"代替那存在着阶级和阶级对立的资产阶级旧社会的，将是这样一个联合体；在那里，每个人的自由发展是一切人的自由发展的条件"。因而，人类卫生健康共同体追求的目标不是仅代表某些国家、某些阶级、某些群体利益的"虚假的共同体"，而是为了全球卫生而形成的"真正的共同体"，在这里，每个人都能平等地享有健康权利。

7.1.4　以全球卫生为目标的卫生健康共同体

在当今世界，一方面，各个国家由于生产方式的不同，导致人们在卫生健康方面

---

① 马克思 . 1844 年经济学哲学手稿 [M]// 马克思 , 恩格斯 . 马克思恩格斯文集 : 第 1 卷 . 北京 : 人民出版社 , 2009: 170.

存在意识形态分歧，即对卫生健康问题的认识和解决方案不一致的问题；另一方面，由于世界历史的形成和发展，生产的全球化及资本在全世界的迅速流转，卫生健康问题成为一个全球性、世界性的复杂问题，从而使任何一个国家都无法单独应对。这使得人们必须能够在对卫生健康问题有分歧的意识形态中求同存异，寻求在不同生产方式中对卫生健康问题的共识，马克思对资本主义生产方式的批判性考察及其对"真正的共同体"的论证，为构建人类卫生健康共同体指明了可能性和起点。

"全部人类历史的第一个前提无疑是有生命的个人的存在"①，因此，无论是马克思批判的资本主义社会，还是其为人类指明道路的未来共产主义社会，其前提都是有生命的个人存在。在这里需要指出，资本主义社会和共产主义社会及其初级阶段的社会主义社会虽然都以有生命的个人存在为前提，但是二者的出发点和目的是不一样的，资本主义社会将生命的个人存在作为其获取剩余价值的手段，其解决卫生健康问题的出发点和目的是获取更多的剩余价值，而共产主义社会及其初级阶段的社会主义社会将卫生健康问题的解决作为有生命的个人存在实现自由而全面发展的手段。因此，有生命的个人存在在共产主义社会及其初级阶段的社会主义社会中是以人本身为出发点和目的的。

虽然资本主义社会将有生命的个人存在作为获取剩余价值的手段，但不可否认的事实是，资本主义在发展到一定阶段时，出于获取更多剩余价值的目的，努力通过医学技术和政治措施来解决社会中存在的卫生健康问题，使有生命的个人存在更好地为资本增殖服务。马克思在《资本论》中用大量篇幅描述了工人被当作有意识的器官、机器的附件，指出资本主义生产方式是对个人的物化。以延长工人的工作日为例，马克思深入资本主义生产方式论证了这一做法的原因。工作日的长度等于必要劳动时间的长度和剩余劳动时间的长度，工作日的最低界限是不低于必要劳动时间长度，而最高界限则取决于劳动力的身体界限和道德界限，需要给予工人一定时间满足其身体需要和精神需要。而资本家按照劳动力的日价值购买了劳动力，自然希望尽量扩大劳动力的使用时长。因为"作为资本家，他只是人格化的资本"，而"资本只有一种生活本能，这就是增殖自身，创造剩余价值，用自己的不变部分即生产资料吮吸尽可能多的剩余劳动"。② 从资本家的角度来讲，工人不过是劳动时间的人格化，资本对待工人只不过是对待单纯的生产资料，而不是从人的角度来看待，人在资本主义的生产方式中被降级为"物"。通过延长工作日，人的身体处于萎缩状态，甚至资本靠缩短人

---

① 马克思，恩格斯.德意志意识形态[M]// 马克思，恩格斯.马克思恩格斯文集：第1卷.北京：人民出版社，2009: 519.

② 马克思.资本论(第一卷)[M]// 马克思，恩格斯.马克思恩格斯文集：第5卷.北京：人民出版社，2009: 269.

的寿命，而在一定期限内继续延长工人的生产时间。在发达的工厂形态中，"工人转化为局部机器的有自我意识的附件"①，完全取消了作为全面发展的人的自由。

马克思指出："但是，劳动力的价值包含再生产工人或延续工人阶级所必需的商品的价值。既然资本无限度地追逐自行增殖，必然使工作日延长到违反自然的程度，从而缩短工人的寿命，缩短他们的劳动力发挥作用的时间，那么，已经消费掉的劳动力就必须更加迅速地得到补偿，这样，在劳动力的再生产上就要花更多的费用，正像一台机器磨损得越快，每天要再生产的那一部分机器价值也就越大。因此，资本为了自身的利益，看来也需要规定一种正常工作日。"②工人作为机器，其磨损会增加生产的成本，因此资本家（人格化的资本）也会对工人规定正常工作日，但这种规定不是以人为中心，而是以利润为中心，人被视为机器，抹杀了人本身的尊严和价值，单纯作为物为资本所操纵，这种背景下，工人的生命健康不可能得到保护。可以看到，资本家也在试图解决卫生健康问题，只不过这种解决方式的底层逻辑依旧是围绕利润的增殖，作为机器的工人身体出现问题，相当于机器发生故障，这会阻碍生产的进行，进而影响资本家的利润收入。

资本家一方面会出于维护生产的原因关注工人的生命健康，另一方面也会出于利己的原因着手解决流行病的问题。这是因为"霍乱、伤寒、天花以及其他流行病的一再发生，使英国资产者懂得了，如果他想使自己以及自己的家人不致成为这些疾病的牺牲者，就必须立即着手改善自己城市的卫生状况。"③曼彻斯特发生霍乱时，"城市中的资产阶级全都惊慌起来，他们忽然想起了穷人的那些不卫生的住宅，而且一想到每一个贫民窟都会成为传染病的大本营，瘟疫会从那里向四面八方传播，会侵入有产阶级的住宅，就吓得发起抖来。"④

因此，恩格斯在 1892 年为《英国工人阶级状况》德文第二版写的序言中指出：1892 年的英国比 1844 年的英国在卫生健康方面有巨大的改善，"这本书里所描写的那些最令人触目惊心的恶劣现象，现在或者已经被消除，或者已经不那么明显。下水道已经修筑起来或改善了；在境况最差的'贫民窟'中间，有许多地方修建了宽阔的

---

① 马克思.资本论(第一卷)[M]// 马克思,恩格斯.马克思恩格斯文集：第 5 卷.北京：人民出版社,2009: 557.

② 马克思.资本论(第一卷)[M]// 马克思,恩格斯.马克思恩格斯文集：第 5 卷.北京：人民出版社,2009: 307.

③ 恩格斯.英国工人阶级状况[M]// 马克思,恩格斯.马克思恩格斯文集：第 1 卷.北京：人民出版社,2009: 368.

④ 恩格斯.英国工人阶级状况[M]// 马克思,恩格斯.马克思恩格斯全集：第 2 卷.北京：人民出版社,1957: 346.

街道；'小爱尔兰'已经消失，'七日规'跟着也将被清除"①。所以，马克思在《资本论》的第一版序言中，才会指出英国在卫生健康方面所取得的成果值得德国和西欧大陆其他国家学习，"工业较发达的国家向工业较不发达的国家所显示的，只是后者未来的景象"，"如果我国各邦政府和议会像英国那样，定期指派委员会去调查经济状况，如果这些委员会像英国那样，有全权去揭发真相，如果为此能够找到像英国工厂视察员、编写《公共卫生》报告的英国医生、调查女工童工受剥削的情况以及居住和营养条件等等的英国调查委员那样内行、公正、坚决的人们，那么，我国的情况就会使我们大吃一惊"。②

虽然资本主义社会对卫生健康问题的缓解无法使其得到彻底解决，正如恩格斯面对 1892 年改善工人卫生健康之后的英国时所说的那样，"这有什么意义呢？我在 1844 年还能用几乎是田园诗的笔调来描写的那些地区，现在随着城市的发展已经整批地陷入同样衰败、荒凉和穷困的境地。当然，猪和垃圾堆现在是看不到了。资产阶级掩饰工人阶级灾难的手法又有进步……警察局的命令多如雪片，但只能用来掩盖工人的穷困状况，而不能消除这种状况。"③ 但是，不可否认的是资本主义社会对卫生健康问题的解决在客观上确实为有生命的个人提供了更好的条件，即虽然资本主义对卫生健康问题的解决方案具有局限性，但这种局限性在另一个方面也表明其在维护有生命的个人存在方面具有进步性。

马克思认为"只有在共同体中才可能有个人自由"，因而卫生健康问题也只有在真正的共同体中才能真正得到解决。有生命的个人在虚假共同体中是受限的，在维护私有财产以及利己主义价值观的狭隘视界里，个人与国家共同体呈现对立关系，个人实然的自由与应然自由之间相应的也是对立关系。在虚假共同体中，个人的权利无法获得应有的保障，尤其是处于被剥削和被压迫地位的无产阶级生命健康受到威胁，这是对生命平等和自由的抽象承诺最直观的否定。无产阶级缺少对自身健康的基本保护意识，难以获得医疗救助，繁重的体力劳动也将造成无产阶级的卫生健康问题，使无产阶级成为流行病侵袭的主要群体。从马克思共同体思想的立意看，应当祛除笼罩在共同体之上的资产阶级意识形态所体现的虚假性和抽象性，改变造成人的不自由及产生卫生健康问题的生产方式和社会结构。这样，才能保障人的生命健康和自由发展，

① 恩格斯. 英国工人阶级状况 [M]// 马克思, 恩格斯. 马克思恩格斯文集: 第 1 卷. 北京: 人民出版社, 2009: 368-369.

② 马克思. 资本论 (第一卷)[M]// 马克思, 恩格斯. 马克思恩格斯文集: 第 5 卷. 北京: 人民出版社, 2009: 8-9.

③ 恩格斯. 英国工人阶级状况 [M]// 马克思, 恩格斯. 马克思恩格斯文集: 第 1 卷. 北京: 人民出版社, 2009: 69.

最终实现"每个人的自由发展是一切人的自由发展的条件。"[①]

所以，无论是资本主义对于人的认知，还是马克思对人的本质是一切社会关系的总和的指认，都共同说明了人的生命是一切事物的肯定性前提。有生命的个人存在是一切道德、价值等意识形态和上层建筑的前提，没有生命，就没有一切。人的生命健康对于生产活动、对于人的自由发展的重要性不言而喻。因而，对于生命健康的追求实际上是全人类共同的追求，不同的政治制度、文化传统和意识形态或许是全球合作的阻碍，但对于全球生命健康的保障这一追求可以最大限度地在当前新冠疫情横行的世界中凝聚共识。当前我们面临的重大公共卫生危机既是一次挑战，也是一次机遇。无论何种制度的国家都需要考量对于人生命健康的保障，所以全球卫生治理合作的出发点应当是保护全人类的生命健康福祉，超越意识形态纷争，凝聚人类卫生健康共同体的伦理共识，最大限度地团结抗疫力量攻克疫情。推动人类卫生健康共同体的建设将有助于凝聚守望相助、平等相待、相互包容、通力合作、共同受益的共识，推动全球交往合作的深化发展，进而有助于人类命运共同体的建设。

7.2　中华优秀传统文化传承

2012 年 11 月中国共产党第十八次全国代表大会中明确提出了要倡导"人类命运共同体"意识。"习近平就任总书记后首次会见外国人士就表示，国际社会日益成为一个你中有我、我中有你的'命运共同体'，面对世界经济的复杂形势和全球性问题，任何国家都不可能独善其身。"[②]"四海之内若一家。"[③] 在中华传统文化中早有此言，四海之内，犹如一家人，也可以理解为当今世界各国是一个整体，随着人与人、国与国的交往日益密切，我们更应当申明并坚守这一观念。

人类卫生健康共同体可以说是"人类命运共同体"理念的一个具体体现，其中蕴含着丰富的中国传统历史文化思想，为全球新冠疫情防控提供了中国方案，体现了中国力量，展现了中国情怀。其中包含着人与人之间、人与社会之间、国家与国家之间的"和合大同""修睦相助""仁爱待人""达则兼善天下"等重要的中华传统文化思想。

---

① 马克思，恩格斯.共产党宣言 [M]// 马克思，恩格斯.马克思恩格斯文集：第 2 卷.北京：人民出版社，2009：53.

② 2012 年 12 月 5 日，习近平同在华工作的外国专家代表座谈时的讲话。

③ 宋小兰译注.荀子 [M].北京：中华书局，2012：86.

7.2.1 和合大同

"和"与"合"二字放在一起使用是在春秋时期。据记载，"和合"二字最早出现在《国语·郑语》中："商契能和合五教，以保于百姓也。"①意思是，商契如果能将这五教和合，便能使百姓安身立命。史伯对"和合"进行了论述："夫和实生物，同则不继。……若以同裨同，尽乃弃矣。"②由此可以看出，因和而能生万物，并不是说要将具有差异性的事物直接变成无差异的存在，而是承认矛盾中是存在多样性的，将这些多样性统一在一起，并承认多样性，才能实现互相之间和合发展。"和合"作为学术概念，是由中国人民大学张立文教授提出的，指汉族的和合文化。"和"最常用的组词就是"和谐"。"和"是中华传统文化中非常重要的概念，与"合"搭配，就是将存在不同但相互和谐的事物融合在一起，从而成为一个和谐的整体。先有"和"，才能"合"，"和"是基础，"合"是路径。"这是中华传统文化的基本价值之一，'和'指的是和平、和谐、和睦，'合'指的是合作、联合、聚合，'和合'是人类'共生'之道，中国始终认为，世界好，中国才能好；中国好，世界才更好。"③和合共生，是构建人类卫生健康共同体的核心内容。

和合文化的理论内核来自《论语》中的"和而不同"的论述④，意思是人与人之间要和睦相处，但并不是随便附和别人。"尊重差异、包容多样"的和谐文化得到发展，世界万物之间存在的差异是不以人的意志而转移的，它是客观存在的，它认为世界万物的差异并非相互排斥，而是和谐共生，在宇宙和自然的法则中，包容精神与和合之道随处可见，即古人所讲"万物并育而不相害，道并行而不相悖"⑤。万事万物就像天地那样没有不能掌控承载的，没有不被包括施惠的，就像四季交错运行，日月照亮天空。然后天下万物能一同发育而不相互危害，各种行为准则能同时进行而不相互矛盾，小的德行像河川一样到处流淌，大的德行像天地一样化育万物。这就是天地之所以被人称颂的原因。

由此可以看出，"和"并不是要将不同的东西同化为一种东西，而是承认差别的存在，在不同中求同存异，追求和而不同的统一。人类卫生健康共同体理念正在充分诠释这些内涵。其中，在人类生命和健康上达成的共识便是人类卫生健康共同体中的"同"的内涵。

"大同"最早见于《礼记·礼运》："'大道之行也，天下为公，选贤与能，讲

① 徐元诰.郑语 [M]// 国语集解：卷 16. 王树民等点校.北京：中华书局，2002: 466.
② 徐元诰.郑语 [M]// 国语集解：卷 16. 王树民等点校.北京：中华书局，2002: 70.
③ 李凯.构建人类卫生健康共同体的三重意蕴 [J]. 大连干部学刊，2020, 36(8): 12-16.
④ 陈晓芬译注.论语 [M].北京：中华书局，2016: 177.
⑤ 朱熹.四书章句集注 [M].北京：中华书局，1983: 37.

信修睦。故人不独亲其亲，不独子其子，使老有所终，壮有所用，幼有所长，矜寡孤独废疾者皆有所养。男有分，女有归。货恶其弃于地也，不必藏于己；力恶其不出于身也，不必为己。是故谋闭而不兴，盗窃乱贼而不作，故外户而不闭，是谓大同。'"① 就是说，天下是人们所共有的，把品德高尚、有才能的人选出来，每个人都要讲求诚信，培养和睦气氛，人们不仅要抚养自己的子女和父母，还要使孩童能够健康成长、父母能够颐养天年、社会弱势群体也能得到照顾、整个社会的人群都能得到良好的生存和供养、各个阶层的人都能顺应自然，承担社会和家庭应有的角色和责任，从而形成理想社会。每个人都能达到如此，便可成为大同的理想社会。这是最早中国传统思想中对于"大同"的阐释，也是中国古代至圣先贤的价值目标和价值理想。

人类在面对卫生与健康问题时，达到"同"的基础是：人"能群"。荀子有云："人，力不若牛，走不若马，而牛马为用，何也？人能群，而彼不能群。"② 人，力气不如牛大，走路不如马快，而牛马却为人所用。这是因为什么呢？这便是人会团结，但是动物不会团结吗？在荀子看来，人与人之间是有着千丝万缕联系的，以"群"之力来征服自然界，它体现着联系的观点，是坚持用联系观点看问题的体现。东晋葛洪在《抱朴子·博喻》中有言："志合者，不以山海为远，道乖者，不以咫尺为近。"就是说，如果两人志趣相同，他们不会因为有山海阻隔而感到彼此距离很远。如果两个人的理念不合，不会认为近在眼前就是距离很近。所以有的人跋山涉水从各处来相聚，也有的人就在眼前却不相交往。所以能达到"同"，首先就是理念上要一致，彼此都具有共同体理念，那无论距离多远，都可以达成共识。能认同别人，需要有容纳不同的心胸，正如《庄子·秋水》所言："天下之水，莫大于海。万川归之，不知何时止而不盈。"③ 天下的水，以海为最大，没有比它更大的了。所有的江河溪流最终都会汇于大海之中，大海不停地接受着四面八方的江河溪流，并不会盈满，大海也不会枯竭。庄子用海水来比喻人，人要克服自满，有容乃大，而不要自以为是。对于水来说，归宿是大海，而人的归宿是大道。因此，人们应该承认多元的文化与文明之间存在差异，但差异并无高低贵贱之分，并且应该用包容理解和而不同的共存理念来倡导人类卫生健康共同体，持有兼容并包共同发展的交流理念。

个体需要融入群体之中，国家需要组成共同体，但在群里和共同体中每个单元并不是被同化了，而是具有各自不同的特点。"坚持交流互鉴，建设一个开放包容的世界。'和羹之美，在于合异。'人类文明多样性是世界的基本特征，也是人类进步的源泉。世界上有 200 多个国家和地区、2500 多个民族、多种宗教，不同历史和国情，

①　胡平生 , 张萌 . 礼记 [M]. 北京 : 中华书局 , 2017: 419-420.
②　宋小兰译注 . 荀子 [M]. 北京 : 中华书局 , 2012: 90.
③　孙通海译注 . 庄子 [M]. 北京 : 中华书局 , 2012: 243.

不同民族和习俗，孕育了不同文明，使世界更加丰富多彩。文明没有高下、优劣之分，只有特色、地域之别。文明差异不应该成为世界冲突的根源，而应该成为人类文明进步的动力。坚持交流互鉴，建设一个开放包容的世界。坚持文明的多样性，尊重其他文明的宗教、历史和习俗，是建立公正合理的国际秩序的基本要求。"[1]

孟子认为："夫物之不齐，物之情也。或相倍蓰，或相什百，或相千万。子比而同之，是乱天下也。巨屦小屦同贾，人岂为之哉？从许子之道，相率而为伪者也，恶能治国家？"[2] 在自然规律中，万事万物都是有所区别的。同样的，各国各地均有自己的文明形态，千差万别，这是客观情形，也是历史必然。所以，在各国文化和文明交流中，不应只推崇某一国或者某一民族的思想。当下，中国提出"实现中华民族伟大复兴"的中国梦，世界不少国家也有自己的梦，如美国梦、法国梦等。中国梦与其他国家的梦，也是"万物并育而不相害，道并行而不相悖"。从这句话可以看出，自古以来中华民族就是尊重万事万物发展规律的，在差异性中寻求共性并以合力战胜外力。当今中国同样如此，在与其他国家相处并合作的同时，尊重别国的差异性，谋求共性以合作。以包容的态度开展合作，谋求共赢，从而实现"大同"，只有这样才能真正实现人类卫生健康共同体。

人类生存发展的历史无数次地证明了只有合作才能长久发展，只有互利互惠才能双赢，文明的延续绝不是靠自私自利地掠夺和牺牲他人权利换取来的那些财富，而是应该回归到生命本身，而健康恰恰是其中的核心，应以人类健康作为基础展开合作、共同繁荣。人类卫生健康共同体的理念使世界各国不仅在应对新冠疫情上取长补短，同时也建构了"尊重差异、包容多样"的和谐文化。

7.2.2　修睦相助

在抗击疫情过程中，我国一直秉承与其他国家友好互助，和衷共济的原则，留下了诸多打动人心的美好诗篇。如日本在援华物资上留下的诗句，曾给处于疫情困难中的我们带来了深深的感动——"山川异域，风月同天""岂曰无衣，与子同裳"。我们虽然隔着不同的山川，生活在不同的地方，但我们所见的却是同一轮明月。再如，疫情期间，韩国为中国提供的防疫物资包装上都印有"道不远人，人无异国"的字样，体现着两国之间的互帮互助。再一次印证了，"中国愿与世界各国开展国际合作、携手抗击疫情、共同构建人类卫生健康共同体"[3] 这一倡议得到的共鸣。

---

① 习近平 2017 年 1 月 18 日在联合国日内瓦总部的演讲《共同构建人类命运共同体》。

② 万丽华，蓝旭译注. 孟子 [M]. 北京：中华书局，2016: 117.

③ 第 73 届世界卫生大会会议开幕式上，习近平总书记发表《团结合作战胜疫情　共同构建人类卫生健康共同体》的致辞。

　　人性本位中"休戚与共"的理念为人类卫生健康共同体提供了有力印证。有幸福共同享受，有祸患共同抵挡。倘若各个国家关系紧密，那么利害便会相同，自然便会携手共进，若不肯携手，最后分崩离析，都无法获得好处。"休戚与共"最早从《三国志·吴主传》中的"荣福喜戚，相与共之"变化而来，形容关系紧密，利害相同，彼此之间既能共享幸福和欢乐，又能共同承担痛苦与忧愁，忧喜祸福共同承担，是人与人相处关系的一种境界。不论条件发生什么变化，都始终在一起，这是一种纯洁高尚的友谊关系。在这种关系中，作为朋友的双方已经融为一个整体，各自都排除了为己的考虑，而把思想和感情化为了为对方着想的行为。特别是当人们遇到困境和痛苦时，朋友之间的休戚与共更显示出其道德价值，体现出了朋友的无私与忠诚。

　　《孟子·告子下》有言："今吾子以邻国为壑。"[1]本意是把旁边的国家当作水坑，将本国发的洪水排到旁边的国家。也就是说，如果只图自己一方的利益，把困难或祸害转嫁给别人，其实质就是损人利己，便如孟子所说的是"仁人之所恶也"。在这次疫情当中，有些国家"以邻为壑"的甩锅现象时有出现。如果所有国家都"以邻为壑"，那每个国家都会是旁边国家的"邻"，也便都成了"壑"，最终的结果是害人害己。所以，无论是个人，还是国家都应该有一颗为人为己的心，而不能只想着为了自己好而祸害他人，这样才可能共同发展。有了困难和问题，应该正确面对，一起合理地解决，而不应该把问题和困难嫁祸给别人，这样对别人不好，对自己也不利。

　　在共同抗疫的过程中，"守望相助"应该是每个国家的诉求。《孟子·滕文公上》是目前已有文献中关于"守望相助"[2]的最早记载。"乡田同井，出入相友，守望相助，疾病相扶持，则百姓亲睦。"其中蕴含了相互帮扶、互助友爱、团结合作的中华传统美德。在随后的语义演变中，"守望相助"逐渐成为古代社会邻里关系相处的价值取向，也成为维系古代社会秩序关系的基本遵循，是中华传统优秀文化的思想精髓。墨子认为，"万事莫贵于义"[3]，要坚守"义"的立场，也与守望相助内涵中的"团结互助"相一致。最早出自《国语·周语下》的"众志成城"，是指人民要万众一心，就会像城墙一样不可摧毁。比喻同心协力，团结一致，就能取得成功。王昌龄有诗《送柴侍御》："沅水通波接武冈，送君不觉有离伤。青山一道同云雨，明月何曾是两乡。"这首诗道出了相隔两地之人也同样可以同舟共济、共沐风雨，哪怕分别了，但明月依然同一，并不会因为地理上的差距造成心中的隔阂，表现了两人分隔两地，却情同一心。再如《道德经》第八十一章曰："既以为人，己愈有；既以与人，己愈多。"《庄子·齐

① 万丽华, 蓝旭译注. 孟子 [M]. 北京：中华书局, 2016: 282.
② 万丽华, 蓝旭译注. 孟子 [M]. 北京：中华书局, 2016: 108.
③ 李小龙译注. 墨子 [M]. 北京：中华书局, 2016: 217.

物论》也有言："天地与我并生，而万物与我为一。"① 这是一种天下之人皆为一体，应尽全力帮助他人的胸怀。

《淮南子·主术训》主张："积力之所举，则无不胜也；众智之所为，则无不成也。"凭借众人的力量，将智慧集中攻坚克难，将会是无往而不胜的。人多的力量往往会大于人少，人少是很难与多人抗衡的。作为人口众多的国家，中国的古人在这一点上有着自己的智慧。也正如孟子所说："寡固不可以敌众，弱固不可以敌强。"② 弱小的敌不过强大的，人少的敌不过人多的。群体的力量积累得越多，这个集体就越强大。这种观点受到当时民众和统治者的认可，所以我国古代的行为多为群体性，如劳动经常是集体劳动，同一个村落、乡镇之间的人际关系非常密切，"人多力量大"是百姓根深蒂固的朴素观念。遇到困难，大家呼吁"一人难挑千斤担，众人能移万座山"，共克时艰，团结在一起，"一人踏不倒地上草，众人能踩出阳关道"。邻里互助、雪中送炭是常常出现在群体中的现象，大家已经形成了一种习惯，因为"一根线容易断，万根线能拉船"，这是一种信念，是通过实践总结出来的经验。

相助也可以理解为相互帮助和协作。《说文》将"协同"解释为："协，众之同和也；同，合会也。"表明和合达成便可协调一致。此次疫情，促使各国走向全球"多元一体"的相互协同模式，即全球协同主义，是指在全人类这一大系统中，世界各国、各地区、各民族、各阶层、各领域、各行业、个人与社会、人类与自然等，谋求和谐共生的理念、实践、路径、方式的总和。这种模式不以资本为价值导向，不以某个国家为权力主导，它鼓励扶弱济贫，引导人类实现共同利益、共同安全、共同发展、共同价值而相互合作。其实，早在《尚书·尧典》就告诫统治者："百姓昭明，协和万邦。"处事要公正，去除一己之偏爱，好恶一同于天下。主张人民和睦相处，国家友好往来。《后汉书·傅燮传》中也有："万人一心，犹不可当，况十万乎！"用来形容广大民众团结一致。中华民族从古至今重视团结互助、和衷共济，并以此为美德。中国有句古话，"上下同心，其利断金"，彰显了团结的重要意义。在疫情防控面前，最需要的是团结，上下一心、团结互助是战胜困难的必需精神，团结协作，就能形成强大合力，再难的事也会变容易。这就是"万众一心"的力量。

在国家互助时，需要敞开心扉，做到共享资源和信息。如《史记·淮阴侯列传》所讲："披腹心，输肝胆，效愚计，恐足下不能用也。"或者如《侯鲭录》中所说："同心相亲，照心照胆寿千春。"相互之间以真心相见，相坦诚交往共事。再如《谯子·齐交》："千里同好，固于胶漆，坚于金石。"尽管朋友相隔千里，也具有同心交好的情谊，比胶漆还牢固，比金石还坚韧。这不仅可以用来体现一种深厚的友谊，

---

① 孙通海译注. 庄子 [M]. 北京：中华书局，2012: 39.

② 万丽华，蓝旭译注. 孟子 [M]. 北京：中华书局，2016: 18.

同时也可以视为一种真诚的合作方式。在人类健康命运共同体的理念下，各国之间分享防疫经验，加强抗病毒药物及疫苗研发的国际合作，同时，向疫情扩散的国家和地区提供力所能及的援助。

当全球都具有人类健康命运共同体的思想认识时，便会为了同一个目标而共同努力。"聿求元圣，与之戮力同心，以治天下。"① 可见，"人心齐，泰山移"，只要大家团结一致，没有干不成的事情，当今是一个合作的时代，人与人之间的合作、群体与群体之间的合作、集团与集团之间的合作，已成为这个时代发展的最大动力。合作融洽，最终取得成功，最重要的一点就是大家心要往一处想，劲要往一处使。

7.2.3　仁爱待人

"人类健康命运共同体"需要内在具有一种"仁爱"之心，方能实现。儒家思想对"仁爱"非常推崇，这也是儒家思想的核心。其中，孔孟所推崇的是一种普遍的仁爱观。孟子曰："君子之于物也，爱之而弗仁；于民也，仁之而弗亲；亲亲而仁民，仁民而爱物。"② 这句话的意思就是说，君子对万物，是具有爱惜之情的，但不是仁爱；对百姓，是具有仁爱之情的，但不是亲爱。放在当下的话语体系下，就是人们要亲爱自己的亲人，要仁爱身旁的人，从而爱惜身边的万物。人所具备的爱应该像同心圆一样扩散出去，虽然爱会有等差，但是要推己及人，才可以具备"仁民爱物"的境界。用孟子的观点来分析，一个连自己都不爱，怎么可能爱自己的家人，一个连家人都不爱的人，怎么可能爱别人，一个对他人都不仁爱的人，怎么可能对万物珍爱呢？对待父母亲人，我们用的方式是"亲"，对待身边的同伴朋友，我们用的方式是"仁"，对待其他生物，我们需要用"爱"的方式，这些情感就是"仁爱"。同时，"仁爱"是上天赋予人的固有的能力，每个人都有爱他人的情感，"人皆有不忍人之心"，"恻隐之心，仁之端也；羞恶之心，义之端也；辞让之心，礼之端也；是非之心，智之端也"。③ 孟子认为，每个人都有怜悯别人的心。比如当你看到一个小孩子要掉到井里，你会自然地感到恐惧并对此具有同情之心。同情，并不是由于与他的父母熟识，这种不忍之心没有任何功利目的，只是天性使然。因为不忍心，具备了一切美德的可能，但要达到最高的人格境界，就需要"仁爱"。"仁者以其所爱及其所不爱；不仁者以其所爱及其所爱。""人皆有所不忍，达之于其所忍，仁也。"④ 也只有做到以上这些，"仁爱"才可以自然而然从内心情感外显为行为方式，以达成社会共同体的标准。

---

① 顾颉刚，刘起釪 . 尚书校释译论 [M]. 北京：中华书局，2005: 889.

② 万丽华，蓝旭译注 . 孟子 [M]. 北京：中华书局，2016: 316.

③ 万丽华，蓝旭译注 . 孟子 [M]. 北京：中华书局，2016: 70.

④ 万丽华，蓝旭译注 . 孟子 [M]. 北京：中华书局，2016: 336.

孔子也强调，"夫仁者，己欲立而立人，己欲达而达人。"① 由此可见，各个国家和各个民族之间的关系都要以真诚互助，平等相待为原则，才可能同舟共济，共同发展，最终达到和谐共赢的状态，形成人类命运共同体的全球共识。同时，还应该做到"己所不欲，勿施于人"。② 把他人的情感推己及人地进行思考，而不是把他者当成自己的敌人，设身处地替别人着想，而不是把别人当成利用的工具，才能良好合作。中国儒家的"仁爱"思想，同样可以用于国家之间，由乡土及四海。子贡曰："如有博施于民，而能济众，何如? 可谓仁乎? "③ 就是说，一个仁爱的人，是一个以"博施济众"为己任的人，是一个乐善好施的人，但要基于自己有实力的前提。如果自己都站不稳，看到别人摔倒，你又怎么扶他呢? 一个有仁德的人，自己要先立身，才能让他人也立得住，自己先要有所发现，才能让他人也一同前进。

北宋张载在《西铭》中提出："故天地之塞，吾其体; 天地之帅，吾其性。民吾同胞，物吾与也。"他认为，所有人以及万物都是天地所生，人与人之间除了亲人关系，其他人应该都是兄弟姊妹。还有唐代韩愈对"博爱之谓仁"的阐释，其思想核心认为博爱即是"仁"。在共同体理念下，人类整体都是同胞，将世界的所有人和自然界的万物都当成是自己的朋友，便会"有仁"，爱自然万物。人类卫生健康共同体理念也符合张载提出的"民吾同胞，物吾与也"的理念，如果将这个思想合理利用，就可以将世界各国的人民与世间的万物都看作是我们的朋友。

道家也有仁爱的思想，庄子认为，"爱人利物之谓仁"④。意思是：泛爱众人、普利万物就叫作"仁爱"，这句话集中体现了中国人民深厚的仁爱思想。这里的"仁"所指代的对象既是对他人的友爱，又是指除人以外对万物的态度。墨家提出："天下兼相爱则治，交相恶则乱。"世间所有人都能相互关爱才能太平，如果只有作恶和仇恨，世间将会混乱不堪。所以墨子提出"兼相爱，交相利"，在人与人都相亲相爱的基础上，便会互惠互利，最后都获得有利的东西，墨子诉诸于兼爱来解决社会矛盾。

东西方文化中都非常重视理性和道德，这是"人类命运共同体"能够落实的重要原因。荀子有言："水火有气而无生，草木有生而无知，禽兽有知而无义，人有气有生有知亦且有义，故最为天下贵。人何以能群? 曰：'分'。分何以能行? 曰：'义'。故义以分则和，和则一，一则多力，多力则强，强则胜物; 故宫室可得而居也。故序四时，裁万物，兼利天下，无它故焉，得之分义也。"⑤ 水火有气却没有生命，草木有生命却没有知觉，禽兽有知觉却没有道义，人有气、有生命、有知觉，而且也有道

---

① 陈晓芬译注. 论语 [M]. 北京：中华书局, 2016: 75.
② 陈晓芬译注. 论语 [M]. 北京：中华书局, 2016: 212.
③ 陈晓芬译注. 论语 [M]. 北京：中华书局, 2016: 75.
④ 孙通海译注. 庄子 [M]. 北京：中华书局, 2012: 198.
⑤ 宋小兰译注. 荀子 [M]. 北京：中华书局, 2012: 91.

义，所以是天下最尊贵的。人的力气不如牛，奔跑不如马，而牛、马为人驱使，原因就是人能组成社会群体，而牛、马不能。由此可以看出人与人之间可以组成社会群体，人与人和谐相处就能团结一致而后拥有更大的力量。所以人要生存就不能没有群体，争斗就会混乱，混乱就会离散，离散就会力量削弱，力量削弱就不能战胜外物。人具有水火、草木、禽兽所有具备的包括气、生命、知觉的所有东西，但是人区别于他们是因为人有义，这是人独特之所在。而其中"义"便将人联系在了一起、结合在一起，成为群体。用群体的力量来改造自然，而群体能够存在的前提条件就是"义"。人们遵循"义"的行为准则，相互之间团结一致以获取群体力量，从而能战胜更大的困难。

可以看出，中国传统思想中的"仁爱"观以及其所引出的理性和道德阐述，为全人类共同体提供了有力的理论支撑。各国应当基于这种"仁爱"的人道主义精神，积极融入全球卫生治理当中，为世界各国人民的安全健康而共同努力。

7.2.4　达则兼善天下

"达则兼善天下，穷则独善其身。"[①]中国古人若获得成就，便会将恩惠恩泽给老百姓，如果没有获得成就，也会继续修身养性，得志之时造福天下苍生，不得志时就洁身自好提升个人修行。这是中国文人一直追求的人格理想，但能做到并非易事。"达"时积极用事，建功立业，尊主泽民，显示的是儒家经世济时的精神，"兼善天下"是一种积极用事的态度，是一种虽遇艰险而不惧的淑世精神。

孔子认为，士人出仕之目的在于行道，是为一展淑世福民的抱负，所以无论穷或达者，均因要以"道"为最高指导原则。这是孔子对士人的要求，也是期许。"君子无终食之间违仁，造次必于是，颠沛必于是。"[②]任何时刻，都不能偏离"道"的规范。孟子对这个思想更加看重，他认为，士人即使在无法施展抱负的时候，也应独善其身。孟子认为，不管在发达时或是不如意之时，均不能忘记作为士人应有的责任，即"尊德乐义，则可以嚣嚣矣。故士穷不失义，达不离道。穷不失义，故士得己焉；达不离道，故民不失望焉。古之人，得志，泽加于民；不得志，修身见于世。穷则独善其身，达则兼善天下"[③]。

不论穷达，均要能怡然自得。孟子的思想在"穷不失义，故士得己焉"一句可谓表露无遗。这是作为"士"所应有的态度和责任。更重要的是在失志不如意时，依然坚守其道，独善其身。儒家讲求以自身之力行其道，潜移默化影响众人，这样也可以带好社会风气。孟子对于颜渊的行为推崇备至："禹、稷当平世，三过其门而不入，孔

---

①　万丽华，蓝旭译注．孟子 [M]．北京：中华书局，2016: 293.

②　陈晓芬译注．论语 [M]．北京：中华书局，2016: 39.

③　万丽华，蓝旭译注．孟子 [M]．北京：中华书局，2016: 293.

子贤之；颜子当乱世，居于陋巷，一箪食，一瓢饮，人不堪其忧，颜子不改其乐，孔子贤之。"孟子曰："禹、稷、颜回同道。禹思天下有溺者，由己溺之也；稷思天下有饥者，由己饥之也，是以如是其急也。禹、稷、颜子易地则皆然。"① 禹和稷所在的朝代政治清明。有禹治水，三过家门而不入；有稷为农师，教民种植百谷。这二人都为人民做出了贡献，所以孔子也称赞他们。颜渊身处乱世之中，住在简陋的小巷中，只有一箪食、一瓢水，非常艰苦，颜渊却自得其乐，孔子也称赞他。孟子认为，禹、稷和颜渊都是同样的人，禹看到天下之人受迫于水患如同自己受苦一般，稷看到饥民如同自己挨饿，所以他们会奋不顾身拯救百姓，而颜渊可以做到当天下无道时，自己修身正己。孟子所谓的"达"与"穷"，都是以天下为前提的，"达"就是得志，古之人，得志，当然要泽加于民，兼善天下。"穷"是不得志，则修身不失义，独善其身，这些都是士人对天下应有的态度。"穷""达"，不能仅将之视为一种对立的状态。而应视为在不得行道之时，要修养自身的能力，待可行道之时，则贡献自己之所长，以造福天下。

　　荀子同样有言："天下知之，则欲与天下同苦乐之；天下不知之，则傀然独立天地之间而不畏：是上勇也。"② 荀子的这一观点与孟子"穷则独善其身，达则兼善天下"是一致的。儒家对士人的要求，从孔子、孟子到荀子，基本上并没有改变。

　　所以，在人类卫生健康共同体理念下，国家之间相助之时，要坚持国际公共卫生资源的公正分配。对于有能力的国家要秉持"达则兼善天下"的理念。人类卫生健康共同体既是具有卫生保障功能的实体性共同体，也是具有健康取向的价值性共同体，这个共同体应该把人的生命和健康放在第一位，同时，卫生公共产品的分配要兼顾和协调各方的能力与责任，正如《淮南子·本经训》中所讲："取予有节，出入有时。"各个国家在实现人类卫生健康共同体的同时，无论是获得帮助还是施以援手，都应当有所节制，协调好各个国家的利益关系。各国应在共商共建共享的原则基础上成为卫生健康发展的伙伴，一同推进卫生健康事业的发展和研究。人类卫生健康共同体是在日益频繁的全球公共卫生危机挑战面前最有效的解决方案，各个国家需要跳出狭隘的国家利益观，使全球卫生治理的成果最终惠及整个国际社会，真正形成人类卫生健康共同体。

7.3　全人类共同价值基础

　　2015 年 9 月 28 日，习近平在第 70 届联合国大会上郑重提出"和平、发展、公平、

---

① 万丽华，蓝旭译注 . 孟子 [M]. 北京：中华书局，2016: 188.
② 宋小兰译注 . 荀子 [M]. 北京：中华书局，2012: 284.

正义、民主、自由，是全人类的共同价值"。2021 年 11 月 16 日，习近平同美国总统拜登举行视频会晤时再次强调，中国倡导和平、发展、公平、正义、民主、自由的全人类共同价值；搞意识形态划线、阵营分割、集团对抗，结局必然是世界遭殃；冷战的恶果殷鉴不远；希望美方把不打"新冷战"表态落到实处。

2021 年 11 月 22 日，习近平在向第四届世界媒体峰会致贺信中强调，当前，世界"百年未有之大变局"和新冠疫情全球大流行相互交织、彼此影响，国际格局演变深刻复杂。如何正确回答时代课题，广泛凝聚世界共识，媒体肩负着重要的社会责任。希望参会嘉宾围绕峰会主题深入探讨、增进共识，努力做民心相通的传播者、人文交流的促进者，为弘扬全人类共同价值、推动构建人类命运共同体作出应有贡献。

习近平在庆祝中国共产党成立 100 周年大会上的讲话中指出：中国共产党将继续同一切爱好和平的国家和人民一道，弘扬和平、发展、公平、正义、民主、自由的全人类共同价值。[①] 全人类共同价值是中国推动全球治理和构建人类命运共同体的重要价值基础，为全人类的共同发展提供了价值遵循。在当今国际学术界，正义、民主、自由等政治哲学话题始终是人们关注的焦点，也是不同意识形态争论的焦点。

7.3.1　和平发展对全球卫生的促进作用

1. 非安全环境对全球卫生的损害

无论是传统社会中以冷兵器为主的战争形态，还是现代社会中高科技愈加深化的战争形态，只要是战争状态，作战人员与人民群众的生命安全与健康始终处于威胁之中。以 20 世纪以来爆发的两次世界大战为例，在第一次世界大战中，交战双方死亡人数约 1000 万，受伤人数超过 1000 万，受到战争波及的平民死亡人数达到 649 万多人；在第二次世界大战中，全世界的死亡人数高达 7000 万，受伤人数超过 1.3 亿。在这些死亡人数中，有些是直接参与战争而死亡，有些是由于战争导致的灾害、饥荒、缺医少药、传染病蔓延、战争屠杀、征兵或者征募劳工等原因而伤亡。不仅如此，第二次世界大战中使用的原子弹所产生的放射性污染及其他有害元素污染了当地环境，还会对人类的身体健康产生长久的代际伤害。

20 世纪 50 年代以来，虽然并未爆发世界级的战争，但是区域性的局部战争依然时有发生。总体而言，战争对人类的生命与健康造成的损伤主要体现在三个方面。一是战争伤害人的身体健康。人身安全与健康是建立在人的生命得以维持基础之上的，对于在战争中死亡的人员来说，他的生存权已被剥夺，更进一步的生命健康与发展已无从谈起；对于在战争中受伤的人员来说，他的生命权虽然得以保留，但身体的健康权与发展权已经遭受某种程度的损伤，生命权的完整性、良好性与发展性已经遭到破

---

① 习近平. 习近平谈治国理政 (第四卷)[M]. 北京：外文出版社，2022: 12.

坏。二是战争伤害人的精神健康。据研究统计，经历过战争的军人不仅遭受着生理上的伤害，还可能遭受心理和精神层面的严重损害。根据心理学研究显示，经历过战争的人群容易患上"战斗疲劳症""创伤后压力心理障碍症""海湾战争综合征"等心理疾病，严重威胁人的精神健康，大大降低人的生命质量。据不完全统计，仅 2004 年，美国退伍军人接受心理健康服务的人数超过 68 万人次。其中患精神障碍的退伍军人高达 284 493 人；患严重心理疾病的退伍军人高达 314 208 人。[①] 三是战争导致平民伤亡惨重。早在 16 世纪，西班牙殖民者携带天花病毒入侵墨西哥，造成 300 多万原住民死于这场瘟疫，墨西哥人由此沦为殖民主义的牺牲品。日本在侵华战争中大量使用细菌战与毒气战，造成中国民众大规模伤亡。1939 年，日军对川渝地区疯狂投掷毒气弹、细菌弹，在难民中引发霍乱疫情的蔓延，造成当地民众大量伤亡。[②]1942 年，日军在滇西大肆散布鼠疫，造成 1943—1945 年滇西鼠疫大流行，也给当地民众带来巨大伤害。[③]

　　除了战争以外，人类还遭受着各种非传统安全威胁。人类的未来发展遭受着其他新的不确定性因素的威胁，诸如自然灾害、环境污染、各种突发事故、流行性疾病、恐怖主义、经济危机、毒品问题，以及在信息网络世界遭遇的各种安全风险等。学界对非传统安全的威胁进行了分类，具体类型包括四点。第一，影响人类可持续发展的非传统安全因素，如环境污染、生态恶化、传染性疾病等。在社会工业化的进程中，由于过度利用自然而导致严重的环境污染，使得居住于其中的人类患上各种疾病，对身体健康造成严重损害。第二，有组织的犯罪行为引发的非传统安全因素，如毒品走私与贩卖人口等。在巨额利润的引诱下，犯罪分子通过售卖毒品和贩卖人口谋取暴利，却无视他人的生命健康与权利。第三，科技发展与信息网络中的非传统安全因素，如基因非法使用、信息诈骗与各种网络犯罪等。人们在网络世界中遭遇的各种风险与威胁也会影响当事人的生命健康与生活稳定。第四，各种具有"现代性"特征的非传统安全因素，如经济危机、心理疾病等。有些人无法避免伴随着"现代性"而至的各种工作压力、生活飘摇，激烈的社会竞争超出人的承受能力，往往会导致各种各样的精神异常，这也非常不利于人类健康的持续发展。总而言之，这些非传统安全的威胁往往具有突发性、不确定性、跨国性、复杂性，涉及面广、牵连性强，给人类的卫生健康保障工作增加了更多难度。它们不仅直接伤害了人的身体健康与精神健康，甚至还有可能引发全球卫生保障整体事业中的正义失衡、殖民主义、违法犯罪、伦理危机等

---

①　Department of Veterans Affairs. National Mental Health Program Monitoring System: Fiscal Year 2004 Report[R]. Washington. DC: U. S. Government Printing Office, 2005: 113.

②　陈启兵 . 日军在川渝实施毒气战、细菌战的历史罪证 [J]. 炎黄春秋 , 2020(5): 38-40.

③　陈致远 . 抗战时期云南的鼠疫与日军细菌战 [J]. 武陵学刊 , 2020(6): 77-85.

社会问题。

2. 和平环境对全球卫生的促进作用

如上所述，不管是处于战争状态还是处于非传统安全的威胁之中，人类的生命与健康很难得到有效的维系与保障。因此，创造和平的社会环境，减少战争与各种风险威胁对人的生命戕害，是保障人的卫生健康的最基本底线。和平环境对促进人的生命安全与健康发展也起着非常重要的推动作用。

首先，在和平年代，人的生命长度与生命质量都远超于战争年代。战争年代的动荡与战乱导致很多人的非正常死亡，这在很大程度上缩短了人的平均寿命，也导致大多数人的生命质量无法维持在正常或者良好状态。但是在和平年代，大多数人免除了被动卷入战争的风险，这大大减少了人类的非正常死亡概率，从整体上保障了大多数人的生命安全。不仅如此，人们在和平的环境中可以投入更多的时间与精力创造生活、享受生活，有利于生活质量的持续性提升，自然也就促进了生命的健康与发展。

其次，在和平年代，人类积蓄了很多有助于自身健康的物质条件。和平时期没有战乱，以及由于战争所导致的大规模、毁灭性的瘟疫和其他天灾人祸，各个国家都全力发展经济、稳定社会秩序、提升国民的生活水平。国家综合国力得到提升的同时，国家对于医疗及相关领域的投入也逐渐增加，这就为提升国民的卫生健康创造了条件。总体而言，科学技术的发展与创新、生产力发展带来的物质生活水平的大幅度提高，都为民众的生活健康保障提供了物质条件与技术支持。以我国为例，进入 21 世纪以来，公共财政对医疗卫生事业的投入比重逐年递增，从 2000 年的 709.52 亿元增加到 2017 年的 15 205.87 亿元。[①] 为了解决老百姓"看病难"和"看病贵"等问题，党和政府不断探索关于深化卫生体制领域的改革措施，从医疗保障制度到国家基本药物制度；从基层医疗卫生服务体系到基本公共卫生服务体系，推动了国家内部医疗资源与公共卫生资源的平等化、均衡化发展，让更多的人民群众享受到医疗与公共卫生服务带来的健康与福利。

最后，在和平年代，世界卫生组织能更好地发挥作用，制定助力于全球卫生发展的条约与规范并推动其实施，促成全球范围内的卫生健康援助与保障工作。就全世界而言，在战争年代，由于国家利益冲突与意识形态地对立，全球很难建立具有统一影响力的全球卫生服务机构与体系，即使有这样的组织，也几乎形同虚设，很难真正发挥作用。但是在和平时期，民族国家之间的冲突与对立并不是处于国际关系的主要方面，国家之间、民族之间、其他组织之间的共识与合作相对战争时期更容易达成，这样有利于开展全球卫生活动与健康事业。据不完全统计，与全球卫

---

① 国家统计局 . 中国统计年鉴 2018[G]. 中国统计出版社 , 2018. http://www. stats. gov. cn/tjsj/ndsj/2018/indexch. htm.

生有关的国际组织与国际公约大多数都是在"二战"之后建立或形成的。世界卫生组织的前身虽然可以追溯到 1851 年巴黎召开的第一次国际卫生会议，但是在 1946 年《世界卫生组织（WHO）宪章》通过之前，这只是一个主要在西方发达国家内部发挥作用的区域性组织。"二战"结束之后，1948 年第一届世界卫生大会在日内瓦举行，《世界卫生组织（WHO）宪章》才开始正式生效。后来随着越来越多的成员国加入，世界卫生组织才真正具有世界性意义。世界卫生组织对于全球卫生的推进工作具有不可磨灭的历史性贡献：①推动了曾经蔓延全球的众多传染病的防治甚至根除工作；②发起了诸多保护妇女与儿童生命健康的计划与合作；③促成了很多国际社会与国际组织对发展中国家尤其是最不发达国家的医疗与公共卫生援助行动；④制定了全球统一规范的健康评定标准与卫生保健章程。

　　3. 国家发展对全球卫生的促进作用

　　国家的经济发展与综合国力为保障国民健康提供了物质保障与机制支持。就中国而言，改革开放取得的伟大成果为人民群众的卫生健康提升作出了巨大贡献。在"十三五"规划发展时期，以习近平为核心的党中央把保障人民健康放在优先发展的战略位置，作出实施健康中国战略的决策部署。党中央、国务院召开全国卫生与健康大会，印发《"健康中国 2030"规划纲要》，扎实推进健康中国建设，实施健康中国行动，深入开展爱国卫生运动，持续完善国民健康政策。经过努力，人民群众的健康水平不断提高。据统计，2015—2020 年，中国国民的人均预期寿命从 76.34 岁提高到 77.93 岁，婴儿死亡率从 8.1‰降到 5.4‰，5 岁以下儿童死亡率从 10.7‰降到 7.5‰，孕产妇死亡率从 20.1/10 万降到 16.9/10 万，主要健康指标居于中高收入国家前列。[①]在"十四五"规划中，党和国家政府继续把人民群众生命安全和身体健康放在第一位，贯彻新时代党的卫生健康工作方针，全面推进健康中国建设，实施积极应对人口老龄化国家战略，加快实施健康中国行动，深化医药卫生体制改革，持续推动发展方式从以治病为中心转变为以人民健康为中心，为群众提供全方位全周期健康服务，不断提高人民健康水平。预计到 2025 年，国家卫生健康体系进一步完善，中国特色基本医疗卫生制度逐步健全，重大疫情和突发公共卫生事件防控应对能力显著提升，中医药独特优势进一步发挥，健康科技创新能力明显增强，人均预期寿命在 2020 年基础上继续提高 1 岁，人均健康预期寿命同比例提高。总体而言，中国人口占世界总人口将近 18%，中国人民的健康水平提升对全球卫生的稳步增长具有直接性贡献。

　　随着中国经济的发展与综合国力的增强，中国在国际行动中积极推动人类卫生健康共同体构建，为其他国家，尤其是广大发展中国家民众的健康发展积极建言献策。

① 国务院办公厅."十四五"国民健康规划 [R]. 2022-05-20. https://www.gov.cn/zhengce/content/2022-05/20/content_5691424.htm.

正如在第 1 篇中所述，自新冠疫情暴发以来，习近平在重要国际场合，多次阐述构建人类卫生健康共同体的理念及其意义，并以中国行动助力人类的全球卫生发展事业。总而言之，中国对全球卫生的贡献主要集中在以下几个方面：第一，积极与世界卫生组织等国际组织合作，推动疫情的全球防控联动与合作；第二，号召世界各国与国际组织搁置差异、摒除分歧，凝聚健康共识、推动疫情防控与卫生保证；第三，号召发达国家主动尽职担责，积极配合世界卫生组织的疫情防控工作，主动承担对发展中国家尤其是最不发达国家的疫情防控援助；第四，呼吁消除单边主义与保护主义，建立公平正义且富有人道主义的保障体制与全球卫生健康资源机制；第五，勇担责任、身体力行，以实际行动支援其他发展中国家的疫情防控与卫生健康服务的基础建设。

不管是中国人民健康状态的提升，还是中国在全球卫生事业中勇担敢为，究其缘由都得益于中国特色社会主义制度的优越性与改革开放 40 多年积累起来的发展成果。一方面，在习近平新时代中国特色社会主义事业的伟大征程中，中国共产党要带领中国人民实现"美好生活"，实现中华民族的伟大复兴，其中必然包含人民群众物质生活的富足与精神生活的丰富，以及作为中华民族的人的生命整体的良好发展。另一方面，中国始终坚持社会主义制度、坚持马克思主义理论指导、坚持以全人类的自由全面发展作为最高目标。在这条漫长的道路上，中国的发展不会是"孤岛"式的发展模式，中华民族的生命健康提升也不会无视其他国家的人民对于生命健康的需求与期待，更不会以牺牲其他民族的生命健康为代价换取中国人民的生命安全与健康。相反，在维护全人类的生命健康、援助发展中国家抗击新冠疫情的过程中，中国展现出了勇于担当的大国责任与同舟共济的宽广胸襟。

7.3.2　全球卫生保健资源分配的公平正义

1. 全球正义理论及其不同进路

西方的全球正义理论可以看作是社会正义与世界主义理论谱系的重叠部分，其理论渊源可以追溯到古希腊的犬儒学派——也就是第欧根尼声称自己是一个"世界公民"之时。后来这一观念被斯多葛派吸收进行总结，形成了世界主义的思想理论。但是在相当长的历史时期，由于世界主义的构想与欧洲的现实历史进程有所背离，它并没有成为理论界的主流，反而长期处于边缘局面。直到近代以来，随着资本主义的发展与扩张带来的世界历史的逐渐形成，有关世界主义的观念又重新进入人们的关注范围。尤其是到了 20 世纪末期，冷战结束以后，伴随着科学技术的发展和经济全球化程度的不断加深，人类面临的诸多问题越来越具有共同性——战争、经济（金融）危机、气候变暖、资源锐减、疫情蔓延等。从客观上讲，不管国家、民族、组织、个人是否愿意，现代化进程与经济全球化已经将人类吸入同一场历史洪流，整个人类将面临同样的问题与挑战。但是，由于不同国家与民族现有的实力与能力存在巨大的差异，即使是面临同样的问题与困境，发达国家应对起来相对自如，而发展中国家应对起来则更加艰难。再加之民族主义、意识形态、国家利益、宗教冲突等各方面原因，虽然人类已经被世界历史席卷，但是人类富有全球性的行动能力却显得异常脆弱无力。在这种全球问题凸显但全球治理能力软弱的不平衡状况下，全球正义理论又重新回归人们的视野范围。

在当代政治哲学中，有三种比较具有代表性的全球正义理论：以罗尔斯为代表的通过权利路径探讨全球正义的理论；以阿马蒂亚·森与玛莎·努斯鲍姆为代表的通过能力路径探讨全球正义的理论；以当代美德伦理学为代表的通过德性探讨全球正义的理论。这三种全球正义的探讨路径各有特点，从不同角度讨论了全球正义的本质、特征与主要维度。

（1）全球正义的权利进路。在罗尔斯看来，正义的主要课题应该指向社会的基本结构是否合理，"或者更确切地说，是主要社会秩序分配基本权利与义务和确立社会合作收益分配的方式"①。从中可以看出，权利与义务及其责任是罗尔斯正义理论的核心议题。在他看来，一个正义的社会，其结构与功能应该能够满足民众生存与生活的基本权利，这是维持社会稳定的基本条件。如果一个社会组织能够确保社会成员的基本权利，并有效协调成员之间权益的合理分配，那么这个社会就基本具备了正义的合法性；反之，一个不正义的社会，它必然在保障所有成员的基本权利上是失职的，这样的社会也必将充满不稳定性。如何建构正义的社会结构，罗尔斯提出两项基本原则：自由平等原则与差别原则。围绕这两项基本原则来解释社会正义，一个正义社会关注的应该体现在以下几个方面：首先是能够向社会成员提供自由选择与自由发展的条件，包括物质条件与机会条件；其次是能够公平对待所有的社会成员，确保民众享有自由权利的普遍性与平等性；最后对处于"最不利地位"的社会成员进行差别性补偿，履行身为国家或社会的责任与义务。

这是罗尔斯为社会正义设计的基本原则与框架，但这种社会正义适用的范围主要是国内正义。罗尔斯在 1993 年发表《万民法》（*The Law of People*），试图将国内正义扩展至国际正义。直到 1999 年的修订版中，罗尔斯始终主张能够代表国际正义的"万民法"需要两个前提。一是承认契约论对于国家的建构起源。他声称："这种万民法，将一种社会契约的理念扩展至万民社会中，并且制定出了可能并且应该得到自由社会和非自由（但正派的）社会接受的普遍原则。"② 二是坚持将原初状态作为国际正义的逻辑起点。他在《万民法》中认为，"每个这样的协议都要理解为是假设性的、

---

① LEON S. A Theory of Justice[M]. revised edition. Cambridge, MA: Harvard University Press, 1999: 6.

② 约翰·罗尔斯 . 万民法 [M]. 陈肖生 , 译 . 长春 : 吉林出版集团 , 2013: 2.

非历史的，并且这些协议是由被对称性地安置于原初状态之内、被置于一幅恰当设定的无知之幕之后的平等人民达成的。"①罗尔斯的这两个前提也就决定了其国际正义的局限性与狭隘性。他的第一条前提是将"非自由"国家——诸如专制国家、落后国家或其他类型的国家排除在国际正义之外，第二条前提使国际正义陷入非历史境遇之中。这些原则从本质上都是《正义论》中社会正义基本原则的具体体现，罗尔斯并没有发生根本观点和立场的变化。

但是就人类现实历史进程而言，正如托马斯·博格所说："现在人民所达到的社会、经济和文化发展的水平是经由充斥着被奴役、殖民主义甚至种族灭绝的历史而来的。尽管这些滔天罪行已成为过去，却给那些国家留下了无法承受的巨大不平等，哪怕那些国家的人民现在已经成为国家发展的主人。"②理论与现实的矛盾更加凸显，从社会契约论与原初状态中建构出的正义原则，无法与在漫长的历史演变中积淀的不平等与不正义现实历史相接轨。这是罗尔斯的正义理论扩展至全球正义的重要障碍。因此，博格认为全球正义应该重点关注全球贫困问题与全球不平等现象。如果导致 A 国贫困的原因与 B 国对其侵略或伤害有着直接联系，那么，对于如何消除 A 国的贫困问题，B 国不仅存有援助与救济的责任，而且有着道德上的义务责任——这是一种涉及正义的责任。不管是处理发达国家与发展中国家的关系，还是处理富人与穷人之间的关系，博格认为，全球正义的制度设计需要注意两个问题：一是现实与历史的链接，全球正义需要发达国家承担起起对发展中国家贫穷的道德义务，从而弥补曾经对后者造成的伤害；二是现实与未来的链接，全球正义主张不管是国家主体还是个人主体，都不应该以施加对他者的伤害作为自身发展的动力。虽然博格的全球正义理论强调现实历史的逻辑，但是他将全球正义理解为一种道德责任，这就大大降低了全球正义的实践性与行动力，从根本上来讲，这也说明了从权利进路的正义理论的缺陷与不足。

（2）全球正义的能力进路。与罗尔斯等人的权利进路或制度设计不同，阿马蒂亚·森与玛莎·努斯鲍姆等人提出全球正义的能力路径。他们认为，正义的实现不仅取决于对个人自由权利的保障，还取决于社会是否能够为个体提供发展自我、实现自由的机会和条件。如果一个社会仅仅从前提上确保了民众的基本权利，但是却忽视了现实中人与人之间的个体差异（包括先天差异与后天环境造成的差异）以及由于这些差异所造成的最终达成目标与实现人生高度的不同，这样的社会很难被称为是充满正义的社会。在他们看来，正义的社会应该关注人的存在与行动，即人的能力发展。正如努斯鲍姆所言，国家与社会的普遍职责是"让民众有能力追求一种有尊严并且在最

---

① 约翰·罗尔斯. 万民法 [M]. 陈肖生，译. 长春：吉林出版集团，2013：53.

② 许纪霖主编. 全球正义与文明对话 [M]// 托马斯·博格. "援助"全球穷人. 南京：江苏人民出版社，2004：195.

低限度意义上的丰富生活"①，这就意味着，正义制度的设计需要保证每一个公民都达到能力的最低限度。

由于人的能力众多且发展各异，为了与正义社会的最低限度目标相接轨，努斯鲍姆提出了关涉人的核心能力的十大清单：生命（life）、身体健康（bodily health）、身体完整性（bodily integrity）、感官、想象力和思维（sense，imagination and thought）、情感（emotion）、实践理性（practical reason）、归属（Affiliation）、与其他物种共存（other species）、游戏（play）、控制自己的环境（control over one's environment）。② 人能力的实现需要社会提供相应的条件与制度支持，比如社会环境是否适宜人的基本生活、是否能够提供充足的食物补给、是否能够提供发展才能需要的教育、是否能够保障身体的安全与完整、是否提供自由的言论与宗教表达的氛围等。按照这个理论，社会正义要求为所有人确保这些最低限度的核心能力提供基本物质条件与制度支持。在这项清单中，"生命""身体健康"与"身体完整性"都与生命保存与健康有直接关联，"感官、想象力和思维""情感"与精神健康有直接关联，而其他几项也关系到人的生命状态是否正常良好。这些能力的展现、培育与达成与正义有着现实且密切的关联。正如努斯鲍姆所关注的那些社会问题，比如女性是否具有生育选择权、个体（如女性）是否能够免于遭受暴力攻击或骚扰的安全，这些问题涉及正义对家庭暴力、性暴力、生育自由等诸多现实问题的讨论。

努斯鲍姆认为，这个清单并不完整，其具体选项也需要在开放的社会发展中不断经受人们的"反思平衡"的审视。但是，这个能力清单是界定基本的社会正义的标准，即使扩展到全球正义中亦是如此。在正义的实现进程中，我们不能仅关注基本物资的分配是否合理，因为人能力的脆弱性会加剧不正义的社会环境所带来的伤害，基本物质的满足并不能消除或者阻止不正义对尊严和精神的伤害。只有关注人的能力的完整性与全面性，满足人的核心能力的发展，才能有效保证人类能够过上体面有尊严的生活，这样的社会才是一个正义的社会。

（3）全球正义的德性路径。德性路径与前两条路径的差异在于它并没有将民众当作必须遵守全球正义的某些强制义务的被动执行者，也没有将其当作迫切需要某些社会基本善且必须获得满足的消极接受者。相反，德性路径将民众视为拥有正义感且愿意努力去达成尊重人权与提供社会基本善、捍卫全球正义的积极行动者。全球正义的践行指向的是人类作为行动者拥有的高尚美德，而并非仅仅为人类生存所必需的权

---

① M Nussbaum. Creating Capabilities: The Human Development Approach[M]. Cambridge, Mass: Harvard University Press, 2011: 22.

② M Nussbaum. Frontiers of Justice: Disability, Nationality, Species Membership[M]. Cambridge, Mass: Harvard University Press, 2016: 52-54.

利和义务。德性路径可以被看作是对前两种路径的有益补充，它从行动者的正义感及其正义行动出发，在保护妇女儿童权益、减少贫富差距、推动教育发展、改善生态环境等不平等问题上作出了突出的贡献，为实现全球正义提供了富有启发性的新方向。如果说权利路径与能力路径导向的全球正义，是社会为了保障个体的基本生存与发展必须作出的承诺并付诸实践，那么德行路径导向的全球正义，则是个体将这种全球正义视为自愿拥有的德性而主动为社会作出自己的贡献。

2. 健康正义理论

健康正义是社会正义在人类健康领域中的具体表现，即正义理念对人类卫生与健康的价值关怀与现实关照，它是在一定正义理念与原则的指导下构建合理的医疗卫生体制，用以规约人们的医疗活动与卫生健康行为，从而实现医疗卫生保健资源的公平分配，协调人与人、人与群体、人与国家、人与社会之间的各种卫生健康利益关系。总体来讲，健康正义是对人类健康及其引发的社会问题的反思与整合，包括人们对健康观念、健康资源、健康制度、健康活动以及全球卫生问题的正义审视。朱海林教授认为，健康正义理论讨论的主要问题维度有：健康正义理念，即健康正义的思想基础、价值观念与伦理精神；健康制度正义，即维护健康正义的制度安排与建构，主要是从道德哲学的层面对社会的医疗卫生体系进行正义审视；健康资源正义，即是对健康保障资源的合理分配进行正义审视，探讨在医疗资源相对不充分与人对健康的普遍需求之间的矛盾，挖掘背后的价值依据与道德原则；健康活动正义，即从正义的视角审视各种行为主体在维护和实现健康正义中的活动；全球卫生正义，包括全球卫生资源的合理分配、探讨各国在应对全球性公共健康危机时的伦理责任与权益关系。[①]

国内学者对健康正义进行专门系统研究对成果非常少，国外学者对健康正义的研究，比较具有代表性的有美国生命伦理学家诺曼·丹尼尔斯（Norman Daniels）和艾伦·布坎南（Allen Buchanan）。他们都将普遍正义原则直接对焦人类健康问题，探讨健康正义背后的价值依据与原则排序，以及在全球范围内对卫生健康资源的正义分配问题。

（1）丹尼尔斯的卫生公正理论。丹尼尔斯的卫生公正理论直接吸收了罗尔斯的正义理论思想资源，他将罗尔斯的机会平等原则与差异原则运用于卫生健康领域，强调健康正义的实现应该建立在诉诸"机会平等"的基础之上，社会的责任在于为民众"提供能够保障机会平等的制度"。[②]假如一个国家的政府为了获取更大的经济效益，将保障健康的卫生医疗资源倾斜于发达地区，同时对落后的农村地区却缺乏相对应的

---

①　朱海林 . 论健康正义：道德哲学视角 [J]. 河南师范大学学报：哲学社会科学版，2014, 41(4): 92-96.

②　N Daniels. Justice, Health, and Healthcare[J]. Am J Bioeth, 2001, 1 (2): 2-16.

卫生医疗资源投入，这样的行为就是缺乏正义的，是属于健康正义需要反思修正的现实问题，因为这样的行为剥夺了农村人口获得公平、平等机会的可能性。公共健康或健康正义的合理性在于，在合理的资源限制下，尽可能地使所有人都接近完全健康的理想状态。正如丹尼尔斯所提出的："健康与各种医疗服务应该设计的能够促进人们的正常生理机能，因为这样才能有助于保护机会的公平平等。"[①] 由此可见，健康正义追求的是社会成员的平等健康权，它要求政府与社会采取积极的措施对健康资源进行合理公平的分配，以此来减少由于地区经济差异或其他偶然因素造成的资源不平衡对健康造成的影响。

丹尼尔斯在 2007 年出版的著作《健康正义：公平地满足健康需要》（*Just Health: Meeting Health Needs Fairly*）中，更为全面地回答了为什么要在社会正义理论之外单独建立卫生公正理论的理由；何种健康不平等属于卫生不正义；如何公正地进行医疗卫生领域内的资源分配等重要的卫生公正问题。[②] 受到流行病学研究结果的启发，他认为影响健康公平的因素不仅在于医疗服务与公共卫生服务，还有更为广阔的社会因素影响着人类的卫生健康公正，以此建构了更为广阔人群视角下的卫生公正理论。

但是，艾伦·布坎南却批评了丹尼尔斯的卫生公正理论。他认为丹尼尔斯是从罗尔斯所说的抽象平等原则出发，强调每个人都平等地享有所有的卫生健康资源，社会结构将尽最大努力确保每个人的卫生健康需求得到尊重与无差别满足。他认为丹尼尔斯这种基于理论抽象性的设想有些太理想，并没有真实兼顾现实卫生健康资源的有限性与不充分性。试想如果平等分配社会中的卫生健康资源，也许并不是社会的最优选择，这样反而会大大降低社会的总效用，如此平等主义并不能带来社会的公共善待，也无法保障人们享有需要的卫生健康资源。当然，布坎南也看到了罗尔斯的优点，正如罗尔斯对"最少受惠者"尤其关注一样，布坎南在思考正义问题时也会重点关注老年人、穷人等社会中处于弱势、底层的人，他认为，一种制度体系是否正义要看最差者的情况，只有当这种制度将最差者的生活前景最优化时，它才是正义的。布坎南不独从罗尔斯的正义理论出发，反而吸收了马克思主义历史唯物主义的立场，批评资本主义社会中卫生健康资源无法正义分配的原因，在于其生产方式具有根本性的缺陷，导致任何局限于分配领域谈论正义的尝试都是舍本求末的做法。

（2）布坎南的健康正义理论。布坎南将健康资源定义为一切能够促进健康的产

---

① N Daniels. Justice, Fair Procedures and the Goals of Medicine[J]. Hastings Center Report, 1996 (26): 10.

② N Daniels. Just Health: Meeting Health Needs Fairly[M]. Cambridge: Cambridge University Press, 2007.

品或服务，除了药物与治疗方案外，还包括维持人的生长和身体正常功能所需要的生活环境、住所和食物等众多资源。健康资源的正义分配首先需要确立分配原则，常见的原则主要有效用原则与人道原则。布坎南认为，健康资源的分配在实现社会效用最大化的同时也要满足人道主义的要求；就效用原则而言，鉴于社会总资源的有限性，将资源用于这个领域就会同时减少其他领域获得资源的机会；那么，效用原则体现在要么在相同的成本能够带来最大收益；要么是较低的成本能够带来相同的收益。无论如何，其中的矛盾在于整体效用的最优不等于所有个体效用的最大，如果某种资源分配方式面临个体效用最优与整体利益最优相冲突的局面，出于个人利己主义的原则有可能会选择前者，但是出于集体主义的原则有可能会选择后者。但不管哪种选择都体现了某种程度的不公正。知名伦理学家布洛克也认为效用主义并不能为普遍的医疗服务提供安全的基础。因为人类的卫生健康问题不仅仅是一个单纯的数学问题或经济问题。"将效用原则不假思索地简单当作经济理论中盛行的个人理性原则是错误的。经济学简单把效用定义为最低的成本、最有效的手段达到目的。"[①]但是，健康资源的分配需要关注的是其内在的正义性和人权问题，而效用原则则可能将某些人的迫切需求排除在外。为了弥补效用原则的缺失，布坎南提出加入人道原则在健康领域中的规范应用。人道原则的出场是为了保障人类拥有平等获得健康资源以满足自身需求的权利，但是这种权利不是无限的，也不是无条件的，它只适用于危及生命健康的资源分配而非所有的健康资源。人道主义的原则体现的是对生命的尊重，健康资源的分配是一个与道德密切相关的数学问题。有关卫生健康资源的分配正义，不是简单对所有健康资源进行平等分配，而是要保证每个人拥有平等享有健康服务的机会，以及在此基础上按照每个人不同的需求来分配最基础、最重要的健康资源。

布坎南甚至认为，健康正义本身就是一个全球问题，需要放置到全世界的背景中进行考察。因为某些健康风险是全球性的，比如像新冠疫情这样的大流行病，因此，只有站在全球高度才能真正规避这种健康风险。在他的全球卫生正义理论中，笔者认为有两个观点非常具有前瞻性与洞察力。其一，为了避免由于先天疾病造成个人生活质量与前景的差异，布坎南从代际健康权的视角呼吁全球卫生正义，关注与健康有关的反歧视的权利。其二，在全球卫生资源的分配问题上，布坎南认为，导致分配不平等的原因，既有先天的自然环境，也有后天的国家制度、经济实力、文化传统等方面。就健康正义的立场来看，国家对内应该推动本国健康资源的分配公正，对外应该避免做出伤害他国人民健康的不正当行为。在全球卫生保障问题上，民主国家比专制国家做得更好，发达国家比贫穷国家要更能体现正义。

总的来说，布坎南的全球卫生正义理论对于我们思考新冠疫情的全球防控具有一

---

①　A Buchanan. Justice & Health Care[M]. Oxford: Oxford University Press, 2009: 12.

定的启发作用。首先，疫情防控只有在全球范围内取得胜利才是真正的完全胜利；其次，人类正义尤其是全球正义问题，应该将卫生健康正义纳入研究范围，给予更多的关注与深入研究；再次，在全球视野中讨论健康正义问题，不仅是由于疫情的全球蔓延导致健康风险具有世界性，而且也说明"最低限度"的健康保障权是一个具有世界性的人权问题与伦理问题；最后，全球卫生正义的实现，是关乎国家、跨国组织、个人与社会在解决全球卫生资源分配、提高资源使用效率、满足有需要的健康需求以及保障"最不利地位"的人的健康权利的多重层面的问题。

3. 全球卫生资源的分配原则

（1）当前全球卫生资源的现状

根据全球公共卫生的筹资报告显示，近年来全球用于公共卫生援助方面的资金平均增长率为 –0.3%，许多曾经实施援助的发达国家与世界银行都逐年减少在公共卫生领域的投入。由于对公共卫生领域的投资见效慢、周期长、回报低，很多非国家行为体都不愿为此提高资金支持，国家行为体支持也由于经费问题而出现下滑，导致全球范围内公共卫生建设与发展普遍能力不足。

新冠疫情的全球防控暴露出当前全球公共卫生治理与协作中的诸多问题，也暴露出全球卫生资源的分配呈现出极度不平衡状况。

一是世界卫生组织在疫情防控中有心无力、缺乏有效性。首先，虽然世界卫生组织一直在积极主动帮助各国进行疫情防控，但是往往缺乏应对疫情的资源保障，尤其是资金方面出现很大缺口——截至 2020 年 2 月，世界卫生组织仍有超过 70% 的资金缺口。为了解决这一问题，世界卫生组织启动了"战略准备和应对方案"为全球抗疫募集资金，但是截至 2021 年 9 月，仍然没有完成募捐任务。[①] 其次，由于并不具备在国际事务中的话语权与领导权，世界卫生组织统一组织的全球抗疫合作经常遭到发达国家的消极抵制。疫情暴发以后，美国特朗普政府指责世界卫生组织对疫情负有责任，拒绝配合全球性的抗疫合作。2020 年 1 月 30 日，世界卫生组织宣布新冠疫情构成突发公共卫生事件，建议各国实施旅游与贸易限制，但是这项举措遭到很多国家的无视甚至反对。《国际卫生条例（2005）》规定成员国对可能引起国际关注的突发卫生事件必须进行通报的义务，但是，一些国家出于贸易、旅游、国际形象等原因，往往选择逃避疫情通报，造成疫情监测的滞后，影响全球疫情联防。[②] 最后，世界卫生组织现有的公共卫生监测体系缺乏一个全球性数据框架，以促进疫情期间各国高效快

---

① 刘铁娃. 世界卫生组织在全球卫生治理中的中心地位及其面临的挑战分析 [J]. 太平洋学报，2021(2): 18.

② GOSTIN L O, DEBARTOLO M C, FRIEDMAN E A. The International Health Regulations 10 Years on: the Governing Framework for Global Health Security[J]. The Lancet, 2015 (386): 2222-2223.

速共享信息。[①]早在 2008 年，世界卫生组织健康问题社会决定因素委员会就提出："保护健康需要解决权力、金钱和资源的不平等分配问题。"[②]

　　二是在全球抗击疫情的过程中暴露出严重的疫苗分配不均的问题。由于世界卫生组织对于全球疫苗的研发、生产与分配并没有形成一个系统且合理性的解决方案，导致在疫苗研发与生产的早期，一些发达国家就已经提前优先购买了大部分自己生产的疫苗，切断了发展中国家购买疫苗的途径。[③]根据世界卫生组织 2022 年 2 月 3 日发布的公告，非洲新冠疫情的资金缺口高达 12.9 亿美元，在非洲 12 亿人口中，仅有 11% 的人完全接种了疫苗，远远低于世界卫生组织规定的世界人口 70% 接种疫苗的基本要求。[④]但与此同时，美国疾病控制与预防中心数据显示，2021 年 3 月至 9 月，美国至少浪费了 1510 万剂新冠疫苗。英国政府于 2021 年 6 月预订超过 5 亿剂新冠疫苗，国内完成接种后将会产生大量剩余。[⑤]这种"疫苗鸿沟"显示出全球抗疫资源分配的极度不平等，也为全球抗疫的彻底胜利带来了严重阻碍。

　　（2）人类卫生健康共同体推动全球卫生资源的公平正义

　　造成世界卫生组织的执行力薄弱、全球疫情防控统筹无力的重要原因，是以美国为代表的西方发达国家持有"非此即彼"的零和思维，奉行"唯吾独尊"的单边主义。这些国家执拗于狭隘的国家主义与民族主义，无视重大传染病蔓延对全球造成的共同威胁与挑战，无视世界人民对抗疫资源的共同需求，不仅拒绝缴纳身为世界卫生组织成员国的会费，而且宣布退出世界卫生组织，抛弃自己身为世界大国的责任。这种极其自私的行为与做法，其背后展现的是资本主义的自私本性与利己主义的价值观。不仅如此，美国还将新冠疫情暴发的责任甩锅给中国，意图挑起国家矛盾与民族冲突，破坏全球抗疫联盟的稳定与合作。以上种种在短期内加剧全球抗疫资源向发达国家倾斜流动，从而造成发展中国家尤其是不发达国家的抗疫状况更加艰难，从长期来看，这种单边主义也会造成全球卫生资源的不公平与不平等，扩大发达国家与发展中国家

---

① World Health Organization. COVID-19 Strategy Update[R]. Weekly Epidemiological Record, 2020, 95 (5): 202-203.

② Commission on Social Determinants of Health. Closing the gap in a generation: health equity through action on the social determinants of health[J]. The Lancet, 2008, 372 (9650): 1661-1669.

③ BUCHER A, PAPACONSTANTINOU G, PISANI-FERRY J. The Failure of Global Public Health Governance: a Forensic Analysis[J]. Policy Contribution, 2022 (3): 7.

④ 中华人民共和国驻马里共和国大使馆经济商务处 . 世界卫生组织认为非洲疫苗资金缺口达 12.9 亿美元 [EB/OL]. (2022-02-27)[2022-09-23]. http://ml.mofcom.gov.cn/article/jmxw/202202/20220203278322.shtml.

⑤ 光明网 . 国际社会批美英等疫苗囤积大户缺乏实际行动 [EB/OL]. (2021-06-21)[2022-09-27]. https://m.gmw.cn/2021-06/21/content_1302368898.htm.

民众在健康享受方面的差距。

习近平倡导的人类卫生健康共同体从思维方式上摒弃了这种零和博弈思维，跳出单边主义的狭隘性与自私性，坚持促成国际公共卫生安全的合作新理念，坚持全人类共享医疗卫生事业的发展成果，坚持全球卫生资源的公平分配。这一切都旨在表明："人类既有的历史实践，尽管充满着'私利'与'公共利益'之间的冲突和博弈，但是从总的趋势来看，我们有充分的理由坚信：全人类应该享有共同的发展权益，绝不应该是一个乌托邦。"①

构建人类卫生健康共同体，推动全球卫生资源的公平分配。第一，人类卫生健康共同体倡导突破现有的全球分配正义的桎梏，共同推动全球卫生资源的公平分配机制，努力建构人类健康利益的共享机制，促成全球公共卫生治理体系的创新与改革，进而优化全球卫生安全防护与卫生治理环境，让国际公共卫生安全合作的发展成果能够最大限度地惠及全人类。第二，人类卫生健康共同体呼吁各国要自觉承担"共同但有区别的责任"。所谓"共同的责任"，就是指在人类遭遇重大危机威胁到生命健康时，各成员国要共同采取措施，加强联防联控，密切沟通协作，共享防控成果，携手应对全球公共卫生问题，真正做到患难与共、权责共担。所谓"有区别的责任"，是指在人类卫生健康共同体中的发达国家，要主动自觉承担在公共卫生治理中的责任与义务，援助弱小国家进行疫情防控，在必要的时候为后者提供物资、技术以及其他方面的人道主义援助。通过大国履责带动人类卫生健康共同体的良性发展。

自新冠疫情暴发以来，中国在履行大国担当、自觉援助发展中国家的疫情防控方面为全世界树立了积极的典型示范作用。在第七十三届世界卫生大会开幕式上，习近平宣布："中国新冠疫苗研发完成并投入使用后，将作为全球公共产品，为实现疫苗在发展中国家的可及性和可负担性作出中国贡献。"②

7.3.3　全球生命权视域下的民主自由

新冠疫情暴发以来各地出现了多次反弹，给各国人民的生产与生活造成了严重的影响。这场疫情可以说是人类面临的自 20 世纪以来最严峻的公共健康危机，对此，联合国秘书长古特雷斯指出："70 年来联合国从来没有遇到过这样广泛而深刻的挑战，这是一场影响从国家到每个人生活的空前绝后的危机。"基辛格博士也认为，"即便各个国家采取措施，但疫情之后也很难回到原来的国际秩序，因为疫情会改变国际的政治秩序、经济秩序和国与国之间的关系。"不仅如此，此次疫情也让我们对人类

---

① 袁祖社."共享发展"的理念、实践与人类命运共同体的价值建构 [J].南京社会科学，2017(12): 46-53.

② 习近平.团结合作战胜疫情　共同构建人类卫生健康共同体 [N].人民日报，2020-05-19(01).

生命有了更为深刻的认识与理解。如何保护人的生命健康免受疫情侵害？如何看待疫情防控中出现的一些非常态、限制性措施与规则？如何处理人们在疫情防控过程中遇到的歧视偏见、利益纠纷与其他问题？这些问题可能会涉及生命权与其他权利之间的矛盾与冲突，我们又该如何正确看待这些问题？本节将从生命权与其他权利诸如自由民主等权利之间的关系来进行考察。

1. 生命权概述

（1）什么是生命权

生命权是指个人享有的对生命的权利，这种求生的权利是人的本能反应，因此生命权首先体现为一种自然权利。如霍布斯所言：自然权利的首要基础就是每个人都尽其可能地保护他的生命。[①] 可见，即使在自然状态下，生命权也是其他权利的基础。在社会状态下，生命权首先意味着任何人的生命不应该被其他人、其他团体、其他组织非法剥夺，以及自己的生命安全免遭非法威胁的权利。生命权的具体内容包括生命存续权、生命自由权、生命尊严权与生命安全权。这些权利综合在一起，反映出人类生命至上的价值理念。生命至上不仅包含着活着的人的生命值得保护，同时也包含着对逝者生命的尊重。

有的学者将生命权作为人权的有机组成部分，这个观点是可以成立的，但是我们要厘清生命权与人权之间的关系。"人权"是一个笼统且抽象的概念，但是生命权的内容与要求却具有历史性与明确性，主要表现在两个方面。一方面，生命权具有历史性，生命权的具体内容不是自然的或固定不变的，而是要根据时代的发展有所增删或调整。随着社会的发展与人类文明的进步，生命权蕴含的具体内容越来越明确，也越来越能体现生命的丰富性与多样性。如在传统历史的等级制社会结构中，几乎无从谈起人的生命自由权与尊严权。在西方基督教的观念中，人的生命存续权也不是掌握在自己手里，而是掌握在上帝手中。现代社会人们对生命权的理解的深度与广度要远远超过传统社会。随着社会的发展，人们不断扩展着生命权的维度与向度。另一方面，生命权的内容具有明确的划分与指向。生命存续权要求个体对自身的生命具有自主决定权。生命自由权意味着每个人应该免受其他外界力量对自身生命的非法侵害与干预。生命尊严权意味着人的生命应该受到平等地对待，而不应该遭到来自种族、宗教、肤色、文化、政治、经济等方面的歧视。生命安全权意味着当人的生命遭到外部威胁时，国家与社会应该具有救助与帮扶的义务。

① 霍布斯. 论公民 [M]. 应星，冯克利，译. 贵州：贵州人民出版社，2003：5.

（2）有关生命权的公约

《世界人权宣言》第 3 条规定："人人有权享有生命、自由和人身安全。"[①]《公民权利与政治权利国际公约》继承和发展了《世界人权宣言》的以上规定，该公约第 6 条第 1 款规定："人人皆有天赋之生存权，此种权利应受法律保障，任何人之生命不得无理剥夺。"[②] 联合国人权事务委员会 2018 年第 124 届会议通过的第 36 号一般性意见（CCPR/C/GC/36）第 3 条的意见："生命权是一项不应狭义理解的权利。生命权涉及的个人具体权利包括个人免于遭受故意导致或预料可能导致非正常死亡或过早死亡的作为或不作为的权利，以及有尊严地享有生命的权利。"[③]2017 年 7 月 1 日，在《公民权利和政治权利国际公约》颁布 33 年之后，联合国人权理事会再次对其中的第 6 条关于生命权进行条文解释，并发表了《第 36 号一般性意见：生命权》的草案，其中第 7 条指出：缔约国还必须保证生命权，并尽职尽责地保护个人的生命，使其不因个人或实体实施的、不可归咎于国家的行为而被剥夺。第 21 条指出：缔约国有尽责义务，应采取不造成过度负担的合理积极措施，以应对不归咎于国家的私人行为和实体行为对生命造成的可合理预见的威胁。

在我国，全新的《民法典》中第 110 条规定：自然人享有生命权、身体权、健康权、姓名权、肖像权、名誉权、荣誉权、隐私权、婚姻自主权等权利。生命健康权是自然人参加一切社会活动、享有其他一切权利的基础，是最根本的权利和最基本的人权，包括生命权、身体权和健康权三种具体权利。这个观点得到了联合国《经济、社会及文化权利国际公约》的认同。

从"国际公约"到中国关于生命权的具体规定中我们发现，对于生命权的保护，不仅体现在对个体的生命权利的直接尊重，还包括国家与社会需要尽责任帮助个体生命免除生命权遭受非法侵害的积极义务。在中国的《民法典》中对生命权及其相关关系的细分，也显示出我们对于生命权的独特性与丰富性的深入理解。在我国看来，身体权是生命权的具体载体，生命权是健康权的前提和基础，而健康权则是评价生命质量与生命价值的重要体现。这三者之间是各有侧重但又紧密相连的关系。

（3）中国疫情防控中的生命权保护

与西方国家抽象看待人权的方式不同，中国的人权发展过程伴随着国家主权独立与民族解放的大历史进程。因此，中国对待人权的基本原则与中国的具体国情有着密

---

① 联合国 . 世界人权宣言 [EB/OL]. (1948-12-10)[2023-01-17]. https://www.ohchr.org/zh/human-rights/universal-declaration/translations/chinese.

② 联合国 . 公民及政治权利国际盟约 [EB/OL]. (1966-12-16)[2023-01-17]. https://www.ohchr.org/zh/instruments-mechanisms/instruments/international-covenant-civil-and-political-rights.

③ 公民权利和政治权利国际公约 [R]// 董云虎 , 刘武萍 . 世界人权约法总览 . 成都：四川人民出版社 , 1990: 973.

切联系。在人权这个大范畴里，我国尤其强调生存权与发展权的首要地位，生存权是其他各种权利的前提与基础。中国共产党与中国政府也始终把解决人民群众的生存权与发展权问题作为治国理政的第一要务。这种生存权优先的理念，贯彻在中国政府抗击新冠疫情的措施与行动中，体现为切实保障人民群众的生命安全与生命健康。

在 2020 年 1 月 25 日召开的中央政治局常委会上，习近平强调："生命重于泰山。疫情就是命令，防控就是责任。各级党委和政府必须按照党中央决策部署，全面动员，全面部署，全面加强工作，把人民群众生命安全和身体健康放在第一位，把疫情防控工作作为当前最重要的工作来抓。"[①] 强调"生命重于泰山"，始终把人民群众的生命安全和健康放在首位，优先于经济指标、财政损失等一切考虑。不仅如此，在我国的疫情防控过程中，党和政府坚决贯彻了人民群众享有平等的生命权的宗旨。强调生命平等，坚持应收尽收、应治尽治，对每一个生命给予同等的对待与尊重，真正体现了"以人民为中心"的价值理念，做到了人民群众享有平等待遇。

2. 生命权视域下的自由民主

（1）个人权利与公共健康的关系

我们都知道，公民的基本权利包含很多层面，如生命权、健康权、自由权、政治权利，以及在社会经济和文化教育、宗教信仰等其他方面的自由与权利。公民的基本权利指向的主体是个人，但是公共健康指向的主体是群体，两者之间的冲突就导致了公共健康实践中的权利冲突。举例说明，当发现人群中有人患有急性传染病时，为了避免传染给其他人，防止更大范围的传染扩散，社会层面就需要采取一系列措施，但这就会侵犯患者的各种权利。比如公开患者的病情或其他信息，这就会侵犯患者的隐私权；强制对患者采取隔离措施，就会侵犯患者的人身自由权；强制对患者采取治疗，就会侵犯患者的自主选择权。即使是其他健康的民众，当社会需要在一定范围和区域采取有关疫情检测或者信息流调的时候，也会侵犯到有些民众的人身自由或者个人隐私。由此可见，在诸如疫情暴发这样的突发性或持续性公共健康危机中，个人权利与公共健康之间会发生各种各样的冲突和矛盾。

当个人权利与公共健康之间发生矛盾时，哪一者更具有优先性？这个问题需要从两个方面来考虑。首先，在人所拥有的各种权利之中，生命权具有基础性与优先性的地位。其次，当个人权利与公共健康发生冲突的时候，某些个人的权利是应该作出暂时的让步与妥协的，这是社会正义尤其是健康正义力求推行的方向。马克思主义认为"人是社会性的动物"，西方社群主义也认为"不具任何必然社会内容和必然社会身份的民主化的自我从来没有存在过，即不存在不属于任何社群的原子式的超验自

---

① 新华社. 习近平主持中央政治局常委会会议　研究疫情防控工作　党中央成立应对疫情工作领导小组 [EB/OL]. (2020-01-25)[2022-09-17]. https://www.gov.cn/xinwen/2020-01/25/content_5472188.htm.

我"。① 也就是说，没有人可以孤立地存在，任何人从一出生就是置身于群体关系之中，其生活与成长、工作与发展也需要在不同的社会关系中完成。如果刬除社会关系或群体生活，个人是无法长久维系下去的，那么其他所有的权利也就成为无源之水、无本之木了。这样一来，身处社会群体之中的任何个体，也就没有理由为了自身所谓的权利，而置其他群体同伴的生命健康于不顾。在这个意义上，作为对人类群体生命与健康的保护，公共健康的重要性具有优先于个体权利的合理性。

但是，我们需要注意两个问题。一个问题是个体权利与公共健康可能会产生冲突，并不意味着维护公共健康必然会伤害个体权利。从根本上来讲，公共健康的保护同时也维护了个体的生命权与健康权；反之，当公共健康发生危机时，也必然会威胁到作为个体的卫生安全，二者是具有一致性的。从长远上来讲，公共健康的长久维护，则会为个体权利得到更全面的实施保障提供前提与基础。

另一个问题是，在疫情防控中，强调公共健康优先于个体权利，并不是认为可以借前者之名随意戕害个体权利。如打着疫情防控的名义宣扬民众对感染者进行歧视或者人身攻击等行为，都不具有社会正义的合法性和伦理道德的合理性。当公共健康与个体权利发生冲突，政府或者社会必须要采取必要措施时，也需要考虑尽量将对个体权利的伤害降到最低，甚至在某些特定的情况中，当个人的自由、隐私、财产等权利为了公共健康而被迫遭到伤害时，事后应该给予适当的补偿或弥补。总而言之，在维护社会正义或者健康正义的过程中，任何原则都不应该成为教条主义的借口与挡箭牌。因为社会利益并不是一个抽象的概念，它是具体利益的总和，个人利益是社会利益的前提和基础，正如马克思在《共产党宣言》中所说："每个人的自由是一切人自由发展的前提。"公共健康的最终目标是维护每一个人的生命健康与自由权利。因此，如果个人权利因为公共健康而遭到暂时的退让，这种妥协应该在适当的情况下给予合理的补偿，这属于社会正义所应当保障的合理范围。

（2）疫情防控中自由民主与公共健康的矛盾

新冠疫情迫使我们思考的一个问题是，在众多关于人的基本权利体系中，哪些权利更具有优先性？优先保障生命权与健康权是否具有充分的合理性？当众多基本权利发生冲突的时候，如何建构一个良好的制度优先保障生命权与健康权？对于生命权与健康权的保障是否存在上限与边界？在 2020 年 4 月召开的二十国集团会议上，对待这些问题，不同的国家表达出了不同的立场。虽然没有达成基本的共识，但是在"维护生命的尊严"这一点上并未出现根本分歧。

在具体的实施行动中，我们依然发现很多具体问题。由于新冠病毒的传染性极强，为了阻断传染路径，防止疫情等进一步扩散与蔓延，各国都先后出台了一些紧急状态

---

① 阿拉斯代尔·麦金泰尔. 德性之后 [M]. 龚群，译. 北京：中国社会科学出版社，1995:42.

在内的各种措施。这些措施可能会与其他权利诉求及其实现产生冲突，主要涉及人身自由权、私有财产权、个人隐私权、工作权等。例如，为了防止病毒的传播与扩散，需要对确诊和疑似病毒携带者进行隔离治疗或隔离观察，在规定时期内要限制他们的出行与活动；在疫情蔓延区域比较广泛时，国家或地方政府甚至会发布"居家令""隔离令"，对人们的工作与生活都会造成不便与麻烦；为了追踪疫情的传播途径，需要对感染者的行动轨迹与接触人群进行流行病学调查，必要时甚至会公布确诊患者的行动轨迹与所到区域，这会触及个人隐私权；在疫情防控过程中，出于隔离、救治和防疫的紧急需要，可能会临时征用一些民间的物资与设施，这会涉及个人的财产权；为了防止疫情的扩散与蔓延，紧急时刻会导致企业停工停产、公共场所关闭，这也会造成有关人群的失业或者停业，触及人的工作权。

上述问题都会涉及生命权与其他权利发生冲突的状况。我们发现，不同的历史传统与文化背景对这些冲突的理解有所不同。在西方国家，人们普遍受到自由主义传统的影响，个人主义原则与个体自主意识已经深入到人们的血脉中。直到今天，很多西方人对于要不要戴口罩这个问题还是未能达成共识。在疫情暴发的早期，很多民众却认为，佩戴口罩甚至成为对个人自由的侵犯，甚至出现"只有患者才佩戴口罩"的荒谬言论，戴口罩的人群反而遭到了拒绝口罩的人群的歧视甚至敌对。西方很多国家的民众对于政府在疫情最严重时期提出的封城措施纷纷提出抗议，全然不顾疫情横行肆虐，甚至通过大规模游行集会来抗议居家隔离，捍卫个人所谓的自由权利。更甚者，大量已经感染新冠病毒的人群，无视居家隔离的规定，毫无顾忌地参加各种聚会与娱乐活动，造成疫情更严重的扩散与蔓延。这些问题的根源，还是要追溯到西方文化传统倡导的个人自由的抽象性。但是，依照历史唯物主义与辩证唯物主义的分析方法，任何权利并不是先天的、无条件的，而是具体的、社会建构的；任何自由也不是无条件的、无限制的，自由都是在一定限定下才是有效的。生存权是所有权利中最为基本的，没有生存权保障的生命得以维系，人类就不可能进行任何其他的活动，也谈不上所谓的尊严与其他自由。如果生命已经丧失，其他一切权利都是无源之水、无本之木。当人的生命权遭到威胁的时候，其他的权利也无法得到充分的保障，因此，在遇到生命权与其他权利发生冲突的时候，必须将生命权的保障放在优先的地位。

（3）中国疫情防控中的健康平等

中国与西方国家在防控疫情中的不同措施还有一个明显的差异：中国更关注"人人平等"原则。在疫情防控过程中，由于医疗资源的不足与缺失，西方有些国家为了把有限的医疗资源让给年轻人，对老年人采取了消极治疗措施甚至放弃治疗的决定。这种出于功利主义或者单一追求效果最大化的行为，本质上违背了人人平等的基本原则。人人平等首先体现在每个人的生命是平等的，生命平等权是作为人看待他人、尊重他人的基本底线与充分要件。如果在遇到威胁，比如遭受疫情的危机时刻，像老年人这样的弱者成为人类首先放弃的对象,这不仅违背了人道主义基本精神,更从根本上背离了生命平等的根本原则,与人类文明的发展方向背道而驰。在本次疫情中,中国同样面临着医疗资源的紧张与不足,同样面临着生命权与平等权之间的冲突。但是,中国政府克服重重困难,始终秉持着生命高于一切的理念,贯彻"以人为本""人民至上"的立场,绝不轻易放弃救治每一个公民的机会,对所有患者采取平等治疗、同等对待。在拯救生命安全、保护生命健康方面做到了一视同仁,展现了对生命的真正关怀和尊重,也真正实现了平等的生命价值。

　　与此同时,我们也需要注意,在疫情防控过程中最大限度保障人民群众的生命安全与生命健康是毋庸置疑的。但是防疫工作也要严格执行疫情防控和应急处置法律法规。公权力机关要坚持运用法治思维和法治方式开展疫情防控,落实执法为民,杜绝过度执法和粗暴执法的现象,防止在疫情防控过程中存在的矫枉过正与"一刀切"现象。疫情防控也要做到保障人民群众的知情权和同意权,将疫情防控政策向群众说明到位、解释充分,争取民众的理解与支持,真正做到民主防控与依法防控。尽最大努力避免在疫情防控中生命权与自由权、民主权的冲突与矛盾,从生命权、自由权与民主权的相互包容、相互支撑的角度,从整体上维护人民群众的安全、健康与发展,早日彻底战胜疫情,争取最终的胜利。

8 理论框架中研究的主要问题

8.1 全球卫生问题

纵观近年来人类的健康发展，总体健康格局持续改善。但是，对标联合国 2030 可持续发展目标（SDG），仍存在诸多重大健康问题有待得到改善和解决。区域内、国别间的人群、地区间的健康不平等依旧明显，卫生服务提供和健康产品获取的不公平性依旧存在。

8.1.1 全球主要疾病负担

《柳叶刀》杂志发布的《2019 年全球疾病负担研究》（*Global Burden of Disease Study 2019*，GBD）专题报告显示，当前世界主要的疾病负担包括心血管疾病、癌症、糖尿病、呼吸系统疾病、肝病、神经系统疾病等，这些疾病对人类健康和经济都有很大影响。心血管疾病在全球疾病负担中排名第一，全球每年有约 1790 万人死于心血管疾病，占总死亡人数的 32%。[1] 根据 2020 年世界卫生组织的数据，心血管疾病也是导致全球经济损失的主要原因之一，每年全球因心血管疾病而造成的经济损失估计超过 1 万亿美元，其中大部分开销为直接治疗成本，如医疗费用和药品开销。[2]

过去 30 年间，全球卫生的整体情况经历了快速转变，由于人口快速增长、期望寿命增加、人口老龄化等造成的非传染性疾病、伤害和传染病受到广泛关注。其中，因非传染性疾病和伤害所导致的疾病负担比例从 1990 年占全部疾病负担的 21%，升

---

[1] Global burden of 369 diseases and injuries in 204 countries and territories, 1990-2019: a systematic analysis for the Global Burden of Disease Study 2019[J]. The Lancet, 2020, 396 (10258):1204-1222.

[2] World Health Organization. Cardiovascular diseases (CVDs)[EB/OL]. (2021-07-11)[2023-02-09]. https://www. who. int/news-room/fact-sheets/detail/cardiovascular-diseases- (cvds).

高到 2019 年的 34%。根据 2019 年全球伤残调整寿命年（DALYs）数据，导致全球疾病负担增加的 10 个最关键疾病包括：6 种主要影响老年人的疾病，分别为缺血性心脏病、糖尿病、卒中、慢性肾脏病、肺癌和年龄相关性听力损失；在青少年及老年中都较为常见的 4 种疾病，分别为人类免疫缺陷病毒感染 / 艾滋病，其他肌肉骨骼疾病，腰背痛，抑郁症。[1]

1. 非传染性疾病

近年来，非传染性疾病正进一步成为威胁人类的主要公共卫生问题之一。全球非传染性疾病每年造成 4100 万人死亡（平均每两秒钟就有一名 70 岁以下的人死于非传染性疾病），约占全球死亡总人口数的 3/4。心脏病一直是全球范围内的主要死因，且死亡人数增幅最大。2019 年由心脏病导致的死亡人数增加了 200 万以上，达到近 900 万。心脏病现在占所有死因总数的 16%。在新增的 200 万心脏病死亡病例中，超过一半发生在世界卫生组织西太平洋区域。[2] 自 2000 年来，由糖尿病导致的死亡人数占全球死亡总人口数的百分比增长了 70%，糖尿病也是造成前十大死因中男性死亡人数最大增幅的原因。2021 年，糖尿病造成了至少 9660 亿美元的卫生支出（在过去 15 年中增长了 316%）。糖尿病患者人数最多的是西太平洋地区（2.56 亿），其余依次为东南亚地区（9000 万）、中东和北非地区（7300 万）、欧洲（6100 万）、北美和加勒比地区（5100 万）、南美和中美洲（3200 万）、非洲（2400 万）。此外，阿尔茨海默病和其他形式的痴呆症也已跻身全球十大死因之列，女性受到的影响尤为严重，在全球范围内，65% 的阿尔茨海默病和其他形式的痴呆症死亡病例是女性。[3]

2. 传染性疾病

据 2020 年世界卫生组织数据，传染性疾病是导致全球死亡的主要原因之一。2019 年，全球共有约 584 万人死于传染病，造成了全球贫困落后和不公平的加剧。根据 2019 年全球卫生估计，肺炎和其他下呼吸道感染是最致命的一组传染病，并列为第四大死因。2019 年在全球范围内，就绝对数字而言，下呼吸道感染导致了 130 万男性死亡和 120 万女性死亡。此外，在新冠疫情和其他全球危机的共同影响下，全球三大主要传染病（艾滋病、结核、疟疾）的防控进程都表现出停滞不前，资源不断减

---

[1]　Global burden of 369 diseases and injuries in 204 countries and territories, 1990-2019: a systematic analysis for the Global Burden of Disease Study 2019[J]. The Lancet, 2020, 396 (10258): 1208.

[2]　World Health Organization. Leading causes of death and disability 2000—2019: A visual summary[EB/OL]. (2020-12-09)[2023-01-09]. https://www. who. int/data/stories/leading-causes-of-death-and-disability-2000-2019-a-visual-summary.

[3]　Global burden of 369 diseases and injuries in 204 countries and territories, 1990-2019: a systematic analysis for the Global Burden of Disease Study 2019[J]. The Lancet, 2020, 396 (10258): 1204-1222.

少，导致数百万人的生命面临威胁。[1] 根据联合国艾滋病规划署（UNAIDS）的数据，在过去的 40 年中，艾滋病已经导致许多国家出现生产率下降、家庭收入减少、医疗保健开支增加等问题。艾滋病主要影响年轻人，对劳动力市场产生影响，使得许多家庭和社区的收入减少，同时也影响了国家的经济增长潜力。此外，艾滋病病毒感染导致患者免疫力下降易感染其他疾病，从而给医疗系统也带来较大负担。根据世界卫生组织的数据，艾滋病是许多国家医疗保健开支的重要组成部分，特别是在低收入和中等收入国家，艾滋病的治疗和护理费用占据了医疗预算的绝大部分。在疟疾方面，非洲仍是疟疾负担最重的地区，约占全球疟疾病例的 95% 和疟疾死亡的 96%。疟疾对儿童和孕妇的影响最为严重，据估计，每两分钟就有一名 5 岁以下的儿童因疟疾死亡。而且疟疾的治疗费用很高，对家庭经济和国家财政都会造成压力。在一些疟疾高发国家，治疗一名疟疾患者的费用可能超过该国人均收入的 20%。[2] 此外，结核病仍然是东南亚（占比 45%）和非洲（占比 25%）地区的十大死因之一。根据世界卫生组织发布的《2022 年全球结核病报告》，2021 年全球支出了约 54 亿美元用于结核病诊断和关怀，其中 79% 来源于本土资金，剩余部分来源于国际资金。[3] 根据世界银行的数据，结核病每年导致全球经济损失超过 12 亿美元，每年可能导致患者累计失去超过 4.4 亿个工作日，加之由于结核病患者需要进行长期治疗，治疗费用较高，对患者及其家庭的经济造成沉重负担。在一些低收入国家，患者需要承担治疗费用的一部分或全部，使得家庭进一步陷入贫困和边缘化境地。[4]

3. 疾病负担的影响因素

社会经济发展水平对疾病负担有显著的影响，一个国家或地区的经济发展水平与其儿童死亡率、慢性非传染性疾病和传染性疾病负担息息相关，并且不同经济发展水平的地区会呈现出不同的趋势。在所有国家，无论是低收入、中等收入，还是高收入国家，不同社会群体的健康状况存在很大差异。生活在低收入国家的人群死于传染病的可能性远高于非传染性疾病。在低收入国家的前 10 大死因中有 6 种是传染病，包括疟疾、肺结核和人类免疫缺陷病毒感染 / 艾滋病等主要传染病。尽管世界卫生组织

[1]　World Health Organization. Leading causes of death and disability 2000-2019: A visual summary[EB/OL]. (2020-12-09)[2023-01-09]. https://www. who. int/data/stories/leading-causes-of-death-and-disability-2000-2019-a-visual-summary.

[2]　World Health Organization. World malaria report 2022[EB/OL]. (2022-12-08)[2023-01-11]. https://www. who. int/publications/i/item/9789240064898.

[3]　World Health Organization. Global tuberculosis report 2022[EB/OL]. (2022-10-27)[2023-02-11]. https://www. who. int/publications/i/item/9789240061729.

[4]　World Bank. Tuberculosis[EB/OL]. (2020)[2023-02-11]. https://www. worldbank. org/en/topic/health/brief/global-economic-burden-of-tuberculosis.

在预防和治疗大多数此类疾病的干预措施方面取得了重大进展，但这些干预措施并不总能提供给需要这些干预措施的人群。以结核病为例，全球大多数病例发生在东南亚和西太平洋地区。然而，非洲的结核病发病率最高，其中较多病例是由耐多药结核病杆菌引起的，这些杆菌除了导致更严重的疾病外，还经常增加治疗成本，因而使得大多数生活贫困的患者放弃治疗。[①]

非传染性疾病的影响主要与财富水平有关，由于高昂的治疗费用和分布不均的医疗资源，世界上 87% 由非传染性疾病导致的过早死亡主要发生在低收入和中等收入国家，消耗了这些国家大规模的社会、经济和人力成本。在撒哈拉以南的国家，虽然传染病、妇幼健康问题以及营养缺乏症等疾病仍然是重要卫生问题，但患者人数逐年出现下降趋势，反之非传染性疾病病例正在迅速增长。[②] 在这种情况下，预计到 2030 年，非传染性疾病将成为非洲大陆最常见的死亡原因。

8.1.2　全球传染病防控

从鼠疫、霍乱、天花到艾滋病、SARS、埃博拉，再到如今的中东呼吸综合征、新冠病毒感染等，人类文明发展进程始终伴随着与传染病的抗争。由于环境卫生、个人卫生、营养、疫苗接种、抗生素、医疗实践、卫生系统等因素的发展以及收入的增长，传染病的死亡率自 20 世纪以来大幅下降。虽然传染病和相关疾病的死亡率有所减少，但它们仍是全球的重大威胁。在 21 世纪，我们继续与折磨人类数千年的旧病原体以及新病原体作斗争，一些传染病如结核病和疟疾仍在许多地区流行，造成巨大且长期持续的负担；而其他疾病，如流感也一直在蔓延程度和强度上波动。

1. 新冠疫情

2019 年暴发的新冠疫情造成的全球性灾难更是清晰地表明，在经济、人流、物流都已全球化的时代，传染病的传播速度变快、传播规模变大，使人类在全球性传染病面前仍然表现得相当脆弱。3 年的新冠疫情已对全球人口健康、经济以及各行业都造成了严重影响。根据约翰·霍普金斯大学（Johns Hopkins University）的数据，截至 2023 年 5 月 24 日，全球累计报告的新冠确诊病例已超过 7.66 亿，累计死亡人数超过 693 万，而且这些数字仍在不断上升。[③] 新冠疫情对全球医疗系统造成了巨大压力，尤其是在新冠疫情高峰期间需要大量的医疗设备和物资，例如呼吸机、防护服、

---

① World Health Organization. Global Tuberculosis Report 2022[EB/OL]. (2022-10-27)[2023-02-11]. https://www. who. int/publications/i/item/9789240061729.

② Barreto Mauricio Lima. Health inequalities: a global perspective[J]. Ciencia & saude coletiva, 2017, 22 (7):2104.

③ World Health Organization. WHO Coronavirus (COVID-19) Dashboard[EB/OL].[2023-05-29]. https://covid19. who. int/.

检测试剂等，这些设备和物资的需求量远远超过了平时。根据世界卫生组织的数据，因为人们长期处于新冠疫情恐慌和封锁状态，全球范围内许多人的心理健康也受到了影响，面临着隔离、孤独、焦虑和抑郁等问题。[①] 目前世界各地正在努力控制新冠疫情的传播，并已经取得了一些进展。各国政府和组织正致力于加强全球范围内的疫情监测和报告系统建设，提高疫情防范和应对能力。许多国家已经开展了快速检测工作，使疫情监测和控制更加便捷。此外，随着疫苗的推广和接种工作的开展，许多国家的大部分人口完成了疫苗接种，越来越多的人受到保护，总体上疫情在全球范围内已经得到初步控制。然而，由于全球疫苗分配的不平衡问题依然存在，仍有很多国家和地区的人口没有得到充分的保护，新冠疫情对全球人口健康的影响仍将持续。

2. 三大主要传染病

除新冠疫情外，全球三大主要传染病（结核病、人类免疫缺陷病毒感染 / 艾滋病和疟疾）的防控仍值得人们关注。它们加起来每年导致超过 200 万人死亡，其中仅疟疾就导致数亿人患病。这三种传染病均为贫困和边缘化的疾病，以不平等为特征，患者主要由贫穷、受教育程度低和居住在农村的弱势群体组成，长期患病给该人群造成了更为沉重的负担。尽管过去十年在减少每种疾病的总体负担方面取得了显著进展，但一些特定人群的疾病死亡率和发病率一直较高，且获得救治干预措施的机会较少，加之新冠病毒全球大流行的破坏性又进一步在弱势群体中产生不利影响。[②]

结核病夺去的生命比其他传染病都多，并且遍布世界各地和各年龄组。2021 年全世界有新发结核病患者 1060 万例，包括 600 万例成年男性，340 万例成年女性以及 120 万例儿童。2020—2021 年，结核病发病率（每年每 10 万人口新发病例数）上升了 3.6%，改变了过去 20 年内每年下降约 2% 的趋势[③]。结核病对于中低收入国家的人口以及生活在贫困地区的人群影响尤为严重，大约一半的结核病患者主要分布于这 8 个国家 / 地区：孟加拉国、印度、中国、印度尼西亚、尼日利亚、巴基斯坦、菲律宾和南非。近年来，在世界卫生组织全球结核病规划、全球基金、遏制结核病伙伴关系、双边捐助者和民间社会等利益攸关方的支持下，各国 / 地区通过不懈努力促成了结核病发病率的稳步下降，但仍存在生活条件不稳定、过度拥挤、食品和工作不安

---

① World Health Organization. WHO Director-General's opening remarks at the media briefing on COVID-19[EB/OL]. (2020-08-27)[2023-02-15]. https://www. who. int/director-general/speeches/detail/who-director-general-s-opening-remarks-at-the-media-briefing-on-covid-19-27-august-2020.

② World Health Organization. State of inequality: HIV, tuberculosis and malaria[EB/OL]. (2021-12-09)[2023-01-23]. https://www. who. int/data/stories/state-of-inequality-hiv-tuberculosis-and-malaria-a-visual-summary.

③ World Health Organization. Global Tuberculosis Report 2022[EB/OL]. (2020-10-19)[2023-01-09]. https://www. who. int/publications/m/item/global-tb-report-2022-advocacy-toolkit.

全以及卫生系统薄弱等有关不平等因素，影响了结核病的防治进程。据世界卫生组织统计，结核病防治较好的国家普遍有更高的人均卫生支出、更容易获得改善的卫生设施，有着更高的预期寿命和更高的结核病检出率，而生活条件较差和社会发展水平较低的城市结核病发病率和死亡率较高。在不同的环境中，影响结核病负担的其他相关因素包括经济状况、年龄、教育和居住地。例如，在马来西亚，结核病不成比例地影响了受教育程度较低的人、吸烟者、单身或未婚者、失业者和年轻人。在中国，各省之间结核病负担的地方不平等现象很明显，较落后省份的结核病负担更高，富裕省份和较落后省份之间的不平等程度有所增加。在南美洲，结核病死亡率因收入、家庭密度和种族而异。[①]

近几十年来，全球对艾滋病防控做出了巨大努力，并致力于提高预防和治疗服务的可及性。然而，2021 年全球艾滋病新发感染仍有 150 万，并有 65 万人死于艾滋病相关疾病，中亚、中东、东欧、拉丁美洲和北非的年新发感染人数仍然呈上升趋势。在艾滋病仍在流行的背景下，个人、社区和社会层面都存在各种障碍，严重阻碍了结束艾滋病的进程，有限的护理机会、社会对患者的排斥和边缘化、刑事犯罪、贫困、耻辱和基于性别的暴力与不平等等各种因素给艾滋病的预防、治疗和控制带来了巨大挑战。此外，社会经济发展水平不平等、性别不平等、教育不平等也是艾滋病防控进程受阻的重要原因。有害的性别规范，包括关于男子气概的社会规范，对男性和女性的艾滋病相关健康结果产生了负面影响，造成了更高的发病率和死亡率。移民和流动人口感染人类免疫缺陷病毒的风险更高，而且女性比男性更容易受到人口流动的不利影响。[②] 在撒哈拉以南的非洲地区，收入或家庭财富较低的人以及失业者死于艾滋病相关原因的风险更高，并且在受教育程度较低的人群中艾滋病患病率更高。同样，在高收入国家，社会弱势种族群体的艾滋病相关死亡率更高。

过去 20 年，全球在减轻疟疾负担方面取得了相当大的进展。2000—2020 年，全球估计避免了 17 亿例疟疾病例和 1060 万例疟疾死亡。尽管全球疟疾防控取得不少成就，疟疾集中的地区需要面对的挑战依旧存在。非洲地区仍然是全球疟疾负担最重的地区，仍面临着卫生系统不完善、疟疾治理及问责制不完备和资源限制等问题。新冠疫情导致的疟疾防控工作停滞，以及卫生人力不足、资金短缺、人道主义危机、卫生系统较差、生物威胁以及蚊帐等关键疟疾防控工具短缺等诸多因素，正在阻碍全球疟

① World Health Organization. Global Tuberculosis Report 2022[EB/OL]. (2022-10-27)[2023-02-19]. https://www. who. int/publications/i/item/9789240061729.

② Joint United Nations Programme on HIV/AIDS. In Danger: UNAIDS Global AIDS Update 2022[EB/OL]. (2022-07-27)[2023-01-09]. https://www. unaids. org/en/resources/documents/2022/in-danger-global-aids-update.

疾防治目标的实现。① 疟疾的不平等在多个方面都很明显。在社会经济上处于不利地位的人（贫穷、教育水平低、房屋结构简陋、从事农业工作等）感染疟疾的风险更高。例如在乌干达，怀孕期间患疟疾风险最大的人群大多为最贫困的家庭、住在传统家庭且受教育程度低的妇女。在贫困社区内，最贫困的儿童比最不贫困的儿童更容易患上疟疾。此外，在乌干达农村，家庭财富与疟疾感染之间的关系还会受住房类型和粮食安全因素的影响。②

从传染病负担较重的几个区域来看，非洲是世界上传染病发病最多的地区。主要是因为人们整体教育程度普遍偏低、风俗习惯较差、城市化水平较低、公共医疗卫生体系尚未健全，又加之较为恶劣的自然环境，导致了多种传染病常年肆虐。据世界卫生组织统计，2019 年非洲前十大主要死因中有六项是传染病，并且非洲是唯一一个人类免疫缺陷病毒感染 N/ 艾滋病和疟疾仍然排在前 10 位死因的地区。但近年来，此状况有所改善，非洲区域《2022 年追踪全民健康覆盖报告》显示，从 2005 年开始，非洲区域对人类免疫缺陷病毒、结核病和疟疾的控制措施迅速扩大，在防治传染病方面取得了进步，非洲人口的健康预期寿命也因此有所延长。非洲的基本卫生服务覆盖率从 2000 年的 24% 提高到了 2019 年的 46%。其中，最显著的成就之一就是预防和治疗传染病的成效。非洲的人类免疫缺陷病毒感染 / 艾滋病死亡人数从 2000 年的 100 多万下降到 2019 年的 43.5 万，下降了一半以上。死于疟疾的人数也在下降，2000 年为 670 万，而 2019 年为 390 万。但 2019 年之后新冠疫情造成的疟疾防治服务中断对非洲区域的疟疾负担产生了额外影响。③

3. 传染病的地区差异

美洲，尤其是南美洲多数地区位于热带，该地区大部分区域为热带雨林气候和稀树草原气候，气候温暖潮湿，容易引发黄热病、寨卡病毒病和登革热等蚊媒传播疾病。2015 年，寨卡病毒暴发疫情在美洲出现，随后在巴西发生大规模流行。近年来，随着泛美卫生组织 / 世界卫生组织与美洲国家展开合作，通过发展及保持国家检测和确认寨卡病毒感染病例能力、治疗受疾病影响的人群以及消灭控制蚊子数量等举措，美

---

① World Health Organization. State of inequality: HIV, tuberculosis and malaria[EB/OL]. (2021-12-09)[2023-01-23]. https://www. who. int/data/stories/state-of-inequality-hiv-tuberculosis-and-malaria-a-visual-summary.

② Okiring Jaffer, Olwoch Peter, Kakuru Abel. Household and maternal risk factors for malaria in pregnancy in a highly endemic area of Uganda: a prospective cohort study[J]. Malaria journal, 2019, 18 (144):1-9.

③ World Health Organization. Tracking Universal Health Coverage in the WHO African Region, 2022[EB/OL]. (2022-08-01)[2023-01-18]. https://www. afro. who. int/publications/tracking-universal-health-coverage-who-african-region-2022.

洲地区的寨卡病毒病例有所下降，转变为地区较低水平的传播。过去30年来，美洲地区登革热发病率有所增加，美洲约有5亿人仍处于危险之中。根据世界卫生组织美洲区域办事处的数据，2022年泛美地区报告了280万例登革热病例，远远超过2021年报告的感染总数，其中巴西经历了近10年来最严重的登革热疫情。[①]

东南亚地区的传染病发病率和患病率均高于世界平均水平。该地区常年高温、多雨，湿度大，利于蚊媒滋生，加之部分国家的卫生条件相对较差，传染病给该地区带来了较大的疾病负担。全世界生活在登革热流行国家并有感染登革热风险的35亿人中有13亿人生活在东南亚地区10个国家的登革热流行区，占全球登革热病患的一半以上。其中5个国家（印度、印度尼西亚、缅甸、斯里兰卡和泰国）位列全球30个传染病最严重的国家之列。尽管采取了控制措施，但这些地方多年来登革热病例数量仍有显著增加，据世界卫生组织数据，2015—2019年，东南亚地区登革热病例增加了46%（从451 442例增加到658 301例）。[②]疟疾是亚洲许多地区公共卫生严重和持续的威胁，在减少疟疾负担方面，近20年来东南亚地区取得了较大进展，并且在新冠疫情大流行期间，东南亚地区的疟疾负担没有显著增加。2020年，东南亚区域有9个疟疾流行国家，约占全球2%的疟疾病例，病例主要集中在印度（占地区的83%）。[③]

总体而言，由于世界各国经济社会发展水平不均衡，各国国内公共卫生事业发展存在较大差异，传染病防控的不公平性仍受社会人口学以及医疗卫生水平因素影响。不同国家自然环境和人民生活方式的差异，导致对预防和控制传染病的认知和力度参差不齐。卫生资源占有量少、人群健康水平低的国家由于传染病知识普及面较窄、预防监测手段较为落后、人群暴露水平高，传染病传播风险更大。此外，由于交通发展更加便利、人员频繁流动以及国际商贸往来的日益扩大，传染病跨区域扩散的潜在风险更不断增大了，使得传染病能够全球范围快速流行传播，相对弱势群体以及社会经济、卫生水平落后的国家更易受传染病侵袭，遭受更大的损失。

8.1.3　全球妇幼健康

妇幼健康是影响全球期望寿命改善的最核心因素之一。近年来，全球妇幼健康的各项指标都得到很大改善。对标联合国可持续发展目标（SDG 2030），目前妇幼健

---

① World Health Organization. Dengue[EB/OL].[2023-02-18]. https://www. paho. org/en/topics/dengue.

② World Health Organization. Dengue and Severe Dengue[EB/OL]. (2022-01-10)[2023-02-18]. https://www. who. int/news-room/fact-sheets/detail/dengue-and-severe-dengue.

③ World Health Organization. World Malaria Day 2022[EB/OL].[2023-02-19]. https://www. who. int/campaigns/world-malaria-day/2022.

康的薄弱地区较为明显，这些地区也直接降低了全球妇幼健康的平均预期水平。

1. 孕产妇及儿童死亡率

在孕产妇死亡率（MMR）方面，2000—2017 年，孕产妇死亡率由原来的 342/10 万活产降至 211/10 万活产，下降了 38%，取得显著进展。其中，南亚的孕产妇死亡率总体下降幅度最大，从 395/10 万活产下降到 163/10 万活产，下降了 59%。撒哈拉以南非洲在孕产妇死亡率控制方面也取得巨大成就，大幅降低了 39%，从 870/10 万活产下降到 533/10 万活产。尽管从整体趋势来看，全球孕产妇死亡率下降显著，但孕产妇死亡率在地区间的差异仍然十分显著。撒哈拉以南非洲和南亚的孕产妇死亡占全世界孕产妇死亡的 86%。其中，撒哈拉以南非洲地区的孕产妇死亡率最高，每年的孕产妇死亡达 20 万例，超过全世界每年所有孕产妇死亡人数的 2/3（68%）。南亚每年有 5.7 万例孕产妇死亡，占全球孕产妇死亡总数的 19%。[①]

在 5 岁以下儿童死亡率（U5MR）方面，死亡率从 1990 年的 93/ 千活产下降至 2021 年的 38/ 千活产，降幅为 59%。[②] 但从绝对数量上来看，全球 5 岁以下儿童死亡数量仍较高，仅 2021 年就有 500 万的 5 岁以下儿童死亡。与孕产妇死亡率一样，5 岁以下儿童死亡率也存在显著的地区差异。2021 年，全球 5 岁以下儿童死亡中约有 83% 发生在撒哈拉以南非洲（58%）和南亚（26%）。撒哈拉以南非洲仍然是世界上 5 岁以下儿童死亡率最高的地区，2021 年其 5 岁以下儿童死亡率为 74/ 千活产，远高于世界平均水平（38/ 千活产）。[③] 由于儿童人口不断增长以及各地区人口结构的变化，全球 5 岁以下儿童死亡中发生在撒哈拉以南非洲的比例从 1990 年的 31% 增加到 2021 年的 58%。国家内部不同收入水平家庭的 5 岁以下儿童死亡率也存在巨大差异。以几内亚为例，2020 年财富水平最高者的 5 岁以下儿童死亡率为 59.3/ 千活产，而财富水平最低者的 5 岁以下儿童死亡率高达 125.2/ 千活产。财富水平越高，5 岁以下儿童死亡率越低。[④]

在新生儿死亡率方面，全球平均水平也出现大幅下降，从 1990 年的 37/ 千活产降至 2021 年的 18/ 千活产，下降了 51%。但是，即便如此，新生儿的年绝对死亡数在 2021 年仍达到 230 万，占 5 岁以下儿童死亡的 41.8%。因此，新生儿死亡仍是儿

---

① UNICEF. Maternal mortality[EB/OL]. [2023-01-13]. https://data. unicef. org/topic/maternal-health/maternal-mortality/.

② UNICEF. Under-five mortality[EB/OL]. [2023-01-13]. https://data. unicef. org/topic/child-survival/under-five-mortality/.

③ United Nations Inter-Agency Group for Child Mortality Estimation. Levels and trends in child mortality[R]. Geneva: UNIGME, 2023.

④ UNICEF. Under-five mortality[EB/OL]. [2023-01-13]. https://data. unicef. org/topic/child-survival/under-five-mortality/.

童健康的最大威胁。从地区来看，撒哈拉以南非洲和南亚的新生儿死亡率最高，2021年，撒哈拉以南非洲和南亚的新生儿死亡率估计分别为 27/ 千活产和 23/ 千活产。撒哈拉以南非洲的新生儿死亡率是高收入国家新生儿死亡率的 10 倍以上，而南亚的新生儿死亡率则比高收入国家高出 9 倍。从世界范围来看，新生儿死亡率最高的南苏丹（39.6/ 千活产）的新生儿死亡率是最低国家新加坡（0.75/ 千活产）的 53 倍。[1]

总体而言，大多数孕产妇和儿童死亡都集中在撒哈拉以南非洲和南亚这两个地区以及低收入和中等收入国家（LMIC）。这些国家和地区经济状况落后。而且大多数国家的卫生系统存在较为严重的结构性缺陷，例如卫生设施不足、转诊系统无法正常运作、缺乏训练有素且受到良好监督的医务人员等。[2] 种种原因造成妇女儿童无法获得必要的卫生服务。

2. 儿童免疫接种

受新冠疫情影响，儿童免疫接种服务的覆盖率持续下降。2020 年有 2270 万儿童未能进行疫苗接种，比 2019 年增加了 370 万，[3]2021 年更是有 2500 万儿童未进行免疫接种，[4] 未接种儿童数量进一步增加。其中，60% 以上的儿童生活在印度、尼日利亚、印度尼西亚、埃塞俄比亚、菲律宾、刚果民主共和国、巴西、巴基斯坦、安哥拉和缅甸这 10 个国家。

白喉 – 破伤风 – 百日咳第三针疫苗（DTP3）的儿童接种覆盖率常被用来衡量常规免疫服务的指标。根据世界卫生组织和联合国儿童基金会对国家免疫覆盖率（WUENIC）的最新估计，自 2019 年以来，有 112 个国家或地区的 DTP3 接种覆盖率停滞或下降，全球接种覆盖率从 2019 年的 86% 下降到 2021 年的 81%，其中有 62 个国家或地区下降了至少 5%。东亚和太平洋区域下降幅度最大，从 2019 年的 92% 下降至 2021 年的 83%，下降了 9%，其次是南亚、东部和南部非洲地区，下降了 5%。2021 年有 9 个国家的 DTP3 接种覆盖率低于 50%，分别为中非共和国、缅甸、巴布亚新几内亚、索马里、南苏丹和阿拉伯叙利亚共和国，其中许多国家是脆弱国家或受紧急情况影响。2021 年全球未接种 DTP3 疫苗的儿童中有一半生活在刚果民主共和国、埃塞俄比亚、印度、印度尼西亚、尼日利亚和巴基斯坦这 6 个国家。尽管全球实现了相对较高的免疫覆盖率，但拥有大量儿童人口的发展中国家仍有大量儿童未接种疫苗。例如，印度已经实现了 85% 的 DTP3 接种覆盖率，但仍有 330 万儿童未接种

---

① UNICEF. Neonatal mortality[EB/OL]. [2023-01-13]. https://data. unicef. org/topic/child-survival/neonatal-mortality/.

② United Nations. The Sustainable Development Goals Report 2022[R]. New York: UN, 2022.

③ United Nations. The Sustainable Development Goals Report 2022[R]. New York: UN, 2022.

④ UNICEF. Immunization[EB/OL]. [2023-01-13]. https://data. unicef. org/topic/child-health/immunization/.

疫苗或疫苗接种不足。①

　　导致疫苗接种覆盖率持续下降的原因多样，其中新冠疫情的影响十分重要。从2019 年起，新冠疫情大流行导致疫苗接种相关服务中断，新冠疫情对落后国家和地区脆弱的医疗保健和免疫接种系统造成严重冲击，许多儿童无法在规定时期内按计划接种疫苗，对疫苗接种造成严重阻碍。对新冠疫情的应对和新冠疫情疫苗接种已经将卫生系统的资源从其他基本服务中过度占用。因此，很多儿童可能将继续错过免疫接种以及其他保健服务。② 此外，政治和经济的动荡、区域局部冲突、国家免疫规划投资不足、疫苗缺货、关于疫苗的错误信息等因素都会导致疫苗接种覆盖率的下降，并且对脆弱国家的影响更加明显。

3. 儿童营养不良

　　儿童营养不良中的重点关注问题为发育迟缓和消瘦。2000—2020 年，全球发育迟缓患病率从 33.1% 下降到 22%，受影响的儿童人数从 2.036 亿下降到 1.492 亿。在地区分布方面，西非和中非地区的发育迟缓患病率最高，其次为非洲东部和南部地区，南亚地区的发育迟缓患病率紧随其后，三者均超过 30%。与此同时，发育迟缓儿童的绝对数量在西非和中非出现增长趋势。2000—2020 年，该地区的发育迟缓儿童数量从 2280 万增至 2930 万。③ 发育迟缓还存在城乡差异和贫富差异。以秘鲁为例，发育迟缓的不平等在城乡地区显而易见：发育迟缓影响了农村地区 25.5% 的儿童和城市地区 8.2% 的儿童；财富也与城乡位置相互作用，虽然最富有的家庭主要在城市地区，最贫穷的家庭在农村地区，但城市贫困人口的发育迟缓率几乎与农村平均水平一样高，农村富人的发育迟缓率与城市平均水平相同。④

　　2020 年，全球共有 4540 万 5 岁以下儿童患有消瘦，其中 1360 万为严重消瘦，患病率分别为 6.7% 和 2.0%。消瘦患病率的地区差异尤为显著。南亚地区的 5 岁以下儿童消瘦患病率最高，达 14.7%，远高于第二名的中非和西非，超过一半的消瘦儿童生活在南亚。严重消瘦问题在南亚也十分严重，南亚严重消瘦的儿童人数（760 万）是撒哈拉以南非洲（250 万）的 3 倍。⑤

---

　　① UNICEF. Immunization[EB/OL]. [2023-01-13]. https://data. unicef. org/topic/child-health/immunization/.

　　② United Nations. The Sustainable Development Goals Report 2022[R]. New York: UN, 2022.

　　③ UNICEF. Malnutrition[EB/OL]. [2023-01-13]. https://data. unicef. org/topic/nutrition/malnutrition/.

　　④ United Nations International Children's Emergency Fund. 2022 Global Nutrition Report[R]. New York: UNICEF, 2022.

　　⑤ UNICEF. Malnutrition[EB/OL]. [2023-01-13]. https://data. unicef. org/topic/nutrition/malnutrition/.

营养不良的主要原因是低质量的儿童膳食。贫困是导致儿童低质量膳食的重要原因，贫困家庭倾向于选择成本较低、质量较差的食物。《2019世界儿童状况》报告显示，在极度贫困家庭与农村地区的6—23月龄婴幼儿中，只有1/5能够获得多样化的膳食，以满足健康成长和大脑发育的需要。[1] 而在6个月以下婴儿中，只有2/5能够得到纯母乳喂养。贫困地区的母亲接受正规教育的机会更少，这也导致儿童更容易发育迟缓和消瘦。[2] 更值得关注的问题是，卫生系统中的营养不平等问题导致大多数人无法获得或负担得起用于预防或治疗的优质营养卫生服务，农村地区和贫困人口获得服务的可及性低，他们在政治或社会决策中的发言权也更少。2017年，全球1660万患有严重急性营养不良的5岁以下儿童中只有约1/4接受了治疗。[3]

4. 亲密伴侣暴力

根据《可持续发展目标报告（2022）》，2018年，全球26%的15岁及以上曾有过伴侣的女性（6.41亿）一生中至少遭受过一次由丈夫或亲密伴侣实施的身体和（或）性暴力。而在15 ~ 19岁曾经有过伴侣的女孩中，过去12个月内遭受过现任或前任亲密伴侣实施的身体和（或）性暴力的比例为19%，其中，最不发达国家为26%，亲密伴侣暴力现象最为严重。针对妇女和女童的暴力行为在所有国家都存在，并影响到所有年龄段的女性。[4] 亲密伴侣暴力的形成可能与妇女在社会中的地位低下，并被期望遵守和服从忠诚的母亲和妻子所定义的某些性别角色有关，这也是人们普遍持有的观点。[5] 当这些妇女没有履行上述社会角色时，伴侣暴力被视为一种正当的惩罚形式。

5. 童婚

近10年来，世界的童婚率都在下降，其中，南亚地区的童婚率下降最为显著，近10年从50%下降至30%。尽管如此，每年仍有1200万年轻女性属于童婚群体。在全球范围内，2021年有接近1/5（19%）的20 ~ 24岁年轻女性在18岁以前结婚，20 ~ 24岁女性在15岁之前结婚的百分比则为5%。其中，西非和中非地区的童婚现象最为严重，有37%的年轻女性在18岁以前结婚，其次是东非和南非地区，童婚比

[1]　United Nations International Children's Emergency Fund. The State of the World's Children 2019 Executive Summary[R]. New York: UNICEF, 2019.

[2]　World Health Organization, the United Nations Children's Fund. 2022 Progress Report on the Every Woman Every Child Global Strategy[R]. Geneva, 2022.

[3]　United Nations International Children's Emergency Fund. 2022 Global Nutrition Report[R]. New York: UNICEF, 2022.

[4]　United Nations. The Sustainable Development Goals Report 2022[R]. New York: UN, 2022.

[5]　UNICEF. Violent unions[EB/OL]. [2023-01-15]. https://data. unicef. org/topic/child-protection/violence/violent-unions/.

例达 32%。整个撒哈拉以南非洲地区的童婚率（32%）显著高于世界平均水平。[①]

教育对于打破童婚的代际传递至关重要。在许多落后国家，婚姻和教育被认为是不相容的，让一个女孩辍学和年轻时出嫁的决定往往是同时做出的，而受教育程度高和富裕家庭的女孩在童年时期结婚的可能性很小。[②] 在童婚率最高的五个国家中，女童中学毕业率皆低于 15%；在童婚率排名前三的国家中，完成中学学业的女孩更是不足 5%。[③] 由此可见，教育与童婚存在显著的关联，获得必要的教育和工作对于打破贫困循环和童婚的代际传递起到关键作用。此外，新冠疫情造成的经济冲击、学校关闭和社会服务的中断使更多女孩处于童婚的风险之中。[④]

8.1.4　全球精神卫生与药物滥用

根据 2022 年的《世界精神卫生报告：改变所有人的精神卫生状况》，2019 年全球约有 9.7 亿人患有精神障碍（mental disorder），女性精神障碍患病率（52.4%）略高于男性（47.6%）。2000—2019 年，约有 25% 的人患有精神障碍，但由于世界人口的增长，精神障碍的年患病率一直稳定在 13% 左右。[⑤]

精神障碍的全球疾病负担也十分严重，几乎在所有国家，精神障碍所带来的疾病负担都贯穿患者的整个生命历程。2019 年，在所有年龄段中，精神、神经和物质使用障碍（substance use disorders）合计占全球伤残调整寿命年（DALYs）的 1/10（10.1%），其中，精神障碍就占了全球负担的 5.1%，共计 1.29 亿年。精神障碍也是导致健康寿命损失年（YLDs）的主要原因，占全球 YLDs 的 1/6（15.6%）。主要的精神障碍包括焦虑症、抑郁症、发育障碍、注意力缺陷 / 多动障碍、精神分裂症等。其中，焦虑症和抑郁症是两种最常见的精神障碍。精神障碍患者中，有 31% 为焦虑症患者，28.9% 为抑郁症患者，分别位列精神障碍的第一和第二。[⑥]

从地区来看，世界各地区的精神障碍患病率差异不大，从非洲地区的 10.9% 到美洲的 15.6% 不等。虽然有 82% 的精神障碍患者位于中低收入国家，但与低收入国

---

① 　UNICEF. Child marriage[EB/OL]. [2023-01-18]. https://data. unicef. org/topic/child-protection/child-marriage/.

② 　United Nations. The Sustainable Development Goals Report 2022[R]. New York: UN, 2022.

③ 　United Nations International Children's Emergency Fund. The power of education to end child marriage[R]. New York: UNICEF, 2022.

④ 　United Nations. The Sustainable Development Goals Report 2022[R]. New York: UN, 2022.

⑤ 　World Health Organization. World mental health report Transforming mental health for all[R]. Geneva: WHO, 2022.

⑥ 　World Health Organization. World mental health report Transforming mental health for all[R]. Geneva: WHO, 2022.

家相比（11.6%），高收入国家的精神障碍患病率更高，达到 15.1%。较为特殊的是，东地中海地区的精神障碍患病率达 14.7%，仅次于美洲地区，这与该地区长期的战争和冲突所造成的精神障碍有关。导致这种差异的原因较为复杂，包括人口、战争、社会文化等因素。人口因素方面，低收入国家的人口基数更大，尤其是 10 岁以下儿童的比例更高，而儿童的精神障碍相比成年人来说较少，从而导致这些国家的精神障碍患病率总体偏低。社会文化因素方面，对心理健康状况的不同文化理解和概念化可能会影响人们在调查中披露心理健康症状的意愿。[①] 对于精神障碍的污名和歧视在许多中低收入国家可能更严重，从而导致对疾病的漏报现象，精神障碍的患病率低于患病的实际状况。

在新冠病毒全球大流行之前，大约有 1.93 亿人（2471/10 万人）患有重度抑郁症；2.98 亿人（3825/10 万人）患有焦虑症。但是有研究预计，新冠疫情的第一年期间，重度抑郁症患者数量激增至 2.46 亿（3153/10 万人），焦虑症患者数量激增至 3.74 亿（4802/10 万人），分别增加了 28% 和 26%。[②] 新冠疫情期间，对感染病毒的恐惧、缺乏治疗、与病毒相关的更高的死亡率以及对疫情控制和疫苗提供的不确定性，是人们心理压力增加的主要因素。同时，疫情造成的经济损失、日常生活中断、社交活动中断以及不断接触疫情相关的负面新闻也对心理健康造成影响。[③] 有研究表明，新冠疫情的隔离措施改变了人们原有的生活方式和习惯，增加了人们对危险的感知，降低了安全感和确定性，导致孤独感、不可预测性和失控感，使人们更加容易感到无聊、沮丧和失败。[④] 种种因素最终导致抑郁症和焦虑症等精神障碍的患病率迅速上升。

1. 药物滥用

全球吸毒者的数量在过去 10 年持续增加。2020 年，全球 15～64 岁人口中约有 2.84 亿人在过去 12 个月内使用过至少一种毒品，占总人口的 5.6%。这个数字相较于 10 年前增加了 26%。但由于全球人口不断增长，全球人口的吸毒率在 2010—2020 年期间基本维持在 5%～6%。[⑤] 世界范围内主要使用的毒品包括大麻、阿片类药物、

---

① World Health Organization. World mental health report Transforming mental health for all[R]. Geneva: WHO, 2022.

② World Health Organization. World mental health report Transforming mental health for all[R]. Geneva: WHO, 2022.

③ LAKHAN R, AGRAWAL A, SHARMA M. Prevalence of Depression, Anxiety, and Stress during COVID-19 Pandemic[J]. J Neurosci Rural Pract, 2020, 11 (4): 519-525.

④ MARAZZITI D, CIANCONI P, MUCCI F, et al. Climate change, environment pollution, COVID-19 pandemic and mental health[J]. Sci Total Environ, 2021, 773: 145182.

⑤ United Nations. World Drug Report 2022: Booklet 1-Executive summary / Policy implications[R]. New York: UN, 2022.

苯丙胺类药物、可卡因、摇头丸等。其中，大麻是世界上使用最多的毒品。2020 年，大麻的吸食者高达 2.09 亿，2010—2020 年，大麻吸食人数增长了 23%。阿片类药物是最致命的毒品，其使用仅次于大麻。2010—2020 年，阿片类药物的使用者数量增加了两倍。[①]

　　毒品使用存在显著的地区差异。美洲和大洋洲地区的大部分国家主要使用可卡因；东亚和东南亚地区国家主要使用甲基苯丙胺；欧洲地区的国家则主要使用可卡因和苯丙胺，少数国家主要使用摇头丸型药物或合成卡西酮和其他有兴奋作用的新精神活性物质（new psychoactive substance，NPS）；非洲地区的国家在现有的数据中，使用的毒品类型多样，包括可卡因、甲基苯丙胺、苯丙胺、摇头丸型药物和其他苯丙胺型兴奋剂（如 KHAT）等。[②]造成毒品使用地区差异的原因包括药物的市场动态和其他因素（如规范、社会背景等）。例如拉丁美洲的可卡因因价格低而提高了使用量，而墨西哥的甲基苯丙胺则因产量增加引起了使用量增加。毒品的使用在某种程度上与价格有关，同时药物价格也会导致药物替代，特定药物从市场上消失也会改变首选的兴奋剂。例如匈牙利苯丙胺和海洛因的减少，导致使用者转而选择注射更容易获得的合成卡西酮。[③]

　　吸毒人群存在性别、年龄等差异。目前，绝大多数的吸毒者为男性，这可能与女性吸毒的机会、文化定义的角色和其他社会因素有关。但在某些地区，部分毒品的使用者在性别上的差距正在缩小，例如北美地区大麻使用者的男性和女性比例分别为58% 和 42%，性别差距明显低于世界其他地区。而在一些药物的非医用用途的使用上，女性的比例与男性接近，甚至可能超过男性，包括阿片类药物、镇静剂、安定剂。此外，毒品使用在人群中也存在年龄差异。当前毒品在青少年中的流行程度明显高于其他年龄人群，使用程度也比前几代人高。以大麻为例，全球 15～16 岁青少年大麻使用的年流行率为 5.8%，而 15～64 岁人口的这一数据仅为 4.1%。[④]在非洲和拉丁美洲，接受吸毒病症治疗的大多数人年龄在 35 岁以下。青少年吸毒与药物使用家族史、家长监控不佳、父母药物使用、家庭拒绝性取向或性别认同、与有不良行为或吸毒的同龄人交往、缺乏学校联系、学业成绩低、童年性虐待、精神健康问题等多种风险因素

　　① 　United Nations. World Drug Report 2022: Booklet 2-Global overview of drug demand and drug supply[R]. New York: UN, 2022.

　　② 　United Nations. World Drug Report 2022: Booklet 2-Global overview of drug demand and drug supply[R]. New York: UN, 2022.

　　③ 　United Nations. World Drug Report 2022: Booklet 2-Global overview of drug demand and drug supply[R]. New York: UN, 2022.

　　④ 　United Nations. World Drug Report 2022: Booklet 1-Executive summary/Policy implications[R]. New York: UN, 2022.

有关，^① 缺乏卫生安全的成长环境使青少年面临毒品的风险大大增加。

2. 酒精和烟草使用

根据全球酒精与健康信息系统（The Global Information System on Alcohol and Health，GISAH）的数据，2016 年酒精的有害使用在全球共造成 300 万人死亡，占所有死亡人数的 5.3%。^②2016 年酒精使用共计造成了 1.326 亿伤残调整寿命年（DALYs）的健康损失，占当年所有 DALYs 健康损失的 5.1%。不同地区的疾病负担也不同。非洲地区的年龄标准化酒精所致疾病和伤害负担最高，每 10 万人中有 70.6 人死亡。在非洲酒精造成的疾病和伤害负担部分是由于结核病、心血管疾病、消化系统疾病和伤害（酒精是一个促成因素）造成的巨大疾病负担。这是由于非洲地区经济相对落后，生活环境和医疗卫生条件较差，穷人和脆弱人群比例高，较贫穷的饮酒者可能有更多的合并症但不能得到及时治疗，从而加剧了饮酒对健康的不利影响。东地中海地区因饮酒导致的疾病和伤害的年龄标化负担最低，每 10 万人中有 7 人死亡。欧洲地区饮酒导致的疾病和伤害负担最高，2016 年欧洲地区的 DALYs 中有 10.8% 归因于饮酒，东地中海地区最低，DALYs 中仅有 0.7% 归咎于饮酒。^③ 酒精的有害使用分别占全球男性和女性疾病负担的 7.1% 和 2.2%，^④ 这主要是由于男性进入职场和参与社交活动的机会更多，因应酬、社交等场合而饮酒的可能性更大，故由饮酒造成的疾病负担更严重。

烟草使用方面，全球烟草使用率和烟草使用人数持续下降，烟草控制取得良好进展。2020 年，全球 15 岁及以上人群中有 22.3% 使用烟草，其中包括 36.7% 的男性和 7.8% 的女性，与 2000 年 32.7% 的烟草使用率相比有明显下降。无论男性还是女性，烟草使用率在 2000—2020 年都在稳步下降，但是男性烟草使用人数却从 10.32 亿上升至 10.67 亿。烟草使用人群中，男性的年龄烟草使用率在 45 ~ 54 岁年龄组达到峰值（46.9%），而女性在 55 ~ 64 岁年龄组达到峰值（10.8%）。从地区来看，东南亚地区的平均烟草使用率最高，2020 年约为 29%，非洲地区的平均烟草使用率最低，约为 10%，20 年间两者之间的差距持续缩小。^⑤ 烟草每年都给人类健康造成巨大的死

---

① Centers for Disease Control and Prevention. High-Risk Substance Use Among Youth[EB/OL]. [2023-01-26]. https://www. cdc. gov/healthyyouth/substance-use/index. htm.

② World Health Organization. Global Information System on Alcohol and Health[EB/OL]. [2023-01-26]. https://www. who. int/data/gho/data/themes/global-information-system-on-alcohol-and-health.

③ World Health Organization. Global status report on alcohol and health 2018[R]. Geneva: WHO, 2018.

④ World Health Organization. Alcohol[EB/OL]. [2023-01-26]. https://www. who. int/health-topics/alcohol#tab=tab_1.

⑤ World Health Organization. WHO global report on trends in prevalence of tobacco use 2000-2025, fourth edition[R]. Geneva: WHO, 2021.

亡和疾病负担。烟草使用每年导致超过 800 万人死亡，其中超过 700 万人死于直接吸烟，约 120 万人为非吸烟者死于接触二手烟。而全球将近 13 亿的烟草使用者中，有 80% 以上的人生活在低收入和中等收入国家，这与烟草公司在该地区密集的营销和干预有关。① 大多数与烟草有关的死亡都发生在低收入和中等收入国家，这是因为烟草使用对贫穷人群和脆弱人群的健康损害更为严重。低收入和中等收入国家的烟草使用家庭往往会因为经济因素而将部分用于食物和住所等生活必需的开支转移到烟草上，② 这进一步导致他们在医疗保健上的消费减少，甚至造成家庭中有生产能力的成年人残疾或过早死亡，健康难以得到保障。而且烟草使用上瘾后较难戒除，从而助长贫困，使家庭经济状况和成员健康陷入恶性循环。

8.2　全球卫生治理

卫生健康问题是长期伴随人类社会的问题，但人类在卫生领域建立起国际合作的历史却并不久远。1851 年欧洲国家在巴黎召开的第一次国际卫生大会成为国际公共卫生合作的开端。经过一个半世纪的发展，国际公共卫生合作的深度与广度、目标与手段等都发生了巨大的扩展和变化，逐渐形成了目前多层次和宽领域的全球卫生治理体系。

8.2.1　当今全球卫生治理体系的形成

在合作地域方面，国际公共卫生合作经历了由以欧洲为中心的合作，到分散的区域化合作，再到全球性合作的过程。早期的国际公共卫生合作的推动者是欧洲国家，尤其是西欧较为发达的资本主义国家。1851 年国际公共卫生会议的参与国为欧洲主要大国及近东的奥斯曼帝国。此后半个世纪当中，国际公共卫生会议又多次召开，虽然参与的成员范围有所拓展，但议题主导权仍集中在欧洲国家手中，其合作成果也侧重解决欧洲国家的卫生关切。例如，1881 年在华盛顿召开的国际卫生会议，是历史上唯一一次在西半球召开的该类会议，美国在会上提出将黄热病纳入国际卫生会议重点关注疾病范围欧洲国家因忽视最终未获通过。③ 而作为国际公共卫生合作的首个正

---

① World Health Organization. Fact Sheet-Tobacco[EB/OL]. [2023-01-26]. https://www. who. int/news-room/fact-sheets/detail/tobacco.

② World Health Organization. Tobacco[EB/OL]. [2023-01-27]. https://www. who. int/health-topics/tobacco#tab=tab_2.

③ 张勇安 . 国际卫生大会与国际疫情通报制度的缘起 [EB/OL]. 光明日报 , (2020-03-30) [2022-05-10]. https://epaper. gmw. cn/gmrb/html/2020-03/30/nw. D110000gmrb_20200330_3-14. htm.

式成果，1892 年通过的《国际公共卫生公约》（International Sanitary Convention）重点强调完善苏伊士运河的检疫系统，防止亚洲地区的疾病传播到欧洲。[①] 此后陆续修订的各种关于国际卫生问题的公约也大多延续了这一治理侧重。可见，从 19 世纪中期到 20 世纪初的国际公共卫生合作在地理空间上一直以欧洲为中心。

从 20 世纪初开始，欧洲以外的其他地区也开始建立起区域性的国际公共卫生合作机制。但受限于当时的国际政治环境，短期内国际公共卫生领域并未建立起全球性的合作。1902 年美国推动成立了国际卫生署（International Sanitary Bureau），1923 年更名为泛美卫生局（Pan American Sanitary Bureau），该局声称对西半球负责，美国也借此确立起在美洲地区事务中的主导地位。[②] 而在同时期的欧洲，"一战"之后各国在国际联盟的基础上成立了国际联盟卫生组织（League of Nations Health Organization），负责成员国的卫生合作。由于美国拒绝加入国联，美欧之间也因此未建立起统一的卫生合作机制，而是各自在区域内主导卫生合作的进程。

国际公共卫生合作的地域分散化状态直到"二战"后才走向终结。"二战"结束之后，各国认识到建立全球范围内的国际公共卫生合作的重要性。在 1945 年召开的联合国制宪会议上，中国和巴西等国家建议成立一个专门组织来负责国际卫生合作事宜。各成员国一致同意在联合国的框架下建立了全球卫生问题的专门机构——世界卫生组织（World Health Organization）。该组织命名中的"世界"一词突出体现了其超越国家间关系的广泛包容性。[③] 世界卫生组织成立后，逐渐吸收了原有的国际公共卫生合作机制，并在全球范围内统筹卫生问题的应对，国际公共卫生合作也真正进入全球卫生治理阶段。

全球卫生治理体系的形成并非一蹴而就，而是一个在不断变化的现实环境下适时调整卫生治理目标并改进治理方式的过程。国际公共卫生合作的目标经历了从减轻传染病对贸易的影响到改善健康状况再到保障卫生安全的三个阶段，与此相应，卫生治理的手段也经过了从消极治理到积极治理再到预防与监测的演变。

对经济利益的考量是国际公共卫生合作的原动力。在近代以来的欧洲，各国为防范疾病传播所采取的混乱的隔离措施，严重扰乱了当时正常的经济秩序。1851 年召开的国际公共卫生会议，正是为协调各国的隔离政策以尽量减少对国际贸易和旅行的

---

① FIDLER D. From International Sanitary Conventions to Global Health Security: The New International Health Regulations[J]. Chinese Journal of International Law, 2005, 4(2): 325-392.

② BOROWY I. Shifting Between Biomedical and Social Medicine: International Health Organizations in the 20th Century[J]. History Compass, 2014,12(6): 517-530.

③ 苏静静，张大庆. 中国与世界卫生组织的创建及早期合作 (1945—1948)[J]. 国际政治研究，2016(3): 108-126.

干扰的方式，来保护各国免受传染病国际传播的影响。[1] 为实现这一目标，各国可能的合作领域限于传染病信息的获知与协调相应的行动。这要求国家承担在传染病暴发时通知他国的义务，并且提升国家对疾病进行监测的能力。同时，这一时期建立的国际卫生合作机制也主要担负搜集传染病信息及向各国进行通报的责任，如泛美卫生局及国际公共卫生办公室（Office International d'Hygiène Publique）的主要职能都集中于此。[2] 总体而言，这种合作方式是一种消极的合作，即在疾病出现后才开始采取行动。而应对措施也仅仅是防止疾病更大范围传播，力求减轻疾病带来的影响。这种状况到第一次世界大战前开始发生转变。

与疾病相关的科学知识的增加使得人们认识到，人类需要而且有可能通过采取积极的干预措施消除疾病，改善群体健康状况，为更多人提供良好的卫生福祉。在这种理念的支撑下，一些行为体开始了疾病消除的实践。1913 年，洛克菲勒基金会（Rockefeller Foundation）成立的国际卫生委员会（International Health Commission）成为这方面的先行者。通过培训专家等方式，洛克菲勒基金会专注于钩虫病、黄热病等疾病的应对，在美洲地区取得了丰硕的成果。[3]1921 年成立的国际联盟卫生组织（the Health Organization of the League of Nations）也在防治疾病、改善卫生设施等方面向成员国作出了承诺。世界卫生组织成立后继承了对健康福祉的关怀，并将其扩展至"体格、精神与社会之完全健康状态"。[4] 在世界卫生组织的统筹下，国际社会开展了大规模消除疟疾项目、天花消除项目、结核病项目等专项疾病的应对行动，并积极推动各国基础卫生保健能力的提升。这种改善健康状况的主题在冷战之前一直占据全球卫生治理议程的首位。

20 世纪 90 年代之后，预防各类新型传染病的侵袭，通过增强监测能力、建立卫生应急系统以构筑卫生安全保障体系成为全球卫生治理领域的突出主题。一方面，新型传染病在全球范围内不断出现，这些人类从未见过的病原体以每年一种的速度持续增长。[5] 另一方面，由于人类交往愈加便捷与频繁，传染病的全球传播速度加快。因

---

① FIDLER D. From International Sanitary Conventions to Global Health Security: The New International Health Regulations[J]. Chinese Journal of International Law, 2005, 4(2): 325-392.

② FIDLER D. International Law and Infectious Diseases[M]. Oxford: Clarendon Press, 1999: 21-57.

③ WEINDLING P. American Foundations and the Internationalizing of Public Health[M]// SOLOMON G S, MURARD L. Shifting Boundaries of Public Health: Europe in the Twentieth Century. New York: University of Rochester Press, 2008:63-86.

④ World Health Organization. Constitution[EB/OL]. [2022-05-12]. https://www.who.int/about/accountability/governance/constitution

⑤ HEYMANN D, RODIER G. Hot Spots in a Wired World: WHO Surveillance of Emerging and Re-emerging Infectious Diseases[J]. The Lancet Infectious Disease, 2001, 1(5): 345-353.

此，如何增强针对传染病大流行的预防、检测和应对能力成为卫生治理的重点目标，各个卫生治理参与行为体围绕这一目标在传染病预防、应对及规范等方面进行了深入的合作。首先，发现疾病是防范大流行的第一步，为增强全球传染病监测能力，世界卫生组织在90年代建立起"新发疾病监测计划""全球公共卫生信息网"等监测机制，并通过不断扩大合作范围以减少监测盲区。其次，建设符合应对传染病大流行需求的卫生体系成为各国卫生发展的目标，并得到了包括国际组织、国际发展援助基金的众多援助。最后，通过修订或制定《国际卫生条例》和《世界卫生组织与非国家行为者交往的框架》等全球卫生治理规范，国际社会逐步明确了各行为体预防大流行时的行为规范。

当今全球卫生治理格局的形成是人类对传染病认知行为变迁的结果。这种认知包括对卫生科学本身的认知、对卫生与经济关联的认知、对卫生与安全关联的认知以及对卫生与国际政治关联的认知等。上述认知范围的不断扩大，也决定了全球卫生合作的范围不断扩展，治理领域不断深化，参与行为体也越发多元化，形成了多维度、多机制相互重叠交错和碎片化的全球卫生治理架构体系。

人类卫生健康共同体理念是中国为解决全球卫生治理领域的问题提出的方案，具有极强的针对性。推动各国携手应对当下的公共卫生问题，尽可能保障人民群众的健康，是人类卫生健康共同体理念的当下目标。而破解当前全球卫生治理的制度性困境，构建长效性卫生安全保障体系，提升全球卫生问题应对能力则是人类卫生健康共同体理念的深层次逻辑。当下的全球卫生治理体系包含两个重要环节，一是全球卫生治理的制度设计，二是全球范围内的卫生治理能力。经历了长期发展，这两个环节均积聚了较为严重的问题。两个环节又相互影响，制度设计的缺陷恶化了全球范围内治理能力不均衡的后果，而能力的不均衡进一步放大了制度的短板，冲击着体系的稳定。

8.2.2　全球卫生治理中的制度问题

全球卫生治理体系通过一系列的制度设计将众多行为体包含其中，形成主权国家、国际组织、非国家行为体共同发挥作用的多元化体系。这一体系是一个高度开放的平行体系，未进行高度的制度化整合，这使得任何行为体的目标和行动所能产生的影响都可能在体系中被放大，影响体系的有效性。从目前来看，在全球卫生治理中，体系存在卫生治理问题政治化、全球卫生公共产品供给不稳定和卫生治理机制碎片化等问题。这些问题加剧了卫生危机给人类社会带来的冲击。

首先，个别国家在卫生问题上的政治化操弄造成全球卫生治理合作政治基础的丧失，进而导致全球卫生治理机制失灵、全球卫生治理体系失序和全球卫生治理话语的失信，这亟须能够引领全球卫生治理的合作理念和价值目标。而"人类卫生健康共同体"理念的提出恰逢其时，代表了全球卫生合作的新理念和新方向。十九届六中全会通过的《中共中央关于党的百年奋斗重大成就和历史经验的决议》指出，"进入新时代，国际力量对比深刻调整，单边主义、保护主义、霸权主义、强权政治对世界和平与发展的威胁上升，逆全球化思潮上升，世界进入动荡变革期"。尤其在新冠疫情全球大流行期间，美国等西方国家日益将疫情防控问题政治化，在全球疫情防控中奉行"伪多边主义"，严重制约了世界卫生组织等多边卫生治理机制功能的发挥。因此如何向国际社会讲好中国抗疫故事、构建中国抗疫叙事、倡导全球抗疫"真正的多边主义"和优化参与抗疫国际合作的中国方案，以此来应对美国等西方国家的"伪多边主义"，将是全球卫生治理的关键所在。国际社会在抗击新冠疫情中之所以出现国家间高度不合作的现实，主要原因在于个别大国的疫情防控政治化操作，结果导致全球疫情防控国际合作的失败。人类卫生健康共同体理念的提出，正是中国针对全球卫生治理中出现的上述现实问题而提出的中国方案。

其次，全球卫生公共产品的供给长期处于一种不稳定状态。这种不稳定包含两层含义，从纵向结果看，全球公共卫生产品的供给会在某些时间段出现严重不足的现象；从横向的结果看，不同卫生议题能得到的资源处于极度不均衡的状态。有效全球卫生治理的实现，需要全球公共卫生产品来支撑。一直以来，发达国家经济体和私立基金会等是全球公共卫生产品的提供者，而发展中国家则是公共卫生产品的消费者。从公共产品提供者的角度看其利益传导机制，供给方能得到的利益更多是一种间接利益，即通过创造一个不受疾病影响的繁荣的环境而从中获利，或通过解决健康问题而满足其价值目标，而其能获得的直接利益是有限的。这就导致供给方有极为复杂的利益考量，其中任何一种因素的变动都有可能导致全球公共卫生产品供给量的不稳定。从国家行为体的角度来看，政治因素成为干扰其全球卫生投入的最主要原因。如 20 世纪90 年代到 21 世纪初，全球卫生发展援助资金几乎处于一种停滞甚至负增长状态，这是造成当时全球卫生治理困境的一个原因。奉行"美国优先"的特朗普政府上台后，美国在多个全球卫生项目上的投入遭到大幅削减。[1] 个别西方国家所奉行的"疫苗民族主义"和基于狭隘国家安全观之上的卫生外交政策，更是加剧了全球卫生公共产品供应中的集体行动困境。而基于全人类共同安全之上的人类卫生健康共同体理念的提出，是有效解决解决全球卫生公共产品赤字的理念先导。

最后，全球卫生治理机制处于高度碎片化状态，各行为体之间缺乏有效的协调。全球卫生治理是一个开放性的而非封闭性的系统，其边界随着卫生决定因素范围的不

---

① 　YOUDE, J. The Securitization of Health in the Trump Era[J]. Australian Journal of International Affairs, 2018, 72(6): 535-550.

断扩大而难以确定。[①] 随着卫生利益牵涉范围的扩展，多种行为体都开始加入到全球卫生治理之中，形成了一个高度复杂的治理体系。这一体系虽由众多相互关联的行为体构成，但这种关联性并非一种定向的、有秩序的联系，在全球卫生治理体系中并不存在一个中心协调机制或被各行为体共同遵循的原则和程序，而是处于一种支离破碎的状态。有学者将之称为"非结构化多元化"或"开源无政府状态"。[②] 全球卫生治理体系由超国家、国家和非国家三个层面构成，而碎片化也由这三个层面产生。从超国家层面来讲，曾经作为全球卫生治理核心机制的世界卫生组织已经无力引领和协调多边层面的卫生议程，其他行为体凭借资金、议程带动等优势使得世界卫生组织在全球卫生治理中黯然失色。如世界银行就被称为全球卫生中的"8000 磅的大猩猩"。[③] 从国家层面来讲，不同国家的利益分歧也是导致碎片化的原因。全球卫生资源的分配受到供给国偏好的影响，而非关注更普遍的需求。[④] 这种偏好不仅体现在双边援助当中，而且通过向多边途径的传导加剧了碎片化的倾向。私人行为体的加入更是如此，由于其关注目标有限，私人行为体往往分散于各个卫生目标当中，各自为政。各方行为体也认识到碎片化将极度限制全球卫生的发展，也试图采取各种措施加强协调，但讽刺的是，为促进协调建立的各类机制反而加剧了碎片化的趋势。[⑤] 另外，权力关系、利益分歧、问责制的缺乏等也都导致了碎片化的产生。[⑥] 人类卫生健康共同体理念所蕴含的统一性将成为全球卫生治理机制的黏合剂。

8.2.3　全球卫生治理中的能力问题

在全球卫生治理体系中，主权国家是最基本的单元。他们不仅是组成全球卫生治理国际组织的基本参与方，而且是国内公共卫生系统的主要建设者和卫生产品、卫生服务的主要提供者。但不同国家由于经济能力、技术水平和所面临的国际环境不同，其卫生能力也有相当大的差距。而且这种影响是全局性的，即一个国家公共卫生能力

---

① HILL P. Understanding Global Health Governance as a Complex Adaptive System[J]. Global Public Health, 2011, 6(6): 593-605.

② FIDLER D. Architecture Amidst Anarchy: Global Health's Quest for Governance[J]. Global Health Governance, 2007, 1(1): 3-7.

③ ABBASI K. The World Bank and World Health: Changing Sides[J]. British Medical Journal, 1999, 318(7187): 865-869.

④ OTTERSEN T, KAMATH A. Development Assistance for Health: What Criteria Do Multi and Bilateral Funders use? [J]. Health Economics, Policy and Law, 2017, 12(2): 233-236.

⑤ SPICER N, AGYEPONG I. It's Far too Complicated: Why Fragmentation Persists in Global Health[J]. Globalization and Health, 2020, 16(60): 1-13.

⑥ NEIL SPICER, IRENE AGYEPONG. It's Far too Complicated: Why Fragmentation Persists in Global Health[J]. Globalization and Health, 2020, 16(60): 1-13.

的短板所影响的不仅仅是本国的国民，还会成为整个全球卫生体系的薄弱环节，进而影响全球卫生治理成效。因此，由各国卫生治理能力的不同而形成的能力差距成为当下全球卫生治理中的重要问题。

对一个国家的卫生能力最首要的考察对象就是国家的基础卫生能力。无论是保障民众日常的卫生服务所需，还是维护紧急时刻的卫生安全，都要依赖坚实的基础卫生能力，这一点已经形成国际共识。基础卫生能力是全球卫生治理议程中长期关注的问题。1978 年，世界卫生组织在苏联的阿拉木图召开了初级卫生保健会议，会议通过了《阿拉木图宣言》，设立了到 2000 年实现"人人共享健康"（Health for All）的目标。在布伦特兰（Gro Harlem Brundtland）担任总干事期间，世界卫生组织成立了宏观经济与卫生委员会（The Commission on Macroeconomics and Health），负责研究健康状况对经济的影响，以此拉动基础卫生投入。[①] 同时，由世界卫生组织和联合国共同推动的"全民健康覆盖 2030"（Universal Health Coverage 2030）议程也在积极促进基础卫生建设的进展。这些议程设定提升了基础卫生能力建设在全球卫生治理中的能见度，但大多数目标并未能完全实现。例如，在新自由主义浪潮的冲击下，"人人共享健康"的目标以失败告终。这使得全球范围内各国之间基础卫生能力的差距长期得不到缩减。这种差距首先体现在卫生服务的供给方面，从最常使用的评估标准——每千人拥有医院病床数来看，不同地域、不同国家之间存在较大差距。2019 年，全球平均数据为每千人拥有床位 2.9 张，从不同地域来看，南亚地区平均值仅为 0.7 张，而欧洲地区为 6.3 张。从国家收入情况看，中低收入国家仅为 0.8 张，而高收入国家达到 5.3 张。[②] 涉及卫生人力资源方面，中低收入国家每千人所拥有的医生数量为 0.8 人，而高收入国家达到了 3.7 人。护士数量差距更大，分别为 2.3 人和 11.4 人。[③] 卫生服务供给能力直接影响卫生服务成果。出生时的预期寿命反应了国家的整体的卫生服务水平。在低收入国家，人均预期寿命为 63 岁，而高收入国家的预期寿命为 80 岁。从单个国家来看差距更大，如乍得、尼日利亚等国为 53 岁，最高的日本则是 85 岁。[④] 孕产妇死亡率也被视为一项重要的卫生服务成果，在低收入国家，每 10 万例活产的

①　LEE K, FANG J. Historical Dictionary of the World Health Organization[M]. 2nd ed. Plymouth: The Scarecrow Press, 2013: 31-43.

②　The World Bank. Hospital Beds (per 1000 people)[EB/OL]. [2023-01-02]. https://data. worldbank. org/indicator/SH. MED. BEDS. ZS?end=2019&most_recent_value_desc=false&start=1960.

③　The World Bank. Nurses and Midwives (per 1000 people) [EB/OL]. [2023-01-02]. https://data. worldbank. org/indicator/SH. MED. NUMW. P3?end=2019&most_recent_value_desc=false&start=1960.

④　The World Bank. Life expectancy at birth, total (years)[EB/OL]. [2023-01-02]. https://data. worldbank. org/indicator/SP. DYN. LE00. IN?most_recent_value_desc=false.

孕妇死亡人数为 453 人，而高收入国家这一数据仅为 11 人。[①] 可见，全球范围内的基础卫生能力存在较大差距，许多国家并未建成保障公民生命健康的完善能力。而保证广泛的卫生服务的可及性正是人类卫生健康共同体理念的应有之义，是中国参与全球卫生治理和全球发展的长期追求。

其次，冷战后各种新发突发传染病的频繁出现成为全球卫生治理领域的新特征，新病原体几乎在以每年一种的速度持续增长。[②]SARS、埃博拉、寨卡病毒等都对人类社会构成了严重威胁，因此一国的卫生安全保障能力越来越受到重视。世界卫生组织、联合国等机构积极推进将一系列卫生问题当作安全问题进行对待。比如，联合国安理会多次通过将传染病视为和平与安全威胁的决议，世界卫生组织发布的《国际卫生条例》专注于全球传染病防范工作，规定各国有义务在规定时间内建立充足的公共卫生能力，以应对可能发生的传染病。但大部分国家都未能如期实现这一目标。这反映出各国之间卫生安全保障能力的差异。2019 年，核威胁倡议（Nuclear Threat Initiative）与约翰·霍普金斯大学卫生安全保障中心（Johns Hopkins Center for Health Security）联合发布了《全球卫生安全保障指数》（Global Health Security Index）报告。该报告对《国际卫生条例》195 个缔约国的卫生安全保障和相关能力进行了一次综合的评估。2021 年该报告进行了更新。这份报告所采取的评价指标引起了部分学者对该报告科学性的质疑。[③] 但两次报告中都有类似的总体性结论，这一结论是较为客观的，即"所有国家都未做好应对未来传染病和大流行威胁的准备"。[④] 同时，指数报告对各国卫生威胁防范能力的评估分值存在科学性欠缺，但不同国家之间巨大的卫生安全保障能力差距是真实存在的。排名靠后的也门、叙利亚等国由于战乱恶化了卫生安全环境，而索马里、赤道几内亚共和国等国则由于经济落后而无力建设相应的系统。另外，保障卫生安全更重要的一方面是国内的应急机制，包括融资机制、行政协调机制等。但评估发现，有 66 个国家尚未确定面临突发公共卫生事件时可以使用的特殊公共筹资机制，全球范围内只有 69 个国家制订了全面的国家公共卫生应急响应计划。这也印证了所有国家都未完全做好准备的结论。总体而言，国际社会并未完全做好应

---

① The World Bank. Maternal Mortality Ratio (Modeled Estimate, per 100, 000 Live Births)[EB/OL]. [2023-01-02]. https://data. worldbank. org/indicator/SH. STA. MMRT.

② HEYMANN D, RODIER G. Hot Spots in a Wired World: WHO Surveillance of Emerging and Re-emerging Infectious Diseases[J]. The Lancet Infectious Disease, 2001, 1(5): 345-353.

③ BASKIN J. COVID-19 and the Global Health Security Index (GHSI): Values and Value in Global Governance[EB/OL]. [2023-01-03]. https://www. academia. edu/43713447/COVID-19_and_the_Global_Health_Security_Index_GHSI_values_and_value_in_global_governance.

④ Global Health Security Index. Report & Data 2021[EB/OL]. [2023-01-03]. https://www. ghsindex. org/report-model/.

对卫生安全的能力建设，同时，不同国家之间的能力差距依然存在，这方面也成为全球卫生治理能力建设的重要短板。而人类卫生健康共同体理念则要以一种整体性的视角，全面提升卫生安全保障能力，补齐全球卫生安全保障体系中的短板。

前述两种能力的发展与改进集中于一国之内，无论是基础卫生能力，还是卫生安全保障机制建设，都是主权国家在自身领土范围内对本国民众所承担的责任，其建设过程的对外关联性不强，即使存在基础卫生和卫生安全保障体系的援助，其体量也不可能使得外部行为者完全取代本国政府所发挥的作用。另外一些卫生产品则因其具有更强的商品属性，跨国流通性较强，这类产品的跨国家转移可以在一定程度上弥补国家公共卫生产品供给能力的不足。最具代表性的便是药物和疫苗，这两类物品是缓解疾病对人类社会影响最基础也是最关键的物资，其对技术的依赖也最为明显。在全球药品市场中，发达国家往往处于产品研发、专利保护、生产销售等方面的优势地位，发展中国家由于技术水平有限不得不承受昂贵进口药价。这加重了发展中国家的卫生负担，许多贫穷国家的卫生预算大部分被用来支付药品费用，削弱了在其他方面投入的能力。如孟加拉国一度将 63.7% 的卫生预算用于购买药品。[①] 为解决贫困地区的药品可及性问题，国际社会曾在全球卫生系统和贸易系统进行了多次尝试。20 世纪70—80 年代，世界卫生组织开始公布基本药品清单，以帮助发展中国家选择"基本的、不可缺少的、对人民的健康需要是必须的"药品。[②] 此后，世界卫生组织再次尝试建立药品销售守则，但这一行动最终因发达国家的反对而未能实现。另外，药品作为一种商品，其流通与国际贸易规则密切相关。在专利保护规则下，许多药品价格十分高昂且不能进行仿制，这导致许多贫困地区民众死于本可通过药物缓解的疾病。为解决专利保护与生命健康权之间的矛盾，世贸组织通过了《关于〈TRIPS〉协定与公共卫生问题的宣言》，赋予成员国灵活使用 TRIPS 条款的权力，即各国在面临公共卫生危机时可实施强制许可，突破对某些药品的专利保护。但此类规定的真正执行却面临诸多阻碍，包括发达国家的反对、自身技术限制等，因而发展中国家很少能通过执行强制许可缓解药物可及性困境。[③] 另外，针对具体疾病的免疫成为预防疾病发生、减轻疾病不良后果的重要手段，在根除天花、消灭脊髓灰质炎等疾病的过程中，疫苗发挥了不可替代的作用，因而成为重要的公共卫生产品。但疫苗的生产、储存、运输、接种等过程都有严格的技术限制，这加剧了贫困国家面临的困境。在公共卫生危机发生时，疫苗能力差距所造成的后果越发凸显，发达国家在危机面前优先保障本国的安

①　MAMDANI M. Early Initiatives in Essential Drugs Policy[M]//KANJI N, HARDON A. Drugs Policy in Developing Countries. London: Zed Books, 1992: 2.

②　World Health Organization. Prophylactic and Therapeutic Substances Report by the Director-General[R]. Geneva: WHO, 1975.

③　晋继勇 . 全球公共卫生治理中的国际机制分析 [M]. 上海：上海人民出版社 , 2019: 135-140.

全，囤积疫苗导致贫困国家无法及时获得相应的免疫能力。中国提出人类卫生健康共同体理念，就是要破解全球范围内的免疫鸿沟，提升全球药品可及性，保障更多人的基本健康权利。在新冠疫情期间，中国将国产疫苗作为全球公共产品，尽己所能对外提供更多疫苗，便是践行这种共同体理念，弥补卫生产品能力差距的范例。

8.3　全球健康伦理问题

8.3.1　全球医疗保健资源公正配置

世界卫生组织（WHO）在《世界卫生组织组织法》中明确规定：健康权是每个人的基本权利之一，不分种族、宗教、政治信仰、经济或社会状况。但在现实世界中，医疗保健资源的不公正配置问题十分普遍。以新冠疫情发生后全球疫苗接种情况为例，世界卫生组织于 2021 年提出的"为 70% 人口接种疫苗"的全球目标仅在 52 个国家实现，21 个国家疫苗覆盖率甚至不足 10%。[1] 这反映了当前全球卫生面临的重要伦理挑战：健康不公平。

1. 为什么需要纠正健康不公平？

"为什么需要纠正健康不公平？"第一，这一问题关涉医疗保健资源公正配置的伦理基础。换言之，如果健康不公平在伦理上是合理的，那么似乎便不存在纠正的必要。目前，哲学讨论从不同视角揭示了健康公平与社会正义之间深刻的道德联系。例如，丹尼尔斯从机会平等的视角出发，将罗尔斯正义理论拓展到健康和医疗保健领域。他指出："医疗保健的道德重要性在于保障人们在社会中享有公平的机会。因此，满足人的健康需求，公平地分配健康的社会决定因素，将有助于保护人们维持正常功能，进而保证机会对个人的平等开放。"[2] 第二，有学者将森和努斯鲍姆的能力理论应用于卫生健康领域，指出"健康本身就是人远离疾病、损伤和痛苦，进而实现个人自由的一种能力，而人们的健康能力折射出社会安排的合理性，是衡量社会公正的基本标准。"[3] 在这一意义上，健康不公平剥夺了个体的健康能力，造成了对个体自由的限制。

进一步来说，健康正义理论及主张的"纠正健康不平等"的伦理义务是否可以超

---

① World Health Organization, World Bank, et al. Accelerating COVID-19 Vaccine Deployment[R/OL]. Washington DC: G20 Finance Ministers and Central Bank Governors Meeting, 2022: 4. https://www. who. int/publications/m/item/accelerating-covid-19-vaccine-deployment.

② DANIELS N. Justice, Health, and Healthcare[J]. American Journal of Bioethics, 2001, 1 (2): 2-16.

③ VENKATAPURAM S. Health Justice: An Argument From the Capabilities Approach[M]. Cambridge: Polity Press, 2011, 16-19.

越国界？也就是说，如果说在主权国家范围内，纠正健康不平等是一国政府的义务和责任，那么在全球范围内，这种义务仅仅是出于自愿的人道主义关切，还是具有某种强制性的正义责任？沃尔夫总结了三种支持全球卫生正义责任的理论进路。一是世界主义进路。相对于国家主义的观点，世界主义的伦理主张认为正义原则不仅适用于国家社会的基本结构，而且权利和义务可以超越国界，向人类延伸。二是矫正正义进路。发达国家在殖民统治过程中对欠发达国家的剥削和掠夺给特定民众带来了永久性的贫穷，这种贫穷进一步对人们的健康状况造成了负面影响。因此，发达国家应当对这种权力侵犯予以纠正和弥补。三是人权的进路。健康权是一项基本人权，在国际法层面上，主权国家政府有保障公民人权的义务，国务社会有督促各国政府履行指责的义务。[①]

2. 如何在全球范围内实现医疗保健资源的公正配置？

在全球范围内实现医疗保健资源的公正配置是纠正健康不平等和实现全球卫生正义的关键举措和核心目标。这提醒我们，在理解全球健康不公平伦理内涵的基础上，还需要进一步厘清国际社会不同主体在医疗保健资源分配中的角色和责任，明确"由谁采取什么措施"来纠正健康不公平。

一是主权国家的责任问题。毋庸置疑的是，各国政府应当承担改善本国健康不公平状况的责任。各国政府应当确保对卫生健康事业的财政投入，改善医疗保健服务的可及性和可负担性，公正分配医疗保健资源，并致力于纠正社会、政治、经济等健康的社会决定因素方面的不公正，从而改善弱势群体的健康状况。在国际层面上界定主权国家所承担的责任则更具复杂性。布坎南和德坎普认为，国家的首要责任是"不成为不公正的帮凶"。[②] 这是一种消极意义上的义务，就其具体内涵而言，包括不开展不公正的战争，不支持实施不公正行为的国家等。戈斯汀等人则对国家间的相互责任持一种偏向于积极义务的理解，他们反对将全球卫生资金投入定义为"援助"，因为援助预设了一种不平等的"捐赠者–受惠者"关系，并且援助是不可预测、不可拓展、不可持续的。他们主张国家间应当在全球卫生领域协同合作，对共同风险作出集体回应。[③]

二是非国家行为体的责任问题。鲁格指出："联合国、世界银行、国际货币基金组织等双边或多边组织机构作为国际行为体应当承担起纠正全球市场失灵，创造公共

① 乔纳森·沃尔夫，易小明. 全球正义与健康——全球健康责任的基础 [J]. 吉首大学学报（社会科学版），2016, 37(6): 1-11.

② BUCHANAN A, DECAMP M. Responsibility for Global Health[J]. Theoretical Medicine and Bioethics, 2006, 27: 95-114.

③ GOSTIN L O, HEYWOOD M, OOMS G, et al. National and Global Responsibilities for Health[J]. Bulletin of the World Health Organization, 2010, 88: 719-719a.

产品，解决全球范围内的健康不公平问题的责任。"① 在卫生健康领域，这种责任包括提供技术、资金和资源援助，促进知识和信息的生成与传播等。在更为宏观的社会环境层面，国家行为体的责任还包括维护全球金融稳定，提供债务减免和发展援助等。奥尼尔还提醒人们需要注意："跨国公司和国际非政府组织等国际行为体也可以在特定领域以特定方式为全球正义作出贡献。例如，国际非政府组织可以通过开展宣传工作，动员外部力量，帮助欠发达国家与其他国家进行谈判，也可以通过提供资金支持等方式帮助欠发达国家推行改革。"②

8.3.2 药物与治疗研发中的伦理问题

药物与治疗的研发涉及知情同意、受试者保护、科学价值与社会价值的平衡等多方面的伦理问题，因而一直是生命伦理学关注的重点领域。

1. 研究设计与实施中的伦理挑战

当前，专业机构、各国政府部门以及国际组织已经发布了大量关于生命科学研究的伦理原则、伦理标准和伦理指南。在国际层面，1946 年《纽伦堡法典》首次提出"不伤害"和受试者"自愿同意"原则。1964 年，《世界医学协会赫尔辛基宣言》制定了人体医学研究的伦理原则，并不断修订更新。在此基础上，各国政府、专业机构和国际组织制定了大量有关人体相关研究法律法规和伦理规范。在国家层面，我国陆续颁布实施了《人胚胎干细胞研究伦理指导原则》《人类辅助生殖技术和人类精子库管理伦理原则》《人体器官移植条例》《干细胞临床研究管理办法》《涉及人的生物医学研究伦理审查办法》《关于加强科技伦理治理的意见》等法规条例和伦理准则。此外，国家卫健委于 2021 年发布了《关于涉及人的生命科学和医学研究伦理审查办法（征求意见稿）》。这些生物医学研究相关的法律法规和伦理准则为药物和治疗的研发提供了基本的伦理框架和价值遵循。

尽管如此，在一些情况下，生物医学研究设计和实施仍然面临着伦理挑战。公共卫生危机是诱发这类伦理挑战的因素之一。公共卫生危机治理的关键难题在于获取发病机制、免疫和传播方面的知识，进而研发安全有效的预防及治疗方法。因此，在危机期间进行科学研究具有伦理上的必要性和紧迫性。这也导致相关研究面临更多的伦理挑战：在紧急情况下，如何开展研究伦理审查？如何选择和招募研究参与者？特定类型的研究方法是否可以接受？如何理解研究设计的可变动性？世界卫生组织曾对既往全球性公共卫生危机期间的研究伦理问题制定了相关伦理指南，为回答上述问题

---

① RUGER J P. Ethics and Governance of Global Health Inequalities[J]. Journal of Epidemiology & Community Health, 2006, 60 (11): 998-1002.

② O'NEILL O. Agents of Justice[J]. Metaphilosophy, 2001, 32 (1-2): 180-195.

提供了一定的伦理标准。

在此基础上，在新冠疫情中，世界卫生组织着重讨论了人体挑战试验①和安慰剂对照试验②的伦理问题。这两类试验对于突发公共卫生事件期间的科学研究具有重要意义。与动物模型相比，设计良好的人体挑战试验能够为感染和免疫研究以及疫苗测试提供更为高效、科学的证据，进而加速疫苗和治疗措施的研发，提高突发公共卫生事件的应对能力。随机、双盲、安慰剂对照实验则被广泛认为是评估试验性干预措施安全性和有效性的"黄金标准"。然而，这两类试验都具有较高的伦理敏感性。人体挑战试验由于涉及对健康受试者的故意感染，在直觉上违背了"不伤害"的道德准则。而在安慰剂对照实验中，安慰剂组受试者可能因为没有及时接受有效干预措施而承担严重的或不可逆的风险。因此，世界卫生组织对人类挑战试验和安慰剂对照试验的设计和开展提出了伦理要求，以尽量减少对研究参与者的伤害，并维护公众对研究的信任。

值得关注的是，公共卫生危机期间新科学证据的产生速度极快，研究的伦理可接受性在研究开展过程中可能有所变化。例如，若一项研究探究的问题已经被另一项研究回答，那么前者的科学价值和社会价值就会降低；若一项研究表现出了高于先前认定程度的风险，其风险与收益的平衡会被打破。因此，伦理委员会不仅应当在研究启动前对其进行审查和批准，还应当对研究进行持续的伦理监督，要求研究人员定期报告与研究相关的新证据，提出继续进行研究的理由和回应新证据的方式。

2. 研究数据共享的伦理问题

研究数据共享不仅能够推动科学技术进步，更有助于提高研究成果转化为医学知识、医疗产品和服务以及政府卫生决策的效率，促进社会发展和人类健康，因而具有深刻的伦理意义。有学者概括了支持研究数据共享作为一项伦理义务的 6 点理由：①数据共享可供其他研究人员重现实验；②"享有科学进步及其应用的利益"是一项基本人权，限制数据共享会构成对人权的限制；③数据共享有助于避免数据因未系统归档而丢失；④科学界能够通过访问和分析数据集受益；⑤数据使用者越多，数据中的缺陷越可能被发现；⑥研究数据共享有助于提高公众对科学研究结果的信任度。③

① World Health Organization. Key Criteria for the Ethical Acceptability of COVID-19 Human Challenge Studies[R/OL]. (2020-05-03)[2022-08-08]. https://apps. who. int/iris/handle/10665/331976.

② World Health Organization. Emergency Use Designation of Covid-19 Candidate Vaccines: Ethical Considerations for Current and Future Covid-19 Placebo-controlled Vaccine Trials and Trial Unblinding[R/OL]. (2020-12-18)[2022-08-08]. https://apps. who. int/iris/handle/10665/337940.

③ DUKE C S, PORTER J H. The Ethics of Data Sharing and Reuse in Biology[J]. BioScience, 2013, 63 (6): 483-489.

但研究数据共享也面临着有关数据所有权和公平性的伦理争议。[①] 一是数据所有权问题。科学数据是个人的财产，还是人类和全社会共有的财产？一种观点认为，研究人员拥有研究数据的所有权。研究人员在收集和分析数据方面投入了大量的时间、资源和精力，因此，研究人员有权将其作为自己的私人财产并自由处置。这意味着，任何人不应在未经许可的情况下使用该财产。另一种观点认为，几乎所有研究都在一定程度上获得了公共资金和资源的支持，因此，研究人员不拥有对数据的专有权，研究数据理应属于全社会。二是公平性问题。数据共享可能为那些没有从事数据收集的研究人员带来"搭便车"的机会，导致利益和负担的不公平分配。但从另一个角度来看，其他研究人员获益并不足以证明研究数据共享的不公平性，因为在考虑研究数据产生的利益和负担时，还应当将公众和社会的利益与负担一并纳入考虑。

尽管存在争议，当前有越来越多的组织机构呼吁或致力于推动数据共享的相关实践。在国家和国际层面出台有关数据共享的法律法规和伦理准则，将有助于应对数据共享实践中的伦理挑战，营造有利于数据开放共享和科学进步的伦理文化。

8.3.3　公共卫生中的"自主性"问题

生命伦理学有四个经典原则——尊重自主性原则、不伤害原则、行善原则和公正原则。自主性也一直是当代道德哲学和政治哲学中的一个重要概念，因为人的自主性决定了人作为一种道德存在的本体论性质，也是一个人不受他人主宰和支配的道德能动性的集中体现。这一概念既与人的自由和道德选择权利密切相关，也关乎对一个人作为道德主体的身份和能力的承认。然而，当人们从人口层面研究生命伦理——即从公共卫生伦理层面研究自主性概念时，便会发现以往基于临床层面生命伦理，即个体生命权利选择的"自主性"与公共卫生之间存在着一种紧张关系。当前学界在公共卫生讨论中提出这样一些关键性难题：如何避免以公共卫生／公共利益为名过度限制自主性？如何保障脆弱群体的自主性？如何通过促进自主性来推动公共卫生目标的实现？

1. 如何避免以公共卫生／公共利益为名过度限制自主性？

在多数情况下，公共卫生措施会对个体的"自主性"进行一定程度的限制，这便导致了公共卫生／公共利益考量与个体自主性之间的冲突。对于这一冲突主要存在两种看法——自主性优先论和公共卫生优先论。

以对"疫苗接种"这一典型公共卫生措施的讨论为例，主张自主性优先论的学者[②] 认为，个体的自主性具有绝对的规范优先权。人作为有意识的理性主体存在，具

① LANGAT P, PISARTCHIK D, SILVA D, et al. Is There a Duty to Share? Ethics of Sharing Research Data in the Context of Public Health Emergencies[J]. Public Health Ethics, 2011: 4-11.

② KOWALIK M. Ethics of Vaccine Refusal[J]. Journal of Medical Ethics, 2022, 48 (4): 240-243.

有身体的自主性，这是构成生命价值的必要条件，侵犯身体自主性便意味着破坏个体的能动性和侵犯自我的独立性。与个体健康和公共卫生的预期益处相比，对生命本体论意义上的伤害和风险更为重要。因此，个体并没有接种疫苗的道德义务，任何形式的强制接种疫苗都无法获得伦理支持。然而，如果坚持这种观点也会遇到一个理论难题——如果我们尊重个体自主选择，不采取强制的疫苗接种措施，就会出现一个悖论：当疫苗接种率较低时，群体免疫便无法实现；而当疫苗接种率较高时，个体则可能存在"搭便车"倾向，让别人去承受接种疫苗的风险和负担，而自己则处在已经受到疫苗保护的安全人口中，从而降低了感染疾病的概率。

主张公共卫生优先论的学者则认为，在公共卫生受到严重威胁的紧急情况下，在价值层级上，保护公共卫生和公众生命安全要高于尊重个体自主性。从这一意义上说，让渡一部分自主权利或许是保护自主性的最佳途径。然而，坚持这一观点的人们也认为，公共卫生的优先性并不是绝对的，而应受制于公共卫生伦理的"最小限制性原则"，这要求在促进公共卫生目标实现的同时要确保对个体权力造成最少的侵犯。在疫苗接种问题上，在这一原则指导下可以采取一些消极或积极措施来促进接种工作，例如对未接种疫苗者实施限制或惩罚，或者为接种疫苗者提供经济激励等。[①]

2. 如何保障脆弱群体的自主性？

虽然"最小限制性原则"表面上促进了公共卫生与个体自主选择之间的某种平衡，但也存在隐性强迫的风险。由于社会经济地位的不同，人们对于强迫程度的感受也有差异。这意味着，脆弱群体往往承受更大的压力，其自主性更加脆弱、更易受侵害。

"关系自主性"概念的提出帮助我们进一步理解这一现象。"关系自主性"揭示了这样一个事实：自主是社会关系的产物。个人是处于社会、政治和经济关系中的人，在社会环境中成长并形成自己的价值观。相比于传统自主性概念假设的个人可以"不受外界"影响地做出决定，关系自主性提醒人们关注那些可能影响个人决策的力量。[②]换言之，个人能够做出怎样的选择从本质上取决于他们面对怎样的选项。例如，有基础疾病的老年群体是新冠疫情中的脆弱群体。鼓励独居的老年人使用可穿戴智能健康设备有助于提升老年人口的健康状况；然而部分老年人可能缺乏经济基础穿戴这类设备，或不具备正确使用和维护这类设备的技能；在这种情况下，老年人的自主性可能受到严重限制。决策者必须认识到，每个人在行使自主权利时并非处于平等地位，脆弱群体往往被剥夺了行使自主权的能力和机会。更进一步地，决策者还应当评估相关政策和措施对不同社会群体的自主性造成了怎样的影响，并通过对脆弱群体的关注、

① GIUBILINI A. Vaccination Ethics[J]. British Medical Bulletin, 2021, 137(1): 4-12.

② BAYLIS F, KENNY N P, SHERWIN S. A Relational Account of Public Health Ethics[J]. Public Health Ethics, 2008, 1 (3): 196-209.

承认和支持，来改善他们的生存境遇，逐步纠正社会系统性的不公正模式。

3. 如何通过促进自主性来推动公共卫生目标的实现？

通过促进自主性实现公共卫生目标，是实现自主权保护和公共卫生目标之间平衡的最佳途径，也是生命伦理、公共卫生伦理关注的重要问题。在这方面，学者们提出三种有建设性的观点。其一，平等充分地沟通信息，建立尊重和信任关系是促进自主性，进而保障公共卫生目标的重要基础。自主性与信息透明度有着密切关联，自主性的实现有赖于获得完整、可靠和易懂的信息。[①] 因此，政府部门有义务客观地向公众传递信息，并提供切实可行的建议。同时，在推行有利于公共卫生目标的措施时，公共卫生专业人士也应当在尊重自主性原则的基础上了解人们的态度，倾听人们的观点，解决人们的担忧，阐释相关措施的必要性和科学性，使公众正确认识到该措施对于个人和公共卫生的价值。[②] 其二，促进自主性的实现需要关注不同群体和个人的物质条件和精神需要，因为这些因素反映出人们在多大程度上具备自主决策的能力。因此，必须建立起脆弱群体与公共卫生和医疗保健资源之间的有效衔接，避免延续和加剧社会不平等现象。其三，在公共卫生危机时刻，预先计划与事前对话是促进自主性实现、提升医疗护理质量和公共卫生水平的有效机制。当疫情要求对呼吸机等有限的重症监护资源进行分配时，任何分配机制都可能威胁到一些人的自主性或生命权。因此，人们必须考虑除了"分配资源"之外，应当"如何更好地照顾最脆弱的群体"。如果能切实实施预先计划和事前对话，将有可能以通过尊重患者自主性的方式减轻医疗保健资源短缺的压力，并借此支持公共卫生目标的实现。[③]

8.3.4 数字技术应用的伦理风险

当前，数字技术的发展极大地提高了数据收集、存储和处理的速度。大数据、人工智能、云计算等数字技术在流行病学、健康行为科学、遗传病学等领域的应用正在不断更新人们对健康、疾病和医疗保健服务的理解，并展现出改善全球卫生的巨大潜力。使用数字近距离追踪技术开展接触者追踪，是疫情中数字技术赋能公共卫生监测的一个典型案例。该技术可以通过测量信号强度来确定移动设备之间的距离，如果一名用户被感染，该用户周围近距离的其他用户则会收到卫生部门发布的通知，从而能够采取寻求检测和自我隔离等措施来降低疫情传播风险。这一技术的应用对于及时检

---

① MAECKELBERGHE E. Covid-19: Opportunities for Public Health Ethics?[J]. Journal of the Royal College of Physicians of Edinburgh, 2021, 51 (1): 47-52.

② JECKER N S. What Money Can't Buy: An Argument Against Paying People to Get Vaccinated[J]. Journal of Medical ethics, 2022, 48 (6): 362-366.

③ CHASE J. Caring for Frail Older Adults During Covid-19: Integrating Public Health Ethics Into Clinical Practice[J]. Journal of the American Geriatrics Society, 2020, 68 (8): 1666-1670.

测病例和打破病毒传播链具有关键作用。然而，数字技术的应用也引发了一系列关于隐私、信息安全、歧视和公平的伦理问题。

1. 隐私和信息安全问题

对个体而言，健康信息包含个体的身份信息、疾病诊疗信息、生物基因信息等，具有高度敏感性。一旦泄露，可能给个体和社会带来严重负面影响。例如，目前对精神障碍、艾滋病等疾病的污名化现象仍然广泛存在，相关信息的泄露可能导致患者受到社会排斥。因此，数据的隐私性和安全性问题是数字技术在医疗卫生领域应用的首要伦理考量。具体来说，数字技术应用可能导致数据泄露或滥用、信息再识别、同意不充分这三方面风险。

一是数据泄露或滥用的风险。随着数字技术的推广和应用，由政府部门、医疗机构、实验室、数字设备、技术公司收集和存储的个人健康信息往往能够被多个主体访问、使用、链接和共享，这增加了数据丢失、泄露和误用的风险。同时，相比于数字技术的发展，法律、政策等规范和监督机制具有一定的滞后性，因而部分主体可能将数字技术及其采集的数据应用于授权之外的领域，甚至参与数据窃取和买卖，造成对用户隐私权和基本人权的严重侵犯。

二是信息再识别的风险。在数字收集和分析的过程中通常会采用数据去标识、匿名化和假名化的方法，以减少数据泄露的风险。但随着数据集链接的增加和算法的发展，数字技术检测不同变量之间复杂联系的能力日益提高，这增加了个体信息被再次识别的风险。[①] 因此，加强对个人数据，特别是可识别的个人健康信息及详细资料的保护，降低数据使用对个人和群体的潜在风险，是政府部门、公共卫生机构、数字技术公司等主体共同的伦理义务。

三是同意不充分的风险。数字技术应用需要确保用户知情同意，但在数字技术时代，知情同意的场景也发生了巨大改变，这对传统知情同意构成了挑战。一方面，数字技术所涉及的数据收集行为通常不是一次性的，而是在一段时间内的连续收集；另一方面，目前人们还无法对大数据、机器学习、人工智能等新技术进行明确的界定，这造成了人们无法准确评估数据收集的效用和风险。因此，有学者指出在应用数字技术时需要向潜在的用户提供充分的信息，帮助用户了解数据收集、访问、处理、共享的模式和目的。同时，包括下载应用程序、运行应用程序等数字技术应用的每一步都需要以自愿决定作为基础。[②]

---

① LACROIX P. Big Data Privacy and Ethical Challenges[M]// Househ M, Kushniruk A W, Borycki E M. Big Data, Big Challenges: A Healthcare Perspective. New York: Springer, 2019: 101-111.

② DUBOV A, SHOPTAWB S. The Value and Ethics of Using Technology to Contain the Covid-19 Epidemic[J]. The American Journal of Bioethics, 2020, 20 (7): 7-11.

2. 数字鸿沟与数字偏见问题

尽管互联网正在世界各地被推广和普及，但数字鸿沟依然存在。数字技术对设备和基础设施的依赖性较高，因此，老年人口、贫困人口等群体可能由于经济、语言或技术能力不足而无法使用相关服务。在全球范围内，仍有大量中低收入国家面临着电力、互联网连接、信息技术服务、数据存储系统等基础设施方面的挑战。同时，一些中低收入国家数据标准化建设进程缓慢，仍然有大量地区尚未引入电子病历，导致数据收集的规模有限且质量较低。[①] 新冠疫情中，世界卫生组织也指出，数字近距离追踪技术对于辅助接触者追踪的有效性仍需进一步评估。[②] 因为在基础设施不完善或公众接受度较低的情况下，该技术可能因使用率低而无法发挥其效用。在伦理意义上，数字鸿沟的存在导致边缘群体、边缘国家被剥夺了从数字技术应用中受益的机会，造成社会不公正的延续和加剧。

数字技术应用的不公平还会进一步造成数字偏见和歧视。第一，大数据分析和人工智能在医疗保健领域的应用以高质量的数据集为基础。而由于边缘群体被拦截在应用数字技术的门槛之外，这一群体的卫生健康数据便也被排除在数据集之外。换言之，数字鸿沟导致了边缘群体在数据集中的代表性严重不足。因此，基于此类数据集分析产生的结果以及开发的程序、工具往往是存在偏见的。第二，数字技术可能忽视了特定群体所面临的经济、社会和文化障碍。例如，某群体对某项医疗干预反应不佳，可能是医疗护理可及性低、工作安排等原因造成的，如果算法没有考虑到这些原因，只是将这一群体与不良反应联系起来，就可能会建议避免向这一群体的人提供此类干预。[③] 这说明，数字偏见可能导致现有的健康差距扩大，使边缘群体的健康状况进一步恶化。

3. 收益与负担的公平分配问题

2013 年，英国国家卫生服务系统推出的一项计划引发了关于数字技术收益分配问题的争议。该计划旨在从普通医生那里收集患者记录，并将记录集中到一个数据库中，用于科学研究和服务改进。然而，批评者指出，个人承担的隐私披露负担与营利性公司通过访问数据而可能获得的利益并不平衡。由于公众的强烈反对，该计划

---

① WAHL B, COSSY-GANTNER A, GERMANN S, et al. Artificial Intelligence (AI) and Global Health: How Can AI Contribute to Health in Resource-poor Settings?[J]. BMJ Global Health, 2018, 3 (4): 798.

② World Health Organization. Ethical Considerations to Guide the Use of Digital Proximity Tracking Technologies for COVID-19 Contact Tracing[R/OL]. (2020-05-28)[2022-08-08]. https://www.who.int/publications/i/item/WHO-2019-nCoV-Ethics_Contact_tracing_apps-2020.1.

③ BLASIMME A, VAYENA E. The Ethics of AI in Biomedical Research, Patient Care, and Public Health[M]//Dubber M D, Pasquale F, Das S. The Oxford Handbook of Ethics of AI. New York: Oxford University Press, 2020: 703-718.

在 2016 年被终止。① 这一案例反映出，数字技术在医疗卫生领域的应用能够为个体、社会以及相关公司带来收益，但也可能造成隐私泄露等负担，这便引发了收益与负担的公平分配问题。有学者对此提出这样一些问题：收益是否只属于那些收集数据、改进技术并使收益现实化的人？作为数据来源的个人是否有权分享收益（如以免费使用数字健康工具的形式）？如果一个公司能够获取某个国家人口的数据资源，那么该公司对该国人口负有怎样的道德义务？同时，国家应当在保护其国民数据方面发挥怎样的作用？国家可以在多大程度上参与个人与公司之间的协商，从而保证利益的公平分配？② 因此，数字技术应用还需要进一步在鼓励数据价值创造、保护公共利益和弱势群体以及防止资本无序扩张之间寻求平衡，有效衡量不同主体在数据价值创造过程中的投入和贡献，并探索数据价值收益分配的方式。

8.4　全球卫生认知

8.4.1　全球卫生认知的特点与趋势

"全球卫生认知"（Global Health Awareness）是一个"伞型术语"（Umbrella Term）。概而言之，其旨在了解全球卫生状况，以全球与地方互动的视角，来审视并调查全球和地方的卫生与健康问题，更进一步地设计干预与介入措施来处理这些问题，进而提升全球最大多数人的健康水平。"全球卫生认知"的核心是在多元、分散乃至矛盾的地方化和利己性健康认知的基础上，推动共同和利他的健康认知意识的形成。认知是行动的前提，共同认知是共同行动的前提。在这个意义上，"全球卫生认知"是推动构建人类卫生健康共同体的认知前提，也是全球卫生传播的首要目标。"全球卫生认知"的主要特点包括两组核心矛盾，即普遍性与特殊性的对立统一，紧急性与常态性的对立统一。

一方面，"全球卫生认知"既是普遍性的也是特殊性的。普遍性认知认为所有的健康议题解决与公共卫生体系构建是有共通性或者说通约性的，相关信息需要在互信、合作基础上，及时分享、沟通。具有普遍性的"全球卫生认知"与共识的打造，

① VAYENA E, MADOFF L. Navigating the Ethics of Big Data in Public Health[M]// Mastroianni A C, Kahn J P, Kass N E. The Oxford Handbook of Public Health Ethics. Oxford: Oxford University Press, 2019: 354-367.

② VAYENA E, FERRETTI A. Big Data and Artificial Intelligence for Global Health[M]// Benatar S, Brock Gillian. Global Health: Ethical Challenges. Cambridge: Cambridge University Press, 2021: 429-439.

有利于推动人类卫生健康共同体的建设，并彰显全人类共同价值。换言之，人类是一个命运共同体，战胜关乎各国人民安危的疫病，共同认知、相互理解和团结合作是最有力的武器。与此同时，"全球卫生认知"也是特殊的，具体视特殊语境和特殊情况而定。在不同国家和地区的地方性语境中，对不同疾病、不同医疗卫生问题与不同解决之道的认知、判断、情感态度均不一样。相同的病情出现在不同的国家，也可能出现不同的健康认知，导致不同的医疗保健与应对局面。[①]这既是基于医疗卫生制度的操作性问题，也是基于社会文化传统的实践性问题。如何找寻特殊性问题的全球合作解决办法，如何基于各类特殊性健康议题归纳和提炼全球卫生原则，都是全球卫生认知普遍性与特殊性对立统一的具体表现。

另一方面，全球卫生认知既是紧急性的，也是常态性的。超越地方性的全球卫生危机往往会在短时间内激发全球共同体意识，这无疑也与健康危机以及传播危机依托人、物和信息在全球的快速流动密切相关。新冠疫情期间伴生的"信息疫情"（infodemic）就是这一健康危机日益媒介化的重要表现。社交媒体全球渗透所引发的后真相语境是推动涉及健康问题的信息和情绪快速流动，甚至是病毒式扩散的重要原因。加速的信息传播会使健康认知出现更多不稳定性，乃至借助深植的歧见而呈现出极端性。在这种"失控"的传播环境中，对于突发性公共卫生事件，如重大传染病，全球卫生认知的紧迫感会即刻上升，相关的健康知识与防护措施也会被调动，而随着抗击突发性公共卫生事件取得胜利，主流声音得到声张，传播秩序得到恢复，这一紧迫感也会随之消退。同时，全球卫生认知也有其常态性的一面。应对心理疾病、妇幼健康、药物滥用等长期性问题，需要保持相对稳定的认知状态，并致力于在各个相关利益方之间寻求最大的共识；与此同时，时刻保持对突发危机的警惕，做好常态化的防护工作，这样才能有条不紊地应对危机，将常态性的健康认知转化为攻坚性的行动与能力。

全球卫生认知的趋势随着全球经济社会的不断整合而不断强化，对人的身体健康与生命安全的重视程度日益提升，对公共卫生秩序的构建逐步形成了广泛共识。20世纪40年代末，随着世界卫生组织的成立，"全球卫生"（Global Health）概念逐步走向大众视野，也成为该组织的重要原则和理论基础。一开始，无论是学界、业界，还是普通大众，对全球卫生认知的水平处于低位，并充满差异和不平衡。但近年来，随着医学、教育的进步，以及信息传播技术的普及，这一认知趋势得到快速发展。时至今日，在世界各国的支持下，世界卫生组织仍在持续推动全球卫生运动。在21世纪的今天，"全球卫生"更成为我们努力改善人类健康的指导性原则。此外，"全球

---

① HAVEMANN, M, BÖSNER, S. Global Health as "umbrella term"—a qualitative study among Global Health teachers in German medical education[J]. Global Health, 2018,14(32).

卫生"也已经成为公共卫生相关领域科学的一个分支，即"全球卫生科学"，这在认知层面逐步细化，并在教育领域开展了一系列制度化的尝试。作为一门学科与认识论原则，"全球卫生"不断发展，并关注以下医疗和健康问题：①全球卫生认知与跨文化、跨国家、跨地区或全球整体性因素的互动关系；②一些疾病与健康议题虽然是地方性的，但仍然有全球传染的可能性，因此如何讨论全球卫生认知中的"全球"与"地方"辩证关系，具有全球和共通性意义；③只有通过国际性或全球性的努力，才能有效管理与建设卫生健康共同体，因此，有效的全球卫生教育、科学普及，以及素养培训必须加大力度。[1]

8.4.2　全球卫生认知的差异及原因

一方面，从地域上看，全球卫生认知呈现出较为明显的洲际差异、国际差异与地区差异。其原因在于各大洲、各国家与各地区的社会经济发展水平不一，社会文化传统多源，应对健康与公共卫生危机的历史沿袭与发展状况也不一样，对健康问题的重视程度也不均衡。

对北美与欧洲而言，主要的西方国家历来有着"卫生外交"传统。受益于经济社会发展的相对优势，以美国为代表，其对于公共卫生健康体系的重视程度较高，并将这一目标与其外交活动进行联系。例如，早在 20 世纪初，一些欧美国家就在巴黎签署联合协定，建立国际公共卫生办公室。无论是此后建立的国际联盟还是联合国，推动构建强调"合作精神"的卫生健康友好国际关系是十分重要的，这就需要具备完整的健康认知。而欧洲国家之间应对卫生健康问题合作的历史则源起于 14 世纪。港口卫生检疫制度的建立可以视为欧洲国家联合应对卫生健康问题的初次政策性尝试。19 世纪上半叶，霍乱在欧洲的肆虐使欧洲各国更加意识到开展区域性甚至全球性的公共卫生领域合作的紧迫性。但是，放眼亚非拉地区，对健康议题的认知程度则显得相对欠缺。非洲地区受历史积弊影响，成为传染病与慢性病的双重疾病负担区，其健康认知水平有待进一步提升。亚洲的内部差异较大，日、韩等国的健康认知水平相对较高，同时中亚、西亚等地区的发展也在跟进。拉美等地区积极推动社会运动、非政府组织等民间力量完善区域健康认知。大洋洲等地区受到欧洲殖民与原住民等因素的影响，其健康认知水平亦参差不齐。

另一方面，从文化上看，"全球卫生认知"也呈现出明显的差异，究其原因是各文化族群、单元，乃至民族国家的伦理与哲学认识论不同，是文明多样性在健康领域的自然延伸。欧洲的世界主义传统为欧洲人认知健康议题的全球性视野奠定了基础。

---

① 　CHEN X. Understanding the development and perception of global health for more effective student education[J]. Yale Journal of Biology and Medicine, 2014, 87 (3): 231-240.

马克思、恩格斯等汲取了康德等哲学家的思想，认为世界历史的发展进程必将超越地域、民族和国家的局限，实现真正意义上的全人类普遍交往。人类社会由"虚幻共同体"向"真正共同体"演进的过程将推动全人类互帮互助、共同进步，将人类凝聚成一个互相依存的"自由人联合体"，实现个体在共同体中自由而全面的发展，这也意味着健康知识、健康理念、公共卫生秩序在全球范围内的共享、共有与共建。此外，实证主义与科学主义研究传统及其理性主义认识论等为开展卫生健康系列活动打下了厚实的哲学与学理基础，与此同时，流行病学，这一被称为公共卫生的基础科学也具有重要地位。而对于东亚儒家文化圈而言，受到"和合育万物""天人合一"等思想影响，则更强调健康认知与健康行动的国家作用、集体价值、家庭本位、长幼有序、和谐共生，发挥集体作用，追求集体利益，实现卫生健康共同体的构建。

上述基于历史传统和地方经验的认知差异是构成"全球卫生认知"的基础。"全球卫生认知"并不是消除所有认知差异，而是通过对话与沟通，以及共通性知识和话语体系建设，推动形成解决具有全球影响的健康问题的全球方案。随着全球化进程的扩展和深入，尤其是各类影响健康的物质和非物质要素的快速流动，超越地方性的全球卫生问题日益显著，地方性健康问题向全球卫生问题的转化进程也在加速，因此，构建更具共识性的"全球卫生认知"变得异常迫切。

8.4.3 全球卫生共识的塑造与挑战

全球卫生共识的塑造是一个知识生产和认知传播的过程，是多元主体围绕一个共同的全球卫生目标而不断对话乃至博弈的动态平衡过程。伴随着全球卫生问题的复杂变化，这一共识的内涵也会不断调整，但不变的是对健康问题的全球相关性和共同使命感的原则性认知。在这个意义上，全球卫生共识既是一种客观的传播建构，也是一套主观的伦理实践。

首先，全球卫生共识的塑造离不开具有共通性的国际政策话语的不断拓展和完善。中国坚定不移地推动完善全球公共卫生治理，构建人类卫生健康共同体，主张人类是休戚与共的命运共同体。新冠疫情等突发危机事件全球延宕，关乎各国发展命运，携手共建人类卫生健康共同体，是应对全球公共卫生治理挑战的人间正道。美国也曾推出系列政策，以期联合他国合作抗击疫情，例如"美洲健康和适应力计划"，旨在帮助其在美洲范围内的合作伙伴（主要是加勒比海地区和拉美国家等），预防和应对如新冠疫情这样的大流行病，以及未来可能出现的其他公共卫生突发性事件的威胁。瑞士则是世界上第一个出台国家全球卫生战略的国家，该国的卫生外交政策也是医疗卫生领域国际合作的成功案例。

此外，部分重要国际组织的相关计划与话语主张也有助于全球卫生共识的加快形成和落实。世界卫生组织是全球范围内公共卫生与健康领域最重要的国际组织。在新冠疫情前的 2019 年，世界卫生组织围绕"全民健康覆盖：不遗漏任何一人"这一主题展开讨论，以推动世界各国采取实际行动落实全民健康覆盖。此外，世界卫生组织还推行了"2018—2030 年身体活动全球行动计划（GAPPA）"。2022 年，GAPPA 更新了《2022 年全球身体活动状况报告》。自 GAPPA 于 2018 年发布第一份"全球身体活动状况报告"以来，他们对 194 个国家进行了为期 4 年的跟踪调查，疫情后的 2022 年，这一报告展示了各国实施促进身体活动、从疫情中恢复的进展情况。该计划希望在 2030 年，实现将"身体活动不足发生率"相对降低 15% 的全球目标，加快全球卫生共识的塑造进程。

除了世界卫生组织，其他国际组织也参与了健康共识的塑造过程。早在 1978 年，世界初级保健大会就通过了《阿拉木图宣言》，提出了"2000 年人人享有初级卫生保健（Health for All）"的全球卫生战略目标。此后，《联合国千年宣言》与联合国"千年发展目标"（MDGs）通过的系列计划，以及"全健康日"（One Health Day）活动等可被视作全球卫生共识的再次升级。值得一提的是，"全健康日"是一项由国际全健康协会、全健康倡议自发公益组织和全健康论坛基金会共同倡导的国际科普活动。2010 年，欧盟委员会发布《关于欧盟在全球卫生中的角色》联合公报，指出解决全球卫生问题需要欧盟积极承担责任，并通过商定实现欧洲范围内与国际政策的一致性。这些国际组织的系列举措与话语构想都为全球卫生共识的塑造筑牢基础。2018 年，在《阿拉木图宣言》提出 40 周年之际，全球初级卫生保健大会世界各国协商一致通过了《阿斯塔纳宣言》，重申了具有重大历史意义的 1978 年《阿拉木图宣言》，为实现全民健康覆盖指明行动方向。

其次，"全球卫生共识"的塑造需要医疗与公共卫生业界话语的支持。发达国家在防控传染病、联合多元主体等方面有着较多实践。他们通过先进的计算方式和实验室等手段，对大量数据进行分析来对抗全球疾病威胁，寻找解决方案。在关注"健康不平等"（Health Inequality/Disparity）问题，包括基本卫生条件和其他公共服务的不公平、不公正分配等方面，世界卫生组织及其成员国做出了巨大的努力。通过合作行动进行社区参与，被认为是方案可持续性的关键，在非洲这样资源匮乏的环境中尤为如此。以南非为首的非洲国家，在实施全民健康覆盖的背景下，在国内引入大规模、全面的社区卫生工作者计划（Community Health Worker Program，CHWP），强化合作话语的引导效果，改善人口健康状况。

最后，全球卫生共识的塑造还需国际媒体专业话语的参与。作为全球范围内媒体产业最为发达的地区之一，北美地区主流媒体的新闻报道在涉及健康认知与健康共识的相关话语表达时关注到了政府和专业机构在健康与公共卫生工作施策过程中存在的问题和漏洞，普遍认同以国际合作的方式解决卫生健康危机，并认识到全球卫生治理对营造和谐稳定的国际发展环境的重要作用。区别于欧美媒体，拉美媒体相对而言更关心涉及健康共识的以"南北分歧"和"疫苗民族主义"（Vaccination Nationalism）为代表的全球公共健康危机中的政治极化问题。而非洲的主流媒体大都肯定中国提出的人类卫生健康共同体理念，赞扬其对于双方的互惠共赢作用，以期更快实现全球卫生共识建立的愿景。亚洲各国都十分重视与中国建立友好的合作关系，共同助推"全球卫生共识"的塑造。例如，巴勒斯坦《新生活报》发表文章，称赞中国经验值得借鉴，希望各国都能在世界卫生安全领域充分发挥作用。与此同时，受到新冠疫情全球大流行的影响，以社交媒体为代表的网络公众也在积极参与全球卫生共识的建立。但如何抵御网络假新闻、"信息疫情"、污名化行为与"疫苗民族主义"的危害[①]，以平台与媒介化治理的决心共同应对全球突发公共卫生事件[②]，也值得进一步观察。

全球卫生共识的挑战，首先是国际政治与国际关系方面民族主义、单边主义的盛行。这一政治认知的对立不利于全球卫生共识的普惠性实现，破坏了全球卫生共识的正义性[③]。新冠疫情全球扩散期间，"疫苗民族主义"的盛行损害了全球公共卫生秩序的建立与健康共识的打造。联合国秘书长古特雷斯（Antonio Guterres）指出，鉴于全球尚无统一的施政政策，有效的全球合作是摆脱危机的唯一可能途径，多边主义并不仅仅意味着我们面临着共同的威胁，也意味着我们有共同化解危机的机会。

全球卫生共识的挑战，还根植于各地区和国家之间经济发展的长期不平衡。全球卫生共识是"国际卫生"的延伸，借鉴了公共卫生和医学的相关知识、理论、技术和方法[④]。但是受制于经济社会发展的差异乃至鸿沟，欠发达地区和国家很难与发达国家形成完全一致的健康议题认知，甚至处于完全不同的认知阶段。以非洲为例，由于经济和社会发展的限制，医疗卫生资源处于相对不足的状态，健康与否的答案往往与其生存条件绑定在一起，而不是寻求更高的健康水平。基于这种状况，中国秉持着"共商、共建、共享"的理念和原则对非洲提供力所能及的各种援助，以抗击新冠疫情和经济社会恢复。正如习近平在 2021 年 5 月 21 日的全球健康峰会上的讲话中所说："中非建立了 41 个对口医院合作机制。"这充分展现了中国的责任担当，体现了中国对

① AFFUL-DADZIE E, AFFUL-DADZIE A, EGALA S B. Social media in health communication: A literature review of information quality[J]. Health Information Management Journal, 2023, 52 (1): 3-17.

② HELDMAN A B, SCHINDELAR J, WEAVER J B. Social media engagement and public health communication: implications for public health organizations being truly "social"[J]. Public Health Reviews, 2013, 35: 13.

③ GARCIA-BASTEIRO A L, ABIMBOLA S. The challenges of defining global health research[J]. BMJ Global Health, 2021, 6(12): e008169.

④ CHEN X, LI H, LUCERO-PRISNO D E, et al. What is global health? Key concepts and clarification of misperceptions[J]. Global Health Research and Policy, 2020, 5(1): 1-8.

非洲人民生命健康权的尊重和平等对待，坚持全体非洲人民生命至上准则。

"全球卫生共识"的挑战，还表现在跨文化传播意义上共识构建的难度。文化与价值观的差异长期阻碍着全球卫生共识的塑造。如何找到不同文化间的"共性"，实现共识的塑造至关重要。以亚洲内部为例，蒙古信奉"天父地母"；南亚诸国的宗教信仰亦十分发达，推崇"人人相互关爱，照顾最弱势的群体"；东南亚与东亚相似，以集体主义为先；西亚各国也有着深厚的伊斯兰文明——如何通过"一带一路"串联起各文化单元，齐心打造"健康丝绸之路"，通过全球卫生合作来解决问题，是近段时间，以及未来塑造区域健康共识乃至全球共识的基础和关键。

全球卫生共识的挑战，最后可被归纳为旧有的资本主义经济发展模式与社会体系本身的"不可持续性"。这对全球卫生问题产生了负面影响，如污染问题、饮食安全、城市病、癌症与传染病等。在资本主义生产方式和社会制度的异化框架下，"自然法则"被破坏，形成了自然的异化，同时对人的身体健康与生命安全造成不可逆转的影响。"新陈代谢断裂"（取马克思"新陈代谢"的反义）则表达了资本主义社会中人类与其生存必需的自然条件间的"物质疏离"。若要真正实现全球卫生共识的塑造，则必须从根本上以人与自然生命的共同体、人类命运共同体、人类卫生健康共同体等理念，推动全球公共卫生防护体系的建立与健全，建立人与人、人与自然相和谐的"新地球村"（The New Global Village）。[①]

总而言之，无论是政界、业界、学界，还是全球各国社会公众，各利益攸关方越来越一致认为，"全球卫生"是一个亟须关注和有待持续解决的关键问题。这一"全球卫生共识"始终认为全球卫生是相互关联的，解决某个地区的健康与可持续发展问题，可能会对其他地区产生各种直接或间接的影响。以新冠病毒感染为代表的大流行的暴发和蔓延，进一步凸显了国际合作和协调对于应对全球卫生威胁的必要性。国际组织、政府、卫生专业人员、私营企业和社会力量都可以在应对全球卫生挑战方面发挥作用。"全球卫生共识"须采取综合的方法，包括对卫生系统的持续投资、基本药物和疫苗的获取以及新技术的研发。此外，人们也越来越认识到解决健康不公平和确保人人都享有优质医疗保健服务的重要性。推动全球卫生共识真正向着互惠、公正、可持续的方向发展，有待全人类的共同参与。

---

① 　ZHAO Y. Imagining the New Global Village[J]. Journal of Transcultural Communication, 2022, 2(1): 107-109.

第 3 篇

人类卫生健康共同体
行动策略

9 解决全球卫生重点问题

在人类卫生健康共同体的理念被明确提出之前，中国已在卫生领域通过实际行动践行该理念，以期促进全球卫生重点问题的整体改善和解决。本节首先梳理了近年来中国在促进全球卫生成果（Global Health Outcomes）方面的主要行动。同时也针对维护全球卫生的实际需求提出了中国未来的行动策略，包括发展愿景和总体目标、基本原则、主要实施领域，以及重要实施途径。

9.1 促进全球卫生的中国贡献

自20世纪50年代援助蒙古建设传染病医院以来，中国在促进人类健康成果方面，做了大量的实质性工作。以下我们从卫生安全、卫生发展和卫生创新三个主要领域进行梳理和总结。

9.1.1 全球卫生安全领域

现今随着全球化影响日益深入，传染性疾病愈发容易迅速跨区域、跨国界蔓延扩散，重大的国际和地区公共卫生突发疫情也时有发生，因此维护全球公共卫生安全不再仅仅是各个国家的内部任务，更是需要国际社会快速反应和通力合作来保障全人类共同的健康福祉。

1. 传染病防控

近年来，中国聚焦于传染病防控领域，通过核心技术的突破和关键技术的整合，传染病科学防控的自主创新能力达到国际先进水平，具体成果包含乙肝转变为中低流行水平，肺结核新发感染率和病死率降至中等发达国家水平[①]。新时代的中国在解决自身问题的同时，也致力于为全球公共卫生治理作出更大贡献，并针对各国各地区的传染病特点，与伙伴国家开展传染病防控领域的合作。

（1）亚洲地区：侧重跨境传染病的联防联控

跨境传染病的联防联控是中国与亚洲国家共同应对传染病的合作重点。

跨境传染病的共同挑战，推动了中国与周边国家各类合作机制的建立和完善。比如，从 2004 年起建立的中日韩 - 东盟（10+3）卫生部长会议机制。2006 年起建立的中国 - 东盟（10+1）卫生部长会议。这两个会议每 2 年召开一次，会议主要目的是通过各国高层之间的沟通，达成政治承诺，表达继续深化和推动合作的意愿。2011年起又建立中国 - 东盟卫生发展高官会机制。该会议每年召开一次，与会人员主要为东盟成员国、东盟秘书处、中国、日本、韩国和相关国际组织的代表。该会议的主要目的是信息分享，回顾过去的卫生合作成果，并讨论下一年度的工作重点领域等。基于上述合作机制，在应对非典型性肺炎、艾滋病、禽流感、甲型 H1N1 流感、中东呼吸综合征（MERS）等传染病相关议题，相关国家先后联合发表《中国 - 东盟非典会议联合声明》《中国 - 东盟防治禽流感特别会议联合声明》《中日韩 - 东盟传染病疫情信息交流与沟通方案》等系列维护地区公共卫生安全的条约和协定。此外，通过东盟框架下的合作，建立起中国 - 东盟公共卫生合作基金、"中国 - 东盟禽流感防控、传染病疫情与突发公共卫生事件信息定期通报机制"、中日韩与东盟传染病直报系统等多个合作成果。[②] 2020 年，新冠疫情全球肆虐进一步促进了这些合作机制的运行和实施。中国和各亚洲国家领导人就新冠疫情发表联合声明并提出："建立健全的传染病预警监测机制，提供疫情防控的技术与服务指导，及时共享抗疫经验；保障医疗防疫物资设备的供应能力，储备充足的公共卫生战略所需物资；推动各国在传染病、流行病方面的科研合作，加速研发检测试剂、疫苗、药品，主动分享抗疫工具与技术；建立突发公共卫生事件的合作基金账户，为防控疫情提供资金支持等各项合作举措。"[③]

在亚洲，澜沧江 - 湄公河流域一直是中国公共卫生合作的重点区域。从 2005 年起，中国在"澜湄"流域启动多个公共卫生项目，先后开展如澜沧江 - 湄公河疟疾和登革热联防联控项目、湄虫媒传染病防治监测及恶性疟青蒿素敏感性监测项目、澜湄热

---

①　中华人民共和国中央人民政府. 我国传染病综合防控能力大幅提升 [EB/OL]. (2019-06-13) [2022-08-14]. http://www. gov. cn/xinwen/2019-06/13/content_5399804. htm.

②　黄葭燕. "一带一路"沿线重点国家卫生合作需求评估及合作策略研究：以越南、老挝为例 [M]. 上海：复旦大学出版社, 2019: 64-70.

③　肖军, 陈嘉鑫. 中国 - 东盟公共卫生安全合作问题研究 [J]. 广西社会科学, 2022(5): 61-69.

带病防控行等一系列合作项目，[①]并签署"关于湄公河流域疾病检测合作的谅解备忘录"，初步建立边境地区的传染病跨境防控合作机制以及疫情通报机制，为疫情的预警防控提供强有力的支持。同时，基于这些传染病防控合作项目，建立起了中国与越南、老挝、缅甸、泰国等边境地区传染病防控跨境合作机制、疫情防控通报机制等信息交流方式及平台。项目开展同时，也提高边境地区传染病防控机构以及卫生人员的能力。

此外，中国与巴基斯坦和阿富汗等南亚国家也有双边合作。例如，在脊髓灰质炎防控方面，中方积极将在该疾病的疫苗接种、传染病疫情监测报告和实验室检测能力等方面积累的经验转化为援助力量，通过多种途径向其他发展中国家提供技术支持。2011年，中国新疆发生输入性脊灰病疫情。经世界卫生组织（WHO）确认，病毒（WPV）来自邻国巴基斯坦。由于巴基斯坦是消除脊髓灰质炎难度较大的国家，2012年福建省疾病预防控制中心参与世界卫生组织"控制脊髓灰质炎传播"（Stop Transmission of Polio，STOP）项目，[②]将消灭巴基斯坦的脊髓灰质炎作为合作目标，派出专家赴巴基斯坦信德省、旁遮普省等有条件合作的区域开展工作，包括参与当地大规模脊灰疫苗强化免疫工作培训和指导，进行数十次培训，卫生工作人员数千人，参与防治体系建设，帮助当地进行实验室分析检测等。

（2）非洲地区：聚焦三大传染病防控

传染性疾病是非洲地区最重要的公共卫生问题之一，不仅严重危害人民健康，也带给当地人民巨大的疾病和社会负担。[③]2015年12月在南非举办的中非合作论坛约翰内斯堡峰会上，习近平宣布实施中非公共卫生合作计划，明确提出"中方将参与非洲疾控中心等公共卫生防控体系和能力建设"，并在2018年论坛中将公共卫生合作列为中非卫生合作计划的工作重点，在疟疾、艾滋病、血吸虫病、结核病以及新发传染病防治等方面积极援助非洲展开公共卫生和疾病防治方面的培训。中国在公共卫生领域的援助及部分合作项目为非洲地区国家发展医疗卫生事业、减轻疾病负担、提高医疗技术水平作出积极贡献。

疟疾防治方面，自2007年在中非公共卫生合作框架下，广州中医药大学抗疟项目组与科摩罗政府合作启动"青蒿素复方快速清除疟疾项目"，至2017年已让科摩罗实现疟疾"零死亡"，并使全国疟疾发病率下降超过99%。该项目的成功，不仅让

---

① 周兴武，杨中华，杨锐，等.澜沧江–湄公河流域公共卫生合作现状、主要问题与发展思路[J].中国病原生物学杂志，2021, 16(5): 596-607.

② 福建省疾病预防控制中心.中心免疫规划所周勇圆满完成援助巴基斯坦控制脊灰传播项目[EB/OL]. (2012-10-22)[2022-08-14]. http://www. fjcdc. com. cn/show?Id=7962.

③ BHUTTA Z A, SOMMERFELD J, LASSI Z S, et al. Global burden, distribution and interventions for infectious diseases of poverty[J]. Infectious Diseases of Poverty, 2014, 3 (1): 7-9.

当地民众从疾病困扰中解脱出来，也为科摩罗建立起疟疾防控和监测体系，培养出专业的基层疟疾防控人才。[①] 自 2012 年以来，中国为非洲国家建立了 30 个疟疾防治中心，并提供了价值 1.9 亿元人民币的青蒿素类抗疟药物。[②] 中国援助项目组的努力付出让非洲的马拉维、坦桑尼亚、多哥、科摩罗、圣多美和普林西比民主共和国等其他国家的当地疟疾感染率显著降低。2015—2018 年，中国、英国、坦桑尼亚三国启动了为期三年的中 – 英 – 坦疟疾防控合作试点项目，是中国在非洲大陆开展的首个公共卫生合作试点项目，是实施"中非健康卫生行动"和对非公共卫生援助的重要组成部分。[③] 在试点地区，疟疾基线流行率处于低或中等水平。经过近 3 年的干预，2018 年该地区疟疾感染率下降 80% 以上，疟疾病死率已降至非常低的水平。相同期间内，对照地区疟疾发病率变化不明显，项目评估结果表明试点项目干预活动取得显著成效。值得一提的是，该项目开创了三方新型卫生合作模式，推动非洲疟疾防控及消除进程，协助构建中非卫生合作可持续性发展新模式。同时，从 2015 年起，中坦两国间也启动了中国 – 坦桑尼亚疟疾防控示范项目，该项目由中国疾病预防中心寄生虫病预防控制指导，衔接中英坦试点项目，并在比尔及梅琳达·盖茨基金会（Bill & Melinda Gates Foundation）的支持和参与下继续提升当地疟疾防治消除能力。[④] 该项目不仅推动中国经验和技术在非洲落地，有助于讲好中国故事，也积极响应"一带一路"倡议，并为构建人类卫生健康共同体贡献中国智慧，其中中坦两国的深厚友谊也为该合作项目的成功实施奠定了坚实基础。2019 年，由山东、河南两省寄生虫病防治研究所共同参与的中非疟疾防控合作 I 期项目正式启动，两省分别对接赞比亚和坦桑尼亚两国，使得中国抗疟经验和产品"走出去"并实现非洲本土化，帮助提升当地疟疾防控能力，通过分阶段实施继而推动中非疟疾防控合作可持续发展。[⑤] 2020 年 10 月，圣多美和普林西比民主共和国（以下简称为"圣普"）为中国疟疾防治专家组颁发了"突出贡献奖"。从 2017 年起，中方专家组建立了专门团队援助圣普，已经开展多期的疟疾防控，深入研究查明该国疟疾流行规律。结合现有青蒿素防治疟疾

① 国务院新闻办公室.《新时代的中国国际发展合作》白皮书 [R/OL]. (2021-01-10)[2022-08-14]. http://www. scio. gov. cn/zfbps/32832/Document/1696685/1696685. htm.

② 中华人民共和国国务院新闻办公室.《中国的对外援助》白皮书 [R/OL]. (2018-08-06)[2022-08-07]. http://www. cidca. gov. cn/2018-08/06/c_129925064. htm.

③ 马雪娇，丁玮，王多全，等. 浅析中 – 英 – 坦疟疾防控合作试点项目的主要成效与挑战 [J]. 中国寄生虫学与寄生虫病杂志, 2020, 38(3): 360-365.

④ 中国疾病预防控制中心. 中坦疟疾控制示范项目签约仪式在京顺利举行 [EB/OL]. (2018-12-18)[2022-08-14]. https://www. chinacdc. cn/gsywlswxx_9474/jscbs/201812/t20181218_198313. html.

⑤ 外交部. 中非合作论坛概况[EB/OL]. [2022-08-14]. http://new. fmprc. gov. cn/web/wjb_ 673085/zzjg_673183/fzs_673445/dqzzhzjz_673449/zfhzlt_673563/zfhzltgk_673565.

的研究和实践成果，2022 年 3 月中方专家组更是因地制宜确定以特定区域"全民服药"为主要措施的优先清除传染源的中国抗疟方案，从而最大限度地帮助圣普减少疟疾病例，并获得显著成效。此一举措有效助力圣普疟疾治理能力的提升，也为其培养出一支专业水平高、稳定、常态化的当地抗疟团队。①

血吸虫病防治方面，2014 年 5 月，中国与世界卫生组织、桑给巴尔共同签署了关于在桑给巴尔开展血吸虫病防治合作的谅解备忘录。2016 年 8 月，江苏省血吸虫病防治研究所负责开展"援桑给巴尔血吸虫病防治合作项目"。2017 年 1 月，中国和世界卫生组织正式在桑给巴尔地区启动为期 3 年的血吸虫病防治项目，该项目由中方提供资金和技术支持。②2017—2020 年的三年间，中方按计划选派 30 名工作人员分六批赴奔巴岛开展现场工作。此项目是首个由中国政府主导的公共卫生领域援非项目。项目实施过程中形成一套集预防、宣教、治疗、研究、多部门合作等一系列综合性防治策略于一体的公共卫生援非模式，标志着中国卫生援助开始从单一医疗到医疗与公共卫生相结合，从个体到群体，从医疗援助到重大传染病防控的深入转变。在中非技术人员的共同努力下，奔巴岛已实现人群抽样调查全覆盖，项目示范区的血吸虫病发病率由 3 年前的 8.92% 下降到 0.64%，达到预期目标。疫区人群对血吸虫病的知晓率亦达 90% 以上。截至目前，基于该项目，已培训出一支当地技术团队，建立了非洲首个血吸虫病信息管理平台，初步协助建立当地公共卫生体系。项目组与当地政府、卫生、农业、水利、教育等部门建立了常态化工作机制，对非洲血吸虫病综合防治进行初步探索，并编制适合当地血吸虫病防治工作的标准操作规程。③2019 年，中非血吸虫病防控合作 I 期项目正式启动。该项目由中国国家卫生健康委员会主导，计划在津巴布韦血吸虫病流行区域开展试点，提高津巴布韦血防能力，协助当地逐步控制并消除血吸虫病。更为重要的是，希望通过该项目建立起中国主导的多边合作机制。

在其他传染病防控合作方面，2011 年中国参与世界卫生组织遏制脊髓灰质炎传播（STOP）项目，中国疾控中心派出两名专家协助纳米比亚、尼日利亚等脊髓灰质炎流行地区或免疫规划薄弱国家的防控工作，助力消灭脊灰炎进程，加强当地免疫工作和综合性疾病监测能力。这是 STOP 项目第一次出现中国专家的身影，也是中国疾控中心首次派出对外技术援助人员，对提高中心开展对外合作与交流，特别是将中国在疾病监测和预防控制方面的经验、人力资源队伍推向全球有重要意义。不仅如此，

① 新浪网 . 中国援圣普疟疾防治专家组获所在国"突出贡献奖"[EB/OL]. (2020-10-10)[2022-08-14]. https://news. sina. com. cn/c/2020-10-10/doc-iivhvpwz1296837. shtml.

② 杨坤，羊海涛，梁幼生，等 . 中国参与全球公共卫生治理的路径分析——以援助桑给巴尔血吸虫病防治项目为例 [J]. 中国血吸虫病防治杂志 , 2019, 31(1): 14-18.

③ 罗恩培，何健，黄玉政，等 . 援助桑给巴尔血吸虫病防治技术项目对中国公共卫生援外的启示 [J]. 中国卫生资源 , 2021, 24(4): 344-348.

此次赴非工作对我国在公共卫生领域方面，向非洲国家进行援助和开展合作有重要的推动作用。①

此外，中国也在能力建设、防控体系加强方面为非洲地区提供了不少援助。从 2015 年起，中国疾病预防控制中心和塞拉利昂启动移动 P3 实验室技术合作项目并已展开多期合作，旨在通过提升当地高致病性病原微生物的检测能力，协助培训合格、专业的生物安全技术人员。此项目中方派遣传染病防控专家组开展援塞拉利昂传染病防控工作，重点对塞拉利昂当地重要传染病如埃博拉、疟疾、登革热、霍乱等进行哨点监测和病原体检测，帮助建立和完善塞拉利昂重要传染病防控模式，并支持塞拉利昂建立和完善当地公共卫生体系。非洲疾控中心成立于 2017 年，隶属于非洲联盟，建设过程中得到了中国的大力支持，系 2018 年中非合作论坛北京峰会上宣布的对非合作旗舰项目。2023 年 1 月，非洲疾控中心总部项目在埃塞俄比亚首都亚的斯亚贝巴竣工。该疾控中心投入使用后，将进一步助力中非双方开展公共卫生技术合作，帮助非洲国家筑牢公共卫生防线、提高突发公共卫生事件应急响应速度和疾病防控能力。非盟委员会主席法基（Moussa Faki Mahamat）表示："这是非中合作的成果，将改善非洲人民的健康并带来繁荣，彰显了非中坚实的全面战略合作伙伴关系。"非洲疾控中心首席地区协调员马埃达（Justin M. Maeda）表示，从埃博拉疫情到新冠疫情，中国向非洲大陆提供了巨大支持。当前，非洲国家亟须改善医疗卫生基础设施，中国的援助及时且迅速。非洲疾控中心总部项目再次体现出，中国始终以实际行动支持非洲。②

（3）其他地区

亚洲及非洲地区是中国开展卫生援助及合作的重点地区，但中国也同时在大洋洲地区国家开展过相关合作项目。例如，2016 年中国与澳大利亚、巴布亚新几内亚（下文简称为"巴新"）共同开展中国 – 澳大利亚 – 巴布亚新几内亚三方疟疾防控试点项目，旨在帮助巴新提高疟疾实验室检测能力、建立哨点监测体系，并开展相关应用研究。该项目主要由澳方提供资金支持、中方提供人员和技术支持，并在巴新实施疟疾防控试点。2016 年 1 月项目正式启动，自实施以来取得了积极成果，初步实现降低巴新疟疾发病率和死亡率的预期目标。此合作有助于巴新提高疟疾防控能力，并以该项目为切入点，推动三国卫生领域的全面合作。同时，此次合作的新模式和经验也为

---

① 中国疾病预防控制中心. 中国公共卫生走向非洲——中国疾控中心首次援助纳米比亚和尼日利亚遏制脊髓灰质炎行动[EB/OL]. (2012-01-19)[2022-08-14]. https://www. chinacdc. cn/zxdt/201201/t20120119_56685. html.

② "中国兑现对非承诺的又一例证"——非洲疾病预防控制中心总部（一期）项目正式竣工[EB/OL]. (2023-01-15)[2023-02-11]. https://www. sohu. com/a/629570285_362042.

日后三国推动系列国际合作提供参考和借鉴。[①]

2. 卫生应急

随着中国全球卫生参与度提高，在一些突发公共卫生事件中，中国展示出负责任的大国形象，坚持以人为本，积极主动支持世界卫生组织应对国际突发公共卫生事件的各项行动安排，擘画共建人类卫生健康共同体蓝图。2003 年暴发的"非典"（SARS）是 21 世纪第一次全球突发公共卫生事件，也使得世界各国更加重视新发、突发传染病这一主要的卫生安全威胁，世界卫生大会（WHA）于 2005 年重新修订出管理全球卫生应急措施的《国际卫生条例（2005）》，其中"国际关注的突发公共卫生事件"（Public Health Emergency of International Concern，PHEIC）是卫生安全领域的重点议题。截至 2022 年 8 月，世界卫生组织共宣布了 7 次 PHEIC，包括 2009 年甲型 H1N1 流感、2014 年野生型脊髓灰质炎病毒疫情、2014 年西非埃博拉疫情、2015—2016 年寨卡病毒疫情，2018 年刚果（金）埃博拉疫情、2020 年新冠疫情，以及 2022 年 7 月 23 日宣布的猴痘疫情。[②]以下整理了部分事件中，中国的应对以及援助情况。

（1）甲型 H1N1 流感

2009 年 3 月中旬起，美国、墨西哥等国发生甲型 H1N1 流感疫情，随后该疫情在全球范围内迅速蔓延，中国政府在此期间积极落实国家援外策略，不仅包括物资和资金援助，也涵盖经验和技术传播。2009 年 4 月，中国驻墨西哥大使殷恒民代表中国红十字会向墨西哥红十字组织捐赠了 5 万美元善款。随后，中国政府向墨西哥政府提供了 500 万美元的人道主义紧急援助，其中包括 100 万美元现汇援助以及价值 400 万美元的物资援助，如口罩、隔离服、手套、消毒用品和红外温度计等。[③]2009 年 6 月，中国 CDC 对东盟 8 国（泰国、菲律宾、文莱、越南、老挝、马来西亚、印度尼西亚、柬埔寨）进行甲型 H1N1 流感实验室检测技术及核酸检测技术培训，传授 RT-PCR 和 real-time RT-PCR 的实验操作采集和运输方式、血清学检测理论等知识，并为参与国提供 RNA 检测试剂盒以便各国回国展开疫情防控工作。2009 年 9 月，中国 CDC 在世界卫生组织及美国 CDC 专家的支持下，进一步组织开展"亚太经合组织禽流感、H1N1 和流感大流行防控培训班"，为马来西亚、巴布亚新几内亚、菲律宾、新加坡、

---

① 中华人民共和国国家卫生健康委员会. 中国 – 澳大利亚 – 巴布亚新几内亚开启三方疟疾防控合作 [EB/OL]. (2016-02-01)[2022-08-14]. http://www. nhc. gov. cn/gjhzs/s3582/201602/035171e1098446ef91d24178a095b426. shtml.

② World Health Organization. Second meeting of the International Health Regulations (2005) (IHR) Emergency Committee regarding the multi-country outbreak of monkeypox[R]. Geneva: WHO, 2022.

③ 新浪网. 中国首批人道援助物资抵达墨西哥 [EB/OL]. (2009-05-01)[2022-08-14]. https://news. sina. com. cn/c/2009-05-01/173917728661. shtml.

泰国、越南等国学员进行培训，旨在提高专业人员人禽流感监测与暴发应对能力。①

不仅如此，中国还积极参与国际信息交流合作。例如，与墨西哥卫生部、欧盟 CDC 以及美国 CDC 召开甲流防控工作电话视频会议，及时交流探讨应急防控方案；与欧盟 CDC 建立流感疫情通报机制，并定期向世界卫生组织（WHO）、亚太经合组织（APEC）、欧盟、东盟、美国、日本、墨西哥等国际组织、国家或地区的公共卫生技术部门公开、共享疫情信息。② 此次疫情防控中，中国已开始从"受援者"的单一角色向"受援者"和"援助者"的双重角色转变。中国对此类疫情的应对也更为主动和专业化。

（2）西非及刚果（金）埃博拉疫情

2014 年西非埃博拉疫情暴发后，中国政府率先响应世界卫生组织呼吁，积极支持并全面参与联合国（UN）和世界卫生组织（WHO）的国际合作系统机制，先后对塞拉利昂、利比里亚、几内亚三国及其周边国家实施多轮人道主义双边援助，提供现金、物资、医务人员及一支中国人民解放军分队支援抗疫。③ 此外，中方也支援塞拉利昂建设了首个生物安全防护三级实验室（P3 实验室），帮助疫区 3 国、西共体和非盟加强危机应对能力和公共卫生安全体系建设，指导疫情防控方案、传授中国经验并培训医护人员。中国的专业化治理能力，包括筛查、诊断、隔离、管理等治疗模式，以及领导协调、舆论引导等配套措施，这些可借鉴的"中国模式"在该次海外疫情应对中得到充分体现。这是中国首次建制参与海外援助工作，再次标志中国向援助者的角色转变。此外，中国也开始尝试同非政府组织协力开展援助合作。

在刚果（金）埃博拉疫情出现后，中国自 2018 年 8 月至 2020 年 2 月先后向世界卫生组织提供 400 万美元现汇人道主义援助，并通过双边渠道向刚果（金）及其周边国家提供检测、救援与防护物资，组织派遣公共卫生专家奔赴当地协助开展疫情防控工作。中国持续、深入地参与此次刚果（金）埃博拉疫情应对，助力开展中非传染病防控联合研究，也扩大了卫生安全的多边伙伴关系。

（3）新冠疫情

新冠疫情是对全球公共卫生安全的一次重大挑战，也是对中国卫生治理能力的又一次考验。秉承"人类命运共同体"理念，中国政府在持续的国内抗疫和外防输入的双重挑战下，仍积极主动为国际社会提供物资、技术、经验。一方面，中国通过国际

① 中国疾病预防控制中心 . 中国疾控中心 2009 年度国际交流合作大事记 [EB/OL]. (2010-03-09)[2022-08-18]. https://www. chinacdc. cn/zxdt/201003/t20100309_30100. htm.

② 冯琳，王晓琪，黄建军，等 . 开展国际合作，防控甲型 H1N1 流感暴发 [J]. 疾病监测，2010，25(6): 427-428.

③ 汤蓓 . 中国参与全球卫生治理的制度路径与未来选择——以跨国传染性疾病防控为例 [J]. 当代世界，2020(5): 18-23.

通报会，双边的视频会议等形式，向全世界分享中国在防治新冠疫情上的中国经验，包括病例发现与管理"不同阶段的诊断、报告、转诊和治疗方案，方舱医院，分级分类诊断，社区防控等"。另一方面，中国同时开启"一个省对口一个国家"的中国援助模式，向有需要的国家和地区派遣医疗专家团队，向有关国家捐赠口罩、药品等防疫物资，向一些国家出口急需的医疗物资和设备等。仅 2020 年，中国就先后向 150 个国家和 13 个国际组织提供了总计 40 亿件防护服、60 亿支检测试剂、3500 亿只口罩等大批防疫物资，向 34 个国家派出共 37 支医疗专家组。[①]

不仅如此，中国政府致力于快速识别病毒并公开分享基因序列；通过出席慕尼黑安全会议等多边平台，主动开展对外宣介，及时公布疫情信息。这些举措皆有利于加速研发诊断试剂、抗病毒药物和疫苗等公共卫生产品，同时也为世界各国应急防控准备争取了大量宝贵时间。[②] 中国还向部分受灾国家提供经济支持，包括向斯里兰卡提供 5 亿美元优惠贷款。[③]

此外，新冠疫情期间，中国也通过实际行动参与全球疫苗和药物供应的国际合作，致力保障新冠疫苗分配的公平性。截至 2022 年 6 月，中国共向 120 多个国家和国际组织提供了超过 22 亿剂疫苗，并向"新冠肺炎疫苗实施计划（COVAX）"捐赠 1 亿美元。中国的科研机构和生物制药企业，如科兴、康希诺生物等，也参与疫苗研发、临床试验、疫苗制造和人力培训等诸多方面的对外合作中。同时，中国还支持对广大发展中国家豁免新冠疫苗知识产权，以助推全球新冠疫苗快速研发。[④][⑤][⑥]

值得一提的是，新冠疫情期间，中国的企业、慈善组织等非国家行为体也同样积极地参与全球抗疫事务。例如，华为、中国交通建设公司等参与"一带一路"项目的中国公司主动提供了部分医疗用品；马云基金会和阿里巴巴基金会也曾向乌干达、乌克兰等几十个国家提供过救援物资等。

① 迈向世界舞台中央／十年·瞬间：抗疫援助 (2020)[EB/OL]. (2022-10-14)[2023-02-11]. http://society. sohu. com/a/592782028_121282114. html.

② 金音子，谢铮，赵春山，等. 国际关注的突发公共卫生事件下中国参与全球卫生治理的挑战及对策 [J]. 北京大学学报 (医学版), 2020, 52(5): 799-802.

③ Council on foreign relations. Mapping China's Health Silk Road[EB/OL] (2020-04-10)[2022-08-18]. https://www. cfr. org/blog/mapping-chinas-health-silk-road.

④ 人民日报. 超过 100 个国家批准使用　中国疫苗助力消除全球"免疫鸿沟"[EB/OL]. (2022-09-08)[2022-09-20]. http://wsjkw. hangzhou. gov. cn/art/2022/9/8/art_1229506546_58931865. html.

⑤ 新华社. 全球连线 | 中国的国际疫苗合作再"升级"！ [EB/OL]. (2021-09-25)[2022-08-18]. http://www. news. cn/world/2021/09/25/c_1127900503. html.

⑥ 中华人民共和国外交部. 新冠疫苗合作国际论坛联合声明 (全文)[EB/OL]. (2021-08-09)[2022-08-18]. http://www. cidca. gov. cn/2021-08/09/c_1211324995. html.

（4）其他国际突发公共卫生事件

2004 年 12 月印度洋海啸灾难，中国开展对外援助历史上最大规模的紧急救援行动。中国根据不同国家受灾程度提供相应援助资金，向受灾国提供各种援助，共计 7 亿多元人民币捐款。此外，中方向印度尼西亚派出 23 名公共卫生人员和临床医务人员参与国际救援，以及向泰国和斯里兰卡派出医疗队进行援助。

2012 年 4 月，柬埔寨出现儿童重症手足口病疫情，中国卫生部及外交部紧急组织包括临床专家、病毒学专家、流行病学专家等在内的 4 人专家组，赴柬埔寨指导疫情防控工作。中方团队向柬方卫生人员传授手足口病防控、早期识别和救治以及实验室检测和监测技术等方面的中国经验。此次疫情防控援助提升了中国的区域公共卫生影响力，并为中国今后参与全球和地区传染病疫情及突发公共卫生事件应对积累经验。

2015 年年底，安哥拉罗安达省维亚纳市暴发黄热病疫情，中国政府及时向安哥拉政府提供 50 万美元的紧急现汇人道主义援助，用于支持安哥拉政府采购黄热疫苗。中国国家质检总局派出 10 人防疫工作组赴罗安达，协助当地接种或补种黄热疫苗、进行流行病学评估及调查、开展传染病防控知识讲座等，实际支持当地防疫工作。中国卫生和计划生育委员会并且派遣中国疾病预防控制中心公共卫生专家组赴罗安达省，中安两方专家开展黄热病防控和流行病学现场调查合作，共同制定疫情防控方案，为双方未来热带病防控和公共卫生领域合作的顺利开展提出工作建议。[①]

2015 年年底开始，寨卡疫情在巴西、哥伦比亚、苏里南等南美洲多国暴发。2016 年 4 月，中国商务部多次发表声明，为多个国家提供紧急人道主义援助，如向委内瑞拉政府提供一批紧急人道主义医疗用品援助，向苏里南政府提供 100 万美元紧急人道主义现汇援助，以共同抗击寨卡疫情。此外，2017 年 5—6 月，中方派出公共卫生人员形成寨卡病毒病工作组，赴圭亚那首都乔治敦参与当地疫情防控，中圭双方专家就流行病学监测、实验室检测、病媒生物控制等方面开展合作研究。

2017 年 8 月，马达加斯加暴发鼠疫疫情，包括南非、坦桑尼亚、毛里求斯、埃塞俄比亚等 9 个国家被世界卫生组织列为高风险国家。自该疫情暴发伊始，中国政府及时向马达加斯加提供急缺药品、物资，并派遣公共卫生专家援助抗击疫情。2017 年 10 月，中国疾控中心迅速组建 6 人专家组赴马援助当地鼠疫防控工作。中国政府向马达加斯加政府捐赠价值 300 万元人民币的紧急人道主义援助，主要包括口罩、注射器、病床等医疗物资及防护用品。

近年来，随着中国综合实力提升，在卫生应急等各类突发事件中，越来越多地看到中国出现在国际抗疫第一线，担当着大国责任，奉行着命运共同体的理念。

---

① 中华人民共和国外交部 . 中国公共卫生专家组抵达安哥拉开展黄热病防治合作 [EB/OL]. (2016-05-06)[2022-08-20]. https://www. mfa. gov. cn/ce/ceao/chn/sghd/t1361023. html.

9.1.2 全球卫生发展领域

1. 卫生系统加强

（1）基础设施改善

中国对外援助的起步是对口援助当地国家各类医疗卫生机构。最早的援建项目为1953 年中国援建蒙古国 100 张床位的结核病医院。1960—1978 年，中国陆续援建索马里、毛里塔尼亚等亚非国家 21 家综合医院，共计 3365 张病床。[①]2006 年中国政府在中非合作论坛北京峰会宣布，将在 3 年内为非洲国家援助 30 所医院，设立 30 个抗疟中心。2013—2017 年，中国完成了 50 个卫生保健设施基建实施项目的初步规划，其中 70% 在非洲。截至 2021 年年底，中国已经实施 150 余个援外医疗卫生机构建设项目，其中包括建设或升级诊所、医院、抗疟疾中心、药库、医疗中心和实验室，以及疾病控制中心。近年来，这些机构建设往往伴随着当地基础设施的发展（道路和发电装置），以及中国医疗设备和药品的捐赠。中国在硬件建设方面的大力援助，有效弥补了当地卫生体系中关键基础设施的空白，改善了当地卫生资源配置。

（2）人才培养

2000 年以来，中国对外援助的重心从"硬援助"向"软援助"转变，尤其重视对当地各类卫生人员的能力培养，通过培训、人员交流、学位教育等形式，帮助其他发展中国家培养所需卫生人员，[②] 提高这些国家公共卫生管理和疾病防控能力。

由商务部、国家卫健委等相关部委牵头，中国已与多个国家或组织开展线上、线下卫生人才培训合作，签署多个重点项目，从而加强卫生人才培养交流与合作。例如，国家卫健委下设的国际人才交流中心专门负责海外卫生人员相关培训。课程内容主要包括：中国医药卫生体制改革、人口老龄化、疾病防控体系及未来对策、医疗信息化及远程医疗技术、初级卫生保健及社区卫生服务、传统中医药，以及全球卫生人力资源发展趋势等内容。培训形式主要包括授课、实地考察、课堂研讨及各国经验交流分享等。[③]2014 年 11 月，李克强在第十七届中国 – 东盟领导人会议上提出实施"中国 – 东盟公共卫生人才培养百人计划"倡议。从 2015 年起，中国每年举办一次"东盟高级公共卫生官员培训班"，培训来自东盟各国卫生部的高级卫生行政官员，教学师资涵盖国家卫健委的相关业务行政人员、直属单位、机构和国内学术机构研究人员，以

---

① 王云屏，金楠，樊晓丹 . 中国对外援助医疗卫生机构的历史、现状和发展趋势 [J]. 中国卫生政策，2017, 10(8): 60-67.

② 黄璐璐，丁玮，陆申宁，等 . 我国公共卫生对外援助与合作的进展和展望 [J]. 热带病与寄生虫学，2022, 20(3): 174-180.

③ 中国卫生人才网 . 中国 – 东盟公共卫生高级行政管理人才培训班 [EB/OL]. (2018-07-18) [2022-08-29]. https://www.21wecan. com/gjhznew/xmhg/zgdmggwsgjxzglrcpxb/.

及世卫组织驻西太区办公室高级技术官员等。除上述项目外，我国还开展许多人才培养重点合作项目，如中国 – 印尼公共卫生人才合作培训计划、中俄医科大学联盟、中国 – 中东欧国家公立医院合作网络、中国 – 老挝医疗服务共同体等。此外，中国商务部亦在国内遴选并制定对外援助培训单位，定期组织卫生官员和技术人员来华研修、培训。仅以江苏省血吸虫病防治研究此对外援助培训单位为例，2002—2022 年连续 20 年承担了 65 期疾病消除和控制的国际官员研修班 / 技术培训班，累计培训包括来自非洲、南美洲、东南亚地区等 80 余个发展中国家的 2066 名学员。在对外培训中，培训单位积极配合对外援助政策，帮助发展中国家培养传染病控制领域的管理技术人才。

教育部也积极开展来华留学项目。不少发展中国家学生选择来华接收医学学位教育。中国卫生统计年鉴数据显示，新冠疫情前，来华就读医学的学生出现日益增长趋势。仅 2018 年，来华就读西医的留学生高达 5.5 万，另外还有 1.3 万来华就读中医的留学生；其中部分留学生还获得来自中国政府的奖学金。同时，教育部也特别针对非洲等欠发达地区国家给予优惠政策。例如，复旦大学等国内顶尖高校有专项招收非洲国家学生的博士名额，符合入学条件的非洲学生还能获得中国政府的全额奖学金。

来华接收教育或培训的人员不仅能够享受中国的医学教育资源，有机会学习中国医疗卫生改革经验，更能够直接体验中国社会、经济、卫生事业发展的巨大成就。他们还将成为中国进一步开展对外合作的桥梁，创造国际外交良好氛围。

（3）中国医改经验传播

当前世界各国在医疗和卫生事业改革及发展的过程中，面临一些共同的挑战和艰巨任务。例如，人口老龄化加速给卫生服务体系带来的挑战，扩大医保覆盖范围和缩小不同医保人口差距带来的双重压力，大数据及科技进步带来的降低医疗费用的考验，等等。中国现已成为世界第二大经济体，近几十年来在医疗体系改革、医疗保障体系和疾控体系建设方面之所以能取得举世瞩目的成就，主要原因在于制定以人为本方案、遵循统一原则，并根据国情考虑具体方略和措施。中国的成功做法及经验可以为其他国家提供借鉴。美国全球发展研究中心（Center for Global Development，CGD）认为，相比于西方传统援助国，中国作为全球重要的卫生发展援助力量，更加注重于对发展中国家卫生体系的支持。

国家卫生计生委于 2015 年发布《关于推进"一带一路"卫生交流合作三年实施方案（2015—2017）》，其中关于卫生体制及政策部分提及，要推动建立与"一带一路"沿线国家卫生体制和政策交流的长效合作机制，增加各国在全民健康覆盖、卫生体系建设、卫生执法和监督、医疗卫生体制改革、健康促进等方面相互了解和沟通，促进中国卫生发展理念的传播，鼓励与沿线国家学术机构及卫生专家开展卫生政策研究和交流活动，分享中国卫生政策制定和卫生体制改革经验。例如，2017 年 7 月，国家卫计委卫生发展研究中心、亚太经济合作组织秘书处以及世界卫生组织 – 中国卫生体系加强合作中心，联合举办"APEC 地区全民健康覆盖进展监测"研讨会，其中中方介绍推进全民健康覆盖方面的进展，分享在推广国家基本公共卫生服务均等化和发展基层医疗卫生服务，促进基层医疗卫生服务可及性与能力提升，完善城镇职工基本医疗保险和城乡居民基本医疗保险等医疗保障体系方面的经验及做法。2019 年 11 月，深圳罗湖医院开展"以人民健康为核心的医疗卫生服务体系改革——'罗湖模式'主题培训班"，哈萨克斯坦 15 家重点医院的院长组团来到深圳进行医改经验交流，双方希望通过此次培训进一步加强与哈萨克斯坦在医疗卫生改革创新方面的交流合作，分享罗湖在医改方面的经验和模式，使整合型医疗服务体系在两地皆能得到良好拓展，也进一步促进双方医疗卫生的合作交流，共同发展。

越南曾多次派国家代表团来华学习中国疾控体系建设经验。2013 年 6 月，越南卫生部副部长范黎俊（Pham Le Tuan）率 14 人代表团访华，了解中国疾控体系发展情况，借鉴中国经验，以便加强越南疾病控制体系建设。中国疾控中心有关部门介绍对中国疾控中心作为国家公共卫生机构在中国卫生系统中的地位、作用和主要职能等方面进行介绍，并重点关注传染病、慢性病防控和公共卫生系统总体情况。此次访问使越方代表团更详细地了解了各级疾控中心与卫生行政、医疗和科研机构的工作机制和责任管理；[1] 2015 年和 2017 年，越南卫生部也分别组团到访中国疾控中心，学习交流疾控体系建设。

2015 年中非合作论坛约翰内斯堡峰会提出"中非公共卫生合作计划"。中国参与非洲公共卫生防控体系和能力建设、伙伴医院合作、卫生人力资源培训、支持中国企业在非洲开展药品本土化生产等举措，都是为支持非洲国家能力建设，促进中非卫生合作。[2] 中国进行资金援助、发挥技术和创新能力，以确保非洲人民能够获得安全药品以及卫生产品，为加强非洲卫生体系作出了积极贡献。[3]

2. 医疗服务提供

（1）援外医疗队

1963 年，中国派出第一支援阿尔及利亚医疗队，标志着我国正式有组织、大规模、持续性地对外提供卫生发展援助。之后中国陆续外派医疗队，包括桑给巴尔（1964）、老挝（1964）、索马里（1965）、也门（1966）、刚果布（1967）等。在该特殊历史时期，

① 中国疾病预防控制中心 . 越南卫生部范黎俊副部长率团来访 [EB/OL]. (2013-06-28)[2022-08-28]. https://www.chinacdc. cn/zxdt/201307/t20130703_82235. html.

② 崔丽 . 深化中非卫生健康合作 [J]. 中国投资 , 2018(16): 40-44.

③ 王云屏 . 中非健康卫生合作"授人以渔"[J]. 中国投资 , 2018(18): 52-53.

中国对外卫生的援助在一定程度上缓解了政治外交危机。这些援外医疗队也加深了我国与第三世界国家的友谊，使中国与第三世界国家——尤其非洲国家的关系得以快速发展，为改善中国的国际环境打下坚实基础。1971 年，中国恢复联合国的合法席位。毛泽东曾说："主要是第三世界兄弟把我们抬进去的。"截至 2022 年 9 月，中国已往 73 个国家派遣医疗队，共计 2.8 万医护人员，诊治患者 2.9 亿人次。

（2）医疗专项行动

自 2003 年，中国开始陆续在亚洲、非洲和中美洲一些国家开展"光明行"短期巡诊项目。该项目从国内组织优秀眼科专家，赴受援国为当地患者开展免费白内障复明手术，部分还捐赠先进眼科手术设备，为当地白内障医治水平提升作出积极贡献。从 2003 年起，中国以政府与民间渠道并进方式，先后派医疗队赴朝鲜、柬埔寨、孟加拉国、越南、巴基斯坦等亚洲国家。在亚洲地区，中国"光明行"医疗队也派出多批眼科专家队伍。如广西地区派多批专家赴柬埔寨，云南省卫计委和云南省一院、省二院、昆明附一院等组成多批团队赴缅甸、老挝等国家进行白内障免费诊治。2010 年 11 月，中国"光明行"医疗队首次赴非洲，为津巴布韦、马拉维、莫桑比克、苏丹等国千余名白内障患者进行治疗。截至 2019 年年底，"光明行"项目在非洲地区已援助津巴布韦、埃塞俄比亚、马拉维、塞拉利昂、赞比亚、莫桑比克、吉布提、苏丹、科摩罗等 27 个国家，为当地白内障患者提供免费救治服务，使上万名患者重见光明，中国医生以精湛技术和大爱精神在非洲人民心中播下友谊的种子。[①]

除"光明行"外，类似项目还有 2015 年启动的"爱心行"——心脏病手术义诊活动，该项目目前已在柬埔寨、加纳、尼日尔、坦桑尼亚等国顺利开展，将中国关爱带给受援当地心脏病患者。

（3）合作网络建设

2014 年，在国家卫计委的支持下"东盟 10+1 中老边境 5 省医疗卫生服务合作体建设项目"顺利开展并取得显著成效。截至 2017 年，中国援建的琅勃拉邦省医院、波乔省医院、丰沙里省医院、乌多姆赛省医院共同体分站已全部建成投入使用。西双版纳州人民医院与老挝北部五省乌多姆赛、波乔、丰沙里、南塔、沙耶武里的医院签订了医疗合作协议，双方在人员培训、技术交流、卫生应急处理、医院管理以及医疗卫生服务共同体建设等方面开展合作。[②]西双版纳州人民医院也多次组成医疗队，赴老挝开展义诊活动并捐赠药品及相关医疗设备。

---

① 郭佳."一带一路"倡议视阈下的中非卫生健康合作：成就、机遇与挑战 [J]. 非洲研究，2021, 17(1): 239-252, 305.

② 云南省卫生健康委员会. 主动融入"一带一路"　云南省与老挝在卫生领域的合作成效明显 [EB/OL]. (2017-10-12)[2022-08-30]. http://www. pbh. yn. gov. cn/wjwWebsite/web/doc/UU150779886380144849.

中非在医疗服务方面的合作也取得丰硕成果。截至 2019 年年底，中国与 18 个非洲国家和地区进行对口医院合作，建成腔镜中心、心脏中心、重症医学中心、眼科中心等一批医疗示范中心，包含北京同仁医院与几内亚中几友好医院合作的重症医学中心、郑州大学第一附属医院与赞比亚利维·姆瓦纳瓦萨医院合作的腔镜中心、天津眼科医院与刚果（布）中刚友好医院合作的眼科中心、广东省人民医院专家团队与加纳库马西教学医院合作成立的心血管病治疗中心等。这些对口合作主要侧重关注心血管、神经外科、重症医学、腔镜等当地尚存在缺口的专业技术领域。通过开展本地化教学、医疗技术和管理培训、扶持重点学科建设、科研交流合作等方式，协助提高当地诊疗服务水平，加强当地医疗能力建设，做到授人以渔，为其打造出一支"带不走的医疗队"[①]。

3. 公共卫生服务

近年来，随着中国国内公共卫生服务与治理能力的提升，中国的全球卫生参与也开始从"侧重临床个体诊疗的医疗服务"向"侧重群体干预的公共卫生服务"转变，以期惠及更多人群，致力减少卫生不公平性。

（1）妇幼健康

经过多年努力，2014 年中国提前实现联合国千年发展目标中妇幼健康方面指标，在世卫组织公布的《妇幼健康成功因素报告》中，中国为妇幼健康高绩效 10 国之一。中国卫生部门加强与世界卫生组织、联合国人口基金（UNFPA）、联合国儿童基金会（UNICEF）等国际组织或机构合作，积极搭建人员培训和政策交流平台，并通过妇幼健康发展论坛、国际会议和国际合作等形式，宣传中国在妇幼健康领域的成功经验。

2015 年 9 月，国家主席习近平在全球妇女峰会上宣布，未来 5 年中国将帮助发展中国家实施 100 个"妇幼健康工程"，由商务部提供经费和硬件建设并派遣医疗专家小组开展巡诊。中国一直在以实际行动践行该项承诺。2016 年年底，由湖南省承担的援助津巴布韦妇幼健康创新工程"宫颈疾病防治项目"，在津巴布韦帕瑞仁雅塔瓦医院正式启动。湖南省妇幼保健院向帕瑞仁雅塔瓦医院捐赠了 LEEP 治疗仪、阴道镜、HPV 和 TCT 检测设备等用于宫颈疾病筛查诊治所需的耗材、器械及药品，接受津巴布韦医务人员进修并对当地医务人员进行带教，先后派出多批专家团队赴津援助指导。与此同时，妇幼健康工程的"儿科适宜技术项目"也于 2016 年年底启动，由湖南省卫生部门和湖南省儿童医院负责执行。此项目下，中方将儿科专家和医务人员分批派往非洲塞拉利昂，持续培训和推广儿科适宜技术，以培养该国急需的儿科医学人才；与柬埔寨合作，计划用三年时间，以柬埔寨国家儿童医院为培训基地，分批派

---

① 郭佳. "一带一路"倡议视阈下的中非卫生健康合作：成就、机遇与挑战 [J]. 非洲研究，2021, 17(1): 239-252, 305.

遣儿科专家及医务人员赴柬进行人才培养，建立标准化新生儿和儿科重症监护病房，探索建立儿科分级医疗服务体系等。[①]

中国在计划生育和生殖健康方面有丰富经验，向非洲提供妇幼保健援助与合作方面也具有比较优势。2015 年中非合作论坛约翰内斯堡峰会后，中国进一步加大对非洲薄弱领域的专项援助力度，尤其在妇幼卫生方面，帮助非洲国家加强各级妇幼健康部门的基本设施建设、学科建设和人员能力建设，扩大高质量非洲妇女儿童妇幼卫生服务的覆盖范围。目前，已和佛得角、津巴布韦等 7 国共同开展妇幼健康示范项目。河南省每年派出两批妇幼卫生专家赴埃塞俄比亚进行指导和培训，帮助当地医务人员提高专业技能，完善妇幼健康管理体系建设；四川省派出专家组赴佛得角开展妇幼卫生专项技术培训，以理论培训、教具模拟操作、实操演示等形式展开，受当地医护人员广泛好评；广东省妇幼保健院承担援助加纳妇幼保健项目，并对口援建中加友好医院。同时，通过在中国举办各种形式的妇幼健康培训班，加强中非在妇幼保健领域的合作与交流，培养具有理论素养和实践能力的专业人才，有效促进非洲妇幼健康事业发展。[②]

（2）慢性病防控

中国在长期的慢性疾病防控工作中积累了大量"中国经验"，从过去沿用他国数据及研究成果转变为寻找本土化慢病防控循证医学证据，从而提出有针对性的防控策略，并积极与国际社会展开交流合作，在慢性病全球卫生的多边治理中发挥出重要作用。

多边合作方面，2009 年中国参与了全球慢性疾病合作联盟（Global Alliance for Chronic Diseases，GACD），该联盟的成立旨在应对如心脑血管疾病、糖尿病、癌症和老年性退行性疾病等慢性非传染性疾病给人类带来的日益增长的健康风险。该联盟包括 8 个成员国机构：中国医学科学院、美国国立卫生研究院、英国医学研究理事会、加拿大卫生研究所、欧洲委员会、澳大利亚国家卫生和医学研究理事会、印度医学研究理事会、南非医学研究理事会。联盟通过成员国之间交流合作，共同制定慢病防控政策、合作战略以及研究项目，共同应对慢病的巨大挑战。该联盟在全球范围内组织慢病防控网络中发挥重要引领和协调作用。

双边合作方面，2004 年，北京大学、中国医学科学院与英国牛津大学等高校合作，启动中国慢性病前瞻性研究项目（China Kadoorie Biobank，CKB）。该项目为一项基于人群的纵向队列研究，从中国的十个地点（五个城市和五个农村地区）招募了 51 万

---

① 健康报.全球健康治理·中国贡献：100 个妇幼健康工程海外开花 [EB/OL]. (2018-05-22) [2022-09-04]. https://www. sohu. com/a/232499206_162422.

② 郭佳."一带一路"倡议视阈下的中非卫生健康合作：成就、机遇与挑战 [J]. 非洲研究，2021, 17(1): 239-252, 305.

余名中国成年人参与其中，完成基线调查、重复调查以及随访工作。项目主要探讨环境、行为生活方式、遗传等众多环节对慢性病的发生、发展所带来的影响，成为本土化、高质量病因学证据的重要来源，为制定慢病防治策略和疾病指南奠定基础，同时也系医学科技创新的重要基础平台。该项目的调查规模、基础数据、研究内容及项目管理等方面均处于国际领先地位，向世界展示出中国慢病防控领域的智慧。

自 2017 年起，福州康为网络技术有限公司和马来西亚理科大学通过互访、协商等方式共同申报了国家重点研发计划，如福建省对外合作项目、马来西亚政府间合作项目等多项国际科技合作项目。中马双方在人工智能与糖尿病、神经退行性疾病等慢性疾病的早期发现、预防和慢病管理等方面展开一系列合作。2022 年 7 月，在第五届数字中国峰会——数字经济国际合作交流会期间，中马双方又继续签署了合作谅解备忘录，启动"中马科技合作联合研究项目"。该项目计划在慢性疾病预防管理、专业人才培养和国际多中心临床试验等相关领域展开深入合作，从而更好地为糖尿病、阿尔茨海默病等慢性病人群提供高质量服务。①

此外，中国国内举办多场慢病防控相关的国际学术论坛及会议，如 2019 年 6 月第十届中国慢病管理大会暨国际慢病管理论坛、2019 年慢病康养与健康管理国际高峰论坛、2022 年 6 月第四届"一带一路"全球健康国际研讨会慢性病防控论坛等。中国的专家学者们积极同海外专家针对慢性病防控、管理等层面重点问题进行全面深入探讨和经验分享，同时举办慢病适宜技术展览以及科普讲座等，为推动全球慢性病综合防控提供中国经验并指明方向。

（3）健康老龄化

2021 年第七次全国人口普查结果表明，中国人口老龄化程度正进一步加深，老龄化进程逐步加快。如何应对老龄化带来的一系列健康问题，是世界各国共同面临的挑战。

2019 年 12 月，中国、日本和韩国三国国家元首/政府首脑在成都举行中日韩领导人会议，期间共同发布《中日韩积极健康老龄化合作联合宣言》。宣言中强调，"为应对人口老龄化，三国应制定并实施符合国情的国家战略、加强国际交流合作，并鼓励中日韩三国加强政策对话与经验交流，从而推动积极健康老龄化目标进程，包括合作研究健康老龄化相关问题并建立长期合作机制，探索本地区应对人口老龄化的成功模式，并在全球范围内促进与其他国家和地区的合作，分享交流实践经验。"②

① 东南快报.开展人工智能合作服务慢性疾病人群：中马科技合作联合研究项目线上签约[EB/OL]. (2022-07-22)[2022-09-10]. https://baijiahao.baidu.com/s?id=1739017351890055895&wfr=spider&for=pc.

② 新华网.中日韩积极健康老龄化合作联合宣言[EB/OL]. (2019-12-25)[2022-09-10]. http://big5.xinhuanet.com/gate/big5/www.xinhuanet.com/world/2019/12/25/c_1125386362.htm.

2021 年 4 月，联合国老龄所和海南一龄医疗产业发展有限公司在博鳌举行"博鳌一龄＆联合国老龄所——老龄战略合作签约仪式"。该合作是联合国老龄所为应对全球人口老龄化探索"中国经验"的一次重要实践。双方在老年医学及管理、基础老年学，阿尔茨海默病治疗及管理等方面开展项目合作、技术研究等，推动健康养老产业与第三年龄教育相结合的项目及技术研究。此外，双方在技术研究、科室建设、人才培养、学术研讨等方面也展开深入合作，共同努力以实现健康老龄化目标。[①]

近年来，在中国政府推动支持下，中国康养产业迅速发展并积累了一定经验，业内专家及企业经营者也更加注重与国际社会在养老领域的经验交流。如 2015 年起举办的中日韩健康养老产业高峰论坛至今已开展五届，期间来自中国、韩国、日本健康养老领域等专家学者就中国康养产业国际化合作趋势展开对话，并积极寻求合作机会。2017 年 7 月开展的"一带一路"养老产业高峰论坛，主题包括丰富市场供给，精准服务多元化养老需求，探索集"大健康、大养老、大医疗"为一体的养老产业新路径等，行业专家学者围绕健康管理、康复疗养、养老产业集群以及"康养医护"一体化养老生态链等话题展开探讨。[②]2021 年 11 月岳阳职业技术学院开展"老年健康服务人才培养学术研讨交流会"，会中来自新西兰、澳大利亚、日本、巴基斯坦等国家的老龄健康服务领域的专家就"助力全球健康老龄化，培养老年健康服务人才"主题展开交流。[③]2022 年 9 月开展"中国国际养老产业高端论坛"，来自中国、美国、日本等国内、国际养老行业等不同领域专家共同交流国际视野下的康养服务经验，并从多维度分享关于养老服务的新观念及方案。

4. 传统医药

作为中国国粹，传统医药远在古代就通过当时国际贸易和双边交流通道辐射周边国家。目前，传统医药已传播到世界 196 个国家和地区，并与 40 多国政府、地区主管机构及国际组织签订传统医药合作协议。在对外医疗援助中，中医针灸是独具特色的"中国名片"；中药提取物青蒿素的发现、推广与参与治疟援助更是代表性案例。近年来，中国统筹资源，开展以中医药为代表的传统医药国际合作，布局中医药国际化支点，致力于推动传统医药相关标准的联合开发与制定，助力建设完善传统医药国际认证认可体系。

在亚洲地区，中国与东盟国家在传统医药领域较早开展了合作，尤其 2009 年《南

---

① 中国网. 应对全球人口老龄化：博鳌一龄与联合国老龄所共同探索"中国经验"[EB/OL]. (2021-04-25)[2022-09-10]. http://hainan. china. com. cn/m/2021-04/25/content_41542741. html.

② 中国青年网. "一带一路"养老产业论坛在宁举行 [EB/OL]. (2017-07-23)[2022-09-10]. http:// news. youth. cn/jsxw/201707/t20170723_10354369. htm.

③ 三湘都市报. 中外专家"云"聚首共商老年健康服务大计 [EB/OL]. (2021-04-25)[2022-09-10]. https://baijiahao. baidu. com/s?id=1717938935570135347&wfr=spider&for=pc.

宁宣言》形成中国和东盟传统医药合作发展的共识。"中医药海上丝绸之路东盟行"项目由中国外交部批准支持，2015年在新加坡举办主题活动。该活动以学术讲座、义诊咨询、展览等形式，进行传统与现代中医药、中医针灸推拿等部分代表性中医药内容的宣传交流，考察中医药在新加坡的发展情况及资源，从而促进中新两国在传统医药领域的交流合作，双方优势互补，进一步传承弘扬中医药文化。① 目前，广西设有"中国–东盟传统医药交流合作中心"，包含"一中心、二平台、三基地、四园区"。该中心集传统医药医疗保健、传统医药特色展示和文化观光、人才培养、传统医药贸易物流等为一体，成为中国各地中医药、民族医药走出国门以及东盟国家传统医药传入中国的枢纽。此外，中国还定期通过举办如中国–东盟传统医药高峰论坛、中国–东盟传统医药健康旅游国际论坛、中国泉州–东南亚中医药学术研讨会等论坛或研讨会。基于此，中国建立起多层次信息交流平台，加强与"一带一路"国家传统医药相关机构的对话合作。

2016年，国家中医药管理局、国家发展和改革委员会共同发布《中医药"一带一路"发展规划（2016—2020年）》，旨在到2020年，中医药"'一带一路'全方位合作新格局基本形成，国内政策支撑体系和国际协调机制逐步完善，以周边国家和重点国家为基础，与沿线国家合作建设30个中医药海外中心"。该规划极大地推动了中医药国际化发展。已成立的中医药海外中心基本联通"一带一路"，支点覆盖五大洲，其中所在地国家为联合国常任理事国3个，二十国集团国家7个，亚太经合组织国家7个，上海合作组织国家3个，中东欧"16+1"合作机制国家3个。这些中医药海外中心在国外分类布局于发达国家和发展中国家，依托中医药对外交流合作示范基地、孔子学院、海外中国文化中心为支点开展中医国际化工作。

2016年，习近平在出席金砖国家领导人第八次会晤期间提出，金砖五国（中国、巴西、俄罗斯、印度、南非）可在传统医药领域展开合作。在此提议下，2017年9月在中国厦门举行的金砖国家领导人第九次会晤中签订《金砖国家加强传统医药合作联合宣言》协议。五国在传统医药领域一直保持良好合作，以开展高级别会议、研讨会等形式促进金砖国家间传统医药的交流合作。2021年6月30日，"2021金砖国家传统医药研讨会"通过了《2021金砖国家应用传统医药抗击新冠疫情在线宣言》，中国毫无保留地分享中医药抗疫防治经验以及有效方案给金砖各国，从而发挥出传统医药的积极作用，为构建人类卫生健康共同体愿景作出积极贡献。

2021年7月29日，江西南昌举行"2021上海合作组织传统医学论坛"，约500位国内外嘉宾学者参会。与会者就传统医学抗疫经验、传统医药产业发展和人类健康

---

① 中华人民共和国外交部. "中医药海上丝绸之路东盟行"新加坡站活动成功举办[EB/OL]. (2021-12-01)[2022-09-10]. https://www.fmprc.gov.cn/ce/cesg/chn/zxgx/kjjl/t1296764.htm.

等展开深入交流，并在加强"上合"组织框架内传统医学交流合作、构建人类健康共同体方面达成了广泛共识，会议期间还发布《关于开展上海合作组织传统医学合作的南昌倡议》。2022 年 9 月 1 日，由中国提议，"上合"组织成员国相关组织及机构共同发起的"上海合作组织传统医药产业联盟"在北京正式成立。该联盟为"上合"组织国家在传统医学领域学习合作提供开放性交流平台，促进各国传统医药产业发展，推动传统医药法规交流和标准制定，在传统医药服务和投资项目落地、传统医药信息互通、传统药材资源共享等方面开展深入合作。[①]

此外，中国自 20 世纪 80 年代起开始参与 WHO 的中医药国际标准化工作，2009 年又在 ISO 框架内主导建立中医药技术委员会，形成了两大中医药国际标准发布平台。近年来，中国对中医药国际标准化工作的参与度不断提升，影响力逐步扩大。

9.1.3　全球卫生创新领域

"卫生创新"主要涵盖卫生与健康领域内的基础研究、疾病防控、新药创制、医疗器械、预防康复和平台建设等方面。2016 年，《"十三五"卫生与健康科技创新专项规划》强调，"开放整合"是卫生与健康领域科技创新一大重要原则，要求坚持以全球视野谋划卫生与健康科技的开放创新，推动卫生与健康科技国际交流合作；同时提出了我国在多边、区域和双边各层次构建卫生与健康领域科技创新的国际合作网络的具体规划和要求。[②]

1. 数字健康

数字健康指应用数字技术开展的医疗服务和健康治理行动，涵盖在卫生领域内进行研究、实践和管理中开发或使用的数字技术。近年来，随着我国国内数字经济呈现出稳中向好、引领世界的发展态势，中国也关注通过数字健康技术，提高基本医疗卫生服务科技性，推动建设人类卫生健康共同体。

（1）亚洲地区

随着中国 – 东盟在数字经济领域合作日益密切，互联网科技也成为中国 – 东盟医疗创新合作的亮点领域。广西医科大学第一附属医院与深圳迈瑞生物医疗电子股份有限公司等合作建设了中国 – 东盟跨境医疗合作平台。该平台可切换使用中文、英语、越南语、泰语、老挝语、缅甸语等 8 种语言，打造东盟患者入院前、中、后"一条龙"

① 国家中医药管理局. 为各国开展传统医学合作开辟新路径上海合作组织传统医药产业联盟在京成立 [EB/OL]. (2022-09-02)[2022-09-04]. http://www. satcm. gov. cn/guohesi/gongzuodongtai/2022-09-02/27530. html.

② 科技部　国家卫生计生委　体育总局　食品药品监管总局　国家中医药管理局　中央军委后勤保障部, 关于印发《"十三五"卫生与健康科技创新专项规划》的通知.

服务。平台还可为国际病患解决就医费用支付问题，方便国际病患就医货币转换。①
新冠疫情后，中国启动"中国东盟健康之盾"合作倡议。中国将针对东盟启动科技创
新提升计划，向东盟提供1000项先进适用技术，并在未来5年内支持300名东盟青
年科学家来华交流。中方通过该项目倡议开展数字治理对话，期待深化数字技术的创
新应用。②

2021年9月，泰国公共卫生部与华为公司签署谅解备忘录，在未来使用5G（第
五代移动通信技术）技术推动智慧医疗的发展。泰国玛希隆大学附属诗里拉吉医院目
前已与华为合作启动5G智慧医院建设项目，例如已在部分医院开展5G便携医疗箱、
5G移动诊疗车和5G救护车等试点项目。5G技术能满足远程医疗过程中，医方对于
患者图像清晰度和传输速度的要求，从而有效促进解决泰国偏远地区医疗资源匮乏、
医疗服务获取不公平的现况。今后，华为公司也准备把这些解决方案引入泰国其他
医院。③④

（2）非洲地区

中国助力非洲各国消除"数字鸿沟"，中非"数字经济"合作发展迅速，从数字
基础设施建设到社会数字化转型，物联网、移动金融等新技术应用，全领域合作成
果丰硕。2018年中非合作论坛北京峰会提出，将在"中非科技伙伴计划2.0框架下"
设立"中非创新合作中心"，推动提升非洲科技创新能力。⑤2021年8月，中非互联
网发展与合作论坛成功举办，中国宣布同非洲共同制定并实施"中非数字创新伙伴计
划"，进一步为数字健康领域的中非合作打下良好基础。⑥根据《新时代的中非合作》
白皮书，中国企业与非洲主流运营商合作基本实现非洲电信服务全覆盖；完成非洲一
半以上无线站点及高速移动宽带网络建设，累计铺设20万余公里光纤，帮助600万
家庭实现宽带上网，服务超过9亿非洲人民；中非共同在南非建立服务整个非洲区域

---

① 新华社.中国东盟加强医学创新合作　共建人类卫生健康共同体 [EB/OL]. (2021-12-08)
[2022-09-04]. http://zgmh.net/Article_show.aspx?chid=11&id=33631.

② 新华社.习近平出席并主持中国-东盟建立对话关系30周年纪念峰会　正式宣布建立中
国东盟全面战略伙伴关系 [EB/OL]. (2021-11-22)[2022-09-08]. http://www.gov.cn/xinwen/2021-11/22/
content_5652491.htm.

③ 新华社.通讯：泰国5G智慧医院里的中国智慧 [EB/OL]. (2022-03-21)[2022-09-08]. https://
www.yidaiyilu.gov.cn/xwzx/hwxw/229263.htm.

④ 新华社.中国企业助力泰国打造东盟首家5G智慧医院 [EB/OL]. (2021-12-18)[2022-09-08].
https://www.yidaiyilu.gov.cn/xwzx/hwxw/207965.htm.

⑤ 商务部新闻办公室.中非合作论坛北京峰会"八大行动"内容解读 [EB/OL]. (2018-09-19)
[2022-09-08]. http://www.mofcom.gov.cn/article/ae/ai/201809/20180902788421.shtml.

⑥ 国务院新闻办公室.《新时代的中非合作》白皮书(全文)[EB/OL]. (2021-10-26)[2022-09-08].
http://www.focac.org/focacdakar/chn/pthd/202111/t20211126_10454078.htm.

的公有"云",以及非洲首个 5G 独立组网商用网络。①

此外,国内的医院也对口非洲医院,建立远程医疗协作网,将具有优势的医疗资源带到更广大的发展中国家。例如,武汉大学口腔医院同刚果(金)金沙萨大学医学院签署远程医疗合作协议,未来将能够通过无线网络和远程医疗平台,进行远程会诊,提高当地医师诊断能力,并在 5G 无线网络、数字化设计、手术机器人等方面合作探索。②

（3）其他地区

中欧远程医疗健康网是由葡萄牙中医药产业发展中心与北京医师协会共同发起成立的海外华人线上就医健康平台。该平台组建了来自北京三甲级医院中医科、心内科、呼吸内科、消化内科、内分泌科等多学科专家医师团队,为海外华人提供在线看诊服务,将互联网医疗和中国传统中医药文化惠及欧洲及葡语系侨胞。③④

2. 基础研究

国内高校和研究机构是基础研究领域开展国际合作的中坚力量。国家层面而言,国家自然科学基金委员设置重点国际(地区)合作研究项目,组织间国际(地区)合作研究与交流和外国青年学者研究基金项目,资助国际科研合作,高校、科研机构负责具体对接国外机构开展合作。⑤目前,自然科学基金委已与境外共 51 个国家(地区)的 97 个对口自主或研究机构签署合作协议或谅解备忘录。2016 年,教育部印发《国际合作联合实验室立项建设与验收标准》通知,旨在全面落实国内高校创新体系建设,持续推进高水平、实质性和可持续国际科技合作,⑥目前已有 70 多个国际合作联合实验室建成。例如,北京大学转化医学与临床研究实验室,华南理工大学合成生物学与药物制备实验室,暨南大学中药现代化与创新药物研究所等,这些联合实验室皆是

---

① 国务院新闻办公室.《新时代的中非合作》白皮书(全文)[EB/OL]. (2021-10-26)[2022-09-15]. http://www. focac. org/focacdakar/chn/pthd/202111/t20211126_10454078. htm.

② 武汉大学口腔医学院. 远程医疗迈向国际 搭线非洲开展合作——我院与刚果(金)金沙萨大学医学院签署远程医疗合作协议 [EB/OL]. (2019-11-18)[2022-09-15]. https://www. whuss. com/article/9284.

③ 新华丝路网. 中欧远程医疗健康网正式启动 [EB/OL]. (2021-06-25)[2022-09-16]. https://www. yidaiyilu. gov. cn/xwzx/hwxw/178257. htm.

④ 新华丝路网. 中欧健康远程医疗平台试运行 [EB/OL]. (2021-06-02)[2022-09-16]. https://www. yidaiyilu. gov. cn/xwzx/hwxw/175524. htm.

⑤ 国家自然科学基金委员会. 国际(地区)合作研究与交流项目 [EB/OL]. [2022-09-16]. https://www. nsfc. gov. cn/publish/portal0/xmzn/2020/12/.

⑥ 中华人民共和国教育部. 教育部关于印发《国际合作联合实验室立项建设与验收标准》的通知 [EB/OL]. (2016-07-13)[2022-09-22]. http://www. moe. gov. cn/srcsite/A16/kjs_gjhz/201608/t20160801_273562. html.

卫生创新领域国际科技合作的重要窗口和桥梁。此外，国内外高校间也就全球卫生领域教育和人才培养开展一系列合作，例如清华大学与哈佛大学 2021 年 12 月签署合作备忘录。[①]

医学领域的研究和合作联盟也是基础研究的重要合作平台。2014 年 7 月，由哈尔滨医科大学与莫斯科第一国立医科大学共同发起，成立中俄医科大学联盟，并基于该联盟举办大型国际会议、成立中俄医学研究中心、设立国家医学专业俄语人才培训项目、中俄留学专项基金等，提升双方在医学教育、科研领域的交流合作。[②]2016 年 6 月，"中国 – 中东欧国家医院合作联盟"在第二届中国 – 中东欧国家卫生部长论坛上成立，该联盟目前纳入了 122 家成员单位，旨在通过推动我国卫生领域的对外学术交流、人员往来和项目合作，助力深化我国在医学教育、科学研究和临床技术等多领域的专科合作。[③④] 除此之外，上海合作组织、中国 – 以色列、中国 – 美国、中国 – 法国、中国 – 东盟医院合作联盟也通过圆桌讨论、会议论坛围绕医疗健康国际合作方面的工作进展、创新项目和技术合作进行交流共享。[⑤]

另外，在疫苗与新药研发方面，中国也在尝试通过公私合作、国内外企业合作等新模式推进有效合作。2021 年 4 月，全国疫苗与健康大会召开期间，中华预防医学会与辉瑞中国共同签署了战略合作协议。双方将携手搭建基层公共卫生人才队伍专业技能培训平台，推动创新医防协同机制，促进在创新疫苗研发和应用方面的国际交流及合作，积极宣传预防免疫知识以及疫苗价值，提升公众免疫预防理念和健康素养。[⑥] 此外，全球健康药物研发中心（Global Health Drug Discovery Institute，GHDDI）是由比尔及梅琳达·盖茨基金会、清华大学和北京市政府联合创办的国内首个政府和社会资本合作（PPP）模式的民办非企业性质科研机构。通过汇聚世界顶尖资源、发挥中国特色优势，全球健康药物研发中心致力于全球卫生药物的创新研发，加

① 清华大学万科公共卫生与健康学院.强强联手！清华与哈佛在公共卫生领域将开展创新合作 [EB/OL]. (2021-12-03)[2022-09-16]. https://vsph. tsinghua. edu. cn/info/1024/1635. htm.

② 中国一带一路网.《国家卫生计生委关于推进"一带一路"卫生交流合作三年实施方案(2015-2017)》[EB/OL]. (2015-10-15)[2022-09-19]. https://www. yidaiyilu. gov. cn/zchj/jggg/23564. htm.

③ 中国医院协会.中国 – 中东欧国家医院合作联盟 [EB/OL]. (2021-01-07)[2022-09-16]. http://cn. cha. org. cn/detail/1660.

④ 新华社.共谋健康福祉　中国 – 中东欧国家医院合作联盟推动多领域合作 [EB/OL]. (2017-04-24)[2022-09-23]. http://www. gov. cn/xinwen/2017-04/24/content_5188650. htm.

⑤ 人民网."一带一路"国际医疗·健康合作推进会在南京举办 [EB/OL]. (2020-10-29)[2022-09-23]. http://health. people. com. cn/n1/2020/1029/c14739-31910673. html.

⑥ 央广网.创新合作　多措并举推进公共卫生事业发展 [EB/OL]. (2021-04-14)[2022-09-23]. https://www. cnr. cn/shanghai/tt/20210411/t20210411_525459095. shtml.

快生物医药基础研究向临床药物的有效转化，攻克包括中国在内的发展中国家贫困人口面临的重大疾病挑战，为改善全球卫生作出贡献。[1][2] 该中心通过联合全球合作伙伴，构建全球新药研发网络。在此次抗击新冠疫情中，启动"未雨计划"，持续推动新冠药物及疫苗的研发工作；开放包括高通量药物筛选平台和数个化合物分子库在内的新药研发相关技术平台和研发资源；上线针对新冠病毒研究的一站式科研数据与信息共享平台"Targeting 2019-nCoV"，搭建科研、临床、工业、学术界的交流和沟通平台。

3. 健康产业

健康产业，是仅次于信息技术行业的全球最重要创新投资行业，尤其制药生物技术、医疗器械企业，位居全球研发投资之首。2020 年，全球健康产业 100 强总产值相比上一年增长了近 10%，全球健康产业 100 强中，美国占 50 家，欧洲 14 家，中国 7 家。虽然以美国、德国、瑞士、英国、法国、日本等为代表的发达国家依然具有明显健康产业发展优势，但中国健康产业发展之迅速亦不容小觑。2020 年，中国的医疗健康融资总金额仅次于美国，且中美囊括了全球融资总额的 86%。在 2020 年全球融资金额前十榜单中，中国有 6 家企业上榜，涉及数字医疗、智能制造、AI+ 药物研发、生物制药等。[3]

全球健康产业合作体系（Global Health Industry Cooperation System，GHICS）由亚太总裁协会（APCEO）倡议发起，在全球医药健康产业 100 强、各国科学院和医学科学院主导下共同建立，具体通过全球健康产业合作大会、国际健康产业技术合作中心和国际健康产业投资三大合作机制，积极推动全球卫生全产业链创新、合作与发展。首届全球健康产业合作大会于 2020 年 6 月在杭州举办，由国家药品监督管理局和浙江省人民政府主办，以"先进科技——生命健康"为主题。新冠疫情全球暴发后，GHICS 为全球健康产业领导人提供了交流沟通合作平台，力求从根本上增强人类应对重大疫情及各种健康威胁的科技实力和制造能力。

4. 其他

中国也积极举办各类国际博览会，展现中国的创新实力，建立中国在卫生创新领域的话语权。中国国际医疗器械博览会（CMEF）始于 1979 年，目前已经成为亚太地区最大的医疗器械及相关产品、服务展览会。每届皆有来自 20 多个国家的 2000 余家医疗器械生产企业与会，超过全球 100 多个国家和地区的政府机构、医院和经销商

---

① GHDDI. 2020 年度工作简报[EB/OL]. (2021-04-23)[2022-09-26]. http://www. ghddi. org/zh/public-info.

② GHDDI. 发掘中国医药创新潜力，提升全球贫困人口健康福祉 [EB/OL]. (2019-02-22)[2022-09-26]. http://www. ghddi. org/zh/node/199.

③ 中国网 . 亚太总裁协会全球执行主席郑雄伟发表《2021 年全球健康产业合作资讯》[EB/OL]. (2021-06-10)[2022-09-26]. http://t. m. china. com. cn/convert/c_lTzPAPM8. html.

汇聚 CMEF，为我国医疗器械产业"走出去"提供了一大平台。同时，随着展览会向更加专业化的纵深发展，先后还创立了会议论坛、医学影像专区、体外诊断专区、信息化专区。其中，信息化专区浓缩了医院信息化产业的发展进程，展示医院信息化领域使用的最新技术，为医院信息化产品采购与更新提供途径，也帮助众多的医院信息化供应商开拓国内外医疗领域市场。2020 年，第 83 届 CMEF 博览会在国家会展中心（上海）开幕，主题为"创新科技，智领未来"，共计 4200 余家品牌企业、3 万余款产品展出，涵盖医学影像、智慧医疗、可穿戴设备等产品技术与服务等领域。[①]

9.2　维护全球卫生的中国行动

中国在促进人类健康成果改善方面，做了大量实质性工作，成就有目共睹。当然，中国的全球卫生参与方面仍存在需逐步完善的问题。例如，中国国际发展合作署的白皮书中曾提到，中国的对外援助一直以来"做得多，说得少"，或者"只做不说"，以致中国参与全球卫生的理念尚未形成被国际社会认可的价值共识。并且，中国对多边合作的参与度远不如双边合作，中国在合作项目中的领导力、合作过程的透明度、合作成果的传播力等方面都有待大幅提高。

纵观全球人类的健康发展，仍存在较大需求。全球总体健康成果持续改善，但仍未达到联合国 2030 可持续发展目标（Sustainable Development Goals，2030 SDG）。区域内、国别内的人群、地区间的健康不平等依旧明显，卫生服务资源的不公平性依旧存在。在人类卫生健康共同体理念的指导下，中国明确自身大国责任，将进一步发挥和共享自身优势，协助伙伴国家共同发展，致力促进人类健康成果的改善。

9.2.1　愿景与总体目标

在尊重和考虑合作伙伴实际健康需求和优先健康问题的基础上，通过与各类国际组织及伙伴国家 / 地区的合作，防范、监测与应对各类境内及跨境健康威胁，助力加强全球和伙伴国家的卫生系统，以期促进全人类健康成果的公平改善，早日达到 2030 可持续发展目标。

1. 促进人群健康成果改善

对比 2030 可持续发展目标，目前健康成果促进方面，最为紧迫的现实问题主要包括传染病防控和妇幼儿童健康的改善。此外，全球也同时面临新发传染病、生物安

---

① 新华社 . 中国国际医疗器械博览会在沪开幕 [EB/OL]. (2020-10-20)[2022-10-04]. http://www.gov. cn/xinwen/2020-10/20/content_5552575. htm#1.

全、环境变化等威胁。

传染病领域，艾滋病、结核和疟疾仍系最主要的三大疾病，并且在全球各区域中，非洲地区的三大传染病的疾病负担都是最重的。在非洲地区，平均每 25 名成年人就有 1 名感染 HIV 病毒（3.4%），占全世界 HIV 感染者的 2/3 以上。疟疾方面，非洲约占全球 95% 的病例数、96% 的死亡病例数；同时，该地区 80% 的疟疾死亡病例为 5 岁以下儿童。结核方面，大多数结核病例发生在东南亚（43%）与非洲（25%）区域。疟疾和结核病治疗方面，耐药性问题愈来愈频繁出现，也进一步增加这些传染病的防治难度。此外，各类新发传染病也对全球卫生成果产生极为严重的负面影响。大量新冠康复者的各类后遗症问题，仍然是困扰各国科学家的医学难题之一。这也意味着，该疾病对人类健康的远期影响尚未完全呈现。

妇女儿童健康领域，降低孕产妇死亡率和 5 岁以下儿童死亡率始终是最主要的挑战。孕产妇死亡率方面，单纯依靠提高住院分娩率已不能完全达到降低孕产妇死亡的目标。在部分国家和地区，人员、设备等卫生资源的缺乏，造成当地急救能力薄弱。因此，孕妇即便在医疗机构分娩，也可能面临急救不及时或不当的问题。这些情况导致的原本可预防或避免的死亡不在少数。[①] 5 岁以下儿童死亡率（Under 5 mortality ratio，U5MR）方面，有些国家以新生儿死亡为主，比如巴基斯坦；有些国家则以疟疾等传染病造成的儿童死亡为主，比如非洲地区。此外，妇女生殖健康问题也值得关注。部分国家妇女过早生育、过多生育问题造成妇科疾病的高发。儿童营养方面，2021 年全球共有 1.492 亿 5 岁以下儿童发育迟缓，4540 万儿童消瘦，但同时也有 3890 万儿童超重。[②]

健康是个人和社会的共同福祉，健康的人口更是经济生产力和经济繁荣的先决条件。因此，健康成果促进的最终目标就是改善全人类的健康，并且要重视健康的社会决定因素。人口健康不仅是卫生政策的问题，其他领域的政策也发挥着至关重要的作用，比如环境政策、烟草税、抗击抗微生物药物耐药性（AMR）、社会保障计划等。因此，实现健康领域的战略目标、具体行动的实施等，都需要多部门的协作努力。

2. 减少卫生不公平性

近 30 年来，随着全球经济快速发展，各国 / 各地区无论是自身对卫生领域的投资或境外卫生援助的总量都大幅增加。随之产生的结果是全球人类健康成果的大幅改善。5 岁以下儿童死亡率、期望寿命和孕产妇死亡率 3 个指标不仅可直接反映某国

---

①　World Health Organization. Maternal and reproductive health[EB/OL]. [2023-01-23]. https://www. who. int/data/gho/data/themes/maternal-and-reproductive-health.

②　World Health Organization. Joint child malnutrition estimates[EB/OL]. [2023-01-23]. https://www. who. int/data/gho/data/themes/topics/joint-child-malnutrition-estimates-unicef-who-wb.

家 / 地区的整体人群健康状况，也能间接反映当地卫生体系的综合能力。以 U5MR 为例，UNICEF 统计数据显示，该指标从 1990 年的 93.2/ 千活产儿降低到 2021 年的 36.6/ 千活产儿，降幅超过 150%。[①] 这种健康状况的改善主要得益于不少欠发达国家的人群健康状况的显著提升。例如，1990 年全球各国 U5MR 的最差值为 329.6/ 千活产儿（尼日尔），但该指标的最差值在 2021 年降低到 114.6/ 千活产儿（索马里）。

然而，各区域间的卫生不公平现象依然存在。新冠期间疫苗的全球分配可作为一个典型缩影。截至 2022 年 6 月底，高收入国家中有 75% 的人口获得了完整疫苗接种，而低收入国家仅有 18%。这些高收入国家享有资金和技术优势，通过双边途径，以更有竞争力的价格，更早地预订和获取大量疫苗。同时，由于疫苗民族主义的存在，高收入国家对本国内的疫苗制造企业设置了出口和专利获取等限制，使低收入国家获得疫苗的时间进一步延后。与之相比，资金和技术较为缺乏的低收入国家（如非洲国家），疫苗信息获取速度较为缓慢，风险承担能力较差，导致无法尽早采取大规模的采购活动，在疫苗获取中的竞争力大大降低。

卫生不公平的最直接体现就是人群健康的不平等。2022 年全球期望寿命排名中，排名第一的摩纳哥（86.9 岁）和排名最后的乍得（53 岁）之间存在相当于整整一代人的差距（34 岁）。[②] 此种不平等更直接影响 2030 SDG 在全球范围内的实现。因此，根据人类卫生健康共同体理论，促进人类健康成果的目标之一即为重点关注和改善欠发达地区、弱势人群的健康状况，减少地区差异和卫生不公平性现象，进而实现人群健康平等。

3. 提升伙伴国的卫生治理与服务能力

根据美国 IHME 报告，1990—2019 年的近 30 年间，全球卫生发展援助（Development Assistance for Health，DAH）总额呈现明显上升趋势。2019 年 DAH 年度总额超过 400 亿美元，其中超过 1/4 流向艾滋、结核、疟疾三大传染病领域，近 1/4 流向妇女儿童健康领域。地域层面，这些金额绝大部分流向非洲、南亚、东南亚等传染病高发、妇幼问题严重的国家和地区。以目前已签约的"一带一路"国家为例，近 90 个接收海外卫生援助的国家中，有 40 个国家的人均年度卫生发展援助额大于 10 美元（2017 年）。而这 40 个国家中，有 24 个是非洲地区国家。[③] 事实上，不少欠发达国家对海外卫生援助（含官方发展援助）的依赖程度较大。例如，2017 年柬埔寨的

---

① United Nations International Children's Emergency Fund. Under-Five Mortality[EB/OL]. [2023-01-23]. https://data.unicef.org/topic/child-survival/under-five-mortality/.

② World Health Organization. World Health Statistics 2022[EB/OL]. (2022-5-20)[2023-01-23]. https://www.who.int/news/item/20-05-2022-world-health-statistics-2022.

③ 肖安琪，梁笛，黄葭燕 ."一带一路"沿线国家卫生资源配置状况分析 [J]. 医学与社会，2022, 35(5): 1-6.

卫生总费用中有 15% 来源于官方发展援助。[①] 新冠疫情期间，由于经济受到重创，更多发展中国家寻求海外援助或海外贷款的帮助。卫生援助在协助解决当地卫生问题、助力改善当地人群健康方面，的确起到毋庸置疑的促进作用；此外，海外援助绝非"免费午餐"。各类多边或双边援助，皆带有各自的援助目的，也有各自不同的援助重点。长期依靠零散的、项目制的海外援助来解决当地的健康问题，可能导致当地国家自身的治理与服务能力因缺乏实践和培养而逐步退化。当地政府的自主权甚至可能被削弱，以迎合海外援助项目的需要。有研究表明，过度依赖海外援助会削弱本国自身的卫生投入。长此以往，当全球突发卫生事件暴发，由于自身应对能力缺乏、卫生投入储备不足，加之援助国自顾不暇，受援国的情况之艰难可想而知。事实上，建立有效运行的国家卫生系统，已是国际社会的普遍共识。在全球卫生治理不够行之有效的背景下，各国的卫生系统必须有足够的弹性和韧性，才能即时应对各类境内和跨境健康威胁。

人类卫生健康共同体的主要思路也是期望各国共同分摊责任。单靠中国等某几个国家的强大和施以援手，只能解决一时之急，绝非长久之计。中国古语云"授之于鱼，不如授之以渔"，即为此理。只有当所有伙伴国家都强大起来，才能真正达到人类健康成果促进的愿景。因此，中国在提倡可持续性发展的同时，也重点关注伙伴国家的自主权，注重维护伙伴国家切身利益，将提升伙伴国家自身的卫生治理和服务能力，作为人类健康成果促进的重要目标之一。

9.2.2　基本原则

1. 多边主义的原则

多边主义通常包括两层含义。一层是指国际互动方式，即地区或全球多边主义；另一层是指某个主权国家的外交行为取向，即多边外交。[②] 第一个层次是从整体视角出发，等同于某种国际秩序，要求高度组织形式和道德准则，一般指三个或以上的国际关系行为主体（包括国家行为体和非国家行为体）通过建立国际组织、缔结国际条约、举行国际会议等开展各领域的国际合作和协调。多边主义也反映世界相互依存关系。单靠个别或少数国家难以应对各类全球性问题，于是需要多边主义这类国际秩序，协调各国的集体行动。第二个层次则从个体视角出发，国家可以自愿选择是否参与。随国际形势发展，全球化加强，多边主义也呈现出不同的时代性。

人类卫生健康共同体理念下的健康成果促进也必然奉行多边主义。该多边主义首

[①]　宋莉，黄葭燕."一带一路"重点国家妇女儿童健康状况及合作需求分析 [M]. 北京：人民卫生出版社，2021.

[②]　秦亚青. 多边主义研究：理论与方法 [J]. 世界经济与政治，2001, 10: 9-14.

先强调"目标一致"。要达到健康成果促进的共同愿景，需要各国协同参与，通过目标一致的集体行动来共同应对各类全球性的健康威胁。在此过程中，无论是应对新冠等突发急性公共卫生事件，抑或环境变化等对人类健康的慢性威胁，都可能要求主权国家克制、放弃某些领域利益，甚至让渡某些主权，以侧重并保障全人类的共同利益。其次，强调"包容性"。各国有各自的政策利益追求，也有不同的政治文化和价值观差异。要求各主权国家服从国际规则的同时，也要尊重主权国家的个性特点。通过多边平台合作，可避免双边合作可能面临的直接对话和矛盾，有助于减少摩擦和冲突，求同存异。再者，强调"普遍性和互惠性"。"二战"前的多边主义实质上是强权政治，而联合国建立后的多边主义，则是建立在主权平等基础上，主要目的在于应对越来越多的大规模、大范围的全球公共问题。只有在普遍性和互惠性原则上组织各主权国之间的关系，才能保障人类健康成果促进愿景的实现。

近年来，中国积极倡导多边主义，推进多边合作。中国作为大国发起多边主义外交和合作，要考虑如下问题：①效率和公平的平衡，只有这样才能保障多边合作的持久有效；②大国的国际责任和本国国家利益得失的平衡；③中国全球卫生战略与国家战略的一致性。当然，这些问题在实际操作中的复杂性和难度也是显而易见的。

2. 差异化合作的原则

大部分伙伴国家/地区和中国在政治、人文、历史等领域存在明显中西方差异。这种价值观和认同度差异也会在一定程度上负面影响双方合作的开展。各伙伴国家/地区和中国的外交关系也各有不同，对中国的政治诉求也不一样。例如，已经与中国签约的"一带一路"国家中，大部分东亚、东南亚、中亚、南亚地区国家与中国外交关系层级较高，主要分布于较高五个建交层级（全天候战略合作伙伴关系到战略合作伙伴关系）。但不少北美洲（10/11）、非洲（30/43）、独联体（4/7）、欧洲（包括中东欧、南欧、东欧）国家与中国只是建立外交关系。政治关系直接体现了这些国家与中国开展卫生合作的态度。此外，不同国家在卫生领域的自身发展状况及优先卫生问题各有差异，因此对中国的实际合作需求也不尽相同。

在求同存异、尊重各国实际情况的前提下，实施差异化合作是人类健康成果促进的必然原则。制定个性化国别合作策略时，需要重点考虑如下5个因素：①伙伴国与中国的外交关系；②伙伴国自身的卫生发展状况；③伙伴国的卫生治理能力；④伙伴国对与中国开展卫生合作的需求程度；⑤伙伴国的政治稳定与治理模式、经济发展、宗教文化等综合国情。

对于发达国家，中国未来的合作策略更倾向于竞争与合作，如新药和疫苗研发等领域。此外，中欧也可在非洲、东欧等第三方市场拓展卫生合作。中国和欧盟国家在非洲地区都有很悠久的援助历史，加强合作将有利于提高援助有效性，避免重复和碎片化。欧盟在此次新冠疫情中，经济受到重创，需要较长的恢复期。这意味着其未来很可能减少对非洲地区的援助投入，若要继续维持其在非洲地区影响力，那么和中国合作可能是一个较好的选择，甚至可达到"1+1 > 2"的效果，提高其援助的成本效果。对中国而言，欧盟作为全球卫生的老牌实践者，与其合作将有助于中国更好地学习欧盟在非洲的发展经验，更好地了解和开拓非洲市场。

对于发展中国家，中国未来的合作策略以援助、低息贷款等帮扶形式为主，在协助这些国家提升自身能力的同时，逐步向合作模式转变。其中，对于和中国外交关系较好、且与中国有开展卫生合作需求和意愿，但自身卫生发展有限的国家，可采用更为积极的援助与合作并行策略。对于和中国外交关系一般，且自身卫生发展优势比较明显的国家，可采取顺势而为、平等的合作策略，即能合作则合作，不能合作则各自为政。对于外交关系一般，自身卫生发展状况一般，但有和中国开展合作意向的国家，可针对这些国家的实际需求，采取援助或合作策略，协助这些国家解决其实际卫生问题，以卫生合作促进国家关系的发展。

9.2.3　主要实施领域

根据目前阶段的全球卫生需求、中国的自身优势，并结合 SDG 发展目标，建议如下主要实施领域。今后可根据全球及中国的发展，适时调整优先实施领域。

1. 建立和参与全球及地区性健康监测网络

全球卫生监测是指收集、分析和使用来自多个国家（通常是全世界）的有关健康威胁或其风险因素的标准化信息。其搜集的数据类型主要包括：疾病的相关决定因素，如社会经济、人口或生物决定因素；与疾病相关的行为与危险因素，如烟草使用、饮酒等；与疾病相关的发病与死亡，如患病率、发病率与死亡率；预防应对措施的覆盖率，如疫苗接种率；与疾病相关的异常事件，如集群暴发的报告。健康监测网络可帮助评估人群健康状况，并监测疾病发展趋势，发现疾病的自然病程，同时为制定卫生规划、干预措施有效性评价收集数据，并尽早发现有关生物、化学、辐射、自然灾害等公共卫生威胁并发出预警，快速启动调查与响应，指导应急措施开展，在预防和控制疾病国内和跨境传播方面发挥重要作用。

目前主要的全球卫生监测网络包括：全球疫情警报和应对网络（the global outbreak and response network，GOARN）、全球流感监测和应对系统（the global influenza surveillance and response system，GISRS）、全球抗微生物药物耐药性监测系统［the global antimicrobial resistance（AMR）surveillance system，GLASS］、开源流行病情报系统（epidemic intelligence from open sources，EIOS）。此外还有全球脊髓灰质炎实验室网络（the global polio laboratory network，GPLN）、抗结核耐药性监测全球项目（the global project on anti-tuberculosis drug resistance surveillance）等。部分区域的相邻国家也相互合作，通过相应区域监测网络来预防与控制当地的传

染病。

目前中国已牵头与周边国家共同建立区域性健康监测网络，如湄公河流域疾病监测网络（The Mekong Basin Disease Surveillance network，MBDS）等。此外，中国也参与部分区域监测网络的共建，但这些区域网络的日常管理和完善工作缺乏足够的资金、人员等。中国可以充分利用上述已建立的监测网络，投入一定的资金和技术力量。如此既可掌握相关疾病、生物安全性等的第一手信息，以便做出必要、及时的快速应对；同时也可体现中国在区域层面的领导力，给予邻国必要的帮扶。

2. 加强数字健康等新技术领域的合作研发与推广

随着数字产业和技术的不断发展革新，5G、大数据、物联网、区块链、云计算、人工智能等技术被越来越广泛地应用于疾病诊断、健康管理、健康促进、传染病防控、药物研发等医疗和公共卫生领域。[①] 数字健康技术的显著优势在于能突破地理距离限制，大大提升大量医疗卫生服务可及性，对于实现全民健康覆盖意义重大。2019年，世卫组织发布《数字卫生保健全球合作战略》，除明确数字健康的定义、重要性和适用范围外，还强调需要认识到帮助最不发达国家解决实施数字卫生保健技术面临的主要障碍的迫切需求，包括政策支持环境、基础设施、人力资源、资金，以及相关配套制度建设，例如技术所有权、隐私、安全、全球统一标准等。[②]

近年来，中国的数字经济技术产业蓬勃发展，为中国数字健康技术在国内外的繁荣发展注入了动力和活力，也为拓展数据健康领域的国际合作提供了有力的前提条件。2018年，阿里研究院和毕马威中国（KPMG）联合测算并发布全球数字经济发展指数，中国指数总分0.718，位列全球第二，仅次于美国（0.837）。2017年12月，第四届世界互联网大会上，中国、老挝、沙特、塞尔维亚、泰国、土耳其、阿联酋等国家共同发起了数字经济国际合作倡议，提出推动有关城市开展对点合作、建立战略合作关系等，推动双方在信息基础设施和远程医疗等领域的深度合作[③]。2022年6月发布的《金砖国家领导人第十四次会晤北京宣言》，强调金砖国家将在卫生创新领域继续加强多边技术合作，"利用数字和技术工具等创新包容的解决方案，促进可持续发展，并帮助所有人可负担和公平地获取全球公共产品"[④]。此外，中国助力多国跨

① 徐向东，周光华，吴士勇.数字健康的概念内涵、框架及推进路径思考[J].中国卫生信息管理杂志，2022, 19(1): 41-46, 84.

② World Health Organization. 数字卫生保健全球战略(2020—2025)[EB/OL]. (2021-07-01) [2023-01-26]. https://apps. who. int/iris/bitstream/handle/10665/344249/9789240027633-chi. pdf.

③ 光明日报. 多国共同发起"一带一路"数字经济国际合作倡议[N/OL]. (2017-12-04)[2023-01-26]. http://fec. mofcom. gov. cn/article/fwydyl/zgzx/201712/20171202679573. shtml.

④ 新华社. 金砖国家领导人第十四次会晤北京宣言(全文)[EB/OL]. (2022-06-24) [2023-01-29]. https://www. yidaiyilu. gov. cn/xwzx/gnxw/255547. htm.

境陆地光缆、5G 网络、工业物联网等基础设施建设，帮助发展中国解决信息基础设施和技术难点。

面向全球数字健康领域的发展需求和发展机遇，中国积极通过各类国际合作倡议，推进国际合作，促进数字健康领域知识和技术共享，弥合"数字鸿沟"。[①] 在同"一带一路"国家、"金砖国家"等建立的区域和多边合作的机制框架下，中国通过首脑峰会、部长级会议和学术性会议论坛等形式，推动国家间健康医疗、智能制造、大数据、5G 等领域的合作，通过物联网、人工智能、智慧物流、工业互联网等，加速社会数字化、智慧化、网络化的发展进程，进一步依托数字丝绸之路建设，携手打造智慧医疗体系。[②] 未来，中国将继续推进同各国在这一领域的合作。

其一，充分关注数字健康领域发展过程中的信息安全制度建设。由于我国援助建设的各发展中国家经济、技术和社会发展方面所处的阶段和水平不同，各国对于信息安全原有制度体系也不同，可能产生信息安全层面隐患。此外，近年来我国在全球推进数字基础设施建设过程中，遭到不小地缘政治因素挑战。美国、新西兰、澳大利亚等国都曾以"网络安全""国家安全"为名，对我国中兴、华为等通信技术企业进行打压，试图遏制我国数字技术领域发展。[③④] 因此，我国一方面应当进一步完善国内配套制度以及法律法规体系建设；另一方面更要关注与已建立信息基础设施方面合作的发展中国家，推进建立针对信息安全区域共识乃至共同标准，进而在多边合作平台就隐私、信息安全等议题同各国开展更深入的交流沟通，提升我国在全球网络空间治理体系的话语权。

其二，进一步探索并拓展在数字健康领域的具体合作形式和内容范畴。新冠疫情期间，远程医疗、大数据计算、在线就诊等数字健康技术大大提升特殊时期医疗卫生服务的可及性和效率，也成为数字健康领域的合作热点。虽然我国已协助部分国家建立配套基础设施，但也必须认识到，数字健康系统在各国的长期稳定运作，还将需要各国有能力提供确保运行信息系统所需的物资、财力和人力资源。[⑤] 因此，我国应就数字健康系统建设的保障制度、人才培养等方面，开展交流和科研合作，共同建立效

①　人民网. 数字丝绸之路潜力无限 [EB/OL]. (2020-10-20)[2023-01-29]. http://world.people.com.cn/n1/2020/1020/c1002-31899166.html.

②　光明网. 高质量共建"一带一路"助力构建人类卫生健康共同体 [EB/OL]. (2020-08-04)[2023-01-29]. https://theory. gmw. cn/2020/08/04/content_34055808. htm.

③　孙敬鑫. 后疫情时代, 数字丝绸之路价值将更为彰显 [J]. 今日中国, 2020, 69(9): 38-41.

④　方芳. "数字丝绸之路"建设: 国际环境与路径选择 [J]. 国际论坛, 2019, 21(2): 56-75, 156-157.

⑤　郭珉江, 代涛, 万艳丽, 等. 加拿大卫生信息化建设经验及启示 [J]. 中国数字医学, 2015, 10(7): 15-19.

率更高的数字健康治理体系。同时，我国也应兼顾合作国家的发展水平和合作需求差异，制定有针对性的合作策略。

其三，重力攻克数字健康领域的共性难题。由于欧美发达国家对数字健康技术的探索远早于中国，此领域也暴露出一些发展中的共性问题。例如，2020 年美国玛丽·米克尔发布的《互联网趋势报告》指出，虽然经过几十年探索，美国卫生领域的数据信息体量不断增大，但不同类型数据库间难以相互联系，令医疗和公共卫生体系的运作效率大打折扣。[①] 而中国国内研究者也就解决数据的联通性问题、数据联通后的隐私性和安全性问题给予大量关注。因此，未来中国可以同发达国家就如何利用区块链、人工智能等新技术，同时攻克数字领域和医疗卫生领域内的技术难关开展更多对话和科研合作。[②③]

3. 着力药品、疫苗等基本医药产品的合作研发与公平分配

发达国家不仅主导全球的新药和疫苗研发，更是全球新药的主要销售市场。然而，占全球约 80% 人口的发展中国家，由于支付能力明显不足，导致存在这些地区的卫生健康问题常被全球研发企业和机构忽视。"被忽视的热带病（neglected tropical diseases）"威胁着全球超过 5 亿贫困人口的生命健康。但过去由于这类疾病一般仅在贫困地区、冲突地区、边远地区等流行，而被各类全球卫生议程和各类供资机构所忽视。[④] 在 HIV/AIDS 流行的高峰期，资源严重匮乏的国家无法获得可负担的抗病毒治疗，一方面由于制药行业对抗病毒治疗制定了非常高的价格，另一方面，主导全球行动的部分发达国家也将行动重点定位于预防 HIV/AIDS 的流行而非治疗。[⑤] 事实上，在对待卫生健康议题时，各国常常表现出显著的"民族性（nationalism）"倾向，即仅对本国人民生命健康负责。该倾向促使相对富裕的国家以牺牲穷国的利益为代价，获取或垄断治疗药物、方法和疫苗。新冠疫苗的全球分配现况即为历史的再次重演，欧美发达国家在早期便竞相采购和囤积疫苗，在很大程度上导致中低收入国家在疫情最初极低的疫苗接种率。

近年来，中国国内医药产业发展和产业创新取得突破。2020 年，我国新药研发

① 腾讯科技. "互联网女皇"趋势报告全文：疫情过后，世界将会怎样？[EB/OL]. (2020-04-27)[2023-01-30]. https://www. digitaling. com/articles/285606. html.

② 腾讯新闻. 上海合作组织成员国远程医疗合作论坛隆重召开 [EB/OL]. (2021-03-15)[2023-01-30]. https://new. qq. com/rain/a/20210319A0059O00.

③ 许培海，黄匡时. 我国健康医疗大数据的现状、问题及对策 [J]. 中国数字医学，2017, 12(5): 24-26.

④ WHO. Neglected Tropical Diseases[EB/OL]. (2021-11-14)[2023-01-30]. https://www. who. int/zh/news-room/questions-and-answers/item/neglected-tropical-diseases.

⑤ KATZ I T. From Vaccine Nationalism to Vaccine Equity-Finding a Path Forward[J]. New England Journal of Medicine 2021, 384 (14): 1281-1283.

能力大大提升，新药研发占全球 13.9%，进入全球第二梯队。未来，中国将在提升自身技术创新能力同时，继续支持和推进这些医药产品全球公平分配，助力确保每个人能获得安全、优质、有效和负担得起的治疗，达到改善和促进人类健康成果的目标。

首先，积极作出各类国际承诺、发起国际倡议，大力支持疫苗和药品公平分配机制的建设与完善。2020 年，习近平在世界卫生大会上明确提出"中国疫苗将作为全球公共产品"。2021 年 6 月，中国同 28 国共同发起"一带一路"疫苗合作伙伴关系倡议。2021 年 8 月，包括中国在内的 23 个国家在新冠疫苗合作国际论坛首次会议期间发表联合声明，共同促进全球疫苗公平、可负担、及时、普遍、合理分配。这些承诺和倡议向全球清晰表明中国的态度。中国愿意和伙伴国家共享技术成果，公平获得基本医药产品。中国已经以实际行动表明坚定推进"疫苗多边主义"的态度和立场①。未来中国可继续关注各类合作机制下疫苗的全球公平分配机制建设进行探讨对话，积极支持全球建立更完善的疫苗和药品分配机制。

其次，探索并发展恰当的合作模式，积极转变在疫苗和新药研发国际合作中的角色定位。当前，中国逐步建设并完善了以区域、多边和双边的政府间对话机制为基础，通过联合研究、技术合作和知识交流共享等具体形式，由政府相关部委、科研机构与高校、健康产业和企业等多行为体合力开展行动的国际合作网络。而随着中国在新药和疫苗创制研发领域发展速度大大提升，未来可继续探索并实践符合中国国情的国际合作模式。例如，在各类国际组织和非政府基金努力下，公私合作伙伴关系（PPP 模式）成为当前全球范围内药物和疫苗研发领域的主要合作模式。2017 年，惠康信托基金会和盖茨基金会主导成立的流行病防范创新联盟（the coalition for epidemic preparedness innovations，CEPI），以及 2018 年清华大学和盖茨基金会联合成立的全球健康药物研发中心都能提供一定的建设经验参考。

最后，关注和针对发展中国家的实际需求，解决当地的实际问题。重点关注发展中国家存在的健康问题及其对全球卫生的影响，在尊重各国主权和意愿的前提下，不仅可从技术合作、卫生服务供应、健康促进等角度对合作国家进行技术和资源投入，也可协助提升伙伴国家的科技创新能力。例如，2020 年，世界卫生组织发布的《被忽视的热带病路线图 2020—2030》提出，到 2030 年时 100 个国家至少消除一种被忽视的热带病等行动目标。中国可加强在该议题中的行动领导力，推进"被忽视的疾病"领域的全球科研创新合作网络建设与拓展。

4. 推进 one health 理念下的抗微生物药物耐药性的全球抗击行动

抗击抗微生物药物耐药性（Antimicrobial Resistance，AMR）一直是近年的全球卫

---

① 　光明日报 . 要疫苗多边主义　不要"疫苗民族主义"[N/OL]. (2021-08-08)[2023-01-07]. https://news. gmw. cn/2021-08/08/content_35062188. htm.

生重要议题。从 2010 年起，世界卫生组织同联合国粮农组织、国际兽疫局基于"同一健康（one health）"理念建立三方伙伴关系，提出抗击 AMR 的全球行动[①]。2022 年，联合国环境署加入三方伙伴关系，进一步强调和关注全球 AMR 治理行动。[②] 中国一直被认为是全球范围内的抗微生物药物使用大国。为了应对共同的健康难题，中国将以更加积极主动的姿态推进 AMR 治理中的国际合作，兼顾国际合作与国内治理水平提升。

目前，全球仅有 92 个国家或地区加入世界卫生组织建立的全球抗微生物药物耐药性和使用监测系统，且仅 66 个国家向 GLASS 系统上报相关数据。同时，当前全球范围内各国监测系统建设水平参差不齐。不少欧美国家已建立综合人、食品动物和食品中的细菌耐药性的监测系统[③]，而很多中低收入国家 AMR 监测数据却严重缺失，阻碍了全球 AMR 治理行动。

首先，重点推进农业领域的 AMR 治理行动和国际合作。多份全球报告显示，全球有近 80% 抗菌药物都被使用于食品动物生产。[④⑤] 在部分以农业和畜牧业产业为主要产业的国家中，如东南亚、金砖国家等，抗菌药物被广泛使用以提升农产品产量。事实上，中国也面临如何平衡农业产业和抗菌药物使用的类似窘境。近年来，中国已在农业领域开展针对 AMR 问题的治理行动，中国科学院等研究机构也在农业、环境等领域开展大量研究。[⑥] 未来，可加强与有关国际组织、世界各国的交流与合作，借鉴微生物耐药领域先进理念、高新技术和经验做法，积极为全球微生物耐药防控提供"中国方案"和"中国经验"。结合工作开展情况和科技发展优势，在防控策略与技术标准制定、监测评估、研究开发、技术推广、人才培养、专题研讨等方面，继续推进与其他国家的双边和多边科技合作。在"一带一路"和"健康丝绸之路"等合作框架下，重点推进国际耐药监测协作、控制耐药菌跨地区跨国界传播等工作，积极支持需要帮助的国家和地区开展耐药防控活动。

　　① 　World Health Organization. Global Action Plan on Antimicrobial Resistance[R]. Geneva: WHO, 2015.

　　② 　FAO, OIE, WHO, et al. Strategic framework for collaboration on antimicrobial resistance - together for One Health[M]. Geneva: World Health Organization, Food and Agriculture Organization of the United Nations and World Organization for Animal Health, 2022.

　　③ 　程古月，李俊，谷宇锋，等 . 世界卫生组织、欧盟和中国抗生素耐药性监测现状 [J]. 中国抗生素杂志 , 2018, 43(6): 665-674.

　　④ 　KAKKAR M, CHATTERJEE P, CHAUHAN A S, et al. Antimicrobial resistance in South East Asia: time to ask the right questions[J]. Glob Health Action, 2018, 11 (1): 1483637.

　　⑤ 　HEDMAN H D, VASCO K A, ZHANG L. A Review of Antimicrobial Resistance in Poultry Farming within Low-Resource Settings[J]. Animals (Basel), 2020, 10 (8):2.

　　⑥ 　方皙伊，祝雯珺，黄葭燕 . 抗生素耐药性全球研究进展的文献计量分析 [J]. 中国卫生政策研究 , 2022, 15(5): 73-81.

其次，促进全球抗微生物新药和疫苗的科技研发，保障有效抗菌药物的全球可及性。世界卫生组织在《抗微生物药物临床和临床前期研发报告（2021）》中指出，当前全球范围内的抗生素类的创新药物研发几乎处于停滞状态，迫切需要更多创新型抗微生物药物研发创制[①] 以及感染相关疫苗的研发。近年来，中国的药物创新研发能力迅速提升。国内研究者还就中药成分协助抗菌药物发挥作用进行了大量研究。[②] 加大推进抗菌药物研发领域的科研合作，推动新型抗微生物药物、诊断工具、疫苗、抗微生物药物替代品等研发与转化应用。支持开展微生物耐药分子流行病学、耐药机制和传播机制研究。开展抗微生物药物环境污染防控研究。

5. 加强对当地卫生人力资源的培训

近年来，中国已从"硬援助"向"软援助"转变。协助当地加强卫生系统，培训当地卫生人员，已成为中国参与全球卫生的重要内容之一。这也是长效化、可持续化改善当地人群健康成果的重要手段之一。

第一，将实验室技术人员、卫生管理人员和全科医生作为当地人力资源培养的重点人群。首先，实验室检测作为临床诊断的最重要手段之一，为临床决策提供重要且客观的依据。虽然针对新冠、疟疾等疾病的各类快速检测试剂盒应运而生，但这些工具通常只能作为筛查技术。疾病的明确诊断，仍需显微镜、PCR 等传统实验室检测。这就要求当地应该拥有具备实验室检测能力的相关技术人员。其次，卫生管理人员的培养是加强当地卫生系统的重要环节之一。在不少发展中国家里，大多数卫生管理人员都是卫生专业人员，在获得管理职位前很少接受管理方面的培训。此外，对于过度依赖国际组织等海外援助的国家，更需要加强对当地卫生管理人员的专业培训，以帮助其建立并提升本国卫生系统的能力。因此，不仅要传授其相关的理论知识，更要促进其在当地管理工作中的参与和实践。最后，目前的普遍共识认为，初级卫生保健工作是保障全民健康覆盖实现的重要基础，而基层的全科医生是推进和实施初级卫生保健工作的核心。有研究显示，提高全科 / 家庭医生在人口中的比例，可显著改善人群健康成果。[③] 中国前有"赤脚医生"的实践经验，现有完整的全科医生培养模式。[④]

---

①　WHO. Global Antimicrobial Resistance and Use Surveillance System (GLASS) Report (2021)[R/OL]. [2023-01-08]. https//www. who. int/health-topics/antimicrobial-resistance.

②　王雅丽，张灵枝，李志君，等 . 动物源大肠埃希氏菌耐药机制及中药对其耐药性消减的研究进展 [J]. 动物医学进展，2021, 42(2): 92-96.

③　SHI L, MACINKO J, STARFIELD B, et al. The relationship between primary care, income inequality, and mortality in US states, 1980-1995[J]. The Journal of the American Board of Family Practice, 2003, 16 (5): 412-422.

④　路孝琴，杜娟，武艳，等 . 构建我国长期可持续发展的全科医生培养体系 [J]. 医学教育管理，2020, 6(3): 231-238.

这些都可以和伙伴国家分享，协助当地建立全科医生队伍。

第二，应规范培训流程、培训教材，优化培训方式，确保培训成效。目前中国在国家层面（如商务部、国家卫健委等部委组织，委托某家专业机构）、地区层面（如省级医院）都已陆续开展针对非洲、南亚等欠发达国家的针对性卫生人力资源培训。今后，将进一步规范这类对外培训课程的具体实施流程；逐步推出针对不同人员类型的标准化培训教材。同时，考虑到当地培训的实际困难，可采用大型开放式网络课程（massive open online courses，MOOC，简称"慕课"）形式进行授课。"慕课"的优势在于通过在线平台的课程免费共享，一方面达到了授课内容的统一性，另一方面突破传统课程时间和空间的限制。

第三，可进一步采用和推广"培训师培训（training the trainer，TTT）"模式。这是可以快速、有效推广培训效果，惠及更多人员的培训方式。中国在伙伴国家开展培训时，可以遴选部分优秀学员参加 TTT 模式培训班。针对这些人员的培训，不仅要传授相关的理论知识、培养实践操作能力，同时也要培训他们如何将所掌握的知识传授给当地同行。此外，也可给予这些人员更多来华接受短期实地培训、学历教育的机会。在华学习期间，这些人员可以更直观、清晰地认识中国，培养亲华感情。培训合格后，他们一方面将成为当地的培训师，进一步培训当地人员；另一方面这些人员可以成为中国和伙伴国家的沟通桥梁，在传播知识的同时传播中国理念和文化。

9.2.4　重要实施方向

1. 形成中国的全球领导力

首先，推广中国参与全球卫生的价值共识。美国的全球卫生战略强调人道主义。欧盟及其成员国的全球卫生战略是以"国际卫生"中的社会正义为主要议题。这些理念为这些发达国家的海外行动提供了一个被国际社会接受的基础和依据。中国古语曰："师出有名。"让国际社会接受基于人类卫生健康共同体理念上的中国参与全球卫生治理的模式，才能保证中国的海外实践行动的实效。

其次，随着国际形势的变化，在卫生合作和援助方面，中国做未雨绸缪的长期考虑，在国家战略的指导下，有重点、有方向地开展，量力而行。同时，全球卫生战略应该服务于国家整体战略。全球卫生战略不必要一味强调对外援助。事实上，目前的海外活动也包括投资或低息贷款。

最后，中国参与全球卫生行为体的多元化。近年来各国的非国家行为体越来越多地参与全球卫生，在新技术开发、资金筹集、疫情监控等方面发挥着越来越重要的作用。非国家行为体包括非政府组织、私营部门、慈善基金会和学术机构四大类。以 WHO 为例，2020—2021 年，WHO 的第二和第三大自愿捐赠方是盖茨基金会和 GAVI（非政府组织）。此外，赛诺菲、拜耳、葛兰素史克等欧美的医药类私营企业对 WHO 的捐款额高达 1.78 亿美元。我们应注意孵化、培育国内的公立和私营企业、慈善基金会等，通过各种形式参与多边组织的活动与治理，在多边组织的平台上发声，承担社会责任，提升中国的国际影响力。此外，学术机构也是非国家行为体中的重要组成部分之一。应多鼓励中国学术界相关领域的专家积极参加全球性研讨会议，争取话语权。另外，应鼓励这些专家作为政府部门的智囊团，更专业化地参与各类国际规制、标准等的制定和磋商工作，提升中国在全球的技术影响力。这也有助于逐步建立中国在国际舞台的领导力。

2. 巩固和深化区域卫生合作

区域内国家有共同的文化背景和相似的价值观，区域内合作更能针对区域实际情况，也更容易推动和实施。事实上，目前"一带一路"国家的现有卫生合作都是基于所在区域的现有区域治理机制。例如，东南亚地区主要基于"10+3"和"10+1"基础召开卫生部长会议、卫生发展高官会议等。中亚和俄罗斯板块，主要基于上海合作组织，召开卫生部长会议和卫生防疫部门领导人会议。中东板块则主要基于阿拉伯国家联盟，召开卫生合作论坛等。因此，巩固和深化区域卫生合作，应该作为促进健康成果的重要途径之一。

第一，加强对区域公共产品的提供，允许部分脆弱国家"搭便车"。区域公共产品是指只服务于特定区域或跨区域，其成本又是由区域内或区域间国家共同分担的安排、机制或制度。[①] 区域公共产品包括融资、运行和监管三大框架。融资方面，一方面要多元化融资渠道，各国都要有参与和贡献；另一方面要差异化融资，部分国家融资能力有限，应允许在自愿原则上量力而行。[②] 有能力的国家应尽大国责任，协助脆弱国家获得公平的资源支持。[③] 运行方面，可以区域内现有的经济走廊、合作组织等多边机制为基础，形成区域内部、区域与区域、区域与全球等各层次的合作机制。监管方面，通过轮值制等形式进行日常监管，维护实效运行。习近平曾提出："中国作为大国，意味着对地区和世界和平与发展的更大责任，而不是对地区和国际事务的更大垄断。任何国家都不能从别国的困难中谋取利益，而是要有命运共同体意识。"[④]

第二，培育各区域的支点国家，带动其所在区域的内部合作。以目前已签约的137 个"一带一路"国家为例，无论在人力、床位等卫生资源配置方面，还是在公共

---

① 安东尼·埃斯特瓦多道尔，布莱恩·弗朗兹，谭·罗伯特·阮. 区域性公共产品：从理论到实践 [M]. 上海：上海人民出版社, 2010.

② 人民网. 郑之杰："一带一路"项目融资模式要做到"一国一策" [EB/OL]. (2019-03-27) [2023-01-12]. http://finance. people. com. cn/n1/2019/0327/ c1004-30998837. html.

③ 黄河，戴丽婷，等. 区域性国际公共产品的中国供给 [M]. 上海：上海交通大学出版社, 2019.

④ 光明网. 习近平：大国更应该有大的样子 [EB/OL]. (2020-09-23)[2023-01-12]. https://m. gmw. cn/2020-09/23/content_34214352. htm.

卫生应急服务方面，普遍存在地理上的空间聚集性现象。①② 即卫生资源配置较好的国家，往往被同样资源配置较好的国家所包围；而卫生资源配置较薄弱的国家，其周边国家也会同样存在类似的困境。这表明资源配置或服务能力存在外溢可能，如通过邻国之间的双边合作，或个体层面的医疗旅游等，邻国之间会相互影响。但是当某个区域内都是服务能力偏薄弱的国家，那么这个区域就会陷入整体发展滞后的窘境。中国无法也无能力协助所有脆弱国家的提升与发展。因此，在未来的合作中，中国可以针对不同区域的具体情况，选择该区域的支点国家，进行重点合作和帮扶，进而由支点国家来带动周围国家的发展，达到整个区域健康状况改善的目的。对于支点国家的合作，除了给以必要的援助外，应重点加强对其的能力建设。比如协助培养卫生技术人员和管理人员、协助制定卫生发展规划、战略标准等。针对不同支点国家的自身治理能力和健康状况，设计个性化的培育时间表，分阶段实施和过渡。

3. 协助建立有效的全球卫生治理体系

鉴于卫生与安全的关系，卫生已成为一个地缘政治问题。必须建立有效的全球卫生治理体系，才能协调各国的集团行动，共同应对全球卫生威胁，达到保障和促进人类健康成果的目的。

第一，在经费、人员、技术等方面，实质性支持和维护世界卫生组织在全球卫生治理体系中的核心领导作用。目前形势下，中国比以往任何时候都有必要和有可能增强与 WHO 的合作关系。作为第二大经济体，同时也是重要的 WHO 执委会成员，中国应尽可能增加对 WHO 的经费支援。这一方面可以体现负责任大国的形象，另一方面也有助于提升中国在全球卫生治理中的领导力。增加对 WHO 总部及地区办公室的人才输送，包括技术专家、工作人员及高级行政管理人员。①中国应鼓励、引导甚至创造机会，让更多的中国专家加入到相关领域的专业机构（如首席科学家部门）或技术委员会中，参与国际标准、规划的制定，为促进全人类健康贡献中国智慧。②中国应注重培养全球卫生的人才储备。③目前 WHO 总部的 D1/D2 级司长只有11.7% 来自发展中国家，而 WHO 此轮改革的目标之一是，到 2030 年至少有 1/3 的司长来自发展中国家。中国可以借此契机，更积极地为 WHO 输送该层级的行政管理官员。

第二，积极参与各类专业国际组织、非政府组织的活动，贡献中国力量。欧美大部分的发达国家在参与 WHO 等政府间组织的活动外，也积极参与 GAVI、GF 等非政府专业组织的活动。通过这种形式，一方面可以协助推进全球卫生治理的完整性和

---

① 肖安琪，梁笛，黄葭燕."一带一路"沿线国家卫生资源配置状况分析 [J]. 医学与社会，2022, 35(5): 1-6.

② 刘瑾瑜，肖安琪，黄葭燕."一带一路"国家突发公共卫生事件应急能力现状分析 [J]. 医学与社会，2022, 35(6): 1-6.

有效性，另一方面可以通过这些组织来提升自身在全球其他国家的影响力。2018 年，中国对外卫生发展援助中的双边援助接近对外援助总量的 90%，该占比是二十国集团国家中最高的。近年来，GAVI、GF 等非政府组织在全球卫生治理中发挥着越来越重要的作用。中国目前有基本的经济实力，同时也是新兴国家的重要代表。中国完全有能力也应该代表发展中国家参与这些非政府组织，发挥必要的引领作用。此外，继续积极同多边国际组织达成合作行动计划、联合研究协议等。通过合作和重大联合科研项目，与全球共享医学科技发展的经验、信息、知识以及各种研究资源，提升我国医学科技创新能力，共享全球卫生科技福祉。

第三，推进"一带一路"倡议，贡献中国智慧。事实上，"一带一路"国家卫生体系的普遍共性问题是，卫生资源投入短缺、卫生服务能力不足和卫生治理能力偏弱。中国在"一带一路"倡议中，提供中国力量、共享中国智慧，预期达到所有合作国家共赢的最终目的。《2019 年度中国对外直接投资统计公报》显示，从 2013 年到 2019 年，中国对"一带一路"沿线国家累计直接投资 1173 亿美元。2020 年前 8 个月，中国企业对"一带一路"沿线国家非金融类直接投资 118 亿美元。中国的这些投资，对解决"一带一路"国家，尤其是其中欠发达国家的社会、经济、卫生等的发展起到了关键的带动作用。此为对全球治理的巨大贡献，通过促进这些国家的自我发展，降低了他们对国际援助造成的负担。另外，"一带一路"倡议也为全球卫生治理提供了新思路，丰富了多边主义内涵。有别于西方发达国家更注重争夺全球卫生治理机制中的主导性和话语权的参与模式，"一带一路"所倡导的全球卫生治理机制和架构更注重国际合作的开放性、包容性和世界性；更着重通过合力来解决卫生问题、应对传染病风险等问题；更强调惠及所有国家和人群，特别要惠及脆弱群体；更着力推动"一带一路"国家共同参与全球卫生治理。①

---

① 人民日报海外版. 李太宇：推进"一带一路"国家参与全球卫生治理 [EB/OL]. (2020-07-02) [2023-01-27]. http://paper.people.com.cn/rmrbhwb/html/2020-07/02/content_1995113.htm.

10 促进全球卫生治理

10.1 全球卫生治理中的主要行为体

当今全球卫生治理体系是一个多元的开放性体系，包含国家行为体、超国家行为体和非国家行为体等各类参与在全球卫生中的利益相关方。其中，主权国家是体系的核心，是最为主要的治理资源来源；同时，主权国家之间的相互合作促使了众多的国际组织、国际合作机制的产生；此外，日益兴起的非国家行为体成为全球卫生治理体系的有力补充。

10.1.1 国家行为体

在全球卫生治理体系中，主权国家是最主要，也是最基本的行为体。他们不仅是本国公共卫生服务的提供者，也是多边卫生治理机制的组成部分，同时。在如今的国家对外交往中，各国越发重视公共卫生问题的解决。因此，主权国家从多个角度塑造着全球卫生治理格局。在参与全球卫生事务的过程中，主权国家影响卫生治理的手段包括执行卫生外交、推动合作议程和对外卫生援助等。具体到国家层面，不同国家在参与全球卫生议题的过程中表现出不同的方式。

1. 国家行为体影响全球卫生治理的方式

在当今国际社会中，主权国家追求的目标与实现自身利益的手段对国际局势的发展变化有着最基础的塑造作用。主权国家在对外事务中也越发重视解决全球公共问题，希望成为促进形成最终全球公共问题治理格局的最主要推动者。国家选择多边主义的治理手段最终促使国际组织与各类国际合作机制等超国家行为体的产生，但其权力与资源的来源仍是主权国家。同时，各国也或多或少地保留了在这些问题上的双边行动的自主权。近年来，卫生问题在国家对外交往过程中日益受到关注，逐渐形成了卫生外交的概念。而各国国家在如今现有的政策工具下，积极介入到全球卫生事务中，以追求本国的卫生安全利益和外交政策目标。

（1）对外卫生政策与卫生外交

从外交学的基本概念上讲，外交与对外政策属于不同的领域，有不同的指涉。对外政策是国家在实现某一时期的特定外交目标的路线与方针，而外交则是国家落实和实施对外政策的工具。当这组关系反映在卫生问题领域中，对外卫生政策便成为国家在卫生领域确立的目标和意图，而卫生外交则是国家利用和平手段实现对外卫生政策目标的过程。[①] 各国在全球卫生外交网络中的定位不同，即各国所面临的卫生负担与威胁、应对各类卫生威胁的能力有所不同，因此，各国的对外卫生目标与执行手段也不尽相同。

随着各类卫生安全威胁的加深，各国的卫生问题应对也由偶然化、分散化走向常规化和规模化，许多国家更是从国内政府的层面出发，制定了整体性的对外卫生政策，这类政策大多以国家全球卫生战略的形式表现。国家全球卫生战略指的是"旨在组织和协调一个国家在多个公共行政部门的全球卫生行动的政策，是在全球范围内与改善健康的相关部委之间制定和实施政策的连贯方法的一部分"。[②] 国家全球卫生战略的制定深受国际环境的影响，涉及安全、发展、全球公共产品、贸易、人权和伦理等方面的利益。[③] 瑞士、英国、美国、日本等国家都先后通过了本国的全球卫生战略，并且根据不同时期的不同重点进行了一系列的调整与更新。[④] 这些卫生战略大多涉及民众卫生福祉、国家卫生安全、遏制各类传染病等领域。在国家全球卫生战略的指导下，国家的卫生外交行动也具有了更强的针对性。

卫生外交作为处理全球卫生问题的手段，其本身也有多种执行方式，这也决定了全球卫生治理的格局。通过参与多边外交，国家将资源交付给专业机构以从事相应活动，或带动其他国家合作参与治理。另外，国家也保留了在双边对外交往中处理卫生问题的权力。多边路径能带动更多的参与者加入其中，得以调动更多的资源；而双边路径的优势在于目标指向性、过程可控性和问责制。[⑤] 因此，主权国家能够充分利用

---

① 张清敏 . 专题研究：全球卫生问题与卫生外交——外交转型与全球卫生外交 [J]. 国际政治研究，2015, 52(2): 9-32.

② JONES C M, CLAVIER C, POTVIN L. Are national policies on global health in fact national policies on global health governance? A comparison of policy designs from Norway and Switzerland[J]. BMJ Global Health, 2017, 2 (2): 120.

③ KELLY L. Characteristics of global health diplomacy[J]. Mapping Intimacies, 2021: 3-7.

④ 王云屏，刘培龙，杨洪伟，等 . 七个经合组织国家全球卫生战略比较研究 [J]. 中国卫生政策研究，2014, 7(7): 9-16.

⑤ BISCAYE P. Donors' dilemma: bilateral versus multilateral aid channels[EB/OL]. [2023-01-28]. https://epar. evans. uw. edu/blog/donors-dilemma-bilateral-versus-multilateral-aid-channels.

各种外交场合，来推动卫生问题的国际合作，积极设置合作议程，并广泛投入到合作实践中。

（2）卫生合作议程带动

作为一种非传统安全议题，卫生合作的利益基础在各国之间都普遍存在，因此，卫生问题几乎可以跻身任何以主权国家为主体的外交场合中。一些国家利用其领导力或主导地位将其自身的卫生关切带入多边卫生合作议程中，以推动多个层级卫生治理的进展。同时，国家之间通过以特定的目标为导向来积极建立卫生合作关系，从而实现双方的优势互补。

在国际多边场合中，传统发达国家在议程设定方面占据主动权，并依仗其资源优势将议程付诸实施。如20世纪80年代，美国推动"选择性基础卫生保健"议程，并在其中投注了大量资源，最终导致世界卫生组织的"基础卫生保健"议程未能实现。21世纪初，美国又大力推动全球卫生安全化进程，促使安理会通过关于艾滋病问题的决议，并通过全球卫生安全议程（global health security agenda）吸引了大量合作伙伴参与。[①] 而在非全球性机制中，主权国家则可利用在某些领域的话语权优势将多边卫生合作引向本国所关注的领域。如七国集团二十国集团领导人峰会时，东道国几乎都会将自身关注的议题提交讨论并形成各项结果。[②]

国家间的双边卫生合作形式也多种多样，其议程面向解决资金、技术、物资及人力资源等诸多领域。卫生技术合作向来是双边卫生合作的重点，即通过已知技术、知识和经验的转让来实现合作者之间的知识共享，以及通过联合项目等方式来共同推动卫生知识的进展。[③] 如中美两国在2005年签署的《关于建立新发和再发传染病合作项目的谅解备忘录》中便着重强调双方的卫生技术合作，重点关注流行病学调查、生物医学研究、研究成果共享等领域，以期加强准备和应对新发传染病威胁的能力。[④] 双边卫生资源合作则更强调实质性内容，包括金融资源合作，即通过财政手段解决双方在卫生资金方面的问题；物质资源合作，包括医疗物资协调、专业设备共享；人力资源合作，即通过人员培训等方式深化一国的卫生人才储备。如在中国与非盟的卫生合作中，中国便延续了长期以来帮助非洲国家培训卫生工作人员的传统。

①　FADAAK R. Prevent, detect, respond: an ethnography of global health security[M]. McGill University (Canada), 2019: 25.

②　COOPER A. Governing global health: challenge, response, innovation[M]. Routledge, 2016: 132.

③　MOH, Partnership and Cooperation Directorate, Partnership Coordination Case Team. Bilateral Cooperation in Health: Manual, 2022: 8.

④　中国疾病预防控制中心. 中美新发和再发传染病合作项目概述 [R/OL]. (2014-07-23)[2023-01-21]. https://www. chinacdc. cn/gjhz/zdhzxm/201407/t20140723_99973. html.

（3）卫生发展援助

各国资源禀赋不同，导致其卫生应对能力也存在差别。一些经济发展落后的国家往往因缺乏资金、技术、管理经验等而无法负担巨大的卫生治理压力，因此，资源丰富的国家向资源匮乏的国家提供援助成为一种必然选择。国际援助也有多边与双边两种途径。多边渠道即将资金拨给多边组织，由多边组织协调资金使用；而双边渠道则由捐助国直接分发给受援国。相较而言，由于在双边援助中，援助国可以直接控制捐款用途，因此这一途径也更受受援国青睐。据经合组织数据显示，大约 70% 的援助通常是通过双边渠道支付的。[①] 多边援助渠道也有可能为援助国所利用，使其为自身双边目标服务，有学者将其称为 "特洛伊多边主义"，即 "向多边机构提供更多资金，造成多边主义的假象，而它却在秘密地将双边目标和利益引入多边机构"[②]。此外，在多边卫生支出中，有相当大的一部分被捐助者指定了用途。因此，作为捐助提供者的主权国家在卫生援助中有很大的话语权。

用于卫生领域的国际援助被称为卫生发展援助。卫生发展援助是从发展机构转移到低收入和中等收入国家的财政和实物资源，其主要目的是维持或改善受援国的健康状况。[③] 其援助重点领域包括新生儿和儿童健康、孕产妇健康、艾滋病、疟疾、非传染性疾病、卫生系统及对卫生部门赠款等。[④] 卫生发展援助同样也更多以双边形式出现。许多国家在政府内设立了的双边援助机构，专门负责该国的双边卫生发展援助。如美国的国际开发署、英国国际发展部、德国联邦经济合作与发展部，加拿大全球事务部等。这些机构的卫生发展援助计划与本国的外交战略高度契合，并通过援助关系密切的伙伴以得到良好的利益回馈。[⑤]

在一些特定疾病控制领域，双边援助成为最主要的资源来源。例如在孕产妇健康保障方面，美国的双边机构曾是最大的资金来源。[⑥] 同时，一些由国家主导的双边卫

①　BISCAYE P. Donors' dilemma: bilateral versus multilateral aid channels[EB/OL]. [2023-01-28]. https://epar. evans. uw. edu/blog/donors-dilemma-bilateral-versus-multilateral-aid-channels.

②　SRIDHAR D, WOODS N. Trojan multilateralism: global cooperation in health[J]. Global Policy, 2013, 4 (4): 325-335.

③　RAVISHANKAR N, GUBBINS P, COOLEY R J, et al. Financing of global health: tracking development assistance for health from 1990 to 2007[J]. The Lancet, 2009, 373 (9681): 2113-2124.

④　DIELEMAN J, CAMPBELL M, CHAPIN A, et al. Evolution and patterns of global health financing 1995-2014: development assistance for health, and government, prepaid private, and out-of-pocket health spending in 184 countries[J]. The Lancet, 2017, 389 (10083): 1981-2004.

⑤　OTTERSEN T, KAMATH A, MOON S, et al. Development assistance for health: what criteria do multi-and bilateral funders use?[J]. Health Economics, Policy and Law, 2017, 12 (2): 223-244.

⑥　Institute for Health Metrics and Evaluation (IHME). Financing Global Health 2020: The Impact of COVID-19[R]. Seattle, WA: IHME, 2021:100-104.

生项目通过资金、技术援助等手段在疾病应对中也发挥了重大作用。如美国主导的总统艾滋病紧急救援计划，是迄今为止针对单一传染病实施的最大的全球卫生倡议，该计划为在 50 多个国家提供艾滋病治疗、预防和支持项目，并取得了丰富的成果。[①]而另一项双边项目——总统疟疾倡议则在 30 多个国家实施双边活动，提供了一系列的物资和技术援助。此外，在面临卫生紧急状况时由主权国家提供的双边援助也成为应对卫生威胁的有力保障。

综上所述，主权国家依然是参与全球卫生治理的中坚力量，尤其是一些积极参与全球卫生治理中的国家，不仅通过丰富的资源与手段影响着全球卫生治理格局，而且在塑造全球卫生治理议程、推动全球卫生发展方面发挥了重要影响。

2. 主要国家行为体的全球卫生参与

（1）中国

在中国的对外交往中，卫生问题很早便被包含其中。对外卫生交流也成为拓展我国外交空间，彰显我国负责任大国形象的重要手段。中国对外卫生交流主要通过双边与多边两种方式进行，不同的选择与中国所面临的国际环境、某一时期的总体外交战略有着紧密的关联。

中国在双边层面的卫生参与开始得较早，其过程大致分为四个阶段。第一阶段是从中华人民共和国成立后到 20 世纪 60 年代初期，这一时期中国对外交往当中卫生议题涉及的比重较少。第二阶段是从 20 世纪 60 年代中期到改革开放前，这一时期，中国的主要对外交往集中在社会主义国家和第三世界国家，因此，这些国家也是中国对外卫生交往的主体。当时中国对外执行反对帝国主义、修正主义的政策，支持世界范围内的民族解放运动和社会主义运动，并支援第三世界的经济建设。而卫生问题作为与国家建设与民众福祉高度相关的议题，自然成为中国对外援助中的主要部分，这一时期中国对外卫生援助的方式对其此后的对外卫生交流产生了深刻影响。1963 年，中国向阿尔及利亚派遣了第一支援外医疗队。从此，援外医疗队成为中国对外卫生援助的一种重要形式。其任务包括知识、经验传播、治疗疾病、人员培训等诸多方面。此外，卫生援助也涉及基础卫生设施的建设，在这一时期，中国向非洲、亚洲国家援助了 21 个医院，3365 张床位。[②]第三阶段是从改革开放后到 2003 年。改革开放后，经济发展成为中国的首要任务，对外援助也要服务于这一目标，因此更加注重援助政策与国内经济利益的统一。在制定援助政策的过程中注重量力而行，但由于卫生援助

---

① FAUCI A S, EISINGER R W. PEPFAR—15 years and counting the lives saved[J]. New England Journal of Medicine, 2018, 378 (4): 314-316.

② 王云屏，金楠，樊晓丹. 中国对外援助医疗卫生机构的历史、现状与发展趋势 [J]. 中国卫生政策研究，2017(8).

的特殊性，其援助政策仍保持较快发展趋势。尤其是 90 年代之后中国外汇储备增加，医疗卫生成套项目提供能力持续增强。此外，由于中国经济在这一时期快速发展，国际对华发展援助也更多向社会和民生领域倾斜，医疗卫生项目在其中占据的比重也逐渐上升。①第四阶段是 2003 年至今。SARS 之后，中国对卫生治理与传染病防范有了新的认知，也更加重视全球公共卫生的合作。这主要体现在中国对突发公共卫生事件的应急处置，如这段时期埃博拉、寨卡病毒、鼠疫等急性传染病暴发后，中国都曾派出公共卫生人员参与救援与防控。在新冠疫情期间，中国也向诸多国家提供了大量的医疗物资援助。另外，通过越发多样化的合作机制，中国加大了对外基础卫生合作的力度，如中非合作论坛下的部长级卫生合作发展会议，进一步扩展了在医疗卫生基础设施、公共卫生技术、人力资源开发等领域的合作。最后由于中国在应对传统的传染病领域（即非急性的但长期存在的传染病，如疟疾）取得了成功，此领域也因此成为中国对外援助的重点。同时，在应对卫生问题的过程中，传播中国经验也成为重要的合作内容。如澜沧江 - 湄公河传染病跨境联防联控项目，中非疟疾防控合作项目等。②

　　中国参与多边卫生合作起步较晚。在中华人民共和国成立后的相当长一段时间内，由于受到美国等西方国家的排外，中国长期未能加入到全球性国际体系当中，自然也被排除在全球公共卫生治理体系之外。1971 年，中国恢复了在联合国的合法席位，第二年，中国又恢复了在世界卫生组织的合法席位，由此中国正式成为全球卫生治理体系的成员。但此后一段时期内，中国在多边国际体系中的参与并不特别积极，在卫生体系中的转变则更为漫长。一直到 2003 年 SARS 之后，中国才开始积极参与到以世界卫生组织为代表的多边卫生合作当中，并成为全球卫生治理合作多边主义路径的坚定维护者。SARS 之后，时任中国国务院副总理吴仪率代表团出席世卫大会，彰显了中国对该组织的重视。此后，中国在多方面增强了对世界卫生组织工作的支持力度。首先，在资金方面，中国对世界卫生组织的捐助金额不断增加。2020 年，美国宣布向世界卫生组织断供并退出该组织之后，中国向世界卫生组织追加了 5000 万美元的捐款，极大缓解了由于美国退出和面临新冠疫情造成的组织能力赤字。其次，中国积极强化与世界卫生组织的议程合作。2017 年，中国国家主席习近平访问世界卫生组织，双方签订了开展"一带一路"卫生相关项目的谅解备忘录，成为双方合作史上的重要事件。除世界卫生组织之外，中国还在更广泛的多边议程中推动卫生合作。例如，中国积极参与金砖国家、上海合作组织、二十国集团等合作机制中的卫生合作项目，在不同的治理侧重下兼顾卫生问题的解决。如今，全球卫生治理合作的多边主义路径面

　　①　李小云, 唐丽霞, 武晋. 国际发展援助概论 [M]. 北京：社会科学文献出版社, 2009.
　　②　黄璐璐, 丁玮, 陆申宁, 等. 我国公共卫生对外援助与合作的进展和展望 [J]. 热带病与寄生虫学, 2022, 20(3): 174.

临着单边主义、民粹主义的不断冲击，但中国始终坚定多边主义的方向，为多边卫生合作提供助力。

（2）美国

美国是"二战"后的全球卫生治理体系的重要参与者。凭借其强大的经济实力和科技能力，美国通过多种手段塑造了战后全球卫生治理的重点方向。作为"二战"战胜国，美国凭借自身实力构建起符合自身利益的多边国际体系，充分在体系中扩张美国权力。因此，战后的多边主义是美国影响国际发展的最有力工具。在卫生治理领域也是如此，美国通过对多边卫生治理体系的选择性参与，主导了全球卫生治理的方向。在战后全球卫生治理的中心机制——世界卫生组织成立之后，美国迅速建立了对它的控制，并引领其走上了技术援助特定疾病的道路。随后的 20 世纪 50—60 年代，世界卫生组织在美国的支持下推进了根除疟疾、根除天花等项目，通过技术和资金援助实行纵向的疾病应对行动，也取得了一系列的成果。70 年代之后，由于双方的理念相左，美国在全球卫生问题上背离了世界卫生组织，转向与世界银行、儿童基金会等进行合作，走上了新自由主义的道路，主张削减公共卫生开支，推动私人提供卫生服务等，但这一政策也因造成了严重的问题而备受批评。冷战结束后，全球卫生领域出现新的特征。

一方面，新发传染病的频繁出现给各国带来严重的安全威胁，美国由于在全球范围内拥有广泛的利益，其对卫生威胁也显得更加敏感。因此，美国积极推动在多边框架内的卫生问题安全化，将传染病作为一种存在性威胁，以提升此类问题的关注度。2001 年，联合国安理会宣布艾滋病对人类社会的和平与安全构成了威胁。这是安理会首次对卫生问题进行安全化的表态，而美国在此番表态背后起到了很大的推动作用。此后，美国又陆续推动多项全球卫生安全议程。2014 年，美国与世界卫生组织、粮农组织、动物卫生组织及其他 28 个伙伴国共同发起了一项"全球卫生安全议程"（global health security agenda），以期共同推动保障公共卫生安全的进展。并且，美国在多边机制框架下不断延伸疾病检测网络，提升传染病监测能力。

另一方面，冷战后的卫生合作形式趋向多样化，最典型的便是公私伙伴关系的出现。美国为这一合作模式的建立与发展过程中提供了诸多助力。美国国内的社会行为体成为伙伴关系的主要参与者，而美国政府也对这类伙伴关系进行了诸多投入。

与多边方式相比，双边卫生交往的方式更受美国青睐。究其原因，双边援助受到更少的掣肘，美国可以将预算以更加偏好的方式投入到与自身利益高度相关的项目中。因此在美国对外卫生项目的预算当中，双边项目占据了绝大部分。在美国的联邦政府部门中，国务院、健康与人口服务部及其下属的疾控中心、国际开发署、国防部等都有着各自的对外卫生项目。具体而言，健康与人口服务部侧重卫生福祉的改善，关注公众健康，下属的疾控中心则专注于传染病防范，消除对美国海内外公民潜在的传染病威胁；国际开发署在执行总体对外援助的过程中注重卫生问题的解决；国防部更多承担起防范生物入侵，保障美国国家安全，促进美国对外卫生交流的任务。在分散的部门参与之下，美国也有专门的针对性双边卫生项目，其中最为典型的双边项目则是总统艾滋病紧急救援计划（The President's Emergency Plan For AIDS Relief）和总统疟疾防治倡议（President's Malaria Initiative）。2003 年，布什政府成立了总统艾滋病紧急救援计划，美国在其中不断增加投入，使得该计划成为当今最大的双边卫生援助项目。2019 年，该项目投入资金超过 850 亿美元，与 50 多个国家建立起合作。此外，总统疟疾倡议始于 2005 年，为期 5 年，旨在为 15 个受疟疾重创的非洲国家解决疟疾问题。此后，该项目不断发展壮大，5 年期之后，美国政府又多次续订该计划。在这些项目的支持下，美国政府在全球疟疾防治领域的投入从 2001 年的 1.4 亿美元增加到 2020 年的 9.9 亿美元。[①] 虽然美国在全球卫生治理中进行了相当大的投入，但其治理目标将美国的国家利益置于全球公共卫生利益之上，因而美国卫生参与的政治性因素相当明显。如在 20 世纪 80 年代与世界卫生组织的龃龉；又如在特朗普政府时期，美国政府再次大幅度削减全球公共卫生支出，逃避治理责任，给全球卫生治理体系带来了深刻的负面影响。这不仅削弱了全球卫生治理能力，更加侵蚀了全球公共卫生合作所需的信任基础。而中国在这一时期坚定实践多边主义的路线，积极填补由美国造成的全球卫生治理体系空缺，这与美国不负责任的做法形成了鲜明的对比。

（3）德国

自"二战"结束以来，德国一直奉行多边主义，在全球挑战应对方面致力于全球协调合作并积极地参与全球治理多边机制。作为全球治理的重要领域之一，全球卫生议题也日渐成为德国的一项外交工作重点。正如有专家所言，"德国已经开始在全球卫生领域展开行动"。[②] 在全球卫生、气候等治理议程中，欧盟经常与中国一道维护多边主义的立场。在欧盟当中，德国在经济和社会问题领域一直发挥主导地位，因此，德国也一直谋求在全球卫生治理中发挥更大的影响力。2013 年，德国议会通过了《塑造全球卫生——联合行动、承担责任》战略文件。该战略侧重保护德国人民健康，以求通过德国力量改善全球卫生，并在多边舞台上采取行动。该战略具体涉及全球卫生系统、疾病跨境传播、医疗卫生研究等方面。[③] 2020 年，德国发布《共同塑造全球卫

① KFF. The President's Malaria Initiative and Other U.S. Government Global Malaria Efforts[EB/OL]. [2023-01-10]. https://www. kff. org/global-health-policy/fact-sheet/the-u-s-government-and-global-malaria/.

② KUPFERSCHMIDT K. Germany steps up to the plate in global health[J]. Science, 2018, 359(6371): 17.

③ 王云屏，刘培龙，杨洪伟，等. 七个经合组织国家全球卫生战略比较研究 [J]. 中国卫生政策研究，2014, 7(7): 9-16.

生：联邦政府的全球卫生战略责任、创新和伙伴》作为新的全球卫生战略以取代旧版战略文件。在新战略的指导下，德国卫生战略以发展为导向，积极发挥自身优势，通过参与多边体系来推动全球卫生治理方向朝着自身期望的方向发展。在多边体系中，德国依托联合国的可持续发展议程，积极参与卫生系统建设的进展。作为全球卫生治理的利益攸关者，德国一直积极支持世界卫生组织改革。

在 2015 年埃博拉病毒疫情暴发后，前总理默克尔就曾言："我们支持对世界卫生组织进行改革，我们需要一个有效的世界卫生组织作为全球卫生体系的中心。"[1]早在 2011 年欧洲区域性的世界卫生组织改革会议中，以德国为主导的各国就确定了世界卫生组织的改革目标，即"加强世界卫生组织的领导力，以便它能够更好地应对全球、区域和国家卫生政策挑战"[2]。德国在积极推进世界卫生组织改革的同时，对世界卫生组织也进行了大额资金援助。此外，德国对全球卫生治理机制发展的贡献还体现在其对世界卫生组织的会费捐助不断增加。在 2016—2017 财政年度，德国在世界卫生组织的总贡献值达到 1.9 亿美元，而到 2018—2019 财政年度，德国的总贡献值上升到 3.59 亿美元，上升幅度达到 189%。[3]这也使得德国成为世界卫生组织第三大会费贡献国。就世界卫生组织 2020—2021 年度总项目预算而言，德国已经成为世界卫生组织最大的资金捐助者。

欧盟是德国全球卫生治理的重要平台。在德国的推动下，欧盟委员会早在 2010 年通过了《欧盟委员会关于欧盟在全球卫生中的作用》的决议，决议强调了采取共同行动来促进健康、减少健康不平等和强化全球卫生威胁应对措施的必要性。[4]基于欧盟卫生合作框架，德国与法国在 2016 年联合成立了欧盟医疗队（the European Medical Corps），以提升欧盟的卫生危机应对能力。[5]为了对流行病进行监测、早期预警和控制跨境威胁，在德国倡议下，欧盟成立了欧盟卫生安全委员会（EU Health Security Committee），并在欧盟成员国之间建立起了早期预警应对系统，从而强化了

---

① Die Bundesregierung, Angela Merkel calls for reform of the World Health Organization[EB/OL]. (2015-09-27)[2022-01-19]. https://www. bundesregierung. de/breg-en/chancellor/angela-merkel-calls-for-reform-of-the-world-health-organization-437000.

② World Health Organization, Reform der WHO für eine gesunde Zukunft[EB/OL]. (2011-09-05) [2021-11-12]. https:// www. euro. who. int/__data/assets/pdf_fifile/0004/150088/RC61_wd21g. pdf.

③ World Health Organization, partner impact-Germany 2018-2019[EB/OL]. (2021-06-09)[2021-12-06]. https://www.who. int/about/funding/contributors/deu.

④ Council of European Union, Council conclusions on the EU role in Global Health[EB/OL]. (2010-05-10)[2021-12-09]. https://www. consilium. europa. eu/uedocs/cms_Data/docs/pressdata/EN/foraff/114352. pdf.

⑤ PARIAT M. Europe's medical emergency response[J]. Crisis Response J, 2016, 11: 58-59.

欧盟成员国传染病信息交流机制。此外，德国还积极通过七国集团、二十国集团等多边平台推动卫生议题的进展。同时，德国也积极采取双边途径的卫生交往。作为一个发达国家，德国向诸多国家提供了卫生发展援助，通过向对象国提供卫生医疗援助，促进受援国公共卫生能力建设。

德国的援助重点是非洲国家。正如德国新任总理朔尔茨（Olaf Scholz）所言："无论是在气候保护、全球卫生、基于规则的多边秩序的未来，还是在和平与安全等方面，欧洲和非洲唯有合作才能解决上述重要问题。"也就是说，作为欧盟的关键国家，德国已经将全球卫生议题纳入其整体对非洲政策框架之中。[①] 为了促进非洲国家的公共卫生建设水平，德国专门发起了一个 2 亿欧元的特殊计划来帮助非洲建立起自身的卫生医疗体系，例如德国为利比里亚提供了 1200 万欧元，致力于促进该国的妇幼健康发展[②]。卢旺达是非洲区域内公共卫生危机最为严重的国家之一，德国通过复兴开发银行为卢旺达提供医疗卫生援助资金，并向卢旺达医院输送相关的医疗设备以及派驻援外医疗队。此外，德国还向卢旺达输送医疗技术顾问专家，并促进该国与德国发展服务公司（German Development Service）和德国技术合作公司（German Technical Cooperation）在医疗卫生领域的合作。[③] 总之，作为欧洲大国，德国全球卫生战略报告的出台，标志着卫生议题已经上升为德国的全球治理和对外政策优先事项之一。德国通过提升卫生议题在国际政治中的能见度，促进了全球卫生议程设置；通过双边和多边卫生合作机制来提供卫生援助，优化了全球卫生治理融资体系，在一定程度上缓解了多边卫生治理机制所面临的财政压力；通过积极维护世界卫生组织在全球卫生治理中的领导地位，成为全球卫生治理体系改革的主要推动者和利益攸关者，促进构建全球卫生治理中的多边主义。

（4）英国

英国是继瑞士之后第二个制定和实施国家全球卫生战略的国家。2008 年，英国政府在首席卫生顾问提交的全球卫生战略报告的基础上，出台了第一份跨部门的全球卫生战略《健康是全球的——英国政府战略 2008—2013》。该战略被认为是一个成功的典范，并被包括欧盟成员国在内的等其他国家和组织借鉴。通过对第一阶段全球卫生战略的评估总结，发现与新兴经济体的卫生合作需要进一步明确优先行动领域，

---

① NOYAN O. Germany Seeks Key Role in New EU-Africa Policy, Euractiv[EB/OL]. (2022-02-18) [2022-07-01]. https://www. euractiv. com/section/africa/news/germany-seeks-key-role-in-new-eu-africa-policy/.

② Die Bundesregierung, Deutschland steht Westafrika bei der Überwindung der Ebola-Krise zur Seite[EB/OL]. (2015-04-10)[2021-12-09]. https://www. bundesgesundheitsministerium. de/presse/pressemitteilungen/2015/2015-2-quartal/ende-westafrika-reise. html.

③ 刘中伟 . 试析德国对卢旺达的发展援助 [J]. 西亚非洲 , 2012, 5: 144-160.

完善政府间在关键问题上的信息沟通，发挥更为有效的全球卫生事务领导力，改进治理结构并加强问责制。

在继承第一阶段全球卫生战略的指导原则、重点领域和成果的基础上，英国卫生部分别于 2011 年和 2014 年出台了《卫生是全球的——英国政府战略 2011—2015 年》和《2014—2019 年全球卫生战略》，进一步补充和完善了英国的全球卫生战略体系。前者确定了英国全球卫生的三大重点领域：全球卫生安全、国际发展、促进健康的贸易以支持英国政府的外交政策，国际发展援助的承诺，改进英国人民的健康状况并达到世界领先水平。后者则在界定英国全球卫生行动五大战略优先事项的前提下，提出了更具现实意义的实践路径，包括创造英国在全球卫生领域的优势，共享医学专长、健康知识和相关技术资产，构建全球卫生行动伙伴关系，横向和纵向的深度学习以及支持更广泛的全球卫生参与等。

近 10 年来，英国内外部环境发生了重要变化。一方面，随着全球经济的普遍衰退，全球的政治、经济中心逐渐从欧美向东方和南部世界转移；另一方面，英国于 2016 年实行的"脱欧公投"，在 2019 年实现了实质脱欧，反映了英国国内新的社会分化和政治竞争，加重了欧洲一体化深化的困境，并将在一定程度上推动世界格局与全球治理体系的变革。

2022 年 5 月，时任英国女首相伊丽莎白·特拉斯（Elizabeth Truss）发表《英国政府国际发展战略》，将其在全球卫生领域的重点议程总结为六个方面。①应对新冠大流行的影响。发挥英国在公共卫生方面专业知识的长项，建设多边平台，并利用研究成果加速实现新冠疫苗和治疗措施的全球覆盖。②增加疫苗、治疗方法和诊断工具以及拯救生命的药物的可及性，以减少新冠疫情和其他疾病的影响，包括加强国家供应系统。③减少未来全球卫生威胁的风险，建设更强大的卫生系统，加强世界卫生组织，提高全球卫生监测和应对能力。④促进"同一健康"方针，关注人、动物和环境之间的联系，预防和应对健康威胁。⑤努力消除可预防的母亲、婴儿和儿童死亡，通过对双边、全球疫苗免疫联盟、全球抗击艾滋病、结核病和疟疾基金进行投资。⑥投资研究和创新，包括拯救生命的技术（如易于使用的疫苗、治疗方法和诊断方法），应对包括新冠疫情、抗微生物药物耐药性和人畜共患病等不断变化的疾病负担和健康威胁。

10.1.2　国际组织

传染病的传播不需要护照。在日益全球化的时代，卫生危机带来的冲击绝不会被国家边界所阻挡，卫生公共产品的供给成本也远非单个国家可以承担。这种观念形成了一种全球性认同，即在卫生领域需要通过国家间合作来解决全球性问题。[1] 跨国家

---

[1]　HORTON R, DAS P. Global health security now[J]. The Lancet, 2015, 385 (9980): 1805-1806.

的卫生合作是一种必然的选择，这种合作走向机制化则是合作方式不断成熟和合作需求不断上升的结果。国际公共卫生合作的机制化有多种表现形式，从全球层面来讲，这种合作机制分为两类，其一是相关国际组织在卫生领域的专业关注与职能扩展；其二是其他国际合作机制中对卫生问题的安排。在区域层面，同一地理区域内的国家所面临的流行病学特征高度相似，且卫生问题的相互关联程度更甚，因此，卫生合作也成为区域合作机制中绕不开的话题。这些合作机制的成员国数量繁多，其影响力超出主权国家的范围，逐渐形成一种在全球卫生治理领域发挥突出作用的超国家行为体。

在罗伯特·基欧汉（Robert Keohane）对国际制度的三种分类中，国际组织是正式化程度最高的一种。[①] 国际组织有较高的正式化和集中化水平，一般设有固定的组织结构和行政设施。[②] 国际组织都是为实现相应的目标而建立，有着特定的关注领域。世界卫生组织是专门的全球卫生治理机构，拥有在全球卫生治理领域上无可争议的专业性、领导力和合法性。同时，由于卫生问题产生于特定的社会经济环境，而卫生问题的解决也有赖于经济发展、人权保障等多种因素的共同作用，这就为其他领域的国际组织参与全球卫生治理预留了空间。

1. 世界卫生组织

成立于 1948 年的世界卫生组织是应对全球卫生问题的专业机构，在成立后的相当长一段时间内是全球卫生治理领域绝对的核心机制，并引领全球卫生治理的发展方向。作为联合国下属的专门机构，世界卫生组织拥有广泛的代表性，目前共有 194 个成员国。基于"求各民族企达卫生之最高可能水准"[③] 的宗旨，世界卫生组织在全球卫生治理领域承担起了两方面的职能。其一是技术性职能，如传染病防治及非传染病应对等方面的卫生技术研究。其二是规范性职能，如制定促进卫生方面的国际公认的规范和标准、为重大卫生挑战制定通用解决方案以及为国际卫生发展设定目标等。[④] 在世界卫生组织成立的前 30 年中，疾病应对成为该组织工作的重点。换言之，世界卫生组织在这一阶段更多扮演了技术提供者的角色。从 20 世纪 50 年代开始，世界卫生组织相继发起了强化根除疟疾方案、根除天花等项目，以大量资金和技术投入建立

---

①　KEOHANE R O. International institutions and state power: Essays in international relations theory[M]. Routledge, 1989: 3-5.

②　田野. 国际关系中的制度选择：一种交易成本的视角 [M]. 上海：上海人民出版社，2018: 93-111.

③　世界卫生组织. 世界卫生组织组织法 [EB/OL]. (2014)[2022-05-20]. https://apps. who. int/gb/bd/PDF/bd48/basic-documents-48th-edition-ch. pdf.

④　KOHLMORGEN L. International governmental organizations and global health governance: the role of the World Health Organization, World Bank and unaids[J]. Global Health Governance and the Fight Against HIV/AIDS, 2007: 119-145.

起垂直的疾病根除方案,并取得了一定的成效。到 70 年代末,规范性职能在广大发展中国家的推动下大幅占据了世界卫生组织的议程。世界卫生组织开始在国家基础卫生能力、母乳代用品、基础药物等方面通过相应公约或守则,以规范与此相关的主体行为。

冷战结束后,世界卫生组织也更多担任起国际卫生合作协调者的角色。这一方面不仅体现在参与全球卫生治理的行为体的种类和数量大幅提升,还体现在世界卫生组织应对关注议题领域的扩展与组织自身有限的资源之间张力不断扩大时的选择。世界卫生组织关注的一些议题需要大量的额外资源,这绝非单一的卫生部门所能提供。因此,担当合作倡议的召集者才需获得更多的政治支持和财政资助。[①] 而对其他参与者来讲,世界卫生组织在卫生问题领域有着与生俱来的合法性优势,也因此乐于与世界卫生组织合作。这方面行动主要聚焦于已知传染病的应对,从 20 世纪末到 21 世纪初,世界卫生组织引领或参与了"击退疟疾"(Roll Back Malaria)、"全球疫苗与免疫联盟"(The Global Alliance for Vaccines and Immunization,GAVI)、"全球基金"(Global Fund),为全球卫生治理的协作发展作出了贡献。

面对全球卫生治理领域出现的新问题,世界卫生组织继续全面发挥其传统职能,为全球卫生安全与卫生发展提供更大的助力。在卫生安全方面,各种新发传染病对全球卫生安全构成严重威胁,构建传染病应急合作机制成为世界卫生组织工作的重要内容。新发传染病的监测成为世界卫生组织技术发展与援助的重点方向。20 世纪 90 年代起,世界卫生组织通过内部机构变革和技术升级等手段,加强针对流行病的监测与统计服务,并对一些国家进行强化卫生信息系统的行动开展技术援助。[②] 在一些传染病暴发之后,世界卫生组织积极开展相关科学研究,为各国提供通用的应对方案,并协调物资调配等活动。2005 年,世界卫生组织推出了新的《国际卫生条例》(International Health Regulation),对各行为体在预防传染病方面的行动进行了规范。该条例也赋予了世界卫生组织在传染病控制方面更多的权力。[③]

同时,世界卫生组织也着力解决全球卫生中的不平等问题,促进全球卫生发展。"各国需建设完备的基础卫生服务能力"这一倡议在世界卫生组织的引领下早已成为国际社会的共识。虽然世界卫生组织在 20 世纪提出的到 21 世纪初实现"人人共享健康"(health for all)未能如期实现,但世界卫生组织并未放弃对基础卫生能力建

① LIDEN J. The World Health Organization and global health governance: post-1990[J]. Public Health, 2014, 128 (2): 141-147.

② RUGER J P, YACH D. The global role of the World Health Organization[J]. Global health governance: the scholarly journal for the new health security paradigm, 2009, 2 (2): 1.

③ FUDLER D P. From international sanitary conventions to global health security: the new International Health Regulations[J]. Chinese Journal of International Law, 2005, 4 (2): 325-392.

设的追求。1999 年，世界卫生组织成立了"宏观经济与健康委员会"（Commission on Macroeconomics and Health），通过加强卫生状况与宏观经济发展之间的关联，来推动卫生发展。世界卫生组织也大力推动联合国在世纪之交提出的千年发展目标（millennium development goals）。在该目标到期之后，世界卫生组织又提出了"全民健康覆盖"（universal health coverage）的愿景，并强调了世界卫生组织在该问题领域的领导力。[①] 另外，基于抗击"非典"的经验，世界卫生组织认识到完善的基础卫生服务能力是应对传染病的关键，因此，世界卫生组织修改的《国际卫生条例》（2005）也特别强调了国家卫生能力建设对落实该全球卫生治理规范的重要性。

　　总体而言，"二战"之后成立的世界卫生组织曾经在全球卫生治理中发挥了全球领导作用。然而其领导力从 20 世纪 80 年代便开始面临挑战。一方面，世界卫生组织受困于内部结构缺陷、财政压力等问题导致行动能力下降；另一方面，世界银行等其他国际机制在全球卫生治理领域的崛起，对世界卫生组织形成了巨大的冲击。

　　2. 世界银行

　　1945 年 12 月 27 日，世界银行在布雷顿森林会议后正式宣告成立。在帮助欧洲和日本等国家完成战后经济重建的使命后，世界银行的职能逐渐转向推动更广泛的经济发展。随着发展理念的转变，世界银行更加重视减少贫困等与改善个人福祉关联更密切的发展议题。1968 年，罗伯特·麦克纳马拉（Robert McNamara）成为世界银行行长之后，着力推动改革以促使世界银行成为一个真正"发展机构"。[②] 而与卫生相关的发展问题成为世界银行新转向的一个重要突破口，世界银行在 20 世纪 70 年代开始投放与卫生发展领域相关的贷款。由于世界银行更多地与各国财政部门联系紧密，而财政部门在卫生建设方面的行动能力远超卫生部门，[③] 这使得世界银行在卫生领域的存在感迅速提升。1979 年，世界银行成立了健康、营养与人口部（Health, Nutrition and Population Department），卫生业务通过内部机构调整走向了专门化。在这一机构指导之下，世界银行在卫生和营养等领域的投入大幅度增加，到 20 世纪 90 年代，世界银行成为最大的卫生资金来源机构，在整个 90 年代提供的卫生贷款超过 20 亿美元。[④] 该类项目的影响力至今仍在持续，且健康与营养等问题是世界银行

---

　　①　MEIER B M, GOSTIN L O. A Timely history: Examining the history of the World Health Organization to frame the future of global health governance[J]. 2020.

　　②　RUGER J P. The changing role of the World Bank in global health[J]. American journal of public health, 2005, 95 (1): 60-70.

　　③　ABBASI K. The World Bank and world health: changing sides[J]. BMJ: British Medical Journal, 1999, 318 (7187): 865.

　　④　CLINTON C, SRIDHAR D L. Governing global health: Who runs the world and why?[M]. Oxford University Press, 2017: 103.

在卫生领域投入的重点。

资金投入是世界银行参与全球卫生治理的重要手段，但这种参与仍遵循了针对特定问题进行自上而下投入的传统路径。世界银行为全球卫生治理带来的最大影响则是推动了全球卫生治理领域的路径变革。[①] 这也使得世界银行在全球卫生治理领域的地位在 20 世纪 90 年代达到了顶峰。1978 年，世界卫生组织开始推动各国开展基础卫生保健（primary health care）议程，大力发展公共卫生服务，此举遭到美国的不满。1979 年，美国与世界银行等机构开始发起与基础卫生保健议程相对立的"选择性初级卫生保健"（selective primary health care）议程，将卫生服务的重点限定在某些固定问题领域。[②] 同时，鉴于对世界卫生组织开展基础卫生保健议程的不满，作为当时在全球卫生领域最具影响力的国家，美国选择世界银行作为其最主要的全球卫生合作伙伴，向世界银行进行了大量的捐款。世界银行开始将更多市场与经济等因素带入全球卫生治理领域，并从新自由主义的视角来推动全球卫生治理发展。1993 年，世界银行发布了《投资于卫生》的世界发展报告。该报告成为该组织在卫生领域推行新自由主义的宣言，也标志着世界银行在全球卫生领域的影响力达到顶峰，让世界银行取代了影响力江河日下的世界卫生组织，在全球卫生治理中发挥了领导作用。[③] 在 20 世纪 80 年代的全球经济停滞时期，世界银行开始推行"结构调整计划"，向发展中国家提供有条件的贷款。这些贷款的目的并非直接助力卫生投资，而是一种"政策性贷款"，旨在推动政策变化和机构改革。[④] 即要求接受贷款的国家缩减公共卫生系统的投入，并向卫生服务接受者收取使用费，鼓励私营机构加入卫生服务提供者的行列，利用市场机制扩大资金来源，以减轻这些国家的债务负担。许多国家开始按照世界银行的要求进行卫生系统改革。但改革由于公共卫生投入的削减导致发展中国家的卫生资金严重不足，因此遭受了很大的挫折。世界银行也因过分强调市场因素、忽视卫生服务的人道主义价值而遭到猛烈批评。

完全市场化改革的失败冲击了世界银行在全球卫生治理领域的地位。然而世界卫生组织在世纪之交的改革使其领导力得以恢复。新世纪时期的世界银行在卫生参与上开始更多展现出卫生项目的合作者与扶持者的姿态，其全球卫生治理参与主要体现在以下几个方面。

---

①　BUSE K, GWIN C. The World Bank and global cooperation in health: the case of Bangladesh[J]. The Lancet, 1998, 351 (9103): 665-669.

②　BROWN T M, CUETO M, FEE E. The World Health Organization and the transition from "international" to "global" public health[J]. American journal of public health, 2006, 96 (1): 62-72.

③　BROWN P. Editorial: World Bank's Cure for Donor Fatigue'[J]. The Lancet, 1993, 342: 63-64.

④　CHOREV N. The World Health Organization between north and south[M]. Cornell University Press, 2017: 132.

其一，世界银行响应各项卫生发展议程，成为全球卫生系统建设的重要供资者。早在 20 世纪 80—90 年代，世界银行便开始研究卫生系统与疾病防治之间的联系，并明确指出这是消除贫困的必要组成部分。[①]21 世纪以来，在与联合国千年发展目标、世界卫生组织宏观经济与健康委员会的合作下，世界银行加强了在卫生系统领域的投资。在世界银行的核心卫生预算——健康、营养与人口项目中，50% 的资金被用于卫生系统的投资。而在整个千年发展目标周期中，世界银行在卫生领域中有 45% 的贷款被用于卫生系统建设。[②]此外，在全民健康覆盖议程中，世界银行不仅进行了资金投入，而且与世界卫生组织共同建立起一套项目监测体系，对指导各国卫生系统建设起到了巨大的推动作用。

其二，世界银行通过加入众多专项疾病应对计划，成为全球卫生安全保障体系构建的重要推手。在疾病应对方面，世界银行注重在参与过程中与其他机构合作以利用其专长。如在应对肺结核的过程中，世界银行采用世界卫生组织提出的"直接观察治疗、短程"（directly observed treatment，short-course，DOTS）方式，并在实践中进行改进。[③]世界银行还是卫生领域新的合作形式——公私伙伴关系构建过程中的重要发起者，是"击退疟疾"、全球基金等伙伴关系的创始成员。同时，在卫生安全体系的构建中，世界银行也做出了重要贡献。为评估各国在《国际卫生条例》下预防和应对卫生安全威胁的能力，世界卫生组织建立起联合外部评估（JEE）工具。该工具由包括世界银行在内的广泛成员参与。[④]另外，世界银行成立了流行病应急融资机制（pandemic emergency financing facility），以保障相对贫穷国家在紧急情况下能够获得一定资金来保障卫生安全。

总之，世界银行凭借其资金优势及卫生与经济的高度相关性在全球卫生领域占据了一席之地，而另一个国际组织联合国，则凭借其更为广泛的议程关怀来深入参与到全球卫生治理当中，推动了全球卫生治理的发展。

3. 联合国系统

联合国是一个普遍性的国际组织，其所关注的议题领域广泛，涉及政治、经济、社会、科教等各个方面，卫生问题也自然包含其中。除了世界卫生组织和世界银行外，

①　AKIN J S, BIRDSALL N, DE FERRANTI D M. Financing health services in developing countries: an agenda for reform[M]. World Bank Publications, 1987.

②　CLINTON C, SRIDHAR D L. Governing global health: Who runs the world and why?[M]. Oxford University Press, 2017: 105.

③　RAHI M, FERNANDES G, WINTERS J, et al. The World Bank & financing tuberculosis control, 1986-2017[J]. Wellcome Open Research, 2019: 6.

④　FADAAK R. Prevent, detect, respond: an ethnography of global health security[M]. McGill University (Canada), 2019: 166.

联合国系统本身也深度参与在卫生治理领域。联合国对卫生问题的参与主要包含两个方面，其一是联合国在促进全球卫生治理问题的议程设置和理念倡导；其二是联合国其他专门机构在其职责范围内参与卫生问题的解决。[①]

人权、发展和安全是联合国的三大支柱性议程，是联合国的重点工作方向。随着时间的推移，联合国逐渐将卫生问题融入到上述三大议程之中。

首先在人权领域，健康权作为一种基本人权成为联合国人权促进工作的重点。在《世界人权宣言》《经济、社会及文化权利公约》等重要人权文献中均肯定了健康权作为一种基本人权的价值。在 21 世纪初，联合国经济、社会、文化权利委员会对健康权做了较为权威的定义，为全球健康权的保障提供了可参考的标准。[②] 在保障更广泛的健康权的目标的指引下，联合国在提升基础卫生服务，保障药物可及性等方面进行了广泛参与。

其次在发展领域，联合国在发展议程下重点关注卫生问题，极大地推动全球贫困地区及特殊人群健康状况的改善。世纪之交，联合国发起了千年发展目标，在所确立的八项目标中，有三项直接关注卫生问题，包括儿童死亡率、孕产妇健康、艾滋病等较为棘手的卫生问题。这些目标虽未能完全实现，但仍取得较大进展，例如全球范围内五岁以下儿童死亡率下降了 53%，孕产妇死亡率下降了 44%。[③] 而联合国在 2016 年启动的《2030 年可持续发展议程》不但将上述目标纳入到可持续发展目标之中，而且将非传染病、基本保健等问题也纳入其中，这充分说明了联合国在全球发展领域对卫生治理的重视。

最后在安全领域，联合国为推动卫生安全提供了合法性助力。将疾病视为一种安全威胁的认知在冷战后得到更多的认同，但卫生安全的推动者更多是主权国家及其他非安全机制。这些行为体由于其非中立的身份或在安全领域微弱的说服力而使得卫生安全无法得到广泛认可。2000 年，作为负责国际安全的机构，联合国安理会通过了关于艾滋病问题的决议，这也成为卫生议题被安全领域正式接纳的标志，提升了卫生问题在国际政治议程中的能见度。[④] 此后，安理会又陆续在埃博拉、新冠疫情期间通过了相关决议，加深了国际社会对卫生安全威胁的认知。

联合国的其他附属机构在卫生问题上也都有所涉及，包括联合国儿童基金

---

① MACKEY T K, LIANG B A. A United Nations global health panel for global health governance[J]. Social science & medicine, 2013, 76: 12-15.

② CESCR General Comment No. 14, The Right to the Highest Attainable Standard of Health[EB/OL]. (2000-08-11)[2022-10-23]. https://www. refworld. org/pdfid/4538838d0. pdf.

③ World Health Organization. Health in 2015: from MDGs, millennium development goals to SDGs[J]. sustainable development goals, 2015: 5.

④ 晋继勇 , 郑鑫 . 联合国的全球公共卫生治理理念评析 [J]. 国际论坛 , 2020, 22(6): 18.

（UNICEF）、联合国人口基金（UNFPA）、联合国开发计划署（UNDP）、联合国粮农组织（FAO）、联合国难民署（UNHCR）、联合国艾滋病规划署（UNAIDS）等。这些机构都在自身职责范围之内通过直接参与或间接投入等方式在卫生领域发挥自身影响力。然而由于不同议题与卫生问题之间的相关度不同，因此，各个机构在卫生领域的影响程度也不一。其中，联合国儿童基金、开发计划署、艾滋病规划署等近几十年来在卫生领域的作用较为突出。

联合国儿童基金会主要致力于保障儿童权利，而卫生保健权对儿童健康成长不可或缺。儿童基金会重点关注儿童免疫、营养、艾滋病等方面的卫生问题，并通过推广基础卫生保健来为儿童健康提供综合性保障。[1] 在具体疾病方面，"儿基会"重点关注脊髓灰质炎等对儿童影响较大的疾病，并与世界卫生组织等机构合作发起了全球根除脊髓灰质炎行动，在 20 多年的时间里将该疾病发病率减少了 99%。[2] "儿基会"更重视通过整体性方法来全面保障儿童健康权。从 20 世纪 70 年代便与世界卫生组织共同推动了第一次基础卫生保健会议。另外，"儿基会"与世界卫生组织在 1995 年制定了儿童疾病综合管理（integrated management of childhood illness）方法，着眼于从卫生保健人员到卫生系统的整体性领域的管理，以降低儿童死亡率。[3] 联合国开发计划署是联合国主要的发展机构，该机构的五个工作重点之一便是应对艾滋病。同时，开发计划署也曾参与到贫困地区的疾病应对中，如资助世界银行的河盲症控制计划，并取得了巨大成果。1996 年成立的联合国艾滋病规划署成为联合国系统内主要的艾滋病应对机构，掌握了联合国系统应对艾滋病的规范与战略方向。[4]

10.1.3　非国家行为体

卫生问题早期被视为由社会层面生发的低政治问题，社会力量的介入较政治力量拥有更久远的历史，其可持续性也更强。在当前的全球治理格局下，非国家行为体在

① UNICEF. Global Annual Results Report 2020: Goal Area 1[EB/OL]. (2020-12-08)[2022-10-24]. https://www. unicef. org/reports/global-annual-results-2020-goal-area-1.

② DEPT P E. Global Immunization Program U, Center for Global Health C D C. The global polio eradication initiative Stop Transmission of Polio (STOP) program—1999-2013[J]. Morbidity and Mortality Weekly Report, 2013, 62 (24): 501.

③ World Health Organization. Integrated management of childhood illness[EB/OL]. (2017)[2022-10-23]. https://www. who. int/teams/maternal-newborn-child-adolescent-health-and-ageing/child-health/integrated-management-of-childhood-illness.

④ KOHLMORGEN L. International governmental organizations and global health governance: the role of the World Health Organization, World Bank and unaids[J]. Global Health Governance and the Fight Against HIV/AIDS, 2007: 119-145.

治理议题中影响力上升的情况在卫生领域也同样有所体现。他们针对治理客体之间建立的反应机制更为迅捷，并因关注领域狭窄而具有更强的目标导向性和执行效率，也不会因政治因素的掣肘而具有更大的灵活性。全球卫生领域的非国家行为体以私立基金会和公私伙伴关系为代表。

1. 私立基金会

私立基金已成为社会性力量参与卫生治理的重要行为体。他们拥有巨大的资源性权力，是对官方卫生治理的有效补充，甚至在某些方面扮演了先行者的角色。有公共卫生专家甚至认为，"他们（私立基金会）可以改变全球卫生的格局"[①]。在全球卫生治理的历史上，以"二战"前的洛克菲勒基金会和21世纪的比尔和梅琳达·盖茨基金会（Bill & Melinda Gates Foundation）为代表的私人行为体的出现也确实推动了全球卫生治理体系的变革。洛克菲勒基金会国际卫生部出现在全球卫生合作的酝酿阶段，它寻求将国际卫生合作确立为政府间行动的合法领域，相当于从零开始创建全球卫生治理的原则、做法与机构；而盖茨基金会的加入则改变了全球卫生治理多边主义的形态，使得私人行为体在卫生领域的地位提升到一个新的高度。[②]私立基金会能够利用其强大的资金能力，通过直接与间接的手段影响全球卫生治理的形态。

首先，私立基金会通过资金与人员的投入直接参与到全球卫生治理实践当中。与疾病相关的科学研究及在此基础上的疾病治理行动成为私立基金会的主要关注点。例如洛克菲勒基金会以疫苗研究、药物开发成为其优先事项，并在此基础上大力投入到钩虫病、疟疾、黄热病的应对中，通过药物研发和人员培训等手段大幅改善了美洲地区的钩虫病状况。而盖茨基金会也将"利用科技进步，减少卫生不平等"作为其在卫生领域的主要目标。[③]为此，盖茨基金会充分利用其技术和资金优势，将精力投入到艾滋病、疟疾、结核病等的研究和开发新的传染病治疗方法中。如在埃博拉疫情期间，盖茨基金会投入了超过5500万美元，用于改进疾病监测系统和开展有效的埃博拉疫苗的研发。[④]

其次，私立基金会通过利用国家政府、国际组织等更广泛的网络发挥影响力，实现自身的治理目标。主权国家是其最直接的合作对象。例如，洛克菲勒基金会曾经

---

①　BOWMAN A. The Flip Side to Bill Gate's Charity Billions[EB/OL]. (2012-04)[2022-10-25]. https://newint. org/features/2012/04/01/bill-gates-charitable-giving-ethics.

②　BIRN A E. Philanthrocapitalism, past and present: The Rockefeller Foundation, the Gates Foundation, and the setting (s) of the international/global health agenda[J]. Hypothesis, 2014, 12 (1): e8.

③　Bill and Melinda Gates Foundation. Global Health Data Access Principles[EB/OL]. (2011-04) [2022-10-25]. https://docs. gatesfoundation. org/Documents/data-access-principles. pdf.

④　YOUDE J. Private actors, global health and learning the lessons of history[J]. Medicine, conflict and Survival, 2016, 32 (3): 203-220.

帮助很多国家建立起现代化的公共卫生体系。为实现这一目标，洛克菲勒基金会曾经向世界各地派驻了数百名公共卫生工作人员，指导建立公共卫生机构，并创建公共卫生学院，培养公共卫生管理人才。[①] 盖茨基金会也在众多国家设有代表处，从事与国家政府间的合作。而对一些公共卫生发展落后的国家，基金会在参与过程中的强势地位甚至可以用干预来形容。[②] 国际组织由于其专业性和合法性优势也成为私立基金会的重点合作对象。例如，洛克菲勒基金会与当时的国联卫生组织建立了密切的关系，不仅在资金上给予了国联卫生组织近一半的预算支持，且还塑造了国联卫生组织的议程。国联卫生组织的重点也放在了药物开发及公共卫生战略制定方面。[③] 盖茨基金会与世界卫生组织的关系也是如此。盖茨基金会已成为世界卫生组织中第二大自愿捐助者和最大的非国家捐助者，但此类自愿捐款大多指定用途，因此，盖茨基金会一定程度上影响了世界卫生组织活动的重点方向。

2. 公私伙伴关系

公私伙伴关系是指包括政府、国际组织、非政府组织、私立基金会、企业等在内的多元行为主体之间承诺共享资源和专业知识，以实现共同治理目标的一种合作形式。[④] 卫生治理领域公私伙伴关系的产生在当代有其必要性和可行性。首先，多种类型的行为体，尤其是私立基金会、医药企业等在卫生领域的参与使得更加具有包容性的合作伙伴关系的构建成为可能；其次，全球卫生治理在 20 世纪 90 年代面临的资金投入减少、沟通协调不足等困境，各参与方需要积极寻找新的破局之路。在美日等发达国家、世界卫生组织、世界银行等国际组织以及各类私人行为体的共同推动下，公私伙伴关系便应运而生。公私伙伴关系不同于传统的由主权国家组成代的多边组织，此类机构由主权国家、国际组织、民间社会等多种行为体组成的理事会管理其目标事项。相较于传统的多边卫生机构，公私伙伴关系关注更为具体的卫生目标，聚焦于一种或几种特定疾病，为促进卫生问题的解决创造相关的便利条件。[⑤]

根据其目标和工作重点不同，公私伙伴关系可以分为三种类型。其一是单纯以筹

---

① BIRN A E. Philanthrocapitalism, past and present: The Rockefeller Foundation, the Gates Foundation, and the setting (s) of the international/global health agenda[J]. Hypothesis, 2014, 12 (1): 2-3.

② LEVICH J. The Gates Foundation, Ebola, and global health imperialism[J]. American Journal of Economics and Sociology, 2015, 74 (4): 704-742.

③ YOUDE J. Private actors, global health and learning the lessons of history[J]. Medicine, conflict and Survival, 2016, 32 (3): 203-220.

④ 汤蓓 . 伙伴关系与国际组织自主性的扩展——以世界卫生组织在全球疟疾治理上的经验为例 [J]. 外交评论：外交学院学报 , 2011(2): 11.

⑤ SRIDHAR D. Who sets the global health research agenda? The challenge of multi-bi financing[J]. 2012: 2-4.

资为目标，此类伙伴关系因其巨大的资金吸引能力而拥有最大的影响力，如全球疫苗免疫联盟和全球抗击艾滋病、疟疾和结核病基金等，这些机构通过联合各类合作伙伴，在疫苗及专项疾病中的投入大幅度上升。其二是为了解决特定疾病和问题，在某一问题上进行合作倡导，以期建立更强大的合作网络，此类以 1998 年世界卫生组织倡导建立的遏制疟疾伙伴关系（roll back malaria partnership）为代表，通过伙伴关系网络促进供给者与需求者的联合。此后，此类伙伴关系的关注议题又逐渐转向妇幼保健、卫生工作者等领域。其三是关注卫生产品的研发，如洛克菲勒基金会推动的国际艾滋病疫苗倡议（international aids vaccine initiative），不仅专注于开发艾滋病疫苗产品，[①]而且吸引了医药界等众多行为体的参与。[②]

综上所述，当今的全球卫生治理领域已经形成了层次丰富、形式多样的治理格局，超国家行为体、国家行为体和非国家行为体都积极关注并参与全球卫生议程，通过彼此的沟通、联合与合作编织起一张巨大的治理网络，并广泛关注卫生发展、卫生安全、疾病应对等各种议题。但同时，现存的卫生治理体系也存在诸多薄弱环节。面对史无前例的新冠疫情危机，现有全球卫生治理体制并未能发挥其应有的作用。因此，如何对当前的全球卫生治理机制进行改革已成为当务之急。而中国提出的人类卫生健康共同体的理念正是全球卫生治理机制改革的中国方案。

3. 非政府组织

非政府组织是一个非常广泛的概念，包括独立于政府的各类非营利的、以人道主义为目的的团体和机构。世界银行将非政府组织定义为"从事减轻痛苦、促进穷人利益、保护环境、提供基本社会服务或开展社区发展活动的私人组织"。[③]卫生问题是生活层面发生的问题，与人类福祉息息相关，因此，各类非政府组织也较早地参与到全球卫生治理中。非政府组织参与全球卫生治理具有独特的优势。各类非政府组织种类繁多，关注的目标也各异，这能从不同的角度参与到卫生问题当中，尽可能弥补卫生治理体系中被忽略的因素。而且，更强的社会属性使其更贴近卫生服务的需求者，提供更有针对性的帮助。非官方和非营利的性质使其减少了内部腐败的可能，并降低运营成本。[④]但非政府组织的卫生治理行动也存在流动性强、可持续性弱等缺陷。

———————————

①　WILLIAMS O D, RUSHTON S. Private actors in global health governance[J]. Partnerships and foundations in global health governance, 2011: 1-25.

②　理查德·曼宁. 卫生伙伴关系的起源与多元化 [M]// 丹尼尔·勒夫贝尔. 创新卫生伙伴关系：多元化的外交. 郭岩，译. 北京：北京大学医学出版社，2014: 20-21.

③　DELISLE H, ROBERTS J H, MUNRO M, et al. The role of NGOs in global health research for development[J]. Health Research Policy and Systems, 2005, 3: 1-21.

④　ANBAZHAGAN S, SUREKHA A. Role of non-governmental organizations in global health[J]. International Journal of Community Medicine and Public Health, 2016, 3 (1): 17-22.

　　非政府组织是各类疾病专项防治和卫生系统建设改进的重要推手。一些大型的非政府组织往往拥有自身独立行动的能力，他们将更多深入一些贫困地区进行卫生相关的人道主义援助，以自身的资金、设备和技术协助应对地区流行病，加强地区免疫接种，提供营养服务及推广卫生知识等。如乐施会（Oxfam）关注贫困地区的清洁用水和基本卫生服务的改善。无国界医生组织（Doctors without Borders）则在非洲地区协助应对新冠疫情，着重应对战乱地区的疟疾、黑热病等地区流行疾病。而另外一些组织由于资金、技术等方面的限制，更多选择与政府部门合作参与到全球卫生项目中。如美国的援外社与美国疾控中心合作推动联合健康倡议，参与世界范围内健康问题的解决；卡特中心参与到河盲症应对当中，并成为公私伙伴关系的成员等。[①]

　　另外，非政府组织的存在能为主要由主权国家组成的全球卫生治理体系带来新的理念，这一功能主要由其所承担的与卫生相关的研究活动来实现。全球卫生的发展与建设需要智力支撑，而非政府组织因其相对独立性和专业性而拥有独特的优势。从全球卫生治理的发展历程看，与健康相关的研究重点逐渐转向发展中国家的卫生服务可及性和卫生不公问题上。主要的研究机构包括卫生发展研究委员会（COHRED）、全球卫生研究论坛、加拿大全球健康研究联盟等。这些机构大多与高校、专门研究机构等进行合作，根据现实状况塑造研究重点，调动研究资源，并对全球卫生相关的研究进行推广，从而更好地支持全球卫生的治理。[②]

10.2　全球卫生治理机制

　　卫生问题的应对离不开跨国卫生合作。长期稳定的合作促使各国建立起了各类合作机制。这些合作机制涉及多个层面，包括全球层面和区域层面。合作机制的类型也多种多样，有通过正式的国际组织进行的合作，也有非正式的合作机制。不同机制拥有不同的优势，国家在不同机制下共同参与合作，促进卫生问题的改善。

10.2.1　区域性卫生治理机制

　　在选择卫生治理合作伙伴时，由于地理连接的便捷性、区域问题的相似性和负面冲击的直接性，邻近国家容易成为合作伙伴。首先，从地理位置上讲，相邻的国家更

---

　　① ANBAZHAGAN S, SUREKHA A. Role of non-governmental organizations in global health[J]. International Journal of Community Medicine and Public Health, 2016, 3 (1): 17-22.

　　② DELISLE H, ROBERTS J H, MUNRO M, et al. The role of NGOs in global health research for develop ment[J]. Health Research Policy and Systems, 2005, 3: 4-9.

便于沟通交流，在适当时间采取联合行动。其次，同一区域的国家所面临的治理问题有着很大的相似性，为合作提供了共同关注的治理目标。这一点在卫生领域表现得尤为明显，同一地理区域的国家由于气候、环境等因素往往具有相似的流行病学特征。最后，如果一国遭遇卫生安全问题的冲击，那邻国则是外溢公共劣品的首要承接国。为避免唇亡齿寒的局面，与邻国的合作成为国家参与卫生治理的必要选择。因此在区域性合作机制中，卫生也成为越来越重要的话题。

1. 欧洲联盟

欧洲联盟（European Union，简称欧盟）的宗旨在于促进和平，追求公民富裕生活，实现社会经济可持续发展，确保基本价值观，加强国际合作。在健康保障方面，欧盟范围内的医疗保健主要由国家政府负责组织，欧盟的作用是通过以下方式为国家政策提供有益补充：①帮助各个国家实现卫生方面的共同目标；②帮助欧盟国家应对共同的挑战——大流行病，慢性病或寿命延长对医疗体系的影响；③保障老年人健康；④支持动态卫生监测系统以及相关的新技术。具体措施包括：提供欧盟范围内的卫生产品和服务法律的标准（如药品、医疗器械和电子卫生）；给予相关的工具帮助欧盟国家确定最佳的决策方案（如健康促进活动、如何应对危险因素、疾病管理和卫生系统通过欧盟卫生计划资助保健项目）。欧盟与世界卫生组织等战略合作伙伴密切合作，通过发展援助、新药物研制等方面改善全球医疗卫生。[①]

《欧洲联盟条约》（*Treaty on European Union*）为欧盟参与全球卫生治理和卫生外交奠定了法律基础。1992 年 2 月 7 日，欧洲共同体的全体会员国在荷兰的马斯特里赫特（Maastricht）签订了《欧洲联盟条约》，就建立经济暨货币联盟及政治联盟达成协议，进一步绘成欧洲政经统合的蓝图。[②]《欧洲联盟条约》第一次列入了关于公共卫生的条约，该条约侧重于疾病预防，进一步支持了欧盟在烟草控制政策方面的工作，最终使欧盟得以在控烟国际磋商进程中发挥重要作用。此后，针对单一疾病的"垂直"方案和活动方法被更多"水平"方案所代替，欧盟的全球卫生政策逐渐倾向于基于"系统"而不是"针对特定疾病"的思路来加强全球卫生和卫生系统。

21 世纪以来全球化进一步深入，SARS、甲型 H1N1 流感等新发、再发传染病的流行，对脆弱的全球卫生安全发出了警报。为应对新的全球卫生风险，欧盟委员会与法国、德国、意大利和英国一起发起并推动了全球卫生安全倡议，此外还积极参与了2005 年《国际卫生条例》的修订，呼吁各国在预警、发现和应对卫生突发事件中承

---

① EMMERLING T, KICKBUSCH I, TOLD M. The European union as a global health actor[M]. World Sciencetific Book, 2016.

② European Parliament. Treaty on European Union (TEU) / Maastricht Treaty[EB/OL]. (1993-11-01)[2023-04-10]. https://www. europarl. europa. eu/about-parliament/en/in-the-past/the-parliament-and-the-treaties/maastricht-treaty.

担全球责任。值得注意的是，尽管当时全球经济为全球传染病疫情付出了惊人的代价，但应对措施的驱动因素是保护健康的需要，而不是经济。2007年10月，欧盟通过了《欧盟卫生战略（2008—2013年）》[①]，将加强欧盟在国际卫生合作方面的作用列为其四大目标之一。尽管欧盟及其成员国也是主要的发展援助提供方，但由于缺乏与卫生政策之间的协调和明确的全球卫生战略，欧盟仍然认为其在全球卫生治理中的话语权与其提供的财政和技术援助水平不相称。

在上述背景下，2009年欧盟各成员国首脑通过生效的《里斯本条约》[②]规定了"欧盟与成员国在公共卫生事务中的共同安全问题上拥有共同权限"，而保护健康则作为"补充权限"，并将卫生发展作为欧盟和成员国具有并行职能的领域。《里斯本条约》第168条对欧盟在全球公共卫生中的作用进行了具体界定，指出"欧盟和成员国应促进在公共卫生领域与第三国和有关国际组织的合作"。2010年，欧盟委员会发表了通讯《欧盟在全球卫生中的作用》，阐述了欧盟视角的全球卫生治理挑战和强有力的领导的重要性，以及协调广泛的全球卫生参与者的必要性。该通讯呼吁欧盟在与联合国机构沟通时在全球卫生问题上采取统一立场，并促进一系列利益相关者参与治理流程。欧盟成员国对欧盟委员会的建议表示欢迎，但对在全球卫生治理中阐明欧盟的作用持谨慎态度。

"全球卫生"是欧盟对外政策的重要支柱，是地缘政治的关键领域，也是欧盟自主开放战略的核心。自2010年《欧盟在全球卫生中的作用》[③]通讯发表以来，与地缘政治环境的快速变化同时发生的，是全球卫生挑战的快速演变。欧盟意识到需要有一项强有力的全球卫生战略，以便在全世界范围内提供一系列新的、连贯的、有效的和有重点的政策，同时增强欧盟在全球卫生治理格局中的影响力。2013年10月，欧洲议会和欧委会共同通过了《跨界卫生威胁决议》法案，旨在提升欧盟各国的卫生应急准备体系，增强欧盟对于卫生应急事件的协调能力。

2022年11月30日，欧委会发布了《在不断变化的世界中增进所有人的健康》

---

① European Commission. Together for Health: A Strategic Approach for the EU 2008-2013[EB/OL]. (2007-10-23)[2023-04-10]. https://ec. europa. eu/health/archive/ph_overview/documents/strategy_wp_en. pdf.

② European Parliament. The Treaty of Lisbon[EB/OL]. (2009-12-01)[2023-04-10]. https://www. europarl. europa. eu/factsheets/en/sheet/5/the-treaty-of-lisbon.

③ Council of the European Union. Council conclusions on the EU role in Global Health[EB/OL]. (2010-05-10)[2023-04-10]. https://www. consilium. europa. eu/uedocs/cms_Data/docs/pressdata/EN/foraff/114352. pdf.

这一欧盟全球卫生战略。[1] 该战略重申了对可持续发展目标和欧洲发展共识的承诺，并特别强调在全球卫生领域采取行动。战略包括三个相互关联的优先事项：①在全生命周期提高人们的健康和福祉；②加强卫生系统，推进全民健康覆盖；③基于同一健康防范和应对大流行和其他健康威胁（图 3-10-1）。

2. 东南亚国家联盟

东南亚国家联盟（Association of Southeast Asian Nations，ASEAN，简称"东盟"）于 1967 年 8 月 8 日在泰国曼谷成立，最初包括印度尼西亚、马来西亚、菲律宾、新加坡和泰国。文莱达鲁萨兰国（1984 年）、柬埔寨（1999 年）、老挝和缅甸（1997 年）和越南（1995 年）随后加入。巴布亚新几内亚和东帝汶享有特别观察员地位。截至 2022 年 10 月，其成员国有 10 个，包括文莱、柬埔寨、印度尼西亚、老挝、马来西亚、缅甸、菲律宾、新加坡、泰国、越南。东盟所在的东南亚地区由于其独特的自然地理条件，被称为"新兴传染病的枢纽"，是全球卫生安全治理关注的重点区域。[2] 这一现实推动东盟将卫生安全合作纳入其最高层次的政治峰会讨论议程，逐步发展出以社会文化共同体为基本框架的合作机制，同时以重大疫情为契机发展出东盟 – 中日韩、东盟 – 中国等"东盟 +"的协调方式，加强与东亚地区主要国家的卫生安全合作伙伴关系。在以东盟为基础建立的卫生合作机制中，形成了一系列联合宣言、声明和行动计划，带动区域卫生安全领域信息交流和能力建设合作。

在宏观层面，东盟和"东盟 +"系列峰会对区域卫生合作重视度不断提高。自东盟成立以来，随着机制建设的不断完善，东盟各成员国领导人在峰会上通过宣言作出卫生安全合作的政治承诺，为组织内卫生安全合作奠定了基础。1976 年在印度尼西亚召开的第一届东盟政府首脑会议中通过的《东南亚友好合作条约》[3] 首次提出对卫生领域的关注，表明消除贫困、饥饿、疾病和文盲是成员国的首要关切，呼吁采取协调行动。后续的多次峰会则重点关注艾滋病问题，提出制定专门的政策和计划遏制艾滋病传播，并于 2001 年第七届东盟峰会中提出《关于艾滋病的东盟峰会宣言》[4]。

[1] European Commission. EU Global Health Strategy[EB/OL]. (2022-11-30)[2023-04-10]. https://health. ec. europa. eu/publications/eu-global-health-strategy-better-health-all-changing-world_en.

[2] Association of Southeast Asian Nations—ASEAN. About ASEAN[EB/OL]. (2023-04-06)[2023-04-10]. https://asean. org/.

[3] Association of Southeast Asian Nations. Treaty of Amity and Cooperation in Southeast Asia Indonesia[EB/OL]. (1976-02-24)[2023-04-10]. https://asean. org/treaty-of-amity-and-cooperation-in-southeast-asia indonesia-24-february-1976/.

[4] Association of Southeast Asian Nations. 7th ASEAN Summit Declaration on HIV/AIDS[EB/OL]. (2001-11-05)[2023-04-10]. https://hrasean. forum-asia. org/wp-content/uploads/files/documents/ASEAN%20Summit%20Declaration%20HIV%20AIDS%202001. pdf.

全球卫生优先事项	在全生命周期提高人们的健康和福祉	指导原则 1：优先解决不健康的根源，特别关注妇女和女童的权利，以及弱势群体和少数族裔
		指导原则 2：促进某本保健服务的全面公平可及，包括疾病预防、健康促进、提供负担得起的优质治疗、康复和姑息治疗服务，以抗击传染性和非传染性疾病
	加强卫生系统，排进全民健康覆盖	指导原则 3：改善初级卫生保健，并增强核心公共卫生能力，充分兑现国际卫生法规的要求
		指导原则 4：用数字化进行赋能
		指导原则 5：推动全球卫生研究，开发改善健康所需的技术和对策
		指导原则 6：解决劳动力失衡问题，能力建设
	基于同一健康，防范和应对大流行和其他健康威胁	指导原则 7：加强全球卫生发现、预防、防范和应对健康威胁的能力
		指导原则 8：加大努力建立一个永久性的全球卫生机制，促进中低收入国家开发和公平获取疫苗
		指导原则 9：基于同一健康强化国际卫生条例，谈判一项有效的具有法律约束力的大流行应对国际协定
		指导原则 10：建立一个强有力的全球协作监测网络，以更好地检测病原体并采取行动
		指导原则 11：基于同一健康，应对抗微生物耐药性
改善欧盟内部治理		指导原则 12：加强欧盟机构和欧盟融资机构内全球卫生政策措施的协调性
		指导原则 13：欧盟及其成员国以一个声音发声，在全球范围内采取有效行动
建设全球卫生治理新秩序		指导原则 14：支持一个更强大、更有效和更负责任的世界卫生组织
		指导原则 15：确保欧盟参与全球卫生行动的一致性来指导新的全球卫生治理
		指导原则 16：确保欧盟在国际组织和机构中发挥更大的作用
拓展全球卫生伙伴关系		指导原则 17：在平等、共同拥有、共同利益和战略优先事项的基础上扩大伙伴关系
		指导原则 18：加强与全球卫生主要攸关方的对话
保障机制		指导原则 19：加大欧盟对全球卫生的融资，发挥最大影响
		指导原则 20：监测和评估对进展并确保欧盟全球卫生行动的问责制

图 3-10-1 欧盟全球卫生战略

直至 2003 年，SARS 暴发将传染病防控等卫生安全合作正式推上峰会议程。暴发期间东盟领导人于泰国召开特别峰会，并发表联合宣言，对东盟卫生安全合作作出正式政治承诺。与此同时，在泰国的邀请下，中国和东盟也举行了中国 – 东盟领导人关于非典问题特别会议，并发表《中国与东盟领导人非典会议联合声明》[①]，标志着东盟与"东盟＋"的卫生安全合作正式进入高层政治领域进行讨论，东盟卫生安全合作迈出了重要一步。此后，东盟和"东盟＋"系列峰会对卫生安全问题的重视度不断提高，将艾滋病、登革热、疟疾、新发传染病等传染病纳入峰会议程，呼吁区域在这些问题上进行信息交流共享，健全疫情监测通报网络，开展多部门合作，并要求相关部长机制加强区域准备工作和能力，并制订具体行动计划。

中观层面，东盟卫生安全合作的制度化建设也在不断推进。东盟内部以及东盟与中日韩等东亚重要国家的卫生安全合作在共同应对 SARS、H5N1、H1N1 等区域或全球突发公共卫生事件的推动下逐步走向机制化，目前已形成了卫生部长会议机制和卫生发展高官会议机制，并在会议中通过一系列卫生合作政策和行动框架。东盟卫生部长会议机制起源较早，于 1980 年召开了第一届会议，印度尼西亚、马来西亚、菲律宾、新加坡、泰国五国的卫生部长发表联合宣言，将疾病控制列入东盟的技术合作领域，并提出为了促进有效的合作，应在东盟结构内建立正式机制。2000 年于印度尼西亚召开的第五届东盟卫生部长会议发表的《关于"健康东盟 2020"宣言》[②]进一步将东盟组织内部卫生安全合作机制化，提出建立卫生部长会议机制和卫生发展高官会议机制。其中，东盟卫生部长会议每两年召开一次，在必要时可以组织特别会议，负责决定东盟共同的卫生政策，并对卫生发展高级官员会议的决定和报告进行审查；卫生发展高级官员会议则每年召开一次，负责战略管理，为卫生发展蓝图的整体实施提供指导，以确保按时实现所有目标；同时建立卫生政策、艾滋病、疾病监测、结核病等多个卫生安全领域专家小组负责实施具体领域计划活动，向卫生发展高官会议报告。

东盟卫生部长会议形成的一系列东盟卫生安全合作的规范性文件，形成了东盟卫生安全合作的制度性框架。此外在突发传染病流行期间，东盟卫生部长还会召开特别会议，以联合声明的形式推动传染病防控合作，共同应对区域内的突发传染病。2004年 1 月，东盟国家在泰国曼谷发表《关于当前家禽疾病状况的联合部长声明》，同年 11 月又通过了关于禽流感防控的部长联合声明。2013 年，各国通过《关于采取行动预防和控制登革热的仰光呼吁》，就区域内的登革热暴发议题给出指导意见。在东亚

---

① 中国东盟中心.中华人民共和国与东盟国家领导人特别会议联合声明 [EB/OL]. (2003-04-30) [2023-04-10]. http://www. asean-china-center. org/2003-04/30/c_13360366. htm.

② Declaration of the 5th ASEAN Health Ministers Meeting on Healthy ASEAN 2020, Yogyakarta, Indonesia, 28-29 April 2000[EB/OL]. (2003-04-30)[2023-04-10]. https://asean. org/book/table-of-contents-asean-documents-series-2000/.

地区突发传染病疫情的推动下，"东盟 +"系列卫生部长会议也逐步发展。以共同应对 SARS 疫情为契机，中日韩三国加入到东盟的卫生合作框架中，形成了"东盟 +3"卫生部长会议机制。东盟各成员国与中日韩的卫生部长于 2003 年在吉隆坡召开首次会议并发表联合声明，就区域内卫生安全合作展开讨论，提出推进区域疾病监测能力建设，保持与中日韩三国的疾病信息沟通。自 2003 年起，"东盟 +3"卫生部长会议成为东盟与中日韩三国卫生安全合作的重要制度性平台。截至 2020 年，东盟 – 中日韩卫生部长会议已召开 12 次（包括于 2003 年 6 月关于 SARS、2009 年 5 月关于 H1N1、2015 年 7 月关于 MERS 以及 2020 年关于 COVID-19 的四次特别会议），会议主要针对东盟和中日韩共同关注的突发公共卫生事件，形成了"东盟 +3"卫生安全合作的工作目标和协调框架[①]。

在微观层面，一系列技术合作网络的建立，为落实东盟卫生合作提供了支撑。东盟建立了"东盟 +3"疾病监测网络、东盟公共卫生应急行动中心网络（ASEAN EOC Network）、东盟生物离散虚拟中心（ABVC）以及"东盟 +3"现场流行病学培训网络（APT-FETN）等技术合作网络，实现了东盟及区域伙伴国的信息共享，为区域疾病监测和防控培养人才，落实了区域卫生安全合作。2003 年"东盟 +3"卫生部长 SARS 特别会议中就建立"东盟 +3"疾病监测网络达成协议，要求每一个国家 / 地区指定一个联络点进行日常信息交流。并指定印度尼西亚作为东盟疾病监测网站的协调员，负责建立东盟和中日韩三国的信息交流网站；泰国作为东盟流行病学网络协调员，负责加强流行病学能力建设；马来西亚负责实施提高实验室能力和疾病监测质量的项目。据此，2008 年 6 月中日韩 – 东盟传染病信息通报网正式开通，为区域卫生安全合作提供信息平台。在突发传染病监测方面，根据《国际卫生条例（2005）》的要求，东盟建立了东盟突发公共卫生事件紧急行动中心网络（ASEAN Emergency Operation Center Network）。[②]网络在东盟各成员国的疾病防控官员之间建立联系，实时进行信息分享，向东盟卫生发展高级官员会议以及伙伴国家传递东盟突发公共卫生事件的最新情况，并且追踪东盟各成员国行动中心的建设情况。此外，由菲律宾领导的东盟生物离散虚拟中心（ASEAN BioDiaspora Virtual Center，ABVC）为国家风险评估、准备和响应计划工作形成补充，致力于大数据分析和可视化，通过航班数据分析疾病跨国传播的潜在风险，并分析在国际出入境点采取措施以防止病毒从境外传入的必要性。在 2010 年 7 月举行的第四届"东盟 +3"卫生部长会议上，各国卫生部长就进一

---

①　北京大学 . "2021 年中国 – 东盟医学健康共同体发展会议"开幕 [EB/OL]. (2021-10-22) [2023-04-10]. https://news. pku. edu. cn/xwzh/8e4e54900e534e78917abd3bb4da87b1. htm.

②　ASEAN Portal for Public Health Emergencies. ASEAN Emergency Operation Centre (ASEAN EOC) Network[EB/OL]. (2020-01-01)[2023-04-10]. https://aseanphe. com/phe-mechanism/asean-emergency-operation-centre-asean-eoc-network/.

步发展"东盟+3"现场流行病学培训计划网络达成共识；2011年1月，"东盟+3"现场流行病学培训网络（ASEAN+3FETN）正式在曼谷建立。[①] 该网络致力于促进"东盟+3"成员国的现场流行病学培训的能力建设，通过监测、调查和研究等方面的合作共同防控突发公共卫生事件。成立以来，该网络除举办多次现场流行病学培训活动外，还在历次突发卫生事件中发挥了重要作用，包括通过视频会议进行疫情流行情况和应对策略的分享，派出专家小组建立卫生事件监测系统并及时进行干预。

3. 七国集团

七国集团（Group of Seven，G7），前身为始创于1975年的六国集团，始创国包括法国、美国、英国、西德、日本、意大利。其后，加拿大于1976年加入，成为七国集团。俄罗斯自1991年起参与七国集团峰会的部分会议，至1997年被接纳成为成员国，"七国集团"成为"八国集团"。2014年起因俄罗斯会籍被冻结而被复称七国集团。七国集团是一种特殊的国际组织形式，不具备法人资格，没有常设秘书处，也不能采取任何强制性的措施。因此，七国集团不会与联合国、世贸组织或其他国际金融机构产生直接的竞争关系。七国集团通过定期会晤与磋商，协调成员国对国际政治、经济和其他问题的看法和立场。卫生也是领导人会晤时讨论的一个重要领域。自1980年起，七国集团已经在卫生领域里作出234项具体承诺，其中最主要的一项就是建立全球卫生的基金。同时七国集团也已认识到全球卫生不再只是国家自身的发展问题，还是全球对外政策和国际事务的重要领域。[②]

早在1979年的七国集团东京峰会上，与会首脑已提到解决营养不良的问题。随后七国集团便通过联合国系统向世界卫生组织提供相关资金支持。在1996年的里昂峰会上，七国集团对卫生的社会经济影响因素和效果进行了独立评价，自此七国集团在全球卫生格局中发出了自己的声音，找到了世界卫生组织之外参与全球卫生治理的途径。1997年在丹佛具体提到了艾滋病、疟疾和结核病，特别提到加强疾病监测系统以及支持研发抗艾滋病疫苗的必要性。1998年，伯明翰八国集团公报提到世界卫生组织遏制疟疾计划，并强调需要在更广泛的发展背景下考虑卫生保健问题。关于人类免疫缺陷病毒感染/艾滋病方面，重申了对研发疫苗的支持，并重新强调了预防方案、开发适当疗法的必要性以及呼吁增加对联合国艾滋病规划署的支持。1999年在科隆，卫生重点转移到减免债务上，这将腾出资源投资于满足社会和健康需求的减贫政策。自2000年冲绳峰会以来，卫生健康问题在八国集团的议程中变得更加重要，这标志着全球卫生治理和八国集团从"为联合国机构提供财政支持"转向"建立新的

① ASEAN Plus Three Field Epidemiology Training Network. About us[EB/OL]. (2019-11-25) [2023-04-10]. http://www. aseanplus3fetn. net/#.

② Harman, Sophie. Global Health Governance[M]. Abingdon, UK: Routledge, 2012.

制度安排来调拨和消费资金"的转折点。

2000 年的《冲绳公报》指出："良好的卫生状况直接促进经济增长，而卫生状况不佳则导致贫困。"显然，当时的关注重点是经济目标，而不是把卫生问题本身作为优先事项。[①] 八国集团致力于加强与"各国政府、世界卫生组织和其他国际组织、私营部门、学术机构、非政府组织和民间社会的其他相关行动者"的伙伴关系，从而实现到 2010 年减少人类免疫缺陷病毒阳性人数、结核病死亡率和患病率以及疟疾发病率的目标。拟议的伙伴关系旨在调动更多资源，优先发展公平、有效的卫生系统、扩大免疫、营养和微量营养素的保障以及传染病的预防和治疗，促进政治领导，支持伙伴关系创新，包括与非政府组织、私营部门和多边组织建立伙伴关系，努力使现有的、成本效益高的治疗和预防措施在发展中国家得到更普遍的应用并且降低应用负担，解决发展中国家药品获取问题，并评估发展中国家在这方面面临的障碍，同时加强在新药、疫苗和其他国际公共卫生产品基础研发领域的合作。

自 2000 年起的八国集团首脑会议公报几乎都包括一部分专门讨论卫生健康问题的内容。八国集团一再重申对全球基金的支持，呼吁为其提供长期资金，并解决了其他问题，在某些情况下发起了新的卫生保健倡议和财政机制。在加拿大，八国集团决议支持非洲发展新伙伴关系，再次承诺在非洲防治艾滋病，并呼吁到 2005 年进一步努力根除脊髓灰质炎。2003 年 6 月在法国发布了八国集团卫生行动计划，其主题包括改善贫穷国家获得卫生服务的机会、提高药品的可获得性、疫苗研发和调动新资金根除脊髓灰质炎。受 SARS 的警示，八国集团也呼吁开展国际合作以应对疫情。2004 年，在美国峰会上，有人呼吁弥合根除脊髓灰质炎的资金缺口，并表示支持成立全球性艾滋病疫苗公司(Global HIV Vaccine Enterprise)，[②] 即"加速研发艾滋病疫苗，在全球范围内改善协调、信息共享及协作"。2005 年的英国峰会进一步讨论了艾滋病疫苗研发的市场激励机制，包括基于英国经验的国际融资机制和以法国为主导的国际税收筹资机制。意大利、西班牙和瑞典承诺融资总额近 40 亿美元，用于支持和扩大疫苗免疫联盟的工作。意大利经济和财政部长提出了疫苗的高级市场承诺，将其作为防治疾病的新工具。此外还在格伦伊格尔斯达成了协议，注销 18 个重债穷国在世界银行、国际货币基金组织和非洲发展基金欠款的全部外债。该措施初步预计每年可挽救 1000 万人的生命，确保人人享有免费的初级卫生保健。

2014 年峰会计划在俄罗斯举行。然而，由于俄罗斯干涉克里米亚政治危机而被排除在外，七国集团改在比利时举行会议。此次峰会时期的另一个国际事件是埃博拉

　　① 　G8 Communiqué Okinawa 2000[C]. Okinawa: G7 Research Group, 2000.

　　② 　KLAUSNER R D, FAUCI A S, COREY L, et al. The need for a global HIV vaccine enterprise[J]. Science, 2003, 300(5628): 2036-2039.

疫情的急剧蔓延，这导致七国集团重申了世界卫生组织《国际卫生条例》（IHR）的重要性，并承诺支持在受影响的非洲国家实施该条例，包括通过美国卫生部发起的《全球卫生安全议程》倡议以及其他多边倡议。2019 年新冠疫情暴发后，七国集团发表联合声明，承诺"采取必要的公共卫生措施，保护面临新冠风险的人群；恢复信心，促进增长，保护就业；支持全球贸易和投资；鼓励科学、研究和技术合作"。

尽管七国集团在履行全球卫生承诺方面做出了一些努力，但仍有评论指出，七国集团缺乏透明度和真正的问责制。用于应对全球卫生保健问题的"新"基金往往是"债务减免"的循环形式，而新增的经费投入仍然多是通过传统的机构运转，如世界银行。尽管近年来七国集团在支持卫生系统方面给予了一定的重视，但重点主要放在特定主题（如特定传染病）和"垂直"举措上，不包括与健康的社会经济决定因素有关的基本问题。七国集团对传染病高度关注，然而作为传染病主要威胁对象的发展中国家却无从参与到讨论之中。[①]

4. 上海合作组织

上海合作组织（Shanghai Cooperation Organization，简称上合组织）是以安全合作为基础的区域多边合作组织。上合组织是哈萨克斯坦、中国、吉尔吉斯斯坦、俄罗斯、塔吉克斯坦、乌兹别克斯坦于 2001 年 6 月 15 日在中国上海宣布成立的国际组织，也是第一个以中国城市命名的区域性国际组织。自成立以来，上合组织在打击恐怖主义、维护区域稳定、促进合作等方面取得了突出成果，逐渐成为亚洲重要的国际组织。随着组织成员的扩大、合作领域和合作机制的拓展，上合组织参与全球治理的程度也不断加深。[②] 截至 2022 年 10 月，上合组织目前共有 8 个成员国：哈萨克斯坦、中国、吉尔吉斯斯坦、俄罗斯、塔吉克斯坦、乌兹别克斯坦、印度、巴基斯坦；4 个观察员国：阿富汗、白俄罗斯、伊朗、蒙古国；14 个对话伙伴国：阿塞拜疆、亚美尼亚、柬埔寨、尼泊尔、土耳其、斯里兰卡、埃及、卡塔尔、沙特阿拉伯、巴林、马尔代夫、阿联酋、科威特、缅甸。

在卫生合作方面，上合组织是一个开放的组织，自成立以来一直积极参与对外交往，并形成了两种对外合作的方式。一是组织框架内的对外合作，包括观察员机制、对话伙伴机制和阿富汗联络组；二是与其他国家和国际组织的合作，包括与联合国及其专门机构、独联体、东盟、集体安全条约组织、经济合作组织、亚信会议的合作等。在卫生领域的对外合作方面，观察员国、对话伙伴国等与上合组织并没有专门的

---

① COOPER A F. The G8/G20 and Global Health Governance: Extended Fragmentation or a New Hub of Coordination[M] // KICKBUSCH I, LISTER G, TOLD M, et al. Global Health Diplomacy. NY: Springer, 2013.

② 张新平，代家玮 . 上海合作组织参与全球公共卫生治理的动因、困境与路径 [J]. 和平与发展，2021, 1: 37-56.

卫生合作事务。联合国、东盟、集体安全条约组织、经济合作组织、亚信会议等国际组织与上海合作组织之间就卫生领域同样也没有直接的合作关系。目前仅有独联体与上海合作组织有关于卫生合作关系的报道，双方曾在 2005 年 4 月 12 日签署了《上海合作组织秘书处与独联体执行委员会谅解备忘录》，确定的优先合作领域包括安全领域（保障地区和国际安全；打击恐怖主义、极端主义、分裂主义、非法贩卖毒品和武器、跨国有组织犯罪），经济领域和人文领域（文化、教育、科学、卫生），其中卫生作为人文领域的一个方面被提及。2019 年，习近平在上合组织成员国元首理事会第十八次会议上首次提出"构建上海合作组织命运共同体"的倡议，在第十九次会议上又进一步提出"构建更加紧密的上海合作组织命运共同体"的目标和任务。这对上合组织成员国之间的合作交流提出了更高要求，与"人类命运共同体""周边命运共同体"理念更进一步紧密衔接。上合组织卫生健康共同体是新发展背景下，上合组织命运共同体具有的重要时代内涵。[①]

在对外卫生合作方面，上合组织一贯的立场是支持联合国和世界卫生组织在全球卫生治理的核心作用，以同联合国及其各机构和世界卫生组织在卫生领域的合作作为优先发展事项。2015 年 4 月，俄罗斯、中国、哈萨克斯坦为抗击非洲埃博拉疫情捐款 6000 万美元，并为非洲国家提供医疗技术援助。新冠疫情初期，上合组织其他成员国对中国提供了无条件支持，包括提供药品、医疗设备和个人防护设备。而后，中国也通过提供药品、医疗设备和防护服、派遣医疗专家等方式为上合组织其他成员国提供必要的援助。上合组织基于成员国在传统医学领域的经验，召开了"2020 上合组织传统医学论坛视频会议"，邀请世界卫生组织代表、上合组织观察员国和专家学者交流分享传统医学在抗击新冠感染中发挥的独特作用和防治经验。2020 年 5 月 13 日，上合组织成员国外长特别会议通过了关于新冠疫情问题的联合声明，指出要在全球团结、认同联合国系统的核心作用以及与世界卫生组织开展有效合作的基础上共谋解决之道。上合组织还与世界卫生组织在艾滋病、麻疹、结核病、流感、新冠病毒感染等传染病的防控与宣传、疫苗开发与医疗药品救助等领域开展了密切合作。例如，中国和柬埔寨就中方派遣中医专家组常驻柬埔寨签署合作协议，中方授权在柬埔寨境内生产中国科兴新冠疫苗，并研究成立新冠感染收治中心；伊朗、塔吉克斯坦、吉尔吉斯斯坦、巴基斯坦等国接收上合组织成员国援助的新冠疫苗，包括中国国药集团疫苗、俄罗斯"卫星 -V"疫苗、印度 Covaxin 疫苗等；中国新冠重组蛋白疫苗和俄罗斯"卫星 -V"疫苗实现了在乌兹别克斯坦的本地化生产。在应对新冠感染带来的全球性挑战方面，上合组织秉持开放、融通、互利、共赢的合作观，按照人类共同利益理念守

① 　上海合作组织 . 上海合作组织简介 [EB/OL]. (2020-01-01)[2023-04-10]. http://chn. sectsco. org/about_sco/20151209/26996. html.

望相助，相互支持，为全球防疫抗疫提供了充满人道关怀的智慧方案。

为了进一步团结地区，抗击疫情，上合组织批准了《上合组织成员国应对地区流行病威胁联合行动综合计划》，并通过了《上合组织成员国元首理事会关于共同应对新冠肺炎的声明》和《上合组织成员国应对新冠肺炎传播的有效措施综述》。在杜尚别峰会上批准的《上合组织成员国消除新冠感染对经济社会不利影响共同建议措施计划》以及在莫斯科峰会上通过的《上合组织银行联合体关于克服新冠肺炎对各成员国经济影响的路线图》，着重体现了人类共同利益原则中共同发展和共同安全的理念。[①]

5. 金砖国家

美国高盛公司首席经济师吉姆·奥尼尔首次于 2001 年提出金砖国家（BRIC）的概念，最早主要指经济快速增长的 4 个国际新兴市场。2010 年随着南非的加入，"金砖五国"（BRICS）的概念被正式确认，并成为全球最快速的经济增长合作组织与全球事务治理中不可或缺的一环。金砖国家的经济发展均具备一定基础与速度，能发挥其独特的区域辐射作用，但其社会制度与经济建设均尚不成熟充分，既不能完全纳入发达国家行列，又不能简单地视为发展中国家。金砖国家因其社会体制与经济结构的相似性，以及对全球影响力与国际话语权需求的共性，而具有坚实的共识基础与广阔的合作空间，并在政治、经济、外交、科技、卫生、教育等领域持续开展广泛的合作。

截至 2021 年，金砖国家人口约 32.57 亿，占世界总人口的 41.36%，占发展中国家总人口的 49.36%，这些意味着五国人口健康的改善对全球人口健康平均水平的提升是关键性、决定性的。在卫生领域，金砖国家均是从受援国向援助国转变的范例，在应对卫生挑战方面有着充分的经历与经验。金砖五国具有地理形势多样与社会结构复杂的基本特点，并通过一定时期的发展实现了部分城市化与人口集中。在尚不健全与不完备的卫生服务体系之下，面临着相似的卫生环境与健康问题，需要解决由于发展不充分、不平衡与不成熟所带来的卫生问题，正是金砖五国显著的共同特征，这使得金砖五国在卫生领域的合作具备主观动因。[②]

俄罗斯是原八国集团成员国，在 2006 年担任主席国期间召开八国集团首次卫生部长会议，在峰会议程中首次纳入传染病议题，并承诺各种形式共 5.5 亿美元的捐款，这成为其参与全球卫生治理的高光时刻。2014 年，俄罗斯因克里米亚事件被剥夺八国集团成员资格，失去主导全球卫生治理的重要途径。作为与七国集团相提并论的金砖机制成为替代选择，俄罗斯开始着力推动金砖机制成为全球卫生治理新的领导中

① Chinadaily. Development Strategy of the Shanghai Cooperation Organization Until 2025 [EB/OL]. (2018-06-07)[2023-04-10]. https://language. chinadaily. com. cn/a/201806/07/WS5b2c5b92a3103349141ddbd0. html.

② ACHARYA, SHAMBHU, BARBER S L, et al. BRICS and Global Health[J]. World Health Organization Bulletin, 2014, 4 (92): 386-386A.

心。近年来，俄罗斯与西方国家关系持续恶化，俄乌战争更是导致西方集团对俄罗斯发起全面的制裁措施。俄罗斯在全球卫生问题上开始战略收缩，对一些全球卫生议题采取谨慎、保守的态度。在金砖机制内，俄罗斯提出一些更加务实的措施巩固金砖机制内部合作，如建立金砖国家预防大规模传染病综合风险预警系统，启动金砖国家疫苗研发中心，讨论新开发银行等对卫生领域的供资等。

中国是金砖机制公共卫生治理合作的发起国，但因为中国对金砖国家间关系复杂、利益诉求不一的现状有所顾虑，也可能因为中国与其他金砖国家经济水平与卫生健康发展的差距太大，因此中国对金砖国家内部合作的兴趣不大，近年来与俄罗斯在面对共同的外部压力下有抱团取暖的趋势。相比内部合作，中国与其他金砖国家在对外卫生合作，特别是对全球卫生议程方面有更多的共同利益，更容易就在全球多边平台采取协调一致的立场、政策和行动达成共识。中国更期望通过金砖机制凝聚金砖国家参与全球卫生治理的意愿，加强金砖国家在全球卫生治理中发挥的作用。另外，中国也更愿意让金砖国家在维持现有以联合国和世界卫生组织为核心的全球卫生治理体系的前提下，进一步通过世界卫生组织改革等措施，完善全球卫生治理体系。此外中国还渴望通过金砖机制探索南南合作和三方合作的模式，增强与其他发展中国家的合作，特别是寻求国际多边卫生组织的参与。

印度、巴西和南非虽然对金砖国家公共卫生治理的预设目标不同，但实际措施基本是通过加强内部合作来实现的。印度倾向通过金砖国家的内部合作来创新和实践解决全球卫生问题的包容性方案，以此来提升金砖机制在全球卫生治理中的作用，在策略上强调巩固和加强金砖国家间的发展伙伴关系和合作模式。印度推动卫生部长会议制度化运行，并尽可能寻求就一些类似的公共卫生挑战建立具有成本效益且可持续的合作应对方法，在医药产品、结核病和艾滋病、卫生监测、数字健康、传统医学等领域召开了金砖国家的系列研讨会。巴西是全球卫生领域非常活跃的国家之一，也一直致力于增强金砖国家在全球卫生治理中的作用。与其他国家不同的是，巴西更热衷于推动金砖国家的内部合作去落实相关卫生领域的全球政策、规划和承诺，是全球卫生倡议坚定的本地化执行者。至于南非，作为非洲地区代表，更期望通过金砖机制的内部合作对一些紧迫的卫生问题形成实质性成果，能够实际惠宜南非及非洲地区。①

金砖国家峰会自 2009 年开始每年举办一次，金砖国家卫生部长会自 2011 年以来每年举办一次，并于世界卫生大会期间举行午餐会，这两场每年的例行会议是金砖国家合作的主要平台。金砖国家在卫生部长会上讨论全球卫生问题，并在达成共识的基础上发布联合宣言。在 2011 年《北京宣言》中，金砖国家认可公共卫生是社会与经济发展的

---

① 　GOMEZ, EDUARDO J. Geopolitics in Health: Confronting Obesity, AIDS, and Tuberculosis in the Emerging BRICS Economies[M]. Baltimore, MD: Johns Hopkins University Press, 2018.

基本要素，将在全球层面加强公共卫生，并拥护世界卫生组织在全球卫生合作中的领导地位。但是目前金砖机制存在"褪色"的风险，各国经济增长速度已不如2006—2016年的十年黄金时期，金砖国家内部存在一定的摩擦，各国战略方向并不统一。在卫生领域，目前金砖机制以对话层面为主，少有产生实际效益的合作机制；金砖国家在全球卫生治理中多以单个国家作为行为主体，而较少作为金砖机制整体进行参与。简而言之，各国在金砖机制上的卫生合作目前尚不务实、不充分。但在后疫情时代，金砖机制仍具焕发强大生命力的可能，金砖国家在卫生领域具有广阔的合作空间。从长远来看，加强金砖国家公共卫生治理的全球属性是主要趋势，这在各成员国之间已达成共识。但就短期来说，巩固和加强金砖机制的内部合作是保持金砖国家公共卫生治理合作凝聚力的基础条件，且需要考虑进一步加强金砖国家解决内部共同卫生挑战的切实措施。[①]

近年来，金砖国家的卫生合作不断拓展，覆盖了疾病防治、妇幼健康、抗微生物药物耐药性和传统医药等众多领域，金砖国家还携手共同应对疫情等全球卫生安全问题，成果显著。中国在2022年担任金砖国家的轮值主席国期间，积极推动金砖国家在卫生健康领域的进一步合作，并于5月成功主办了第十二届金砖国家卫生高官会和金砖国家卫生部长会议，通过了《金砖国家卫生部长会议宣言》。

6. 亚太经济合作组织

亚太经济合作组织（Asia-Pacific Economic Cooperation，APEC）成立于1989年。1989年1月，澳大利亚总理霍克（Bob Hawke）访问韩国时建议召开部长级会议，讨论加强亚太经济合作问题。经与有关国家磋商，1989年11月5日至7日，澳大利亚、美国、加拿大、日本、韩国、新西兰及当时的东盟六国在澳大利亚首都堪培拉举行亚太经济合作会议首届部长级会议，这标志着APEC正式成立。[②]1993年6月改名为亚太经济合作组织，简称"亚太经合组织"。APEC成立之初是一个区域性经济论坛和磋商机制，经过20多年的发展，已逐渐演变为亚太地区最重要的经济合作论坛，也是亚太地区最高级别的政府间经济合作机制。它在推动区域贸易投资自由化、加强成员间经济技术合作等方面发挥了不可替代的作用。APEC现有21个成员，分别是澳大利亚、文莱、加拿大、智利、中国、中国香港、印度尼西亚、日本、韩国、墨西哥、马来西亚、新西兰、巴布亚新几内亚、秘鲁、菲律宾、俄罗斯、新加坡、中国台北、泰国、美国和越南。此外，APEC还有3个观察员，分别是东盟秘书处、太平洋经济合作理事会、太平洋岛国论坛秘书处。

---

① YANZHONG H. Emerging Powers and Global Health Governance: The Case of BRICS Countries[M] // MCLNNES C, LEE K, YOUDE J. The Oxford Handbook of Global Health Politics, 2018.

② 中华人民共和国教育部. 亚太经济合作组织(APEC)介绍 [EB/OL].(2000-01-01)[2023-04-10]. http://www. moe. gov. cn/srcsite/A20/s7068/200001/t20000101_77882. html.

亚太经合组织的主要目标是支持亚太地区可持续经济增长和繁荣。其三个支柱分别为贸易投资自由化、商业便利化、经济技术合作。亚太经合组织主要通过加速区域经济一体化、在疾病预防、环境保护等方面进行技术合作共享的方式，降低环境资源浪费，进而促进区域内的人类健康。亚太经合组织在改善环境以促进人类健康方面取得的实际成效主要有两个方面。①提高能源效率和可再生能源使用：2011 年，成员经济体承诺到 2030 年将该地区的能源强度降低 45%。②亚太地区绿色城镇：由亚太经合组织能源工作组的多年项目资助，亚太经合组织帮助城市规划者为亚太地区的一系列城市制订低碳示范城镇计划。这些城市通过从太阳能电池板到电动汽车采取一套碳减排目标和节能措施来减少碳足迹。该项目还支持开发智能电网，使清洁能源能够与现有结构无缝连接并分配给农村社区。

亚太经合组织卫生工作组成立于 2007 年，是 APEC 框架下负责卫生领域合作的专题工作组。此外，亚太经合组织还以卫生经济高级别会议形式讨论卫生议题，截至 2022 年年底共召开了 12 届卫生经济高级别会议。2005 年在第十三次 APEC 领导人非正式会议上，胡锦涛就禽流感等专题发言，介绍了中国 2005 年防治禽流感所做的大量工作，表示中国支持 APEC 在禽流感防控领域开展合作。2006 年 4 月 APEC 新发传染病研讨会在北京举行。在中国的积极推动下，该会议呼吁各成员积极参与加强人类感染高致病性禽流感等传染病防控的区域合作，共同应对强传染性疾病对人类卫生安全的挑战。作为 2014 年亚太经合组织卫生工作组主席，中国主导提出的“健康亚太 2020”倡议，[①] 旨在为 APEC 卫生合作设定战略合作方向。该倡议于 2014 年 8 月 12—15 日在北京召开的 APEC 卫生与经济高级别会议和卫生工作组会议上，得到各成员经济体热烈响应和积极支持而顺利通过。2022 年 8 月，APEC 公共卫生与经济高级会议在泰国举行，主题为“开放、连通、平衡”，各成员达成共识，认为要在保障健康的前提下，促进经济发展；支持投资加强卫生和健康保障；兼顾疫情防控和开放边界，打造安全旅行。此外，会议谈道，鼓励亚太经济区与私营部门开展更多合作，促进人民健康和福祉，尤其是新冠疫苗技术共享和传播、贸易便利化方面，关键是通过开发必要的工具为应对疾病暴发和未来卫生紧急情况做准备，如国际卫生法规、建立全球金融机制（表 3-10-1）。

---

① 中国日报 . 亚太经合组织卫生系列会议通过“健康亚太 2020”倡议 [EB/OL]. (2014-08-18) [2023-04-10]. https://world. chinadaily. com. cn/guoji/2014-08/18/content_18441459. htm.

表 3-10-1 《健康亚太 2020》倡议的重点行动措施

1.将健康融入所有政策，践行"全政府"方针。倡导在健康相关政策的制定、执行和评估中采取多部门行动；鼓励贸易、农业、环境、交通等非卫生部门将健康和健康公平作为本部门政策制定、执行与评估中的关键组成部分和考虑因素，避免对健康的有害影响，增进人口健康，促进健康公平。

2.向个人和社区赋能，践行"全社会"方针。为个人（包括妇女、老人、残疾人和流动人口等弱势人群）和社区提供参与卫生规划、立法、服务提供、教育和培训、监测和知识宣传等方面的机会，并提高他们在相应方面的能力，推动卫生改革。对健康的社会决定因素进行监测并采取行动，减少健康不公平，创建包容、有经济生产力和健康的社会。

3.鼓励公私合作。发挥政府宏观调控和引导作用，同时鼓励私营部门参与发展健康产业，提供基本医疗卫生服务和公共卫生产品；鼓励公私部门作为负责任的雇主，在倡导健康生活方式方面发挥重要作用；鼓励政府和非政府的行动者，包括民间社会、学术界、工业界等，建立公私合作伙伴关系，解决健康问题。

4.加强卫生研究，促进创新及创新成果转化。制定促进生物科技、健康和增加卫生系统价值、人群健康及经济可持续增长的卫生政策研究和发展的合作机制；加强循证医学和循证卫生政策研究，尤其是面向中低收入国家人群健康需求，开展具有成本效益的干预措施的基础性和应用性研究；促进发达经济体和发展中经济体公私部门卫生研发的协调；鼓励成员创新卫生研发筹资渠道和筹资机制；促进创新知识和创新成果在区域内的信息分享以及研究和技术创新的转让；提高欠发达成员经济体获取专利信息的便利性，增加创新成果的利用机会和应用能力。

5.共建亚太伙伴关系，支持成员经济体共同应对健康威胁。充分利用区域资源，促进区域卫生合作，加强成员经济体能力，解决整个健康产业链中现有和新增问题，包括识别供应链中抬高成本和降低药品可及性的因素。鼓励成员经济体分享卫生改革与发展最佳实践经验。鼓励发达经济体向发展中经济体提供帮助，发展中经济体应充分利用这些资源和帮助发展卫生体系，开展疾病防控计划，并确保基本药物的供给服务。扩大和增进成员经济体在政府、业界及民间组织不同层面就健康问题开展双边、区域和亚区域的对话和交流。加强卫生工作组、生命科学创新论坛与 APEC 其他单边或多边机构的联系与合作，如适用，鼓励将健康相关问题纳入其工作计划和相关政策。这将有助于形成亚太地区促进健康发展的合力，为全球卫生治理树立典范。

10.2.2 全球性卫生治理机制

1.联合国

在过去的 20 年里，全球卫生已获得国际社会的广泛关注，与卫生有关的议题已成为全球议程的一个中心部分，并获得大量发展援助资源。全球卫生之所以获得多边平台上的地位，是因为卫生的决定因素同时牵涉安全议程、经济议程，和价值议程。新冠疫情充分说明了当今世界已经进入了一个病原体可以迅速传播的时代，全球大流行将显著推动安全议程；在经济议程方面，疾病导致的生产力下降会影响经济，卫生部门本身也具有经济相关性，特别是烟草、食品和药品等行业，以及与卫生有关的商品和服务的全球市场也日益增长；在价值议程方面，倡导健康作为一种社会价值和人权的社会正义议程愈发成为主流，包括就健康的社会决定因素采取行动、获得药品、支持与健康有关的千年发展目标，以及慈善机构和民间社会积极参与广泛的全球卫生举措。

第一次世界大战后，第一个国际政府组织——国际联盟（League of Nations）创建，旨在促进世界和平。第二次世界大战的爆发标志着国际联盟的失败，需要一个新的机构来确保各国和平共处。这包括采取有效的集体行动，防止和消除对和平的威胁，对抗侵略行为或其他破坏和平的行为。联合国（United Nations）成立于 1945 年，最初有 50 个成员国。联合国目前由 193 个成员国组成，最后一个加入的国家是南苏丹（2011年）。自 1945 年成立起，联合国设有六个主要机构，分别是联合国大会、安全理事会、经济及社会理事会、托管理事会、国际法院和联合国秘书处。这些机构在支持联合国履行维护世界和平、促进各国友好关系的使命方面发挥着独特的作用。

联合国大会作为联合国的主要决策机构和代表机构，领导联合国内部的审议进程。每个成员国在大会中都有平等的代表权，每个成员国都能发声。此外，联合国大会有权任命和终止会员国在联合国内部的各种职位，如安全理事会的成员。联合国大会还在联合国预算方面发挥监督作用，并听取来自联合国系统内其他组织的报告。联合国大会可以举行全球卫生磋商并通过决议。其中一些决议以简单多数通过，而其他被成员国认为至关重要的决议必须以 2/3 多数通过。值得注意的是，联大通过的决议对联合国成员国不具有约束力。因此，联合国大会的功能基本上是讨论重要的国际问题并提请世界注意。安全理事会是联合国负责维护世界和平与安全的主要机构，有 15 个成员，其中 5 个常任理事国和 10 个任命的非常任理事国。常任理事国包括美国、英国、法国、俄罗斯和中国。与联合国大会的决议不同，安理会通过的决议具有约束力，所有成员国必须遵守。所有安理会决议都需要至少 9 个成员国的赞成票才能通过。然而，5 个常任理事国都拥有一票否决权。经济及社会理事会就经济、社会和环境政策事项进行协调和对话，并就实施国际商定的发展目标提出建议。根据《联合国宪章》，经社理事会的任务是促进生活水平的提升，包括确定国际经济、社会和卫生问题的解决方案。

虽然维持世界和平与安全是联合国成立的主要原因，但良好的卫生从一开始就被认为是各国发展的目标之一。《联合国宪章》第 13 条将促进卫生领域的国际合作作为经济及社会理事会职责的一部分，第 55 条授权联合国促进解决国际卫生问题。1948 年，《世界人权宣言》承认健康是一项基本人权，卫生成为实现联合国维护全球和平与安全的使命的核心。[①]《世界人权宣言》第 25 条明确规定，"人人有权享

---

① 联合国 . 世界人权宣言 [EB/OL]. (1948-12-10)[2023-04-10]. https://www. un. org/zh/about-us/universal declaration-of-human-rights.

受为维持他本人和家庭的健康和福利所需的生活水准"。与《联合国宪章》一样,《世界人权宣言》强调"必须通过国际合作促进人类健康"。为了执行联合国的卫生任务,世界卫生组织于1948年成立,作为负责全球公共卫生的联合国专门机构。1948年,26个联合国成员国在瑞士日内瓦举行的第一届世界卫生大会上修改了其章程,健康权被纳入《世界人权宣言》,同年世界卫生组织正式成立,确定了联合国在全球卫生方面的指导作用。

联合国成立78年以来,一直是人类健康的坚定倡导者,并积极参与保护全球卫生。联合国通过其专门机构(特别是世界卫生组织)和众多合作伙伴直接或间接开展工作,利用其独特的平台动员全球行动,应对重大卫生挑战。联合国参与全球卫生工作的基础是认识到人类健康是全球和平与安全的基础,因此有必要保障人类健康,特别是最弱势群体的健康。联合国在改善全球卫生领域方面的举措包括一系列的政治承诺、制定国际卫生法律文书、发起新的组织和倡议,以及进行更加广泛的卫生议题的磋商。2000年千年首脑会议确立了千年发展目标,其中妇女和儿童的健康以及传染病防治具有了关键的地位,这是一个重要突破。2001年联合国大会人类免疫缺陷病毒感染/艾滋病问题特别会议在其《承诺宣言》中指出,"全球人类免疫缺陷病毒感染/艾滋病是全球紧急情况,是对人类生命和尊严以及对有效享有人权的最严峻挑战之一"。2011年联合国举行了非传染性疾病问题高级别会议,启动了《全球妇女和儿童健康战略》。2012年联大通过了"全球卫生和外交政策"的决议,明确了开展全球卫生外交在推动实现全民健康覆盖中的作用。2018年联大又通过了关于防治结核病问题的政治宣言,从更高层面推动全球结核病防控的政治承诺。2019年,联大召开全民健康覆盖高级别会议,通过政治宣言,将全民健康覆盖置于发展的核心地位,凸显了健康在全球发展中的重要作用。

联合国可持续发展议程是另一项变革性倡议,在改善全球卫生方面具有巨大潜力①。可持续发展目标是联合国大会于2015年9月提出的,是更广泛的联合国2030年可持续发展议程的一部分,并得到193个联合国成员国和150多位世界各国领导人的通过。可持续发展目标包括17个相互关联的目标、169个有时限的具体目标和232个独特指标。与千年发展目标不同,可持续发展目标是变革性的、以人为本的普遍目标,其前提是"不让任何人掉队"的理念。虽然可持续发展目标延续了千年发展目标时代在消除贫困方面未完成的工作,但它们反映了对国际发展和地球上人类生活维持的更全面的方法。可持续发展目标区别于千年发展目标的一个特点是适用于所有国家——富国和穷国;而不是像千年发展目标那样只在发展中国家采取行动。这

---

① 联合国. 可持续发展议程[EB/OL]. (2019-09-30)[2023-04-10]. https://www. un. org/sustainable development/zh/development-agenda/.

是通过广泛协商和在制定目标的过程中纳入一系列利益攸关方而实现的（表 3-10-2）。

表 3-10-2　可持续发展目标 3 和具体目标

目标 3：确保健康的生活方式，促进各年龄段人群的福祉
3.1 到 2030 年，全球孕产妇每 10 万例活产的死亡率降至 70 例以下。
3.2 到 2030 年，消除新生儿和 5 岁以下儿童可预防的死亡，各国争取将新生儿每 1000 例活产的死亡率至少降至 12 例，5 岁以下儿童每 1000 例活产的死亡率至少降至 25 例。
3.3 到 2030 年，消除艾滋病、结核病、疟疾和被忽视的热带疾病等流行病，抗击肝炎、介水传播疾病和其他传染病。
3.4 到 2030 年，通过预防、治疗及促进身心健康，将非传染性疾病导致的过早死亡减少 1/3。
3.5 加强对滥用药物包括滥用麻醉药品和有害使用酒精的预防和治疗。
3.6 到 2020 年，全球公路交通事故造成的死伤人数减半。
3.7 到 2030 年，确保普及性健康和生殖健康保健服务，包括计划生育、信息获取和教育，将生殖健康纳入国家战略和方案。
3.8 实现全民健康保障，包括提供金融风险保护，人人享有优质的基本保健服务，人人获得安全、有效、优质和负担得起的基本药品和疫苗。
3.9 到 2030 年，大幅减少危险化学品以及空气、水和土壤污染导致的死亡和患病人数。
3.10 酌情在所有国家加强执行《世界卫生组织烟草控制框架公约》。
3.11 支持研发主要影响发展中国家的传染和非传染性疾病的疫苗和药品，根据《关于与贸易有关的知识产权协议与公共健康的多哈宣言》的规定，提供负担得起的基本药品和疫苗，《多哈宣言》确认发展中国家有权充分利用《与贸易有关的知识产权协议》中关于采用变通办法保护公众健康，尤其是让所有人获得药品的条款。
3.12 大幅加强发展中国家，尤其是最不发达国家和小岛屿发展中国家的卫生筹资，增加其卫生工作者的招聘、培养、培训和留用。
3.13 加强各国，特别是发展中国家早期预警、减少风险，以及管理国家和全球卫生风险的能力。

2. 世界卫生组织

世界卫生组织（World Health Organization，WHO），是联合国专门机构之一，是国际上最大的政府间卫生组织，截至 2019 年 12 月共有 194 个成员国。1946 年国际卫生大会通过了《世界卫生组织宪章》，1948 年 4 月 7 日世界卫生组织宣布成立，总部设在瑞士日内瓦。WHO 的章程规定了该组织在国际卫生工作中是一个起指导和协调作用的权威机构。其宗旨是"使全世界人民获得最高水平的健康"，其健康的定义是"身体、精神和社会的完美的状态，而不仅是没有疾病"。所有人都应享有最高标准的健康，无论其种族、宗教、政治信仰、经济或社会情境如何。自世界卫生组织作为新的联合国系统国际卫生领导机构成立以来，这一原则在过去 75 年中指导着世界卫生组织的工作。[①]

世界卫生大会是讨论重大国际卫生问题的重要平台，也是规划世界卫生事业发展的最高权力机构。世界卫生组织在协调全球卫生事务方面发挥着重要作用。历史上，世界卫生大会曾先后讨论过艾滋病、结核病、麻风病等传染病的预防与控制，改进公共卫生系统以及食品安全、疾病医疗、个人和家庭健康、婴幼儿喂养全球战略等方面的问题。世界卫生大会还先后做出过消灭疟疾、根除骨髓灰质炎和天花病毒、建立联合国防治艾滋病规划、新发再发传染病预防和控制等一系列决议。自成立以来，世界卫生组织在控制传染病、制定药物标准、保障饮用水安全和环境卫生、协助成员方建立卫生体系、消灭天花、扩大免疫规划、推动人人享有卫生保健战略实施以及提高人类生活质量等方面都取得了很大的成就。在传染病的预防和控制方面，世界卫生组织具有举足轻重的地位。由于传染病有跨越国境传播的特点，只有开展国际合作才能有效防治。[②] 21 世纪以来，世界卫生组织多次指导和协调重大传染病防治工作，包括 SARS 疫情、埃博拉疫情、寨卡病毒病疫情、MERS 疫情以及最近的新冠疫情等。在应对国际重大传染病方面，世界卫生组织是全球信息处理中心，因为它本身就是一个有 194 个成员国的全球卫生网络，能够及时获得和反馈信息，并能够通过视频会议等形式让各国卫生官员及医生交流防治经验。世界卫生组织还通过其领导的实验室网络对病毒进行研究，协调流行病学家和临床医生网络提供关于传播模式和患者管理最佳措施的数据。[③] 世界卫生组织的职能可以分为专有职能和其他职能两个方面。专有职能包括制定卫生相关的专业标准和规范、提供科学建议和证据、支持成员国的行动，以及全球检测和数据分析等。其他职能包括参与应急救援、保障全球卫生安全和促进全球卫生发展等。

作为联合国的一个重要专门机构，世界卫生组织在全球卫生治理中曾经发挥了不可替代的作用。然而，自 20 世纪 90 年代以来，世界卫生组织却因其未能有效担当全球卫生领导角色而饱受非议。不同时期的总干事都在世界卫生组织的改革上进行了不同程度的探索，旨在重振世界卫生组织在全球卫生事务中的核心地位。2018 年 5

---

① KELLEY L. Historical Dictionary of the World Health Organization[M]. Lanham, MD: Scarecrow Press, 1998.

② NITSAN C. The World Health Organization Between North and South. Ithaca[M]. NY: Cornell University Press, 2012.

③ KELLEY L. The World Health Organization (WHO)[M]. Routledge Global Institutions. London, New York: Routledge, 2009.

月，第 71 届世界卫生大会正式通过了第十三个工作总规划（2019—2023 年），① 开启了新一轮改革进程。该总规划阐明了世界卫生组织的任务是要"增进健康，维护世界安全，为弱势人群服务"。提出到 2023 年将实现"三个十亿"新目标：使受益于全民健康覆盖的人数增加 10 亿；使受到更充分保护免于突发卫生事件影响的人数增加 10 亿；使享有更好的健康和福祉的人数增加 10 亿。总规划再次重申了世界卫生组织的愿景，即"世界上所有人都能达到可获得的最高健康和福祉水平"。基于确保健康的生活方式，促进各年龄段人群的福祉的出发点，总规划提出了三个相互关联的战略重点（实现全民健康覆盖，应对突发卫生实践，促进人群健康）。这三个战略重点依托于三大战略转变（加强领导能力，推动在每个国家发挥公共卫生影响，重视提供有影响力的全球公共产品），以履行世界卫生组织的六项核心职能（①就对卫生至关重要的事项提供领导，在需要联合行动时参与伙伴关系；②塑造研究议程，推动产生、转化并传播有价值的知识；③制定规范和标准，推动并监督其实施；④阐明符合伦理的循证政策方案；⑤提供技术支持，推动变化，建设可持续发展的机构能力；⑥监测卫生形势，评估卫生趋势），最后通过五项组织转变为这些战略重点和战略转变提供支持。此外与本次改革还提出了配套的监测框架，细化了改革的具体内容和监测指标，以此实施和监督改革。

　　然而，世界卫生组织改革仍面临制度、筹资和协调等方面的诸多困境。在制度性方面，世界卫生组织的分权区域治理结构使得区域办公室拥有高度自主权，在联合国体制内相互独立。② 派驻各国的代表及其办公室是世界卫生组织秘书处在国家层面的管理机构，然而这些代表由区域办公室干事来任命，并对区域办公室干事负责，这样就造成各区域办公室与组织总部之间的沟通不畅。此外，该组织总部在各区域办公室的决策和预算方面也无发言权。六个区域办公室在卫生治理的议程设置方面各自为政，为整个组织的全球卫生协调带来了挑战。在筹资方面，财政危机已经成为制约世界卫生组织功能发挥的主要瓶颈，因此预算改革是提高世界卫生组织效率的一个关键点。在协调方面，世界卫生组织在当今时代的全球卫生格局中不再是当然的核心，而仅仅是其中之一。因此，如何增强包容性，广泛倾听诸多利益攸关者的声音，使其参与到全球卫生规范的讨论中来，这对于赢得更广泛的支持，增强世界卫生组织的领导

---

① World Health Organization. Thirteenth General Programme of Work 2019-2023[EB/OL]. (2019-05-16)[2023-04-10]. https://www. who. int/about/what-we-do/thirteenth-general-programme-of-work-2019-2023#: ~: text=The%20Thirteenth%20General%20Programme%20of%20Work%20%28GPW%2013%29, mission%20to%20transform%20the%20future%20of%20public%20health.

② KAMRADT-SCOTT, ADAM. WHO's to Blame? The World Health Organization and the 2014 Ebola outbreak in West Africa[J]. Third World Quarterly, 2016, 37 (3): 401-418.

作用将会有所帮助。^① 总之，世界卫生组织能否通过改革在全球卫生治理领域重新树立其权威，不仅取决于能否提高其治理效率，还取决于其能否真正致力于提高全人类健康福祉。也就是说，世界卫生组织的改革不但要促进治理效率，而且更需正视全球卫生正义问题。

3. 世界银行

世界银行（The World Bank，简称世行）成立于 1944 年，属于全球性政府间组织。1980 年世界银行恢复中华人民共和国的代表权。世行最早的建立是为了重建"二战"后的欧洲，随着国际社会政治经济的发展，世行的功能已从重建转向减贫和发展，而卫生健康便是其工作的核心之一。作为世界上提供发展援助最多的机构之一，世行支持发展中国家政府建造学校和医院、防病治病和保护环境的工作。世行在全球卫健领域崭露头角可追溯到 20 世纪 70 年代，罗伯特·麦克纳马拉（Robert McNamara）在当选世行行长期间（1968—1981 年）将世行的工作重点转向发展和关注贫困的社会决定因素，曾在 1971 年的世行年度会议上提出人口营养不良是制约发展的关键障碍。^② 世行最早的在卫健领域的干预项目是一个国别项目，即向牙买加提供两百万美元的计划生育贷款。之后的第二个卫健项目是 1974 年在西非地区开展的盘尾丝虫病干预项目。之后工作领域逐渐向卫生系统和卫生政策拓展。

尽管世界银行在全球卫生治理方面参与相对较晚，但它已经发挥了重要的作用。^③ 世界银行曾是国际卫生项目最大的资助方，其财政实力使它的影响力甚至比执行项目的全球卫生行为体更大。世界银行在卫生领域的某些做法有时受到批评，例如优先考虑资助方的利益而不是受援国利益，以及过于重视某种疾病而非针对更广泛的健康决定因素。不过，尽管有这些批评，世界银行在全球卫生治理体系中的地位在短期内仍然十分重要。世界银行积极与一些新出现的行为体进行合作，并且为了响应在国际社会的需要，对组织进行全面系统的改革，以帮助各国在卫生领域实现更好的内部筹资，以及针对"同一健康"问题更好地实现不同行为体之间的协调。

近年来，世行通过创新和增加其在全球卫生领域的旗舰项目发挥作用。在过去的十年里，世行开始强调"政府主导、社区参与、多部门合作"。例如，为了鼓励社区参与，世行开始向非政府行为体特别是草根社区组织提供资金援助。在国家层

① RACHED, NANIELLE H, DAISY DE FREITAS LIMA VENTURA. World Health Organization and the Search for Accountability: A Critical Analysis of the New Framework of Engagement with Non-state Actors[J]. Cadernos de Saúde Pública, 2017, 33 (6): 1-13.

② World Bank. Accelerated development in sub-Saharan Africa: An agenda for Action[M]. Washington D C: The World Bank, 1981.

③ World Bank. World Development Report: Investing in Health[M]. Oxford: Oxford University Press, 1993.

面的卫生问题治理方面，世行也强调非卫生部门和社区的参与。这些转变也反映了世行在满足会员国解决全球卫生主要问题需求方面做出了调整。世行同联合国其他机构的区别之一就在于，它可以通过筹资同会员国合作影响政策过程，开展卫生干预活动。鉴于世行在上述卫生系统结构性调整方面的间接效应、在推动健康领域良好治理，以及在投资重要卫生项目等方面发挥的功能，世行已经是并且仍将是全球卫生领域的重要组织。

2019 年新冠疫情暴发后，世行将帮助发展中国家建立更有韧性的医疗卫生体系，增强预防、准备和应对大流行的能力作为重点，支持"同一健康"（One Health）方法，综合看待人类健康、动物健康和环境健康，全面整合数据和预警系统、数字化应急准备和信息宣传以及能力建设，从而确保支出财务的可持续性。世行全球医疗卫生投资组合包含了总额 270 亿美元的 200 多个项目，这些项目通过加强初级卫生服务和关键公共卫生职能帮助各国改善健康水平和健康保障，特别是改善贫困和脆弱群体的医疗卫生服务。新冠疫苗的公平、广泛获取对挽救生命和加快全球经济复苏至关重要。鉴于新冠疫情严重影响经济，大多数穷国缺乏组织疫苗接种所需的资金，更难提高疫情准备和响应能力。世行报告《从双重冲击到双重复苏》（from double shock to double recovery）指出，这些不断扩大的缺口将迫使资金紧张的国家在卫生投资方面不得不做出艰难的取舍。[①] 2021 年 1 月—2022 年 6 月，世行为近 80 个国家批准了超过 100 亿美元用于购买和分发疫苗、检测工具和治疗药物，加强卫生系统。这些资金支持的具体活动包括建设冷链、培训卫生工作者、改善数据和信息系统、开展疫苗宣传等。截至 2022 年 6 月，世行已向各个发展中地区的 53 个国家交付了 4.33 亿剂疫苗，其中 82% 已被接种。世行的新冠疫苗跟踪系统可以帮助对各国的瓶颈问题进行监测、跟踪并协助解决。世行还与联合国儿童基金会、世界卫生组织和全球疫苗免疫联盟领导的"新冠疫苗交付伙伴关系"密切合作，以疫苗接种率较低的国家为重点，帮助它们迅速扩大接种规模并监测有关进展。

此外，世行还参与了一系列多边平台，以改善新冠疫苗获取、加快新冠测试与治疗方法和疫苗的开发与生产，包括获取 COVID-19 工具加速计划（ACT-A）及其新冠疫苗实施计划（COVAX）。世行通过与国际货币基金组织、世界卫生组织和世贸组织共同成立的工作组，推进疫苗以及治疗和诊断工具的交付。这些努力还包括维护全球 COVID-19 资源获取跟踪系统（Global COVID-19 access tracker），以便准确了解世行朝着全球目标取得的进展。卫生应急准备与响应计划（the health emergency preparedness and response program）为应对新冠疫情和其他卫生紧急情况提供了额外

---

① World Bank. From Double Shock to Double Recovery: Health Financing in the Time of COVID-19[M]. Washington DC: The World Bank, 2022.

资源，帮助各国更好地为疫情暴发做准备。该计划为需求最迫切的国家提供快速融资，其中有些是无法获得世行传统融资的国家。截至 2022 年 6 月，卫生应急准备与响应计划已发放 34 笔赠款，总额 1.17 亿美元。世行和世界卫生组织的两份内容互补的报告显示，新冠大流行可能阻碍全球在实现全民健康覆盖方面的进展，有近 10 亿人由于医疗支出而面临财务困难。这个数字高于以往任何时间，而且预计今后还会上升，尤其是在贫困增加、收入下降、政府面临更大财政约束的情况下。

全球融资机制（The Global Financing Facility，GFF）是设立于世行的多方伙伴关系，支持由国家主导的改善妇女、儿童和青少年健康的努力。尽管多年来健康和人力资本领域得到了长足的发展，多重危机仍然给最贫困国家的妇女儿童造成沉重打击，制约着他们对医疗卫生服务的获取。全球融资机制伙伴国当中，有 2/3 表示在2021 年他们的卫生系统受到了影响，包括财政困难、人员短缺和医疗物资受限等。全球融资机制在帮助各国解决紧急需求，同时在支持他们建立更加完善和公平的初级卫生服务方面开展了一系列的项目。例如在莫桑比克、卢旺达和塞拉利昂，世行和其他合作伙伴共同培训社区卫生工作者提供计划生育和营养等基本服务，以及推动新冠疫苗接种。在柬埔寨，全球融资机制支持了疫情期间基本卫生服务的提供和营养补给和改善，并帮助柬埔寨扩大其"卫生公平基金"，对父母在非正规部门工作的两岁以下儿童实现了全覆盖，有效减少了穷人获得医疗卫生服务的财务障碍。[①]

4. 二十国集团

二十国集团（The Group of 20，G20）1999 年 12 月成立于德国柏林，其成员国由八国集团加上十一个重要新兴市场经济国家（中国、阿根廷、澳大利亚、巴西、韩国、墨西哥、南非、沙特阿拉伯、土耳其、印度、印度尼西亚）以及欧盟组成。此后，占世界经济 80% 和世界 2/3 人口的二十国集团体系迅速发展，不断扩大其工作议程，将安全、腐败、善治和叙利亚使用化学武器等问题纳入其中。2008 年美国次贷危机衍生全球金融危机之后，二十国集团也从最初的财长会议演变为各国首脑会议。在2009 年 9 月下旬于美国匹兹堡召开的第三次二十国首脑会议上，二十国集团取代八国集团被正式确立为"国际经济合作平台"。国际社会期待上述新兴经济体，特别是巴西、中国、印度能够在未来全球卫生筹资方面作出更多的贡献。[②]

2014 年在澳大利亚布里斯班，应对埃博拉病毒感染疫情暴发被列入二十国集团议程。在最后官方声明中提到了这一问题，而另一份关于疫情的社会、人道主义和经

---

① International Working Group on Financing Preparedness (IWGFP). From Panic and Neglect to Investing in Health Security: Financing Pandemic Preparedness at a National Level[M]. Washington DC: The World Bank, 2017.

② The Group of Twenty (G20). About G20[EB/OL]. (2023-03-10)[2023-04-10]. https://www. g20. org/en/about-g20/.

济影响的单独声明中，表达了对世界卫生组织工作的支持，并呼吁各国政府和国际金融机构提供援助。该声明还强调了加强医疗保健系统以提高其应对流行病的能力。这份单页文件包含具体的、可衡量的、具有政治约束力的长期承诺，这在以前的七国集团/八国集团首脑会议相关文件中很少见。有评论认为，这种做法可能表明二十国集团已准备好在全球卫生领域发挥直接作用。尽管如此，卫生保健仍被列为全球经济形势的决定因素，因为两年后，在 2016 年"二十国集团 2030 可持续发展议程行动计划"中，二十国集团峰会将健康视为"社会经济稳定发展的必要组成部分"和"可持续发展的关键方面"。重要的是，它声称"需要改进和协调的办法来加强卫生系统，从而促进全民健康覆盖"。①

2017 年，在德国担任二十国集团主席国期间，健康受到更多的关注。首次召开二十国集团卫生部长会议，并将新的重点放在推进全民医疗健康普及。《二十国集团行动计划汉堡更新》②包括集团的一些"具体集体行动"。关于可持续发展目标 3，提到了三个领域：根据《国际卫生条例》规定的各国义务，支持世界卫生组织在卫生危机管理方面的领导和协调；促进加强卫生系统，以发展具有韧性的卫生系统；以及 2017 年在七国集团峰会上介绍的采用"同一健康"方法实施抗微生物耐药性国家行动计划。尽管如此，重点仍然放在对流行病和控制传染病传播的能力上，而似乎仍然缺乏全面的卫生保健方法。

2019 年新冠疫情暴发后，二十国集团围绕新冠疫情专门举行峰会，就应对疫情蔓延、稳定世界经济进行沟通协调，具有重要意义。2020 年 3 月 26 日，国家主席习近平出席二十国集团领导人应对新冠疫情特别峰会，并提出了坚决打好新冠疫情防控全球阻击战、有效开展国际联防联控的四点倡议。为此，中国发起二十国集团抗疫援助倡议，并已经建立新冠疫情防控网上知识中心，向所有国家开放，倡议尽早召开二十国集团卫生部长会议，在世界卫生组织支持下加强信息沟通、政策协调、行动配合，开展药物、疫苗研发、防疫合作，有效防止疫情跨境传播。与此同时，此次会议还核准了《二十国集团行动计划——支持全球经济渡过新冠肺炎危机》（以下简称"行动计划"）。③在领导人特别峰会提出 5 万亿美元经济支持方案基础上，行动计划明

①　IIONA K. Global Health Security: A Cosmopolitan Moment[EB/OL]. (2015)[2022-10-29]. http://www. g7g20. com/articles/ilona-kickbusch-global-health-security-a-cosmopolitanmoment.

②　G20. Hamburg Update: Taking forward the G20 Action Plan on the 2030 Agenda for Sustainable Development[EB/OL]. (2017)[2022-10-29]. https://www. consilium. europa. eu/media/23548/2017-g20-hamburg-upade-en. pdf#: ~: text=The%20Hamburg%20Update%20is%20a%20first%20step%20for, and%20therefore%20need%20to%20be%20ensured%20and%20strengthened.

③　Extraordinary G20 Leaders' Summit. Statement on COVID-19[EB/OL]. (2020-03-26)[2023-04-10]. https://www. consilium. europa. eu/media/43072/final-g20-leaders-statement-26032020. pdf.

确了应对疫情的指导原则和下一步具体行动。会议通过了二十国集团"暂缓最贫困国家债务偿付倡议"（以下简称"缓债倡议"），积极应对因疫情导致的低收入国家债务脆弱性风险。会议还紧急动员国际组织资源支持发展中成员应对挑战，要求世界银行等多边开发银行向其发展中成员提供紧急融资支持，总金额达 2000 亿美元，要求国际货币基金组织准备好动员其 1 万亿美元的贷款能力，并进一步动员资源，包括研究设立新的融资支持工具等，为发展中成员国提供更多资金支持和服务。行动计划有三方面特点。一是兼顾卫生和经济领域的应对措施。与应对一般经济危机不同，行动计划首先从动员资金、分享信息、保证重要医疗物资供应等方面提出卫生政策措施，应对疫情对全人类的健康威胁，同时从经济、金融、贸易等方面采取行动，防止全球经济金融发生大的动荡，维护全球供应链基本稳定。二是兼顾了短期经济支持和中长期经济增长。行动计划旨在对冲疫情冲击，避免其影响长期化。各国不仅承诺通过积极的财政政策和货币政策为短期经济活动提供支持，还着重通过支持中小企业经营、促进就业、加大金融支持等措施，为疫情后经济复苏创造条件。三是兼顾国内和国际资源动员。由于各国政策空间普遍有限，只有广泛动员资源才能有效应对挑战。在二十国集团推动下，世界卫生组织、国际货币基金组织、世界银行、世界贸易组织等国际组织都参与进来，通过提供紧急融资、技术援助等不同方式，为成员国特别是发展中国家提供支持。

2022 年 11 月，二十国集团财政和卫生联合部长会议同意成立全球大流行防范、准备和应对金融中介基金（大流行基金，The Pandemic Fund），[①] 该基金将提供更多长期专项资金，加强低收入和中等收入国家的大流行预防、防范和应对能力，并通过在国家、区域和全球层面的投资和技术支持解决关键差距。基金将利用各方力量和比较优势，提供补充支持，加强合作伙伴协调，激励国家投资，发挥宣传平台作用，唤起并保持各方对加强卫生系统亟须的、高度的重视。与会各方呼吁推动大流行基金顺利运营，重点用于发展中国家大流行防范、准备和应对能力提升，并为基金提供可持续资金支持，强调财政和卫生部门协调安排，应有助于完善全球卫生治理，而非碎片化、重复性建设。

大流行基金由理事会监督管理，理事会负责制定总体工作规划，做出投资决策。理事会包括主权捐助方、项目实施方，以及来自基金会和公民社会组织的代表，各方享有平等代表权。世界银行和世界卫生组织将会同理事会加大合作力度，与公民社会组织及其他利益攸关方协商，帮助基金投入运行，在第一次征集项目提案之前制定好成果框

---

① World Bank. The Pandemic Fund[EB/OL]. (2020-12-10)[2023-04-10]. https://www.worldbank.org/en/programs/financial-intermediary-fund-for-pandemic-prevention-preparedness-and-response-ppr-fif/overview.

架和优先事项。大流行基金资金将帮助加强并维持人畜共患病监测、实验室、应急通信、协调管理、关键卫生人员能力，以及社区参与等多个领域的能力。大流行基金资助的项目还将帮助加强区域和全球层面的疫情预防、防范和应对能力，例如加强应急医疗产品生产能力。大流行基金还将支持同行学习，提供针对性的技术援助，帮助系统监测评估预防、防范和应对能力。截至 2022 年 12 月，大流行基金已经获得超过 14 亿美元的资金承诺，澳大利亚、加拿大、中国、欧盟委员会、法国、德国、印度、印度尼西亚、意大利、日本、韩国、新西兰、挪威、新加坡、南非、西班牙、阿联酋、英国、美国、比尔及梅琳达·盖茨基金会、洛克菲勒基金会和惠康信托都作出了捐资承诺。

10.2.3　全球公私合作伙伴关系

1. 全球抗击艾滋病、结核病和疟疾基金

全球抗击艾滋病、结核病和疟疾基金（The Global Fund to Fight AIDS, Tuberculosis and Malaria，GFATM）是全球卫生治理的主要行动者之一。2000 年 7 月八国集团在日本冲绳召开峰会，首次讨论了关于建立全球基金的设想。会议上八国集团首脑达成共识，致力于加强与各国政府、国际组织、行业、学术机构、非政府组织和民间社会等其他相关行为者的合作，以实现三个关键的联合国目标，包括：到 2010 年将感染人类免疫缺陷病毒 / 艾滋病的年轻人数量减少 25%（联合国 2000 年报告）；到 2010 年将结核病死亡人数和患病率降低 50%（世界卫生组织遏制结核病倡议）；到 2010 年将与疟疾相关的疾病负担降低 50%（世界卫生组织遏制疟疾倡议）。会议公报指出，为实现这一议程，八国集团呼吁建立新的伙伴关系，动员额外资源扩大在该领域内的援助。受到八国集团呼吁启发，并在广泛的初步磋商后，2001 年 6 月联合国召开艾滋病问题特别会议，会议上全球艾滋病和健康基金获得了广泛而强烈的支持，时任联合国秘书长科菲·安南表示正在与所有利益相关者——八国集团、其他捐助者、发展中国家、基金会、非政府组织和私营部门——组建过渡小组完成相关工作促使基金在年底前开始运作。[①] 安南指出尽管该基金将重点关注艾滋病，但也将用于防止结核病和疟疾。截止到该次特别会议，全球艾滋病和健康基金已经获得了来自政府、私营部门和个人认捐的共计 5.72 亿美元。

2001 年 7 月八国集团峰会在意大利热那亚召开，会议上八国集团与时任联合国秘书长安南（Kofi Atta Annan）共同发起了一项新的全球基金，以抗击人类免疫缺陷病毒 / 艾滋病、疟疾和结核病。该次会议上八国集团共同承诺提供 13 亿美元捐款，并呼吁公共和私营部门共同发挥作用。2001 年年底全球基金过渡工作组完成工作，

---

① KENT B, WALT G. Global Public-Private Partnerships: Part I-a New Development in Health?[J]. Bulletin of the World Health Organization,2000a, 78 (4): 549-561.

形成全球基金框架文件，政府、企业、基金会和私人认捐金额达到16亿美元。2002年1月全球基金召开第一次董事会，全球基金正式运营。全球基金的使命是通过公私合作伙伴关系促进捐助者之间进行协调，动员、利用和投入更多的资源，终结艾滋病、结核病和疟疾的流行。它是政府、民间社会、私营部门以及受疾病影响的人和社区等之间的伙伴关系。作为一个国际融资机构，全球基金并不具备执行的职能，其主要职能在于筹集和投资资金，以支持受影响的国家和地区。全球基金的四个核心原则包括：伙伴关系、国家所有权、基于绩效的资助和透明度。[①]

2012—2016年的全球基金战略变化重点在于投资模式的改革以及组织系统的改革，主要目的在于增加投资的可预测性和灵活性，促进受援国的申请与实施，以及提高全球基金的组织效率。全球基金在制定该战略时期正受到投资问题、资金滥用、腐败等负面问题困扰，在信托、财务和领导力方面均出现严重危机，国际舆论压力和捐助者压力迫使全球基金提出全面改革计划，从董事会治理，秘书处组织管理，资源调动，资源分配、投资、结果衡量和评估，拨款管理，风险管理六个方面进行全面综合的改革，以挽回全球基金的国际形象和捐助者支持。此外，全球基金还推进了将人权纳入价值观和组织运行流程，加强了对伙伴关系的重视，并首次设立了明确的卫生影响目标和具体指标，这些举措也都带有着全球基金向国际社会展示其雄心与能力的目的。该战略周期是全球基金发展历程中尤为重要的发展时段，是全球基金迈向成熟融资工具的关键行动期。

2017—2022年以及2023—2028年的全球基金战略[②]主要表现出全球基金对新领域探索并向新领域适度转移的需要。受到全球卫生领域对加强卫生系统的关注增加，单一疾病孤岛式援助问题的提出，以及官方发展援助向卫生系统建设领域的转移等影响，全球基金很早便开始在核心使命外增加对卫生系统的投资，但成果不佳。2017—2019年战略周期，全球基金将建立有弹性可持续的卫生系统提至战略目标，并强调了全球基金投入对可持续发展目标中六个目标的影响，以期提升其国际地位与关注度，对建设卫生系统的承诺也在2023—2028年战略周期中得到进一步加强。在新冠疫情后，考虑到国际社会对大流行病的关注以及新冠疫情对三大传统传染病成果造成的巨大影响，全球基金在2023—2028年战略中进一步加入防范和应对大流行病的战略目标，同时正处于国际热点的环境可持续性和气候变化等也成为全球关切的新领域。除了对于新领域的探索，全球基金还在最新的两个战略周期中积极推动和加强与

---

① BROWN G. Safeguarding deliberative global governance: The case of The Global Fund to Fight AIDS, Tuberculosis and Malaria[J]. Review of International Studies, 2010, 36 (2): 511-530.

② The Global Fund. Global Fund Strategy (2023-2028)[EB/OL]. (2022-12-10)[2023-04-10]. https://www.theglobalfund. org/en/strategy/.

广泛伙伴关系在多层面、多领域、多环节的合作，表现出更强的协调沟通和建立更密切更广泛伙伴关系网络的发展方向。新的两个战略周期是全球基金发展历程中的拓展扩容时段，是全球基金成为更全面更强大融资工具的发展革新期。

2. 全球疫苗和免疫联盟

全球疫苗免疫联盟（Global Alliance for Vaccines and Immunisation，GAVI）是公私合作的全球卫生组织的典型代表。其前身是由世界卫生组织、联合国儿童基金会、世界银行、联合国开发计划署、洛克菲勒基金会于 1990 年联合发起的儿童疫苗倡议（children's vaccine initiative）。

20 世纪 90 年代末，国际免疫接种项目出现停滞，发展中国家的儿童有很多仍从未接受过任何免疫。造成这一全球卫生挑战的重要原因是市场失灵——有效疫苗可以通过市场获得，但发展中国家普通民众无力支付疫苗的费用。在这一背景下，盖茨基金会和其他创始伙伴尝试一个新的解决方案：鼓励疫苗生产商在短期内降低一些贫困国家采购疫苗的费用，尽管短期看上去有所损失，但是从长远来看，贫困国家对疫苗的总需求量将增长，意味着生产商和受助国的"双赢"。在人们的健康与国家的经济水平提升后，受助国所采购的疫苗预期将恢复到原价格，受助国逐渐获得自行承担疫苗全部费用的能力。2000 年这一具有突破性的方案正式投入实践，GAVI 应运而生，总部设在瑞士日内瓦。[①]

全球疫苗和免疫联盟的宗旨是拯救生命、减少贫困并保护世界免受流行病的威胁。20 年以来，GAVI 已为世界上最贫穷国家的 7.6 亿儿童接种了疫苗，并避免了 1300 万人死亡。在拯救生命的宏观数据背后，全球疫苗和免疫联盟真正的使命是赋能受援国自筹资金的免疫项目。在履行使命的过程中，支撑全球疫苗免疫联盟不断发展的是可持续的运营模式。

在全球疫苗和免疫联盟活动的初始阶段，人们越来越清楚地认识到，需要对卫生系统进行投资，才能以可持续的方式提供免疫接种和其他卫生服务。2014 年 6 月全球疫苗和免疫联盟董事会核准了一项新的五年战略，该战略基于四项战略目标：促进疫苗的公平和覆盖，提高免疫接种的效力和效率，作为加强卫生系统的一个组成部分，提高国家免疫方案可持续性。全球疫苗和免疫联盟的董事会由 29 名成员组成，负责提供战略指导和制定政策。除盖茨基金会外，其他成员包括 5 名发达国家和 5 名发展中国家政府的代表；3 名国际机构代表，即世界卫生组织、世界银行和儿童基金会的代表；1 名民间社会组织的代表；2 名疫苗行业的代表；1 名科研院所的代表；9 名以个人身份的担任的董事；以及首席执行官。

---

① STORENG K T. The GAVI Alliance and the "Gates Approach" to Health System Strengthening[J]. Global Public Health, 2014, 9 (8): 865-879.

全球疫苗和免疫联盟的资金来自公共资金和私人资金，其来源包括捐助国政府和非国家行动者（基金会、私营部门、非政府组织）。比尔和梅琳达·盖茨基金会提供了全球疫苗和免疫联盟的初始资本，并一再重申其对该伙伴关系的支持，2021—2025年其承诺总额18亿美元，相当于所有捐助者捐款的8.4%；截至2022年8月，前三位的出资方依次是美国（49亿美元，23%）、英国（26亿美元，12%）和德国（22亿美元，10%）[①]。

除了直接捐款外，全球疫苗和免疫联盟的筹资模式在很大程度上考虑了私营部门的建议，这使得全球疫苗和免疫联盟成为创新筹资机制的渠道。特别是国际免疫筹资机制和预先市场承诺。国际免疫筹资机制发行的债券由参与的捐助国政府的长期承诺和作为其财务管理人的世界银行担保。债券在资本市场上出售，使大笔资金随时可用于全球疫苗和免疫联盟的活动（activities of the immunization alliance）。预先市场承诺也基于捐赠者的长期承诺，例如用于预购抗肺炎球菌疫苗，这是一种市场需求有限的产品，承诺提前在市场上购买产品是为了激励制药行业投资于主要影响低收入国家的被忽视疾病的研究和开发。全球疫苗和免疫联盟的预先市场承诺应用方式也受到一些民间组织的严厉批评，如认为其"显然是为了让疫苗开发和制造领域的四家跨国巨头受益"，因为这些巨头"正在寻找有利可图的市场"。

2016年全球疫苗和免疫联盟还启动了另一项免疫接种规划和公平获得创新机制（innovation for uptake, scale and equity in immunisation, INFUSE）。[②]这项新举措旨在培育具有改善疫苗交付潜力的经过验证和测试的创新，为那些提供新技术但难以获得资金的企业争取必要的资本，并为政府提供选择适当、成本效益高的解决方案所需的专业知识。该机制将选定的企业和创新者与全球疫苗和免疫联盟的合作伙伴联系起来，帮助实现解决方案的扩展。全球疫苗和免疫联盟的供资显然对许多中低收入国家引进新疫苗和使用不足的疫苗产生了重大影响。事实上，"符合全球疫苗和免疫联盟条件的国家比不符合全球疫苗和免疫联盟条件的中等收入国家更有可能引进新疫苗"。其不足在于，近年来常规免疫接种覆盖率在符合全球疫苗和免疫联盟条件的国家也停滞不前，而新冠疫情暴发后，常规免疫接种也间接受到了影响。

全球疫苗和免疫联盟与大量的全球供应商谈判供应合同并帮助压低价格，影响了一大批疫苗的市场。全球疫苗和免疫联盟在谈判降低价格方面取得了一些成功；然而，其分级定价政策也受到了批评。例如，它允许制药公司通过阻止仿制药竞争来维持市场垄断，阻止使用《与贸易有关的知识产权协定》（agreement on trade-related aspects

---

① GAVI. Donor contributions: 2021-2025[EB/OL]. (2023-04-10)[2023-04-10]. https://www.gavi.org/investing-gavi/funding/current-period-2021-2025.

② GAVI. Infuse[EB/OL]. (2023-04-10)[2023-04-10]. https://www. gavi. org/investing-gavi/infuse.

of intellectual property rights，TRIPs）的灵活性，并通过在不同的细分市场以不同的价格销售来实现利润最大化。此外，全球疫苗和免疫联盟的分级定价政策也因"自愿、任意、临时和有条件"而受到批评，而其定价决策缺乏透明度。

3. 新冠肺炎疫苗实施计划［the vaccines pillar of the Access to COVID-19 Tools（ACT）Accelerator，COVAX］

新冠疫情出现之后，开发全球有效的新冠疫苗是有效应对新冠病毒全球大流行的科学手段。为了协调全球努力，世界卫生组织、流行病创新防范联盟（Coalition for Epidemic Preparedness Innovations，CEPI）[①] 和全球疫苗免疫联盟（GAVI）共同领导了一项多边合作倡议——新冠肺炎疫苗实施计划（COVID-19 global vaccine access facility，COVAX facility），[②] 旨在加速候选疫苗的研发和生产，提前部署采购，确保各国以相对公平的方式和价格获得疫苗。

流行病创新防范联盟负责牵头全球新冠疫苗研发工作，向有前景的候选疫苗的研发进行投资，最终帮助 COVAX 机制参与方公平获取和使用安全有效的新冠疫苗。作为 COVAX 机制的一部分，流行病创新防范联盟确保对多种新冠疫苗的优先选择权，并对疫苗生产进行了战略投资，包括通过网络建设加大新冠疫苗产能。流行病创新防范联盟也投资"新变种"候选疫苗，以期为世界在未来控制新冠感染方面提供更多选择。

全球疫苗免疫联盟在 COVAX 机制里负责新冠疫苗全球大规模采购和交付。全球疫苗免疫联盟在过去的 20 年里为全球近一半儿童提供了基本疫苗，支持低收入国家获得疫苗，并通过维持全球疫苗库存和支持应对活动抗击疫情。全球疫苗免疫联盟设计和管理全球获取机制、全球风险分担和汇集采购机制以及预先市场承诺。全球疫苗免疫联盟还负责协调 COVAX 机制的日常运作和治理，管理其财务和法律关系，与供应商谈判提前购买协议，以及设计和协调新冠疫苗剂量。

联合国儿童基金会具有丰富的全球疫苗采购经验，在 COVAX 机制里负责与制造商和合作伙伴协商，负责新冠疫苗的货运、全球物流和储存。每年联合国儿童基金会都代表近 100 个国家采购 20 多亿剂疫苗，用于常规免疫接种和疫情应对。除协助采购和供应新冠疫苗之外，联合国儿童基金会还提供新冠疫苗安全注射和运输疫苗的冷链设备。此外，儿基会与世界卫生组织密切合作，为各国政府提供资金、技术援助和政策倡导，以支持向高风险社区提供疫苗。儿童基金会还在全球和国家一级开展关于疫苗信心的宣传，增强人们对疫苗的信任，并在世界各地追踪和应对关于疫苗的信息疫情。

世界卫生组织在全球获取疫苗计划中发挥多重作用，负责在疫苗政策、法规、安全、研发、分配以及国家准备和交付方面提供规范性指导。免疫战略咨询专家组（the

---

① CEPI. About us[EB/OL]. (2023-04-10)[2023-04-10]. https://cepi. net/about/whoweare/.

② WHO. COVAX[EB/OL]. (2023-04-10)[2023-04-10]. https://www. who. int/initiatives/act-accelerator/covax.

strategic advisory group of experts，SAGE）负责提供基于证据的政策建议。世界卫生组织《全球新冠疫苗接种战略》①设置了卫生保健工作者接种率100%、最高风险人群100%和全人口70%的全球新冠疫苗接种指导性目标。世界卫生组织紧急使用清单和预认证制度确保了各成员国对疫苗进行协调一致的监管审查和授权。世界卫生组织在疫苗安全监测方面提供全球协调和会员国支持。世界卫生组织还制定了新冠疫苗的目标产品简介，并提供研发技术协调。世界卫生组织与儿童基金会一道，为各国准备接受和接种疫苗提供支持。

世界卫生组织于2020年9月21日基于公平和平等原则发布了新冠疫苗公平分配框架，提出了如何在国家之间分配新冠疫苗的建议。该框架包括两个阶段，分别提出不同的优先分配对象：在第一阶段，每个国家都将收到相当于其人口数量3%的疫苗，世界卫生组织将继续分发疫苗直至疫苗可以覆盖该国20%的人口；在第二阶段，世界卫生组织将以每个国家中病毒传播速度和医疗系统的完善程度为标准，向疫情较为严重的国家优先分发疫苗。同时，该框架还强调应在疫苗上市初期供应有限的情况下，部分用以保证向高危人群（包括卫生工作者、65岁以上老人和因已有疾病而导致新冠病亡风险更高的人群）优先提供疫苗。

2021年2月3日，COVAX发布了《COVAX设施：中期分布预测》②，明确了141个从COVAX申请新冠疫苗的国家在第一阶段分配的疫苗数量及来源，这些疫苗包括牛津/阿斯利康疫苗授权印度血清研究所生产的2.4亿剂、牛津/阿斯利康疫苗9600万剂以及辉瑞疫苗先期交付的120万剂，它们将在2021年第1—2季度拨付给各国。随着七国集团领导人峰会对COVAX提供43亿美元的资金承诺，COVAX目前已经筹集到63亿美元的资金，基本缓解了资金方面的压力，但其在实现全球疫苗的公平获取和分配上仍存在两大挑战。一是疫苗资源有限，预订疫苗交付困难较大。尽管COVAX宣称已经达成了20亿剂疫苗的订单并有望在2021年第一季度开始推广，但这些订单的疫苗很大一部分还处于临床试验阶段，结果如何还未可知；二是已经生产疫苗的厂商将优先供给COVAX还是其他购买方。

2022年1月世界卫生组织、联合国儿童基金会和全球疫苗和免疫联盟建立了新冠疫苗交付伙伴关系，以支持向92个中低收入经济体（low-and middle imcome economies，AMC）提供疫苗。它特别向2022年1月初级系列疫苗覆盖率达到或低于10%的34个国家提供紧急支持，以推动实现国家和全球目标。根据世界卫生组织免疫专家战略咨询小组（SAGE）修订的新冠肺炎疫苗接种路线图，优先支持各国重

---

①　WHO. Global COVID-19 Vaccination Strategy in a Changing World[R]. WHO, 2022.

②　WHO. The COVAX Facility: Interim distribution forecast[EB/OL]. (2021-02-03)[2023-04-10]. https://www. who. int/docs/default-source/coronaviruse/act-accelerator/covax/covax-interim-distribution-forecast. pdf?sfvrsn=7889475d_5.

点关注老年人、卫生保健工作者和包括免疫功能低下者在内的合并症患者。

截至 2022 年 10 月，COVAX 机制已向全世界 146 个经济体提供了 18 多亿剂疫苗，其中 90% 以上提供给低收入国家的人民。全球已有 63% 的人口接种了新冠疫苗，其中 51% 为 92 个中低收入国家人口。从 COVAX 机制资金规模上看，主权国家中美国、德国和日本的捐款超过一半（图 3-10-2）。

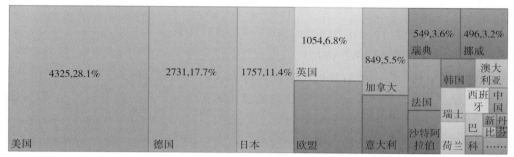

注：巴：巴西；科：科威特；新：新西兰；比：比利时；丹：丹麦；芬：芬兰

图 3-10-2　各国向 COVAX 机制捐款金额和比例（来源：作者根据 WHO 数据制作）

10.3　中国参与全球卫生治理的进展

中国参与全球卫生治理有其深厚的历史根源。秦代，中国的医药文化已传到日本，最有影响的从医者首推徐福，被日本友人尊为"司药神"。与此同时，医疗知识就已通过"丝绸之路"在中国、印度、中东和欧洲之间相互交流。历史上，中国是卫生领域一些关键的突破性创新的发源地，例如赤脚医生制度（20 世纪 60—70 年代出现的名词，指获得最起码的基本医疗和辅助医疗训练、在中国农村工作、为农民提供基本的卫生、预防、计划生育和常见病治疗等基本医疗服务的农民，这一名称来自南方经常在水稻田赤脚工作的农民）和抗疟药青蒿素。刘培龙等曾基于以健康、疾病、人员、资金、知识、技术的跨国流动和伦理价值观为特点的全球卫生分析框架，总结了现代中国参与全球卫生治理的时间轴上的五大里程碑事件。第一件是在 1963 年中国向阿尔及利亚派出了第一支援外医疗队，并于 6 年后帮助坦桑尼亚建立了第一所医院。作为中国外交政策的一部分，当时中国卫生援助的鲜明目的就是进一步加强与第三世界国家的政治团结。第二件是 1978 年中国开始的改革开放，开启了中国从低收入国家向中等收入国家转变的进程，中国取得了成为受援国的资格，并逐渐成为援助国。第三件是从 2000 年起，中国举办了一系列中非合作论坛，每一届论坛都作出了新的重要援助承诺，例如援建医院、抗疟中心，提供奖学金，培训卫生技术人员和捐赠青蒿素，以及举办"光明行"活动。第四件是 2001 年中国加入世界贸易组织之后，加速参与全球事务，这一事件标志着中国基本上加入了所有的主要国际组织。第五件是 2003 年暴发的 SARS 疫情既凸显了中国在公共卫生领域的不足，也揭示了一个现实，即中国的全球贸易离不开捍卫全球的健康。

10.3.1　双边卫生合作

中国国务院分别于 2011 年 4 月、2014 年 7 月、2021 年 1 月发布了三份白皮书，总结了包括发展援助在内的中国国际发展合作的总量和类型。2011 年的白皮书中称，截至 2009 年年底，中国的对外援助总额累计为 376 亿美元，分为三大类：无偿援助 156 亿美元、无息贷款 112 亿美元和优惠贷款 108 亿美元。这一数字同另一项对中国 1950—2010 年对外援助总额的估计 405 亿美元相当接近，而 2010 年的年度援助额已经达到 39 亿美元。2010—2012 年，中国的年度对外援助额增长显著，已经达到每年 48 亿美元，其中无偿援助占有 36.2%。截至 2009 年，非洲国家已接受中国 46% 的援助，亚洲国家的受援金额也占到 1/3，拉丁美洲的受援金额占有 13%。根据 2021 年的白皮书中提供的数据，2013—2018 年，中国对外援助金额为 2702 亿元人民币，包括无偿援助、无息贷款和优惠贷款。其中，提供无偿援助 1278 亿元人民币，占对外援助总额的 47.30%；重点用于帮助其他发展中国家建设中小型社会福利项目以及实施人力资源开发合作、技术合作、物资援助、南南合作援助基金和紧急人道主义援助项目。提供无息贷款 113 亿元人民币，占对外援助总额的 4.18%，主要用于帮助其他发展中国家建设社会公共设施和民生项目。提供援外优惠贷款 1311 亿元人民币，占对外援助总额的 48.52%，用于帮助其他发展中国家建设有经济社会效益的生产型项目和大中型基础设施，提供成套设备、机电产品、技术服务以及其他物资等（图 3-10-3）。

为深化双边卫生合作，中国不断构建全方位、立体式援外医疗工作格局。党的十八大以来，援外医疗管理模式进一步优化，构建出了以医疗队为基础、创新项目、短期义诊和能力建设的全方位、立体式工作格局。其中援外医疗队开支和援建医疗设施占援助资金的大部分；同大多数的经合组织的援助方不同，中国并不提供全部门支持式的援助，中国的卫生援助采用项目模式，也包括小额现汇援款。上述方式的实物援助都是依据中国自身能力而设定的。卫生援助仅占中国对外援助总额的较小一部分，卫生援助主要都是无偿援助，而中国的总体援助更多是无息或优惠贷款。

1. 派遣援外医疗队

1963 年中国向阿尔及利亚派遣出第一支中国医疗队，开启了中国卫生援外的序幕。1963—2022 年这 60 年来，中国已向全球 73 个国家和地区累计派出了医疗队队员 2.8 万人次，诊治患者 2.9 亿人次，为维护全球民众健康贡献了中国力量。中国选择医疗队的受援国主要根据受援国的要求以及中国卫生、外交、财政等部门的联合决策。

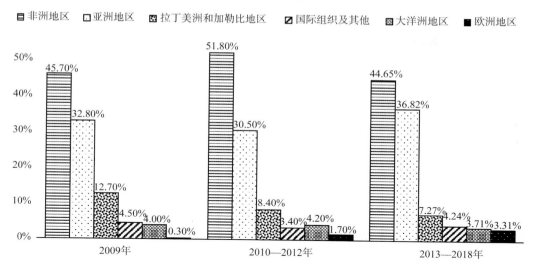

图 3-10-3　2009—2018 年中国对外援助资金分布情况（按区域和国际组织划分）

医疗队在外由中国驻外使馆经济商务参赞处管理。由负责援外医疗队派遣工作的中国卫生部的援外财政预算提供经费（基本工资除外），每个受援国均由特定的中国省份对口援助，该省的公立医院和医学院校负责医疗队人员的选派、监督，并提供部分资金。中国援外医疗队的人数从 6 人到 100 多人不等，大多数都不在中国援建的医院内工作。医疗队员主要都是临床医生，大多数的医疗队都设有队长和翻译，通常都不包含公共卫生技术人员。医疗队主要提供临床医疗服务，尤其是一些受援国短缺的专科医疗服务，如手术外科、妇产科等。医疗队员平均在外服务 2 年，他们享有食宿和工资补贴。截至 2022 年 9 月，中国援外医疗队员持续提供医疗服务，向有需要的发展中国家派出中国医疗队，服务受援国患者达千万人次，开展近千次巡诊、义诊活动，援外医疗队队员荣获中外方国家级荣誉超过 2000 人次。此外援外医疗队还开展短期义诊活动，在 30 多个国家开展白内障复明义诊手术，在有关国家实施心脏病义诊手术、唇腭裂修复手术等。

2. 援建医疗设施

从 1970 年起，中国利用卫生援助在其他国家援建了一百多所卫生设施。这些设施大多数是无偿援助的，只有少数属于基础设施的贷款项目。中非友好医院试点建设项目是医疗援外的具体实践。中国占总数 3/4 以上的援建医院坐落于非洲。大多数非洲国家至少有 1 所援建的卫生设施，有些国家有 6 所。这些设施大都是"交钥匙"工程，中国的建筑公司建造了这些设施并移交给当地政府。21 世纪初期阶段，疟疾控制项目成为中国卫生援助的重点，主要通过设立 30 所抗疟中心，利用中国传统医药中的青蒿素发挥作用。2018 年，为落实中非合作论坛北京峰会提出的"八大行动"之一的"中非健康卫生行动",在几内亚进行了试点建设,力争将中几友好医院初步打造成为几内亚和西非地区以神经医学为特色的医疗服务旗舰机构,在国家卫生健康委的指导下,北京市卫生健康委统筹北京市医疗资源,设计了神经医学中心建设、血液透析中心建设、远程医学平台建设、传染病监测、几内亚医务人员来华培训、发展评价六大项目。通过双方的共同努力,目前,中几友好医院已初步成为几内亚乃至西非地区有影响力的医学中心,初步实现了"大病不出几内亚"的愿景。在推动中外医院对口合作方面,截至 2022 年 9 月,中国已和 41 个国家的 46 家医院建立了对口合作的关系,支持心脏、重症医学等重点专科中心建设。

中医药作为中华民族的特色学科,也是援外医疗工作的重要组成部分。如针灸、拔罐、推拿等传统中医手段,在援外医疗队治疗颈椎病、腰腿疼、腰椎间盘突出等疾病时发挥了突出作用,充分体现了中医药的优势,让受援国民众切实受益于中医药的疗效。援埃塞俄比亚医疗队的中医医生每天接诊患者达百人,中医已发展成为医疗队工作医院的特色品牌。新冠疫情暴发,援外医疗队也在积极发挥抗疫的作用。中国长期派驻在 50 多个国家的中国援外医疗队,协助驻在国开展疫情的防控。医疗队主动分享中国疫情防控方案和诊疗方案,发布公告指南,向驻在国民众和华侨华人提供技术咨询和健康教育,举办 400 多场线上线下培训,向驻在国的医疗机构捐赠口罩、防护服等抗疫物资,有的医疗队还在当地加入救治新冠患者的行列,派遣到有关国家的呼吸、重症、公共卫生专家,显著增强了驻在国抗疫能力。

3. 拓展公共卫生合作

全球卫生的一项核心内容是共同防卫跨国的健康风险,这既显示了健康方面的相互依存关系,也提供了拓展公共卫生合作的基础。对于中国而言,2003 年 SARS 流行的危机曾产生严重的经济和社会影响。中国的疾病控制和国际合作均是滞后的,中国认识到在抗击 SARS 早期存在的问题,并在国内和国际采取了强有力的纠正措施。国内的措施包括通过中国疾病预防控制中心重新投建公共卫生体系,其中包含建设全球最大的疾病实时电子监测信息系统。中国在国际上的努力包括积极参与并领导许多国际论坛,推动在疾病报告与控制领域的国际合作,这体现在 2003 年的联合国大会上发起关于加强全球公共卫生能力建设的决议案,以及 2006 年在北京由中国、欧盟委员会和世界银行共同举办的禽流感防控国际筹资大会。之后,在管理人感染 H7N9 禽流感病毒等传染病暴发的过程中,中国认识到严格遵守《国际卫生条例》的重要性。从 2014 年起,中国援非抗击埃博拉病毒病,协助多国防控黄热病、鼠疫、寨卡等疫情,还支持非洲疾控中心建设,与坦桑尼亚、科摩罗等国和国际组织共同实施抗疟疾、血吸虫病等公共卫生合作项目,开展抗疫国际合作,为维护全球卫生安全作出贡献。2019 年 12 月 27 日,自湖北省武汉市监测发现首例不明原因肺炎病例,到 2020 年 1 月 3 日开始定期向世界卫生组织、有关国家和地区组织以及中国港澳台地区及时主动通报疫情信息，仅仅过了一周的时间。

10.3.2　多边卫生治理

中国参与全球卫生的双边方式同多边方式有很大不同。双边渠道是单独行事，而多边渠道则是全面参与，在联合国系统内（如世界卫生组织），作为一名规范的成员、遵照责任和权利行事。有记录显示，中国在所有事务中——卫生、贸易、移民、环境以及其他全球治理的领域都尊重和恪守多边机构的治理准则。中国增加了其对集资型多边基金的捐资力度。

在国际上，从改革开放到加入世贸组织，中国在所有领域——政治（联合国）、金融（世界银行、国际货币基金组织）、经济（世界贸易组织）、军事（军备控制和裁军）——都加速融入世界，已经成为世界体系中活跃的一员。中国加入了联合国几乎所有的专业性组织——世界卫生组织、联合国儿童基金会、联合国人口活动基金会、联合国艾滋病规划署，以及多边性的卫生基金。依靠强有力的政治支持，来自中国香港的陈冯富珍两次当选为世界卫生组织的总干事。中国是世界卫生组织、联合国艾滋病规划署和全球基金理事机构的积极成员，越来越多的中国专家参与世界卫生组织制定全球规范的工作。中国是唯一担任两个法典委员会（食品添加剂法典委员会和农药残留法典委员会）主持国的发展中国家，并主导了一些国际法典标准的起草。

中国对世界卫生组织工作作出了重要贡献。在 1945 年 4 月的旧金山联合国成立大会期间，中国和巴西代表团发表联合建议，提出创立一个国际性的卫生组织的倡议，获得大会一致同意，推动了世界卫生组织的诞生。70 多年来，尽管由于历史的原因，中国与世界卫生组织的关系在早期经历过坎坷，但是自 1972 年中国恢复在世界卫生组织的合法席位后，便开始参与该组织的活动。1978 年实行改革开放后，双方的合作一帆风顺，迅速发展，与时俱进。世界卫生组织对中国医学现代化建设和卫生事业的发展从财力、人力、物力等各个方面给予了诸多的帮助；中国也越来越多地参与全球卫生治理工作，支持世界卫生组织应对各项挑战。2003 年 SARS 疫情期间，世界卫生组织三批专家曾先后来到北京，对中国在 SARS 的临床诊断、治疗、病因寻找等方面的情况进行全面了解，与中国专家就有关技术问题进行交流。在双方合作成功抗击 SARS 疫情的基础上，中国同世界卫生组织在完善突发公共卫生事件预警机制、健全疾病控制体系和疫情信息报告网络、加强医疗救治体系建设，特别是农村医疗卫生体系建设等方面开展了广泛合作。中国始终严格遵守世界卫生组织的章程和规定，及时、足额缴纳会费，并在力所能及的范围内向世界卫生组织提供捐款。

疫情是对全球卫生治理体系的一次集中检验，也是对多边主义的考验。中国领导人在多个场合中反复提到，"中国始终维护并践行真正的多边主义，坚定不移推进抗疫国际合作，坚持与国际社会一道，共同推动构建人类卫生健康共同体"。根据不完全统计,在全球卫生资金投入方面,2020年中国的资金投入仍以双边渠道为主(85%),多边渠道相对占比约为13.4%(图3-10-4)。中国对全球卫生的参与主要是政府行动。在非政府的利益相关方中,一些高校、商业和产业机构的国际参与正在增多,中国的公民社会组织若想活跃于全球卫生的舞台上还需更长的时间。

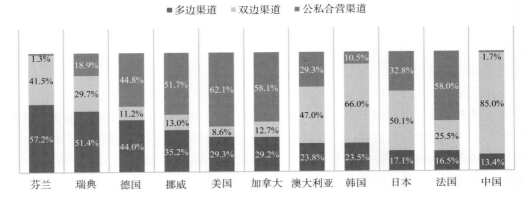

图3-10-4   各国全球卫生资金流向构成图

与此同时,中国积极参与和主办部级及以上国际会议,2016年成功与世界卫生组织共同举办第九届全球健康促进大会;在世界卫生大会主推并通过儿童安全用药、传统医药等多项决议;牵头举办卫生体系、健康扶贫等多个主题边会;中国目前有5支国际应急医疗队获得世界卫生组织认证;成功通过世界卫生组织疟疾消除认证,中国疟疾防控经验被纳入世界卫生组织技术指南;中国传统医学也被纳入最新《国际疾病分类》体系。

中国于2013年提出的"一带一路"倡议,世界卫生组织高度认同,和中国政府签署了《关于"一带一路"卫生领域合作谅解备忘录》,秉持"共商、共建、共享"原则,与中国携手打造"健康丝绸之路",为促进地区和全球卫生安全、增进世界卫生健康福祉协同贡献力量。"健康丝绸之路"是建设人类卫生健康共同体的重要实践,《国家卫生计生委关于推进"一带一路"卫生交流合作三年实施方案(2015—2017)》于2015年发布,为打造"健康丝绸之路"指明了方向。在"健康丝绸之路"建设中,中国努力维护全球卫生安全,建立公共卫生合作网络、热带医学联盟、包虫病防治联盟等,派遣公共卫生专家赴西非,以及菲律宾、尼泊尔等国开展疫情防控和自然灾害紧急医学救援;积极对接各方卫生发展战略,建立医学人才培养联盟、医院合作联盟、卫生政策研究网络等;继续推动卫生创新合作,结合中国重大新药创制、艾滋病和病毒性肝炎等科技专项,深化与相关国家科研机构在新药研发和疾病防治等领域联合研究和技术攻关;建立健康产业可持续发展联盟,提高相关国家健康服务的可及性和可负担性。

10.3.3　知识经验分享

知识既是属于本地的也是属于全球的。知识的产生、掌握、交流和应用都具有全球性。中国有很多知识可以向国外分享，也有很多知识需要向国外学习。在医药、卫生策略和实施领域，中国有一些卓越的成就，值得贡献给世界的知识库。从麻黄素到针灸，中国的传统医药中有很多增进健康的技术。20 世纪 30 年代，中国就已经试行了乡村卫生员制度，之后又演变为"赤脚医生"。中国的农村三级卫生保健系统在新中国成立后不久后就已建立。中国使用"赤脚医生"模式培养基层卫生服务人员的做法推动了《阿拉木图宣言》发起的初级卫生保健运动的发展。中华人民共和国成立后的 30 年，中国实现了人类历史上控制死亡率最突出的进步。中国对常见传染病、妇幼卫生、热带病控制、疟疾和血吸虫感染的管理、群众性的爱国卫生运动以及近乎全民的健康覆盖的最新成就值得作为有价值的经验整理为正式文献。

中国的高等院校也在不断增加全球卫生领域的教育和研究。北京大学、清华大学、复旦大学、昆山杜克大学、中山大学、武汉大学、中南大学、昆明医科大学和北京协和医学院纷纷建立了多学科的全球卫生研究中心。这些大学正在开发中文的全球卫生课程，并推动全球卫生政策和体系的研究。在这些行动中，中国同国际上的一些大学加强合作，例如同耶鲁大学、杜克大学、日内瓦高等研究院、乔治敦大学、哈佛大学、伦敦卫生和热带病学院、华盛顿大学等都有合作的全球卫生项目。中国全球卫生网络于 2015 年 12 月 6 日成立，并逐步完善，截至 2018 年 12 月，已有 77 家成员单位，由高校、政府和疾控单位、企业以及行业协会等多种单位构成，平台建设日趋完善。

中国支持了来自发展中国家的政府官员、专业技术人员和青年人来到中国参加培训和教育。医学作为与人类生活品质和健康指数最直接相关的领域，逐渐成为除语言类专业外来华留学生的首选专业。2010 年国家颁布《中长期教育改革和发展规划纲要（2010—2015 年）》，明确提出扩大外国留学生规模，实施留学中国计划。在这一政策的指导下，医学留学生规模呈现快速上升趋势。到 2015 年，医学本科留学生在校生人数达到 3.9 万，比 2012 年的 2.9 万增长超过 10%；到 2016 年，医学本科留学生占本科留学生总量的 22.5%。临床本科医学教育作为留学生教育的重要组成部分，得到了国家的重视和支持，成为医学类来华留学生教育的品牌项目，规模稳步增加，具备招生资格的院校也相应增多。根据教育部 2016 年度来华留学生情况统计显示，2016 年共有来自 205 个国家和地区的 44.2 万余名留学人员来华学习。来华学习的留学生中，学习医学专业（含中医）的学生人数排在第二位；生源主要来自 32 个国家和地区，规模前三的国家依次是韩国（12.4%）、印度（11.4%）和巴基斯坦（7.1%）。相比西方发达国家医学教育周期长、价格高，中国医学教育资源是周边东南亚国家以及非洲各国的理想选择。但是，大量生源质量欠佳的留学生涌入我国，也给国内留学生教育带来了一定的挑战。

　　随着中国对外援助的预算增长、项目增多、援外人员增加，可望中国进一步扩大对全球卫生的参与。中国将继续其具有特色的方式，而不是复制发达国家的模式，中国政府的政策和本国的专业能力将是关键。伴随国内全球卫生机构的加强，中国第一代具有丰富经验和熟练外语能力的专业人才正在崛起。按此轨迹发展，可以推测，全球卫生可因中国的参与而重塑，其结构和进程将越来越接纳中国特色。

10.4　改善全球卫生治理的中国方案

　　人类卫生健康共同体理念的提出有着深厚的思想文化渊源。它是马克思主义理论的世界观和中华传统文化中的"和合理念"在全球卫生治理领域的理论升华。人类卫生健康共同体理念提出了解决当代的全球卫生治理实践中的问题和挑战的中国方案，引领全球卫生治理制度体系的发展与变革。人类卫生健康共同体并非乌托邦，它将内化于中国参与全球卫生治理与全球卫生外交的实践之中，从而为全人类的健康福祉作出贡献。具体而言，构建人类卫生健康共同体主要有以下三个路径：进一步丰富人类卫生健康共同体的理念内涵；通过理念传播推动人类卫生健康共同体在全球卫生治理制度体系中的内化；以制度体系中的中国实践带动人类卫生健康共同体的最终实现。

10.4.1　丰富人类卫生健康共同体理念的中国文化内涵

　　十九届六中全会《中共中央关于党的百年奋斗重大成就和历史经验的决议》指出，构建人类命运共同体成为引领时代潮流和人类前进方向的鲜明旗帜。作为人类命运共同体理念在卫生安全领域的具体延伸，人类卫生健康共同体理念是开展国际合作的价值追求。对于事关各国人民生命安全的抗疫合作而言，人类卫生健康共同体理念的指导意义尤其显得重要。人类卫生健康共同体理念具有深厚的历史文化底蕴，植根于历史悠久、博大精深的中华文明，是基于对中华传统文明（特别是儒家文明）以及马克思主义理论的创新性发展而提出的。因此，开展国际抗疫合作离不开人类卫生健康共同体理念的学理引导，相关研究也将促进人类卫生健康共同体理念的学理发展。

　　习近平外交思想是新时代我国对外工作的根本遵循和行动指南，是党中央治国理政思想在外交领域的重大理论成果；人类卫生健康共同体理念是习近平外交思想和人类命运共同体理念在全球卫生治理领域的具体化；习近平外交思想中所蕴含的"和合"理念对于构建人类卫生健康共同体具有普世的指导意义。人类卫生健康理念与中华传统文化之间存在的逻辑关系，赋予人类卫生健康共同体的文化内涵，有利于推动中国的"和合"抗疫理念转化成普世的抗疫理念，进而促进世界文明互鉴。构建人类卫生健康共同体，需要挖掘中华传统文化的"和合"理念来提供理论支撑。开展全球卫生治理不仅仅在于针对某个特定的国家提供多少抗疫物资援助，而是在于人类卫生健康共同体是否得到国际普遍认同，是否基于人类卫生健康共同体理念来开展全球卫生治理体系变革，是否构建了关于人类卫生健康共同体理念的话语体系，是否实现了人类卫生健康共同体理念的全球共享。因此，需要深度挖掘人类卫生健康共同体中的中华传统文化内涵，强化人类卫生健康共同体理念的文化含义，淡化其政治含义，进而推动人类卫生健康共同体理念的普世化和认同感。

人类卫生健康共同体理念深植于中国"天下大同"历史文化传统和"和合"思想。中国的"天下大同"观，决定了需要从全人类的利益出发来应对全球卫生危机；中华传统文化的主流是儒家文化，人类卫生健康共同体根植于中国的传统儒家文化，它超越了西方国家的"非合作博弈"和"帕累托最优"的全球卫生治理理念，构建了全球卫生合作的"孔子最优""和合"理念。世界各国围绕疫情防控而开展的互动本质上是一种国家之间的博弈。美国在疫情防控中奉行的"美国优先"政策是一种非合作博弈策略，导致国际抗疫合作的失败，恶化全球防疫薄弱环节；欧盟国家在国际抗疫合作中奉行"帕累托最优"的合作策略，亦即在不损害其他国家的卫生安全的基础上追求自己卫生安全；而中国基于传统儒家文化之上，在国际抗疫合作中秉持的是"孔子最优""和合"理念，亦即通过帮助其他国家实现卫生安全来实现本国的卫生安全（表 3-10-3）。

表 3-10-3　各国实现卫生安全的治理理念

	博弈策略	实施路径	效果	追求目标
美国	非合作博弈	通过自助和损他来实现自身安全	利己损他	追求基于权力的卫生安全体系
欧盟	"帕累托最优"	通过自助来实现自身安全	利己不损他	追求基于权利的卫生安全体系
中国	"孔子最优"	通过助他来实现自身安全	利己利他	追求建立基于全人类利益的卫生安全体系，构建人类卫生康共同体

中华传统文化中关于卫生健康的伦理理念也应当成为人类卫生健康共同体理念内涵的重要来源。中华传统文化中蕴含了丰富的卫生健康关怀，我们有必要从这些理念入手，丰富人类卫生健康共同体的内涵。在中国古代的社会伦理中，对人的生命健康的关怀是一个久远的主题。"人命关天"一词便折射出中国的传统生命伦理中对生命的尊重与敬畏，而人类卫生健康共同体的构建也正是出于这样一种对人的生命与健康的珍视。"鳏寡孤独废疾者皆有所养"的观念则体现出中国古代在畅想理想的共同体"大同世界"时将人的健康作为不可或缺的一环考虑在内。丰富人类卫生健康共同体的内

涵要加大挖掘我国传统社会伦理理念的力度，结合现阶段全球卫生安全所面临的威胁，对传统伦理进行创造性继承和创新性发展，使之具有浓烈的中国文化特色底蕴。

中国博大精深的中医文化也为人类卫生健康共同体理念的提出提供了借鉴。作为伦理学的一个分支，中医学伦理学的任务就是发现、提炼、归纳和分析中医实践中的伦理问题。中国一直致力于引领和推动传统医学在全球的发展。《黄帝内经》《本草纲目》等经典医学著作中蕴含的传统医学底蕴雄厚的伦理思想，诸如"上医医国，中医医人，下医医病"的济世、救人、治病三位一体观念，都是人类卫生健康共同体理念的重要文化渊源。

10.4.2　推动人类卫生健康共同体理念的内化

全球新冠疫情危机反映了全球卫生治理体系中国际规制存在的"治理能力赤字""民主赤字""领导力赤字""发展赤字"等问题。能否将人类卫生健康共同体理念内化于全球卫生治理机制之中，对于实现全球卫生治理国际规制设计民主化、运行多边化和服务公平化而言至关重要。人类卫生健康共同体理念倡导真正的多边主义，需要从这一理念出发来重塑全球卫生治理机制。

就实践而言，构建人类卫生健康共同体需要将该理念融入和内嵌于全球卫生治理体系。从超国家、国家和非国家层面入手，通过理念引领下的制度体系改进逐步实现构建一个卫生福祉相互关联的共同体目标。为推动人类卫生健康共同体的构建，中国有必要推进该理念在世界范围内的广泛传播，并实现其在全球卫生治理制度体系中的内化，以人类卫生健康共同体理念取代狭隘的基于国家安全的卫生治理观和基于地缘政治利益考量的卫生治理观，从而推动全球卫生治理体系的朝着更加公正、健康和可持续的方向发展。

全球治理的效率与国际规制的设计密切相关。国际规制设计民主化、机制运行多边化和机制服务公平化是国际规制有效运行的保障。联合国、世界卫生组织、世界银行、二十国集团等多边国际规制是全球卫生治理的重要平台，然而由于个别国家的单边主义以及国际规制的"软法"性质导致其对国家行为缺乏强制约束等原因，上述国际规制的"治理能力赤字"和"领导力赤字"在全球新冠疫情治理中进一步放大。上述国际规制在全球抗击新冠疫情中的不足并不代表多边国际规制无关紧要，而是凸显了对全球卫生治理领域多边国际规制进行改革的紧迫性和必要性。疫情防控需要真正的多边主义，因此如何将人类卫生健康共同体理念内化于全球卫生治理中的国际规制设计，从而通过提升国际规制设计民主化、机制运行多边化和机制服务公平化，为全球卫生治理中的多边国际规制赋能，就显得至关重要。

多边主义是构建人类卫生健康共同体的重要载体。人类卫生健康共同体是面向基于全人类安全的卫生治理观。构建人类卫生健康共同体仍然要坚持"共商、共建、共享"的治理原则，推动所有国家共同参与其中，为实现这一目标而努力，同时确保这一成果惠及全人类。因此，构建人类卫生健康共同体需要真正的多边主义，需要国际社会联合起来共同抵制卫生治理中的小圈子多边主义、有选择的多边主义和本国优先的多边主义等"伪多边主义"，协力共促。全球层面的卫生治理多边机制包含了世界卫生组织、世界银行、联合国等数量众多的行为体，他们凭借各自的优势与议程关联加入到卫生治理当中，构成了重叠交错的复杂互动局面。构建人类卫生健康共同体需要借助这些行为体的力量，如世界卫生组织的专业知识和技术指导、世界银行的资金与建设经验以及联合国的议程带动与合法性优势等。要推动人类卫生健康共同体理念在这些机制中的内化，使其自觉为构建一个命运相连的共同体而努力。在这一层面中，维护世界卫生组织的中心地位至关重要，要增强其居中协调的能力。维护世界卫生组织的中心地位并不意味着支持其作为一个国际官僚机构与其他机构争夺领导权或资源的斗争，而是支持各国共同为卫生问题的进展发声。世界卫生大会为所有国家提供了一个专门就卫生问题进行讨论和发声的平台，要利用好这一平台，以人类卫生健康共同体理念为引领实现全球卫生治理的"共商"，了解各国的卫生需求，以此来指导卫生治理议程的制定，避免盲目投入导致的治理重叠和资源浪费。世界银行、联合国等其他机制是卫生项目执行、传染病监测体系建设等领域必不可少的参与方。世界银行作为一个全球金融机制，要发挥其在资源领域的优势，在兼顾各国的需求的基础上有针对性地加强对卫生体系建设的支持力度。在联合国中要以人类卫生健康共同体理念为引领，推动一些卫生相关议程的标准化与规范化，如联合国应细化对健康权的界定及执行标准，推动健康权在卫生治理中的主流化。[①]另外，其他国际组织也要在协调合作的基础上为推动卫生进展作出自己的贡献，如世界贸易组织可以为卫生产品的便利流通等创造更好的条件。

其他非正式机制与区域合作机制是卫生治理建设发展的重要推手。二十国集团、七国集团、金砖国家机制等聚合了各类型的国家，通过集体会商凝聚共识，以集体行动带动各项卫生进展。在发达国家间的合作中，同样要尊重世界卫生组织等全球性机制的决议，真正以全人类的健康为目标，摒弃传统的、片面的治理路线。要利用好南北合作机制，通过二十国集团等机制开展政策对话，寻求共同利益与共同语言，达成各方卫生利益的"最大公约数"。[②]同时南南合作机制也要在更大程度上寻求共识，在国际舞台上为发展中国家发出一致的声音。此外，区域卫生合作机制的完善也是构

---

① GOSTIN L, MEIER B M. Foundations of Global Health & Human Rights[M]. New York: Oxford University Press, 2020: 212.

② 王明国. 人类卫生健康共同体的科学内涵、时代价值与构建路径 [J]. 当代世界，2020(7): 34-40.

建人类卫生健康共同体的重要步骤。区域卫生合作在一定范围内协调各主体,通过信息搜集、反馈与评估等提升卫生治理的有效性。[①]因此有必要着力提升区域卫生合作的机制化与专业化水平。与此相联系的是区域内的卫生合作可以与世界卫生组织的区域办公室加强协作,以确定区域卫生发展的优先事项,加强传染病监测体系,共同保障区域卫生安全。

国家行为体是构建人类卫生健康共同体的基石。在当今的国际环境中,主权国家仍然是全球卫生治理的主体,是治理资源与权力的来源。因此,推动主权国家对人类卫生健康共同体理念的认同与贯彻执行对推动该理念的落地具有基础性作用。拥有全球卫生影响力的主权国家应以人类卫生健康共同体理念为指引确定其对外卫生规划,同时重视卫生外交的作用,以外交手段服务于卫生目标的进展,优化现有卫生倡议与卫生项目。作为卫生发展援助的主要提供者,发达国家应主动充分履行其发展援助承诺,保障卫生资源的供给。且其卫生系统建设与疾病专项应对的援助应真正做到以卫生问题改善为目标,通过加强双方之间的沟通,了解受援国的真实需求,由卫生需求来确定援助走向,而非以政治与经济利益来确定援助目标。在援助过程中应当充分尊重受援国的政治制度与经济模式,不附带任何政治条件。从现实状况来讲,大部分受援国在基础卫生领域普遍薄弱,发展中国家民众基本卫生权利的需要得到保障,却在过去的卫生援助体系中因各种原因被忽视。在未来的援助中,加强卫生体系的建设应成为重点。受援国卫生体系建设不能仅仅被动依赖对外援助,要积极探寻、制定适合本国国情的卫生发展规划,以本国卫生现状为出发点统筹本国卫生体系建设。同时,国际社会与此类国家要合作建立卫生建设监督与评估机制,保证卫生建设项目的实用性、过程的可监督性和结果的可监测性。

非国家行为体是建设人类卫生健康共同体的有力补充。私人行为体的加入是全球卫生治理体系的有益拓展,以公私伙伴关系为代表的参与方式创新为体系提供了新的活力之源。因此人类卫生健康共同体应当善加引导非国家行为体发挥作用。过去有观点认为,私人行为体更多是进入传统全球卫生行为者不愿意涉足的领域,而加强并完善全球卫生国际组织便会挤压私人行为体的生存空间。[②]如今私人行为体的参与早已超越了此种身份构建,成为全球卫生治理中不可缺少的一部分。私人行为体的资源投入与科研产出对卫生建设的整体进展都有积极意义。要引导私人行为体优化与国际组织的合作模式,以沟通协调完善资源的调配,尽可能减轻因资源的分散投入导致的碎片

---

① 郝宇彪.全球卫生治理的困境与中国推动构建人类卫生健康共同体的路径选择 [J]. 国外社会科学 , 2021(4): 93-105.

② YOUDE J. Private actors, global health and learning the lessons of history[J]. Medicine Conflict Survival, 2016, 32(3): 203-220.

化。同时要加强非政府行为体与超国家和国家行为体的信息共享，如私人行为体在进行国家卫生项目援助时，可以通过世界卫生组织驻国家代表处等方式了解一国的卫生需求，增强援助的针对性。与国家层面的沟通也同样重要，全球基金要求设立的国家协调机制是一种有益的参考，可以弥补技术评审小组缺乏对国家直接了解不足的缺陷。[1]

总之，构建人类卫生健康共同体要充分利用现有全球卫生治理体系，持续推动并加强超国家行为体、国家行为体和非国家行为体的参与，以人类卫生健康共同体理念为目标指引改善其中的缺陷与不足，真正服务于卫生目标，构建更具韧性的卫生治理制度体系。

10.4.3　统筹内外合作平台，推进人类卫生健康共同体建设

中国不但是人类卫生健康共同体理念的首倡国，而且是在全球卫生治理领域最重要的行为体之一。中国有责任、也有能力引领人类卫生健康共同体建设。这需要我国从对内和对外两方面的政策措施出发，为人类卫生健康共同体的建设创造有利条件。

从对内政策来讲，要以人类卫生健康共同体理念为指引，从国家层面出发研究制定中国的全球卫生战略。国家层面的全球卫生战略作为一国卫生外交政策的纲领，是一国有效参与全球卫生治理的重要引领。国家全球卫生战略具有两方面的特征。首先全球卫生战略的制定是国家在综合考虑国际环境、外交政策目标、全球卫生现状和全球卫生治理目标之后做出的选择，具有路线指引的作用。其产生要素与推进构建人类卫生健康共同体的需要高度适配，人类卫生健康共同体理念便是我国综合上述因素提出的全球卫生治理战略的价值目标。同时它彰显了中国对在卫生领域建立荣辱与共和同舟共济的共同体目标的不懈追求。中国需要在综合考量国际环境的基础上确定今后参与全球卫生治理的整体方向与路径，更需要以全球卫生战略的形式表现出来。其次有效的全球卫生治理战略需要所有相关政府部门之间建立良好的部门协调机制，需要从国家层面出发对国内各部门的参与进行协调，采用"全政府"的卫生外交协调机制。在中国涉及卫生外交的部门包括外交部、商务部、卫健委、财政部及新近成立的专司对外援助的国际合作署以及各级地方政府部门的对外卫生参与，这些机构都需要从国家级别进行协调，才能保障各部门的有序进入与协调行动，提升中国卫生外交水平。此外，要创新卫生融资体系，积极鼓励国内民间机构参与到对外卫生援助之中，引导私人行为体的均衡性投入，大力开展民间卫生外交，这也是我国构建人类卫生健康共同体努力的重要组成部分。

---

[1]　保罗·艾森曼，亚历山大·沙克.与新的合作伙伴谈判提高援助有效性和数量：全球基金的作用 [M]// 丹尼尔·勒夫贝尔，著，郭岩，译.创新卫生伙伴关系：多元化的外交.北京：北京大学医学出版社，2014：38.

从对外方面来讲，人类卫生健康共同体的实践需要建立起各参与主体对理念的认同，这有赖于讲好中国的抗疫故事。提升中国的全球抗疫叙事能力，进而建构中国全球卫生治理战略的话语体系，有助于我国抗疫理念引起世界共情、引导全球抗疫舆论和扩大中国抗疫合作的"朋友圈"。人类卫生健康共同体理念已经成为我国全球卫生治理话语体系的关键词。向国际社会宣讲人类卫生健康共同体理念有助于增强中国在全球卫生治理实践中的国际影响力、感召力、塑造力，提升中国开展抗疫外交的道义性和国际合法性，为全球卫生合作校准方向，为全球抗疫合作唱响团结主旋律，并最终塑造合作型的全球卫生安全文化。

构建人类卫生健康共同体离不开在全球卫生治理领域最具影响力与合法性的国际机制。中国要努力推动在联合国大会或世界卫生大会上通过有关共建人类卫生健康共同体的决议，这是促成国际社会接纳人类卫生健康共同体理念的重要步骤。也可以通过有中国参与的各类多边外交场合宣传人类卫生健康共同体理念，如"一带一路"峰会、二十国集团峰会、中非合作论坛等，促成与人类卫生健康共同体相关的内容写入到联合宣言或联合声明中，使得构建人类卫生健康共同体的理念融入当代主流全球治理议程。

构建人类卫生健康共同体需要中国构建多维度、多领域、多形式和立体化的卫生外交伙伴关系。在多边层面，中国将以人类卫生健康共同体为引领推动全球卫生治理制度体系改革，利用中国的影响力加强各卫生参与机制之间的沟通与协调，减轻碎片化与机制重叠，共建整体性卫生治理体系。妥善利用各类多边合作机制，在形成对人类卫生健康共同体理念的共识之上带动协同构建共同体的实践，如在二十国集团中争取带动相关卫生问题建设。并且中国作为最大的发展中国家，要在国际多边卫生合作机制中积极代表发展中国家发声，表达发展中国家的卫生关切。在区域层面，要基于区域合作进程加强与周边国家的卫生共建。例如，通过打造东盟卫生健康共同体、上海合作组织卫生健康共同体，提升区域卫生危机防范能力。在双边层面，进一步深化双边卫生合作，巩固并扩展现有的双边卫生合作机制，与发达国家加强卫生技术合作，提升卫生安全保障能力。"一带一路"是我国开展全球卫生合作的最重要的平台，通过与"一带一路"沿线国家开展卫生合作，共商共建共享"健康丝绸之路"，为"一带一路"高质量发展提供健康保险，服务于我国开放型经济发展战略。将卫生议题内嵌于"一带一路"合作框架之中，支持相关国家加强卫生服务能力的建设，通过向"一带一路"国家提供卫生公共产品，补齐卫生治理短板，也是打造防疫有力度、合作有温度的人类卫生健康共同体的必由之路。

11 树立全球健康伦理观

11.1 以全球健康为目标的全球生命伦理

在新冠疫情肆虐之时，伦理学责无旁贷地需要担负起凝聚全球公共卫生共识，保护全球健康、协调多元文化，超越意识形态分歧，推动全球治理的历史重任。然而在国内外伦理领域，围绕着"全球伦理"等问题一直争论不休，为了应对新冠疫情导致的全球公共卫生困境并超越已有的争论和分歧，我们需要使用新的概念工具来分析问题。"全球公共卫生伦理"（global public health ethics）或许可以成为分析这一问题和构建人类卫生健康共同体理念研究的新工具。

在国内外生命伦理学既有的相关文献中，在提及全球卫生问题时，学者们通常使用诸如全球卫生（global health）、全球公共卫生（global public health）、国际健康（international health）、人口健康（population health），以及全球化时代的健康（health in the era of globalization）等概念，当人们试图从伦理角度讨论这些问题时，常用的概念主要有全球伦理（global ethics）、全球健康伦理（global health ethics）、全球生命伦理（global bioethics），所讨论的问题大致包括全球健康不平等（global health inequalities）、全球健康公正（global health justice），从全球伦理视域对于易受伤害性（vulnerability）、健康责任、气候变化、可持续发展、流行病监测、健康大数据等问题的分析。笔者认为，"以全球健康为目标的全球生命伦理"这一新概念不仅有助于从理论上超越既有关于"全球伦理"和"全球生命伦理"等问题的争论，从全球公共卫生视角整合既有研究，亦可更具针对性地锁定研究"靶点"，以一种新伦理视角思考人类该如何应对新冠疫情，团结国际社会共同抗疫和构建人类卫生健康共同体问题。

11.1.1 从"全球伦理"到"全球生命伦理"

"全球伦理"是一个有争议的概念。1990 年，德国神学家孔汉思（Hans Küng）

在《全球责任》一书中率先提出这一概念。在他看来，全球伦理便是达成对于一些有约束性的价值观、一些不可取消的标准和人格态度的一种基本共识，例如"在这样一种急剧变化的全球形势下，人类需要有一种远见预想和平地共同生活，预想不论人种、伦理群体和宗教如何都能共同地分担照看地球的责任"。^①然而，这个概念一经提出便导致一场持续 30 年的争论。赞成者认为，全球伦理形成的原因在于全球化趋势和由此产生的人类共同利益，以及人类的共同人性、理性和逻辑思维法则。这一概念及其理论有助于应对西方社会现代性的道德危机。西方社会现代性主要有三重内涵：个人主义，市场经济和民主政治。支撑这三者的核心理念便是自由主义、个人主义与人权观念，它们不仅导致西方现代社会和文化内在分化与价值冲突，也形成人类自我中心主义，因此全球伦理是解决这些分化和冲突的唯一方法。而反对者认为，"全球伦理"无法形成，原因有四个。其一全球伦理的客观条件是人类共同主体形态的形成，但由于道德的多样性和政治的多极化，这是一个无法实现的梦想。其二全球伦理作为普遍的价值体系，本身就存在着对于这种普遍性是否"合理"的追问，而对于"谁的正义""何种合理性"等问题始终不存在统一的或唯一的答案。其三由于利益主体和价值观念不同，全球伦理在实践中也难以推广。其四全球伦理隐含着文化霸权的可能性。

为了避免上述分歧，近些年来，一些国内外学者开始把注意力放在廓清"全球伦理"的内涵方面，并形成四种不同理解。其一全球伦理是为维护全人类共同利益所需的共同的或者普遍的伦理规范，例如生态伦理，核伦理和国际关系伦理等。其二全球伦理主要指不同伦理之间具有共性的普遍价值，例如"己所不欲，勿施于人"在东西方文化中都有相似的表达。其三应当以"全球意识伦理"来取代"全球伦理"，前者是人类在经济全球化时代为维持全球社会生态系统的平衡、解决人类面临的各种全球性问题、实现人类可持续发展目标的一种时代需要。^②其四应当以"人类共同伦理"（human common ethic）来替代"全球伦理"，且在多元文化背景下，前者的建构具有可能性和现实性，例如儒家伦理在这一理论的形成中便具有重要意义。^③

可以说，上述关于"全球伦理"内涵和可能性问题的争论都有一个共同的前提：在全球化时代，人类的命运正在以前所未有的方式联系起来，需要共同避免和应对各种来自自然界和人类社会自身的灾难和危机。这就表明，关于"全球伦理"的探讨不能仅停留在抽象的哲学概念演绎中进行，而应在具体历史背景下，针对不同的和紧迫的现实问题，如在新冠疫情所导致的全球公共卫生危机背景下进行讨论。面对人类与

①　光明日报. 构建人类共同新伦理——第三届"尼山世界文明论坛"学术巡礼 [EB/OL]. (2014-05-28)[2022-10-29]. https://epaper.gmw.cn/gmrb/html/2014-05/28/nw.D110000gmrb_20140528_1-14.htm.

②　刘魁. 全球关联与全球伦理的可能性探究 [J]. 东南文化, 1999, (6): 63-67.

③　光明日报. 构建人类共同新伦理——第三届"尼山世界文明论坛"学术巡礼 [EB/OL]. (2014-05-28)[2022-10-29]. https://epaper.gmw.cn/gmrb/html/2014-05/28/nw.D110000gmrb_20140528_1-14.htm.

病毒、人类与疾病的生死较量，人类社会必须从全球视角思考自身安全和命运问题，也因此更容易接受"全球伦理"概念，同时这一概念也应更具包容性与整合性，因为它无论是意味着普遍道德规范和伦理原则，以及不同伦理道德中的普遍价值，还是意指"全球意识伦理"和"人类共同伦理"也罢，都易于以"全球生命伦理"概念在生命伦理领域形成共识。

　　"生命伦理"这一概念诞生于 20 世纪 60 年代，中外伦理思想史上的不同学说都能成为生命伦理来论证人的尊严、自由、权利、医疗保健制度改革、医疗资源公正分配、医患关系等问题的理论资源。尽管作为一种社会意识形态，不同文化中的生命伦理具有不同的特色和规范，这四个经典原则却是为不同文化普遍所奉行的基本原则。作为维护全球卫生的国际组织，世界卫生组织也不断出台维持国际秩序的生命伦理准则和规范，监督和约束成员国的相关行为，而这些也可以被视为"全球生命伦理"的规范和原则，例如《纽伦堡法典》和《赫尔辛基宣言》等文献。因而在生命伦理领域，全球伦理不仅是可能的，也是必要的。全球生命伦理意味着在生命伦理学领域，为维护全人类利益所需要的共同的或者普遍的伦理原则——可以约束全体人类最基本的、最大普遍化原则，也包括不同文化和道德价值观之间所共同具有的普遍价值，是为了人类共同利益而产生的一种整体意识和具有普遍性的话语。与其说它是一种无所不包含的、意识形态化的全球伦理体系，不如说它在意欲寻求人类社会在生命伦理问题上达成某些基本共识。

11.1.2　从"全球生命伦理"到"全球公共卫生伦理"

　　从"全球生命伦理"似乎可以自然地拓展到"全球公共卫生伦理"。自 21 世纪末以来，各种流行病和传染病不断地在全球传播和蔓延，例如 HIV 病毒感染和艾滋病（AIDS）、严重急性呼吸综合征（SARS）和中东呼吸综合征（MERS）、埃博拉（Ebola）以及这次的"新型冠状病毒感染"（COVID-19）等，这种局面越发凸显出在"全球生命伦理"中加入"全球公共卫生伦理"维度的意义，这一看似简单的概念转换却带来研究视角和"靶点"上的变化，使之能更具针对性地把握研究对象、揭示所研究问题的本质、获得解决问题的方法，以便达到人们所期待的结果。

　　公共卫生也是一个有争议的概念，它通常被定义为"通过社会有组织的努力来实现预防疾病，延长生命和保护健康的科学和艺术""是指导、维持和改进所有人健康的科学、实际技能和信念的综合""是地方、国家、民族和国际资源的组织形式，旨在强调影响各个社会重要的健康问题"。① 尽管存在诸多争议，但从哲学层面一言以

---

① 　PETERSON A, LUPTON D. The New Public Health[M]. Crows Nest: Allen & Unwin Pty Ltd, 1996: 3.

蔽之：公共卫生就是公众或者人口的健康。公共卫生伦理便是对公共卫生问题的伦理学研究，包括解决这些问题所应奉行的伦理原则和道德规范。

从概念和研究范围来看，公共卫生伦理是生命伦理的当代拓展，宽泛地说，前者亦可归属到生命伦理概念和范围中来，但二者研究的侧重点却有所不同。2017年11月，哈佛大学公共卫生学院教授丹尼尔·维克勒（Daniel Wikler）认为生命伦理可以分为两大层面：医疗层面和人口层面。前者侧重于研究临床医学实践中的伦理困惑，后者旨在研究公共卫生领域出现的伦理问题。这两个层面的生命伦理主要有五点不同：其一前者重点研究健康保健，而后者集中讨论健康问题；其二前者侧重于研究健康的医学决定因素，例如分析患者的既往病史和家族病史，后者则侧重于研究影响人们健康的社会决定因素，例如社会经济地位、生存和工作环境，以及社会排斥对于健康的影响等；其三前者的范围局限于国家与地区，而后者则关注全球卫生，例如分析在全球范围内，何时何地正在受到何种疾病的威胁，哪个国家或地区健康负担最重等问题；其四前者侧重于解决今天的问题，后者则关注和解决今天、明天以及长远的未来问题，并在这三个时间维度中进行价值权衡；其五前者的核心价值讨论医德、患者权利和医患关系等问题，而后者的价值考量则集中在增进福利和社会公正等问题。可以说，维克勒主要是基于临床医学与公共卫生学科作出这些区分："公共卫生识别和测量对于人口健康的威胁，以制定政府政策来作出反应，试图确保某些关于健康和与健康相关的服务。相反，医疗保健则试图关注个人——诊断、治疗、解除痛苦和恢复健康"。①

因而，既然生命伦理与公共卫生伦理在研究侧重点上有所差异，也有必要把"全球生命伦理"与"全球公共卫生伦理"区分开来，以便使各自的研究更具针对性、并更精准地概括和解决问题。倘若以"全球公共卫生伦理"概念分析全球流行病和传染病传播产生的伦理问题，便有可能发现以往人们以"全球生命伦理"视角进行研究时所容易忽略的现象和问题，例如英国学者安格斯·J.道森（Angus J. Dawson）在反思"埃博拉"疫情防治的教训时指出："好的医学伦理学应当更关注公共卫生伦理资源，应用更多的社会、人口或者社群的价值观与视角，而不是应用在主流讨论中人们通常预设的个人主义价值观。"埃博拉是一种威胁全球公共卫生的流行病，然而，国际社会在应对埃博拉疫情时却留下价值错位的遗憾。这主要表现在：人们只关注个体治疗而没有把公共卫生置于优先地位；"世界卫生组织试验干预顾问委员会"仅仅关注针对个体的伦理问题；国际社会也并未充分意识到埃博拉疫情实际上是全球不公正问题

① JONATHAN MANN. Medicine and Public Health, Ethics and Human Rights[M] // JONATHAN M. MANN, Health and Human Rights, A Reader, New York and London: Routledge, 1999: 439.

的反映。① 可以设想，倘若道森能够以"全球公共卫生伦理"概念分析这些问题，便更能凸显出这一概念优于"医学伦理""生命伦理"和"全球生命伦理"，因为当埃博拉疫情暴发时，在以人体作为受试者进行药物试验或治疗实验时，从生命伦理层面的确应当提出治疗护理的透明性、知情同意、选择自由、保密、尊重人、捍卫人的尊严以及社会参与等问题，而从"全球公共卫生伦理"视角则需要考虑更多和更大范围的问题，例如各方、各国之间的相互信任，各国所需要承担的全球公共卫生责任、短缺资源的公正分配，以及如何促进国际合作和全球团结等问题。然而，这并非意味着在面临重大公共卫生事件和危机时刻时，应当摒弃生命伦理 / 全球生命伦理考量，而是主张把生命伦理和公共卫生伦理思维整合起来，从不同侧面观察和研究问题，及时有效地提出全球公共卫生治理方案，以应对各种危机。

全球公共卫生伦理是为了保护全球公共卫生，为研究和解决遍及全球的公共卫生伦理问题所应奉行的普遍伦理原则和道德规范。它不仅关注到健康的社会、政治、经济和文化决定因素，发达国家与发展中国家之间在健康保健资源分配方面的不公正，也致力于为消除这些不公正而努力。在不同的流行病、瘟疫和传染病在全球传播和蔓延时，同时也在全球公共卫生危机的紧要关头呼吁各国政府和人民团结一致，通力合作把病毒和疾病的风险降至最低水平。随着全球化的社会、经济和生态影响逐步加深，全球公共卫生伦理已形成一种由现实需要所驱动的发展趋势。新冠疫情的暴发使人们越发意识到全球性问题需要全球公共卫生伦理作出批判性的回应。全球公共卫生伦理不仅通过澄清知识、审查分歧、阐明责任来指导政策和制度的制定，间接地为全球治理贡献反思性资源，它本身也以监督、管理、审议和互动等形式日益成为一种直接的治理机制。因而越来越多学者由关注"全球生命伦理是否可能、是否可取"转向追问"全球生命伦理或者全球公共卫生伦理的基础是什么"等问题。面对更紧迫的实践需要，这种趋势事实上已经避开全球生命伦理是否可能的讨论而转向研究如何达到全球生命伦理、全球公共卫生伦理的共识、原则和基础，以及对于这些要素的认同是如何形成的问题。一种观点认为，全球生命伦理将共同价值观与文化多样性和差异结合起来，是全球话语与地方实践交流互动的持续结果。另一种观点认为，人类尊严是有关生命伦理的全球规范的首要原则，而诉诸人权则为其提供了有效和实际的途径，全球生命伦理和全球公共卫生伦理都应当在人权基线之上加以讨论。还有学者认为，全球生命伦理话语是以全球责任原则为基础的社会伦理，在主流生命伦理原则之外，它包含了尊重人类脆弱性、全球团结合作、全球公正、社会责任、保护后代、保护环境、生物圈和生物多样性等伦理原则。此外，女性主义哲学家也对全球生命伦理中的问题

① DAWSON A J. Ebola: What it tells us about medical Ethics[J]. Journal of Medical Ethics, 2015, 41 (1): 107.

进行反思，强调生命伦理学家应当认识到压迫的不公正性，追问特定的实践和政策是否加剧了现存的压迫模式。因而，在全球生命伦理基础问题的讨论中，国外学者常常提出的一些关键词语是共同价值观与文化多样性结合、人类尊严、人权、责任和压迫的不公正性。

11.1.3 全球公共卫生伦理：人类卫生健康共同体的伦理保障

全球公共卫生伦理不仅是构建人类卫生健康共同体的重要伦理保障，还是为人类卫生健康共同体倡议，通过伦理话语的形式，为达成这一人类卫生健康共同体的诉求，来寻求更广泛的、更深层的伦理认同与一致行动。

首先，在追求达成全球卫生目标中，全球公共卫生伦理从伦理层面为构建人类卫生健康共同体提供了一种话语工具。当代哲学大师尤尔根·哈贝马斯（Jurgen Habermas）曾经论述过话语在社会和科学认识中的意义。在他看来，社会是一个由交往行为构成的网络结构。任何一种理论，即便是客观主义的理论也必然根源于与社会的关联之中，我们必须通过"生活世界"来讨论科学、政治和伦理学，讨论理论与实践，以及现实与未来。话语不仅可以弄清楚社会、个体和语言交流之间的关系，也可以在历史和实践中把过去、现在和未来连接在一起。因为"话语分析的一个根本目标就是要对一个话语链或一团相互交织的话语链进行历史性的分析或与现实相联系的分析；同时还应做到对话语链在未来的发展趋势做一些谨慎的说明"。因而，话语就像一条由社会知识库藏连接而成的穿越时间的河流。从过去走来，圈定了现在，并以另外的形式继续流向未来。"它铸造了主体和集体意识，并以这种方式行使自己的权力。因为主体意识和集体意识既是对社会进行研究的基础，也是使社会发生变化和发展的根本点。"① 既然话语与话语分析具有深入到人类历史和社会关系中，并依据社会实践来塑造社会、文化、历史和个体，以及各种社会关系的意义，因此无论是全球公共卫生伦理还是人类卫生健康共同体都是面向人类未来需要超越全球意识形态纷争，通过对话和交流共同创造的伦理新话语，并由这种新话语引领人类文明新形态的创造。

其次，人类卫生健康共同体需要借助全球公共卫生伦理原则获得全球的伦理认同。生命伦理学诞生于 20 世纪 60 年代的西方社会，基于当时历史背景，该理论更突出个体权利和自主性，公共卫生伦理是从生命伦理转化而来，或者说是人口层面的生命伦理，因而生命伦理可以分为个体层面和人口层面两大组成部分。经历数十年的发展，形成个体层面生命伦理的四个经典原则——尊重自主原则（尊重自主者之决策能力的规范）、不伤害原则（避免产生伤害的规范）、有利原则（一组提供福利以及权

---

① 马文·克拉达，等编．福柯的迷宫 [M]．朱毅，译．北京：商务印书馆，2005：145.

衡福利和风险、成本的规范)和公正原则(一组公平分配福利、风险和成本的规范)。①
这四个原则已得到全球普遍的认同,全球公共卫生伦理由生命伦理学发展而来,也是
生命伦理学的重要组成部分。然而,由于全球公共卫生伦理是在全球背景下思考人口
健康问题,面对全球性伦理挑战和困境,必须以伦理原则来权衡和协调各种矛盾和冲
突,尤其在数字时代不仅极大提升了人类搜集分析社会资源的机遇和能力,但同时也
带来更大的不确定性和道德困境,需要制定有普遍意义的,为研究人员、研究机构和
公众共享的,负责任的道德伦理规范和标准。"无论是社会科学家在乎的以规则为基
准的方法,还是数据科学家在乎的以特例假设为基准的方法,两者在数字时代对于社
会研究均不适用。"取而代之,"如果采取一种基于原则的方法,就能取得进步。也
就是说,研究人员应该用现有的规则来评估他们的研究,以及用更为普遍的道德伦理
原则进行评估。这种基于原则的方法能帮助研究人员在规则不适用的情况下做出理性
的决定,并且帮助研究人员将他们的推断传达给他人和公众。"②2020 年 10 月 21 日,
中国已成立国家科技伦理委员会,并设有人工智能、生命科学、医学三个分委员会。
2022 年 3 月 20 日,中共中央办公厅、国务院办公厅印发《关于加强科技伦理治理的
意见》(以下简称"意见")指出,"科技伦理是开展科学研究、技术开发等科技活
动需要遵循的价值理念和行为规范,是促进科技事业健康发展的重要保障。""意见"
也明确了当代中国科技发展必须遵循的五项科技伦理原则:①增进人类福祉;②尊重
生命权利;③坚持公平公正;④合理控制风险;⑤保持公开透明。这五项原则不仅体
现出新时代中国特色社会主义建设的指导思想——马克思主义世界观和方法论,弘扬
了中华民族人命关天的道德观念和仁爱传统,以及中国共产党人"人民至上,生命至
上"的价值追求,也奉行了全球公共卫生伦理原则,为构建人类卫生健康共同体奠定
坚实的公共卫生伦理原则基础。

最后,人类卫生健康共同体倡议需要转化为以全球公共卫生伦理实践得以落地。
马克思说"全部社会生活在本质上是实践的",而"马克思主义是实践的理论,指引
着人民改造世界的行动。实践的观点、生活的观点是马克思主义认识论的基本观点,
实践性是马克思主义理论区别于其他理论的显著特征"③。人类卫生健康共同体并不
是一种抽象的理论概念,而是一种实践理性,以及基于这一理性所进行的为了实现全
球卫生目标的各种实践活动。人类卫生健康共同体的提出本身便具有鲜明的实践目
标,意在打破意识形态隔阂、社会形态隔阂、民族与种族隔阂,切实履行国际责任,

---

①　汤姆·比彻姆,詹姆斯·邱卓思.生命医学伦理原则[M].5 版.李伦,等译.北京:北京大
学出版社,2014:13.

②　马修·萨尔加尼克.计算社会学:数据时代的社会研究[M].赵红梅,赵婷,译.北京:中信
出版集团,2019:252.

③　习近平.在纪念马克思诞辰 200 周年大会上的讲话[N].人民日报,2018-05-05(002).

体现历史担当精神，凝心聚力防止疫情进一步扩散蔓延为全球流行疾病。因而，全球卫生和全球公共卫生是这一理念追求的价值目标，如果把全球公共卫生伦理引入到构建人类卫生健康共同体研究中来，便会对推动全球团结抗疫的实践起到积极作用。

11.2　倡议中的全球公共卫生伦理内涵

"人类卫生健康命运共同体"倡议贯彻了"以人为本"的价值理念，将全球人民群众的生命安全与健康置于首要地位，这不仅是中国政府的一贯执政方针，也是中国政府积极开展对外交流与国际合作，尤其是与国际社会在卫生与健康领域中共同协作的一贯指导思想。

11.2.1　瘟疫与人类文明发展的关系

从人类文明发展史上看，瘟疫一直与人类相伴随，"在人类社会发展长河中，传染病始终是重大威胁。一部人类文明史可以说是人类同瘟疫斗争的历史。"（习近平，2020）通过理解不同时代、不同文化境遇应对瘟疫的伦理价值观和道德选择，并比较它们之间的异同，以及各种不同道德选择如何和谐共处，能够演绎出一部人类为了生存和发展，以卫生健康共同体形式与瘟疫较量的历史，在人类文明进程中，有三个规模不断扩张的大敌——瘟疫、饥荒和战争。瘟疫威胁着人类文明的继存，在大瘟疫中，世界好像处于一部灾难片里，没人知道世界上某一角色的生死。但一部人类发展史，也是一部人类与瘟疫进行艰苦卓绝抗争的历史。公共卫生一直是挽救人类生命数量最多的领域。天花、霍乱、伤寒、鼠疫、黄热病等都是通过大规模的公共卫生措施被控制住的。人类文明之所以没有被传染病从地球上抹掉，与人类在抗击疫情过程中所展现出的无私、勇敢、关爱、团结、奉献等有着不可分割的关系。

所有决定人们生活态度和生活方式的东西（如哲学、宗教、道德、政治、经济等）都影响着人们对传染病的看法和处理方式，那些危及人类文明的传染病与人类抗击它的伦理精神一样，都是文明的组成部分。人类必须与自身保持和谐，假如不学会自律，假如解决不了主要由人类自己制造的困难，解决的手段就必然会在人类的一个或所有古老敌人手中，也就是瘟疫、饥荒和战争。依据福柯的理论，病毒和疾病也是一个物种，上帝在制造它们时也遵循培养其他生命的法则。病毒和疾病也如同其他生命一样有其自身的发展方式——生长、开花和凋谢。在与病毒和疾病较量的历史上，人类常常处于被动挨打的局面，面对起伏不定的新冠疫情，以及未来不可预料发生的各种瘟疫，人类在文明进程中，必须学习如何应对这种突发公共卫生危机，不仅要从防控方面做好努力和准备，也需要在"人命关天"的价值引导下研究瘟疫与人类文明的关系，既把瘟疫看成人类文明进步必须面对的挑战和困难，也要通过对于两者关系的研究促进人类文明的进步和发展，例如如何在抗疫过程中培育国际社会团结、关怀和正义等美德等。很多研究都指出，重大的瘟疫事件不仅对身处其中的个人、专业群体和国家社会带来了伦理挑战，还对其后的社会生活方式和社会价值共识起到了革命性的改造作用。人类卫生健康共同体倡议的提出让世界在新冠疫情中深刻反思人类行为，尤其是伦理行为对于人类文明发展的影响，可以说，"生存还是毁灭"都发生在伦理选择的一念之间。

11.2.2　尊重人的生命尊严

习近平曾指出："在重大疫情面前，我们一开始就鲜明提出把人民生命安全和身体健康放在第一位。在全国范围调集最优秀的医生、最先进的设备、最急需的资源，全力以赴投入疫病救治，救治费用全部由国家承担。人民至上、生命至上，保护人民生命安全和身体健康可以不惜一切代价。"① 这体现出全球公共卫生伦理的根本价值，即对于生命价值的尊重。

在公共卫生伦理学中的议题也通常与"人的尊严"概念联系起来一并进行讨论。然而，尽管"人的尊严"是一个在伦理学和政治话语中、在国家和国际组织条约、人权宣言、宗教教义，以及各种伦理学文献中都得到最广泛应用的词汇，但它在学术讨论中却一直是一个模糊不清的概念，人们对其含义和基础也有不同阐释。

早在 1948 年 12 月 10 日，联合国大会便通过并颁布《世界人权宣言》，主张"人人有权享有生命、自由和人身安全"。然而在具体阐释方面，联合国人权委员会（Commission on Human Rights）却"限制了以某种哲学模式来辨别和阐明人类尊严和人权真理的努力，也没有充分讨论哪些政治活动适合并遵循了这种哲学定义"，因而"最终是将一系列不同的权利和义务建立在并置于一个短语'人的尊严'之上和之中"。② 这一模糊性阐释进而导致之后的伦理学和生命伦理学领域对于"人的尊严"概念争论不休。在这些争论中，主要有四种代表性观点。

1. 人的尊严来自人作为人的生物属性

这一理论相信只要是人类的成员，就自然会有尊严，这种尊严是指人超越其他物种的尊贵性；例如基督教伦理学认为，人承载上帝的形象，并因而具有绝对的尊严。而强调自然权利论者相信，人的尊严是人不容被侵犯的天赋权利。③

①　坚持人民至上　不断造福人民　把以人民为中心的发展思想落实到各项决策部署和实际工作之中 [N]. 人民日报 , 2020-05-23(001).

②　BENNETT G. Technicians of Human Dignity: bodies, souls, and the making of intrinsic worth[M]. New York: Fordham University Press, 2016: 136.

③　甘绍平 . 作为一项权利的人的尊严 [J]. 哲学研究 , 2008(6): 85-92.

2. 相信人的尊严来自人的理性或道德感

理性主义者认为，人之所以贵于万物，在于人有理性能力，诸如自主性等动物所不具备的精神属性，因而人的理性是人类尊严的根据；例如康德认为，理性具有普遍性，人类基于理性和自主性而获得尊严。理性要求把他人当成目的本身，而不是实现目的手段，因为每个理性者都具备道德自主性，能够为自身立法，给自己发出道德绝对命令，既是立法者也是执法者，因而每个人都应当被承认，被视为与自己一样具有"人之地位的人"。然而"当理性主义把规范性看作理性的权威立法"时，情感主义则认为"规范性来自对自身全面考察的心灵所达到的平衡和满足"，情感主义则把道德规范视为道德情感的产物，认为同情在阐释道德情感的来源时至关重要，"同情是社会和心理之间的桥梁，通过同情，我们能分享他人的内在心理状态"。① 人类也正是通过道德感和同情而获得尊严。

3. 主张人的尊严来自后天赋予及培育的能力

美国哲学家玛莎·纳斯鲍姆认为，能力和尊严是相互交叉的概念，人的核心能力是保证人实现有尊严生活的途径。她把人类尊严概念描述为政治性的，不是来自任何有争议的关于人的形而上学假设或者包罗一切的道德观念，而是随着时间的推移而得到重叠共识的主题。②

4. 尊严意味着平等

加拿大社群主义哲学家查尔斯·泰勒认为，"我们有现代的尊严观念：在我们谈论内在的'人的尊严'或公民尊严的地方，我们现在是在普遍的和平等的意义上使用它。这里作为基础的前提是，每个人都享有它。"③ 人类卫生健康共同体的倡议充分地体现全球公共卫生伦理中尊重人的生命尊严的内涵。

11.2.3　公正与关怀

公正是生命伦理学的四个经典原则之一，公正原则关系到社会利益和义务的分配。"正义的概念就是由它的原则在分配权利和义务、决定社会利益的适当划分方面的作用所确定的。"④ 一般说来，"公平""平等"等词语与公正是同义的，而最接近于公正一般含义的一个词是"应得的赏罚"。因而，公正的基本含义是被平等地对待。这一基本原则关系到形式的（formal）公正原则，有时也关系到形式的平等原则，而这里

---

① 迈克尔·L.弗雷泽.同情的启蒙：18世纪与当代的正义和道德情感 [M].胡靖，译.南京：译林出版社，2010：6-7.

② FORMOSA P, MACKENZIE C. NUSSBAUM, et al. and the Capabilities Approach to Dignity[J]. Ethical Theory and Moral Practice, 2014, 17 (5): 876.

③ 查尔斯·泰勒.现代性之隐忧 [M].程炼，译.北京：中央编译出版社，2001：53.

④ 约翰·罗尔斯.正义论 [M].何怀宏，等译.北京：中国社会科学出版社，1998：8.

的"形式"意味着这一原则并没有指明在哪些特定方面人们应当被平等地对待，只是原则性地表明人们应当被平等地对待。因此，如果从否定的方面解释这一原则，便是尽管人们之间存在着各种差异，但是他们不应当被不平等地对待。显然，这一形式公正原则是缺少实际内容的，面对人与人之间的众多差异，例如性别、种族、宗教、国籍、年龄和社会经济政治地位等差异，要如何为这一原则增添实质内容，并利用这一原则达到实质公正，便始终是建构社会制度与出台各种法规政策的一个永恒伦理追问。

　　在公共卫生伦理学领域，人们通常用公正原则讨论医疗保健资源分配问题。健康风险因素所包含的不平等，如贫困、教育水平、获得医疗服务的机会、营养水平、环境因素等，造成了全球医疗保健的不公正。承认全球卫生差距是弥合不同人群之间的鸿沟、实现健康公正的第一步，因为公共卫生本身就蕴涵深刻的伦理价值，人们始终有理由提出下列问题：因果概念如何进入公共卫生的程序？如何加强或者减弱环境因果因素或者健康不平等？如何表达、理解和交流风险？公共卫生研究者应当关注哪个群体？如何能够形成技能以便带来更公正的分配？人们具有公共卫生权利吗？我们应当如何将公正原则整合到应对公共卫生事件中去？2021 年 5 月，习近平在全球健康峰会上发表重要讲话《携手共建人类卫生健康共同体》，强调"要坚持公平合理，弥合'免疫鸿沟'，要摒弃'疫苗民族主义'，解决好疫苗产能和分配问题，增强发展中国家的可及性和可负担性，并提出设立新冠疫苗合作国际论坛的倡议"。2021 年 8 月 5 日，习近平又在新冠疫苗合作国际论坛首次会议的书面致辞中再次肯定由疫苗生产研发国家、企业、利益攸关方一道探讨推进全球疫苗公平合理分配的意义，表示中国会始终秉持人类卫生健康共同体理念，向世界特别是广大发展中国家提供疫苗，积极开展合作生产。这是疫苗作为全球公共产品的应有之义。此外，疫情期间，在与一些国家政要的通话中，习近平也多次强调要"共同维护国际公平正义"和"共同捍卫多边主义和国际公平正义"。这也表明，公正不仅是疫苗分配的原则，也是构建人类卫生健康共同体的应有之义，而且中国始终秉持人类卫生健康共同体理念，向世界特别是广大发展中国家提供疫苗，积极开展合作生产。因而，实现全球卫生公正是一个复杂的问题，需要采取多边主义办法，从新冠疫情导致的不公正问题入手理解健康与公正之间的长期联系。

　　与公正一样，人类卫生健康共同体倡议中也体现出公共卫生伦理的关怀内涵。关怀是中华民族优秀伦理文化的精髓。依据中华优秀传统伦理文化，生命具有一体性，"生命本性要通不要隔，事实上本来一切浑然为一体而非二。吾人生命直与宇宙同体。空间时间俱都无限。古人'天地万物一体'之观念，盖本于其亲切体认及此而来。"[①]"生命本性则趋向互通。生物进化即从局向通而发展，亦即向于灵活主动而

---

① 梁漱溟 . 人心与人性 [M]. 上海：学林出版社，1984: 52.

不断地争取。"① 在这里，生命之通便自然构成人与人、人与自然、人与不同生物之间相互关怀的基础。中华传统伦理思想博大精深，其中儒家伦理是中华伦理传统文化的主干，代表着中华伦理传统的主流观点。儒家伦理文明亦富含深厚的生命至上、仁爱生命的精神信念和价值追求，以及深刻的"生命共同体"的理论意蕴和境界追求，儒家强调以生为本、以厚生为德，强调仁者与万物一体，这些丰富的内容都可以归纳在人类卫生健康共同体倡议之中。如果不了解中华优秀传统伦理文化，便难以理解构建人类卫生健康共同体的道德动机，心怀世界人民，希望人类社会每一个民族都不能少的得到卫生安全保障的初心，和披荆斩棘、克服重重阻碍、尽己所能、力所能及为全球人民送去关怀与温暖的行动。当代西方伦理思想中，也有许多理论强调人与人之间的相互关怀。例如女性主义关怀伦理学的核心是"关怀"，是一种强调人与人之间的情感、关系以及相互关怀的一种伦理理论，这一理论所传达的关怀理念在教育、咨询、护理和医学等领域都产生了重要影响。"关怀作为一种道德生活方式有两个方面：直接关怀（caring-for）和关心（caring-about）。前者是直接的，面对面地相遇，建立和维持关怀关系。这是一种关怀的形式——关怀者倾听、关注所表达的需求，并尽可能地作出积极的回应。被关怀者以某种方式承认关怀者的努力，这种关系被恰当地称为关怀关系。而在'关心'中，我们被远方人的需要所触动，这些人我们永远不会面对面地见面，因此也不太可能与他们建立直接的关怀关系。"② 然而，无论距离是否遥远、关怀者和被关怀者是否能直接见面，关怀都可以在冷酷病毒肆虐时作为纽带把人类温暖地连接在一起，这也是人类卫生健康共同体倡议的初心。

11.2.4　团结与互助

新冠疫情暴发以来，习近平一直从推动构建人类命运共同体理念出发来阐发构建人类卫生健康共同体倡议，在这一倡议中，包含团结和互助的公共卫生伦理内涵。

习近平强调，"重大传染性疾病是全人类的敌人，病毒没有国界，疫病不分种族。人类的文明史同时也是一部全人类同疾病和灾难相抗争的历史，人类社会正是通过一次次的齐心协力、携手合作，才一次又一次地战胜了各种重大疫情。我们本着公开、透明、负责任的态度，积极履行国际义务，第一时间向世界卫生组织、有关国家和地区组织主动通报疫情信息，第一时间发布新冠病毒基因序列等信息，第一时间公布诊疗方案和防控方案，同许多国家、国际和地区组织开展疫情防控交流活动 70 多

① 梁漱溟. 人心与人性 [M]. 上海：学林出版社，1984: 54.

② NEL NODDINGS. Care Ethics, Caregiving, and Global Caring[M]// vera moser and inga pinhard (eds.). Care - Wer sorgt fur wen? Leverkusen: Verlag Barbara Budrich, 2010: 22-23.

次，开设疫情防控网上知识中心并向所有国家开放，毫无保留同各方分享防控和救治经验。"习近平先后同世界上 50 多位外国领导人和国际组织负责人通电话或见面，2020 年 3 月 26 日出席二十国集团领导人应对新冠肺炎特别峰会并发表讲话，介绍中国抗疫经验。2020 年 5 月 18 日在第七十三届世界卫生大会视频会议开幕式上发表致辞，呼吁各国团结合作战胜疫情，共同构建人类卫生健康共同体；2020 年 6 月 2 日主持召开专家学者座谈会，要求我们要继续履行国际义务，发挥全球抗疫物资最大供应国作用；2020 年 6 月 17 日在中非团结抗疫特别峰会上发表主旨讲话，表示中方将继续全力支持非方抗疫行动，继续向非洲国家提供物资援助、派遣医疗专家组、协助非方来华采购抗疫物资，共同打造中非卫生健康共同体。

随着各国战"疫"正反两方面的经验教训日渐深刻，也随着人类卫生健康共同体理念在全球战"疫"中的凝聚力和现实作用日益显现，越来越多的国家和人民认同并践行人类卫生健康共同体倡议，中国的不懈努力不断开花结果。如实施"健康中国战略"构建中国卫生健康共同体、打造"健康丝绸之路"、发出"健康亚太 2020"倡议、构建金砖国家"健康命运共同体"等。这一切表明人类卫生健康共同体内蕴和所体现的价值共识在不断扩大。目前国际社会日趋一致地认识到，团结合作是战胜疫情的最强大武器；而共同构建人类卫生健康共同体不仅是当前实现全球团结合作抗击疫情、实现全球卫生治理一体化的最佳"组织形式"，也是未来人类共同应对各种重大疫情和公共卫生危机、把握人类自身命运的根本大计。国际社会也需要理解和响应人类卫生健康共同体的倡议。

在公共卫生史上，瘟疫常使所有社会服务瘫痪，邻里和国家之间全然成了敌对关系，各国相互推诿，传染病常被污名化和政治化，严重阻碍人类团结抗疫。例如虽然西班牙流感疫情的起源一直存在争议，但各国却在其起源上相互指责。同时疫情也是阴谋论突起的好机会。歧视与污名化，使受歧视者成了文化隔阂的受害者。团结构建人类卫生健康共同体的伦理要求，团结可以让人们远离恐惧并得到自我尊重。如果社会将"人人为己"作为箴言，它就不再是一个文明社会。虽然公共卫生机构和医生可能对控制和治疗 1918 年的流感无能为力，但在 21 世纪，医学技术和抗病毒药物的发展为削弱潜在的灾难性大流行的影响提供了可能性。然而，控制主要的大流行需要国际合作，并调动贫穷国家没有而富裕国家通常忽略的资源。

互助是团结的重要表现形式，中国传统伦理文化具有"达则兼济天下"的理念。新冠疫情凸显出全球卫生保健资源分配不公正问题，同时也表明，医疗保健通过组织跨国界合作，以减少全球卫生差距的意义。为此，实现全球卫生公平公正需要建立互助互惠关系，形成国际社会之间的合作局面，意识到和解决国家间合作方面存在的不足，用全球集体行动来应对各种挑战。事实上，人类的公共卫生事业发展是合作的产物。"公共卫生属于伦理领域是因为它不仅关系到对于社会中疾病出现的解释，也关系到这一状况的改善。除了工具目的之外，公共健康也涉及整体性的目标，表达了全体人民精诚团结面对死亡和疾病的承诺。"①

11.3　全球公共卫生伦理的实践路径

11.3.1　全球公共卫生的共同体认同

人类卫生健康共同体不是"想象的共同体"，而是"现实的共同体"。无论是全球公共卫生伦理学科的发展还是人类卫生健康共同体的构建都需要人们在全球卫生方面具有一种共同体认同。

共同体的英文表达是 community，社会学家通常把它译为"社区"或者"社群"。英国社会学家齐格蒙特·鲍曼（Zygmunt Bauman）解释说，共同体便是基于主客观两方面的共同特征，例如种族、观念、地位、境遇和身份等组成的各种层次的团体，规模大小不一，从社区到民族和国家共同体。德国社会学家斐迪南·滕尼斯（Ferdinand Tonnies）认为，共同体来自人们之间的相互理解，这种理解保证能够有一种根本性的团结，理解是所有和睦相处的起点，是一种如同海德格尔所说的"内在于本体而存在"，它并非来自外部的社会逻辑，也不是源于任何经济成本和收益的分析。② 滕尼斯还认为，在共同体中，理解要先于分歧，理解也不是一个终点，而是所有和睦相处的起点，是一种相互联结在一起的情感，是那些联结在一起的人们恰当的和真实的意愿。在公共卫生伦理中，共同体体现出对于公共善，即全球卫生的追求，因而在疫情肆虐时，人类社会有可能消弭分歧，达到相互理解，在全球公共卫生伦理方面取得"共同体"认同。

认同也处于人类生活中心，因为人类是在相互依赖的社会中发展成完全的人类，人类的历史就是一个全球化过程，我们现代的团结来自我们共同参与的故事。医学关注的是世界是怎样的，伦理关注的是世界应该是怎样的。传染病危机创造了真正的团结，消融了社会的界限。一个人在哪里出生完全是一个偶然事件；任何人都可能出生在任何国家，所以这种差别不应该成为我们与人类同胞之间的障碍。作为一个社会人去生活就要求我们对其他人做出承诺，同样作为一个世界公民，我们也应对其他国家的人做出承诺。资本与商品、信息与意象、污染与民族，正在以前所未有的容易程度

① DAN E. Beauchamp (eds.). New Ethics for the Public Health[M]. Oxford University Press, 1999: 65-66.

② 齐格蒙特·鲍曼. 共同体 [M]. 欧阳景根，译. 南京：江苏人民出版社，2003: 5.

实现跨国流转，在这样一个世界上，公共卫生治理必须采取跨国的及至全球的形式，才能与其保持步调的一致。没有广泛的伦理认同，人类卫生健康共同体就难以维系。

认同是一种建构的结果，人类卫生健康共同体的伦理认同如何建构？促进人类卫生健康共同体的伦理认同，一个前提性的基本问题是它本身究竟是否可能、何以可能。这一问题不仅在很大程度上决定着能否真正构建人类卫生健康共同体，也在很大程度上决定着人类卫生健康共同体理念的实际效用和价值。人类卫生健康共同体的伦理认同是对全球卫生治理一体化的价值共识的提炼、反映和集中表达。因此，从人类卫生健康共同体是否内蕴价值共识，并能否以之为基础达致普遍共识的内在层面去寻找伦理认同所有可能的内在根据，是解答人类卫生健康共同体的伦理认同何以可能的更重要的方面。客观地说，人类卫生健康共同体的伦理认同只有立足于人类卫生健康共同体是否内蕴价值共识才能找到其是否可能的根本理由。随着世界各国和各国人民对全球性卫生健康问题和全球卫生治理认识的不断深化，这些价值共识必将不断扩大，并最终成为全球性的普遍共识。这正是人类卫生健康共同体的伦理认同所以可能的内在依据。

在论及共同道德时，美国哲学家伯纳德·格特（Bernard Gert）认为，许多人都相信对于道德问题人们无法形成实质性的一致意见，对于道德理由是否充分更是缺乏一致认同。然而，这些观点却体现出一种误解，即人们过度关注有争议的问题，而没有意识到人们在作出道德选择和判断时，并不过多考虑有分歧之处，因为道德问题具有一种无争议本性（the uncontroversial nature），人们会对那些只考虑自我利益而伤害他人的行为毫不犹豫地作出否定判断。"对于正确答案没有达成一致并不意味着大多数建议的答案都是错误的。道德体系提供了一种区分道德上可接受和不可接受的方法；最佳解决方案并非总能达成一致，但这并不意味着在道德上可接受范围方面没有达成一致。"① 这便意味着人类社会有可能在生存、安全、健康和环境等问题上达成基本的道德共识，在新冠疫情面前，当人类面临病毒威胁生死存亡之时，完全可能以全球公共伦理为概念和理论框架共同讨论全球性问题，形成把全球人口作为健康共同体的认同，团结抗疫，共同谋求生存和发展的目标。

11.3.2　支持发展中国家

2020 年 3 月 22 日—2021 年 8 月，在与 19 个国家政要的通话中，习近平提及过在人类卫生健康共同体中，有 84% 是发展中国家，其中 32% 是中国邻国，并在对邻国，例如在与印度尼西亚总统佐科的两次通话中都承诺给予物质援助和开展疫苗研发、采购和生产等方面的合作。这些数据表明，习近平已经在布局构建人类卫生健康共同体的实践路径：从发展中国家开辟根据地，并从邻国启航，"大道至简，实干为要"，

---

① GERT B. Common morality and Computing[J]. Ethics and Information Technology, 1999: 57.

从抗疫物资援助到建立友好邻邦和重要伙伴关系、从团结抗疫共识到对人类卫生健康共同体倡议的认同，并以这些国家为通道向全球传播人类卫生健康共同体倡议与目标。

针对各国之间政治经济和社会发展的不平衡，从健康公正原则出发，全球公共卫生伦理面临的突出问题是全球卫生资源分配的不公正问题。2020 年 5 月，习近平在第七十三届世界卫生大会视频会议开幕式上的致辞中指出，要加强全球公共卫生治理。人类终将战胜疫情，但重大公共卫生突发事件对人类来说不会是最后一次。要针对这次疫情暴露出的短板和不足，完善公共卫生安全治理体系，提高突发公共卫生事件应急响应速度，建立全球和地区防疫物资储备中心。中国支持在全球疫情得到控制之后，全面评估全球应对疫情工作，总结经验，弥补不足。这项工作需要科学专业的态度，需由世界卫生组织主导，坚持客观公正原则。

而解决全球卫生资源分配不公正问题的关键是保护和帮助发展中国家。发达国家主要需要发挥负责任大国作用，加大对非洲国家支持，向它们提供更多物资、技术、人力支持。在第七十三届世界卫生大会上，习近平也宣布中国要"加大对非洲国家支持。发展中国家特别是非洲国家公共卫生体系薄弱，帮助他们筑牢防线是国际抗疫斗争重中之重。我们应该向非洲国家提供更多物资、技术、人力支持。中国已向 50 多个非洲国家和非盟交付了大量医疗援助物资，专门派出了 5 个医疗专家组。在过去的 70 年中，中国派往非洲的医疗队为 2 亿多人次非洲人民提供了医疗服务。目前常驻非洲的 46 支中国医疗队正在投入当地的抗疫行动"。"中国也将同二十国集团成员一道落实'暂缓最贫困国家债务偿还倡议'，并愿同国际社会一道，加大对疫情特别重，压力特别大的国家的支持力度，帮助其克服当前困难。"①

支持发展中国家意味着要消除全球卫生资源分配的不公正，包括在国家内部、国家之间和不同人群之间公正分配卫生资源和服务。这既是一种道德要求、一个政策目标、一个研究领域，也是当代世界全球公共卫生伦理的实践目标。从政治和伦理角度来说，健康资源分配的不公正与各种社会和经济政治发展相关，例如贫困、粮食不安全、高风险的生活和工作条件、各国资源分配不均、性别歧视、种族主义、年龄歧视、阶级歧视等，正是这些显性和隐性的歧视成为人们平等分享医疗保健资源和服务的障碍。全球问题需要共同的解决方案，为了应对这些挑战，需要制定全球性健康公正的指标，建立相应的论坛，跟踪国家内部和国家之间在解决卫生不公正方面取得的进展和存在的问题。调动国际社会的资源以提高发展中国家的健康水平，补齐短板，提高边缘化人群的护理、药物质量与可及性。同时，也必须重新规划全球健康公正的议程，

---

① 习近平. 习近平：团结合作战胜疫情　共同构建人类卫生健康共同体 (二○二○年五月十八日)[M]// 中共中央党史和文献研究院编. 习近平关于统筹疫情防控和经济社会发展重要论述选编. 北京：中央文献出版社, 2000: 156-157.

将重点放在分析卫生不公正的根本原因上，赋权于发展中国家和贫困群体以平等的健康和生命权利。

11.3.3　以中国智慧促进全球公共卫生治理

在论及人类卫生健康共同体构建时，习近平也多次强调无论国际形势如何变化，中国都将站在多边主义一边，坚持共商共建共享的全球治理观，支持联合国及世界卫生组织在完善全球公共卫生治理中发挥核心作用，加强全球公共卫生治理对话合作。中国也会继续履行国际义务，发挥抗疫物资最大供应国作用，全面深入参与相关国际标准、规范、指南的制定，分享中国方案、中国经验，提升中国在全球卫生治理体系中的影响力和话语权，共同构建人类卫生健康共同体。

中国智慧是用来描述中国的发展和全球治理政策。主要体现出四个特点。

其一，是中华民族和中国共产党所倡导的"人民至上、生命至上"理念的集中体现。习近平强调"在保护人民生命安全面前，我们必须不惜一切代价，我们也能够做到不惜一切代价，因为中国共产党的根本宗旨是全心全意为人民服务，我们的国家是人民当家作主的社会主义国家"①。"我们要坚持人民至上、生命至上，呵护每个人的生命、价值、尊严。""坚持以人民为中心。在发展中保障和改善民生，保护和促进人权，做到发展为了人民、发展依靠人民、发展成果由人民共享，不断增强民众的幸福感、获得感、安全感，实现人的全面发展。"②这便表明，无论科技发展到何种程度，历史和时代如何变迁，中国共产党人所坚持的以人类为中心，"人民至上、生命至上"的价值观不能变，人类的福祉是马克思主义和新时代中国特色社会主义建设的核心价值追求。

其二，中国智慧的主旨在于强调尊重人的生命价值和尊严，以及每一个人的生存权利，对于不同国家、种族、阶级、性别和年龄的人们都能平等相待，以及国际社会之间的互助、关爱，和谐与共生。在 2017 年发表的《共同构建人类命运共同体》的演讲中，习近平提到"杜楠之问"，1862 年，国际红十字运动之父亨利·杜楠先生提出"能否成立人道主义组织？""能否制定人道主义公约"等问题，正是这些发问催生出红十字国际委员会和红十字精神。在新冠疫情暴发之时，中国实施了自"新中国成立以来，援助范围最广的一次紧急人道主义行动"弘扬和践行了这种红十字精神，不断地以自身的实际行动彰显人道主义精神。

其三，中国智慧倡导国际社会也应当共同担负起全球公共卫生安全治理的责任。人类社会正共同面临公共卫生安全的挑战。然而，全球公共卫生治理体系存在着明

---

① 习近平. 在全国抗击新冠疫情表彰大会上的讲话 [N]. 人民日报, 2020-09-09(002).
② 习近平. 坚定信心　共克时艰　共建更加美好的世界 [N]. 人民日报, 2021-09-22(002).

显缺陷，政治制度和治理理念的差异导致各国在全球公共卫生治理方案上存在着巨大分歧。主权国家难以形成集体行动、全球共同抗疫的领导力缺失；由于单边主义和意识形态偏见等因素的影响，疫情政治化、病毒标签化等问题也成为一种解构全球团结抗疫的力量；此外，也存在着全球公共卫生资源缺乏和公共卫生产品供给明显不足等问题。

其四，中国智慧也强调预防为主、系统结构灵活、多机构协调机制、提高公共卫生服务质量的重要性。提倡建立一个拥有共同未来的全球社区，鼓励不同文明之间要进行交流和学习。鼓励各国共同参与全球卫生治理，改善环境卫生，预防和控制传染病，并努力朝着更加公平和以人为本的方向发展。中华人民共和国成立以来的历史过程中，在公共卫生领域积累了丰富的经验，并具有独特的中国智慧和显著的成就。中国以这些成功经验和智慧参与到全球卫生治理之中，将会发挥越来越大的作用，并增加自身的话语权和领导力。通过构建人类卫生健康共同体的倡议来促进全球公共卫生合作，每个国家都不仅需要成为全球公共卫生参与者和行为者，也需要有国际视野，把本国政府部门的公共卫生目标纳入到全球卫生议程中一道考虑，通过推动本国国民健康，参与全球卫生倡议制定明确的目标，以及各种国际合作的实践来为构建人类卫生健康共同体作出实际贡献。

12 推动倡议的国际传播

12.1 倡议当前国际传播状态及国际社会反馈

自新冠病毒在全球蔓延以来，中国始终开放信息渠道和对话通道，致力于同国际社会开展基于平等认知的交流合作，不仅加强高层沟通，分享疫情信息，还开展科研合作，力所能及地为其他国家和国际组织提供包括疫苗和治疗在内的利他式援助，为全球抗疫贡献了中国智慧、中国力量和中国温度。

在推动全球联合抗击新冠疫情和助力世界经济社会恢复发展的背景下，习近平提出了共同推动构建人类卫生健康共同体的理念和倡议，并在第七十三届世界卫生大会、2021 年全球健康峰会等重要国际会议上身体力行地阐释和倡议这一理念。中国政府也通过发布《抗击新冠肺炎疫情的中国行动》白皮书等方式以官方名义和权威信源，推动全球共同构建人类卫生健康共同体。除此之外，传统媒体和专业机构也持续传播这一理念，并将之与全球卫生治理等共同挑战问题相关联进行讲述和解释。整体而言，在全球中文语境中，这一倡议已经得到了广泛的国际传播，得到了共识性的认可。正如北美网的一篇报道《海外华人要做构建人类命运共同体的促进派》所言："经历了这场疫情，让我们广大华人更加懂得了人类命运共同体的深刻内涵和意义……当世界上即使是只有一个国家、一个地区新冠还在肆虐，那么就没有一个国家或地区是安全的。任何一个地方病毒还在泛滥，那么早晚大家都会被波及和受害。这就是休戚与共，命运相连。"①

作为人类命运共同体理念的重要构成部分，人类卫生健康共同体的理念呈现出特定的专业视角和行业面向，也因新冠疫情这一全球公共卫生危机事件的发生而呈现出最

---

① 木欣. 海外华人要做构建人类命运共同体的促进派 [EB/OL]. (2021-07-22)[2022-10-25]. http://www. 247nan. com/specialtopics/politics/384845.

鲜明的时代性和最广泛的全球性。理解人类卫生健康共同体的国际传播需要充分考虑到卫生健康问题在全球范围内多元的地方性，以及中国基于自身的全球观和健康观所提出的这一理念与多元地方性的对话乃至耦合关系。换句话说，人类卫生健康共同体的理念既凝结了面对全球卫生健康危机的中国智慧和中国方案，也内含了全球的时空维度，需要在持续的跨国和跨文化对话中，与国际社会共同丰富和发展其可通约的内涵。

基于上述多维和交互的传播理念，考察人类卫生健康共同体倡议在世界主要国家和地区的传播状态以及国际反馈，需要考虑到多元主体及其认知基础。因此，本节梳理和分析了北美地区、大洋洲地区、欧洲地区、拉美和加勒比地区、亚洲地区和非洲地区主要国家的媒体、学者、机构等对倡议的认知、传播、评论及反馈，尤其聚焦于人类卫生健康共同体理念中最为核心、最具有可通约性的一些内涵维度在各国的传播情况和反馈话语表达。值得说明的是，人类卫生健康共同体倡议的传播一方面是由中及外的散播过程，另一方面也是中外基于各自多元的健康认知传统而围绕这一理念的内涵所指构建共识的动态过程。在这个意义上，人类卫生健康共同体倡议的国际传播是一个跨文化交流与理念共享的过程。因此，在倡议的国际传播及国际社会的反馈话语表达中，除了人类卫生健康共同体，我们还根据全球语境差异，以他者思维汇集和补充了与这一倡议有着相近内涵维度的概念，进而挖掘相似概念之间的意义互动和认知共鸣。正如习近平在党的新闻舆论工作座谈会上的讲话中所指出的，"把'自己讲'和'别人讲'结合起来"。这一系列与人类卫生健康共同体有关的关键词包括人类命运共同体、全球卫生、国际公共卫生治理、国际卫生合作、国际卫生援助、国际医疗体系、全球抗击新冠疫情，以及共同应对全球突发公共卫生事件等。以这些关键词为抓手，我们展开了面向全球六个大洲主要国家的资料搜索和反馈分析。

中国的海外媒体以及以英语为主的外语媒体在推广人类卫生健康共同体倡议上起到了重要的作用，它们向国际社会传递中国的抗疫经验、理念和担当，增进各国对中国的了解和信任，促进国际合作和多边主义，维护全球公共卫生安全。2020年9月，中国国际电视台（CGTN）西班牙语频道在题为《评论：携手共建人类卫生健康共同体》①的报道中指出，"中国提出了建设人类卫生健康共同体的倡议，旨在促进全球卫生治理，保障人类健康权利，实现可持续发展目标；中国在抗击新冠疫情中展现了人类命运共同体的理念，向世界提供了医疗物资和技术支持，推动国际合作和多边主义；同时人类卫生健康共同体与中国提出的构建人类命运共同体的倡议相辅相成，

---

① CRI: Comentario: estrechar las manos para construir una comunidad de salud común para la humanidad[EB/OL]. (2020-09-04)[2022-10-19]. https://espanol.cgtn.com/n/2020-09-04/EAFaEA/comentario-estrechar-las-manos-para-construir-una-comunidad-de-salud-comun-para-la-humanidad/index.html.

反映了中国对全球治理的贡献和担当。"2021 年 3 月，CGTN 在文章 *China, South Sudan ink deal to modernize health facility*[①] 中介绍了中国和南苏丹签署协议，改善南苏丹卫生设施的情况，提到了构建人类卫生健康共同体倡议，指出该项目旨在提高南苏丹的医疗服务和疫情控制能力，表示中国、南苏丹和其他非洲国家在抗击新冠疫情的全球斗争中加强了团结与合作。同年 9 月，人民日报（海外版）在"全球抗疫复苏中的中国贡献"系列第五篇报道中指出："中国提出构建人类卫生健康共同体，是在疫情不断蔓延的情况下，对人类命运共同体理念在卫生健康领域更加精确、更符合当下发展要义的重要补充。中国将公共卫生问题放在构建人类命运共同体的时代命题下进行阐释，凸显了全球共同应对公共卫生领域非传统挑战的重要性。"[②]2022 年 1 月，"光明网"发表文章 *From global community of health for all to green development partnership*[③]，介绍了中国在应对新冠疫情、推动全球卫生合作、实现可持续发展等方面作出的贡献，并引用了习近平在多个场合提出的人类卫生健康共同体的倡议。文章指出，"新冠疫情是一场全球性的公共卫生危机，需要各国团结合作、科学防治、共克时艰，"文章还强调了"中国在推动全球可持续发展方面所发挥的重要作用，包括实施 2030 年可持续发展议程、落实《巴黎协定》、倡导构建人类命运共同体"等。文章认为，中国不仅为自身发展创造了奇迹，也为世界和平与发展作出了贡献。

12.1.1　北美地区

加拿大对于人类卫生健康共同体倡议的认知，可从加拿大公共卫生政府机构的相关话语及实践中觅得踪迹。[④] 加拿大公共卫生局表达了"建立共同体"以采取集体行动改善加拿大公民生活的意愿与决心，[⑤] 在实践中坚持以可持续性及卫生健康目的为导向，维系其共同的价值观念，保卫加拿大人的生命卫生安全。他们还提出将与加拿

---

① Xinhua. China, South Sudan ink deal to modernize health facility[EB/OL]. (2021-03-20)[2022-10-19]. http://www.xinhuanet.com/english/2021-03/20/c_139823983.htm.

② 海外网. 疫情之下，人类命运共同体理念更加深入人心（全球抗疫复苏中的中国贡献⑤）[EB/OL]. (2021-09-06)[2022-10-19]. https://baijiahao.baidu.com/s?id=1710102647840610208&wfr=spider&for=pc.

③ GMW. CN: From global community of health for all to green development partnership, From global community of health for all to green development partnership _Guangming Online (gmw. cn), 2022-01-10.

④ PIPSC. Our Purpose, Mandate, Values and Strategy[EB/OL]. (202-08-13)[2022-10-19]. https://pipsc. ca/about/our-purpose-mandate-values-and-strategy.

⑤ PIPSC. Our Purpose, Mandate, Values and Strategy[EB/OL]. (202-08-13)[2022-10-19]. https://pipsc. ca/about/our-purpose-mandate-values-and-strategy.

大政府的其他机构展开合作，与工会、附属机构、社区盟友和专业协会等携手共同建立更紧密的关系，改善相关卫生健康疾病研究所的公众形象，发展和促进相关研究以应对社会公共卫生议题的变化。

在新冠疫情发生后，美国发起了公共卫生紧急倡议，采取了一系列公共卫生紧急情况相应的措施。然而新冠疫情对美国卫生系统提出了前所未有的挑战，并暴露了其深层次的缺陷。美国在应对新冠病毒防控方面表现不佳，在感染率、死亡率和经济损失方面都位居世界前列；这反映了美国卫生系统在公共卫生准备、检测、追踪、隔离和疫苗接种等方面存在缺陷。① 因此美国媒体与专家同时也关注到中国提出的人类卫生健康共同体倡议并进行了一定的讨论和报道。例如"美国之音"的"健康与生活方式"栏目中有一篇文章《中国推动建立人类卫生健康共同体》（*China Pushes for a Community of Health for All*），介绍了中国在应对新冠疫情和推动全球卫生合作方面所做的努力。②

12.1.2　大洋洲地区

澳大利亚知名报刊《世纪报》（*The Age*）在构建人类卫生健康共同体相关报道中，强调从既有的流行性疾病（例如新冠肺炎感染）中汲取经验教训，避免重蹈覆辙。《世纪报》提出，在这一流行病的前两年，澳大利亚相对成功地控制了感染病例数，但也付出了较为沉重的代价。因此，如何制定更为平衡的公共卫生管理标准，保障其公民的生命安全和人身自由，更为高效而成本低廉地进行流行病防治，同时减少不必要的封锁，值得进一步探究。③《新西兰先驱报》（*NZ Herald*）表明全球流行性疾病的传播流行已经揭示了建立强大的公共卫生基础设施的重要性，尽管基础设施和公共卫生方面的投资可能需要多年才能实现效益。《先驱报》指出，对于新西兰而言，棘手的问题是政府如何投资，以便为当前和下一个不可避免的公共卫生威胁做好准备。因此，必须维持好现有的医疗服务，同时对公共卫生健康事业进行更多的投资，以此来保障公众福祉的共同价值。④

---

①　RICE T, ROSENAU P, UNRUH L Y, et al. United States: Health System Review[J]. Health Systems in Transition, 2020, 22(4):1-441.

②　learningenglish. voanews. com.

③　Sydney Morning Herald. Let's not repeat the same mistakes with COVID response[EB/OL]. (2022-08-11)[2022-10-20]. https://www. theage. com. au/national/let-s-not-repeat-the-same-mistakes-with-covid-response-20220810-p5b8ms. html.

④　New Zealand Herald. The Conversation: Why the budget should treat public health like transport vital infrastructure with long-term economic benefits[EB/OL]. (2022-05-12)[2022-10-20]. https://www. nzherald. co. nz/nz/the-conversation-why-the-budget-should-treat-public-health-like-transport-vital-infrastructure-with-long-term-economic-benefits/UGBNSXCKSKAL BFDA6AVICFTSZM/.

12.1.3　欧洲地区

就欧洲视角而言，欧盟《地平线》杂志 2020 年刊登对英国学者的访谈文章，对欧洲国家抗击新冠疫情的举措进行评论。文章指出，全球卫生和健康危机不应被当作单独的议题孤立看待，而必须将其置于全球经济、发展和国际安全的背景下。因此国际社会需要更加紧密地团结起来，将抗击疫情视为有利于人民健康和经济发展的举措，而不是激化国际竞争的压力。[①] 2020 年，英国《每日电讯报》发表评论文章《疫苗是好消息，但全球团结才是摆脱疫情的唯一途径》。文章指出，"在过去的几年里，民族主义的深渊一直横亘在我们面前，全球秩序四分五裂。新冠疫情向我们表明国家之间永远不是相互隔绝的，只要有一个国家还存在病毒流行，那我们大家都不会安全。全球性的挑战凸显了多边主义对于健康和繁荣的价值。想要战胜病毒，就必须加强国际合作。"[②] 2021 年，英国《泰晤士报》刊载评论文章《如果要应对未来的大流行病，必须对世界卫生组织进行改革》，指出"没有一个国家可以单独对抗传染病流行。过去的两年凸显了我们相互依赖的程度是如此之深，以及在全球卫生威胁面前合作的重要性，只有通过合作才可以强化我们所依赖的全球医疗卫生体系。"[③] 2022 年，欧盟媒体《针砭欧洲》发表文章《以多边主义推进全球卫生是管控疫情的唯一途径》。文章指出，全世界对新冠疫情的反应突出表明，共同合作使我们能够处理紧急危机。我们现在应该从这种多边合作的方法中吸取经验，以便更好地应对未来任何可能的全球卫生危机。[④]

国际合作中暴露出的问题也引发欧洲媒体思考。2017 年，欧洲新闻电视台刊登评论《中国有望成为国际发展的新领导者》。评论指出，"随着西方多国民粹主义抬头，孤立主义增长，世界需要一个新的国际发展倡导者，而中国应该担当这个角色，在人

---

① GRAY R. Q&A: Coronavirus Has Shown the Need for a Global Health System - but Revealed Its Weaknesses Too[EB/OL]. (2020-06-04)[2022-10-20]. https://ec. europa. eu/research-and-innovation/en/horizon-magazine/qa-coronavirus-has-shown-need-global-health-system-revealed-its-weaknesses-too.

② FARRAR J. Vaccines are great news but global solidarity is the only way out of this pandemic[EB/OL]. (2020-12-03)[2022-10-20]. https://www.telegraph.co.uk/global-health/science-and-disease/vaccines-great-new-global-solidarity-way-pandemic/.

③ TUGENDHAT T. World Health Organisation Must Be Reformed if We Are to Tackle Future Pandemics[EB/OL]. (2021-09-30)[2022-10-20]. https://www. thetimes. co. uk/article/world-health-organisation-must-be-reformed-if-we-are-to-tackle-future-pandemics-dzkpqw6t8.

④ BISHEN S. A Multilateral Approach to Global Health Is the Only Way to Manage Pandemics[EB/OL]. (2022-08-04)[2022-10-20]. https://europeansting. com/2022/08/05/a-multilateral-approach-to-global-health-is-the-only-way-to-manage-pandemics-heres-why-2/.

类发展、扶贫和公共卫生支出方面发挥领导作用。"① 此外近年来在新冠疫情防控中的疫苗合作也暴露出了一些问题和弊端，显示出当前国际社会在卫生健康事务合作实践中仍然存在缺陷。2021 年，瑞典《Indicter》杂志主编费拉达就曾在《今日俄罗斯》撰文抨击了西方政府和大型制药公司利用新冠疫苗攫取利益的做法。他指出，"疫情作为全球公共卫生的重大挑战，国际社会应共同面对，疫苗的研制应由国际科学合作来完成，疫苗的分配也应优先考虑国际公共卫生利益，地缘政治观念应被摒弃。"

新冠疫情加速暴露了现有全球卫生治理体系的问题，欧洲开始呼吁完善国际公共卫生治理机制。2022 年，比利时智库布鲁盖尔在其媒体上发表文章，提议改革和整合世界卫生组织现行机构的倡议，使其成为一个强大而独立的标准制定和监督机构，在公共卫生领域的全球治理中更好地带领各国共同发现问题和分享专业知识，并协调在全球范围内更好地分配基本卫生健康公共产品。② 也有媒体注意到，中国在抗击新冠疫情全球合作中最早承诺提供新冠疫苗作为全球公共产品，最早支持疫苗知识产权豁免，最早同发展中国家开展疫苗生产合作。国际舆论认为，中国正是以实际行动践行人类卫生健康共同体理念所倡导的增强全球卫生合作、提供国际卫生援助、优化国际公共卫生治理与全球卫生公共产品分配与互助的实践路径。③

欧洲国家还特别关注发展中国家和医疗水平欠发达地区的卫生健康问题，提出要以国际卫生援助、增强国际健康对话与资源共享等方式提升各国共同应对全球卫生健康突发事件的能力。2020 年，《爱尔兰时报》刊登评论文章，也强调了针对医疗水平薄弱地区提供国际援助和加强健康互助对话的重要性。文章以新冠疫情为例指出，"抗击疫情的努力成功与否取决于全球最薄弱的关节，全球合作的价值进一步凸显。从个人防护设备和医疗设备的生产，到治疗方法的研究，都需要各国消除壁垒、通力合作。"④ 公共卫生健康无国界，全球卫生问题需要联合各国合作参与解决。2020 年，

---

①　Euronews. View: China Has Opportunity to Become New Leader in International Development[EB/OL]. (2017-10-22)[2022-10-20]. https://www. euronews. com/2017/10/22/view-china-has-tools-and-opportunity-to-become-new-leader-in-international.

②　Bruegel. The Failure of Global Public Health Governance: a Forensic Analysis[EB/OL]. (2022-02-17)[2022-10-20]. https://www. bruegel. org/policy-brief/failure-global-public-health-governance-forensic-analysis.

③　王卫, 吴琼. 国际社会高度评价中国为全球抗疫所作贡献 [N]. 法治日报 ,2022-06-06(005).

④　The Irish Times. Covid-19 Has Rehabilitated Global Collaboration, Not Undermined It[EB/OL]. (2020-04-04)[2022-10-20]. https://www. irishtimes. com/opinion/covid-19-has-rehabilitated-global-collaboration-not-undermined-it-1. 4219886.

欧洲媒体"Pressenza"[①]以英语、西班牙语、希腊语三语转载《习近平呼吁构建人类卫生健康共同体》[②]，提到中方愿同法方一道，加强联合国和世界卫生组织在完善全球公共卫生治理、构建人类卫生健康共同体方面的核心作用。

12.1.4　拉美和加勒比地区

新冠疫情反复延宕，传播速度加快，习近平在多个外交场合呼吁国际社会加强合作，为构建人类卫生健康共同体持续注入中国动力。多米尼加政府地区一体化政策部部长米格尔·梅希亚（Miguel Mejia）不久前在接受采访时表示，在共建"一带一路"的推动下，共建国家在交通、数字、文化、健康等方面的合作不断加强。[③]特别是面对疫情冲击，中国与包括多米尼加在内的拉美和加勒比地区各国加强疫苗等卫生健康领域合作，如巴西布坦坦研究所与中国科兴公司开展了包括新冠疫苗Ⅲ期临床试验在内的多项临床研究，科兴位于智利首都大区的基利库拉疫苗工厂开工建设，推动智利恢复中断约20年的疫苗生产。"中国在拉美地区积极推进疫苗合作，为包括多米尼加在内的国家或地区提供了更多公共卫生产品，持续护航生命与健康。中拉之间的抗疫合作，是人类卫生健康共同体理念的生动实践。"

2020年9月，古巴媒体发表评论文章《携手共建人类卫生健康命运共同体》[④]，文章表示，2020年3月，中国首次提出构建人类卫生健康共同体倡议，亚洲国家为实现这一目标付出了扎实努力，国际社会也积极响应中方呼吁。构建人类卫生健康共同体倡议的提出，是对七年前在中国首次提出的构建"人类命运共同体"倡议的补充和丰富。文章认为，安全健康是幸福的基础，是人类发展的前提。构建人类卫生健康共同体的倡议将成为诺亚方舟，保护人类福祉免受当前和未来的健康威胁。拉美学者指出，对于拉丁美洲和加勒比地区而言，《2030年可持续发展议

---

① Pressenza 于 2009 年在意大利米兰成立，人员由传媒、社会活动、文化、学术领域的志愿者组成，来自五大洲的专栏作家、记者、摄影师、平面设计师、摄像师、翻译人员无偿为其提供服务。Pressenza 实行自治，并独立于任何经济利益体，目前 24 个国家 / 地区开展业务，以英语、意大利语、西班牙语、法语、葡萄牙语、德语、希腊语和加泰罗尼亚语发布每日新闻服务。

② Pressenza. Xi llama a construir una comunidad de salud común para la humanidad[EB/OL]. (2020-03-23)[2023-10-20]. http://mx.china-embassy.gov.cn/esp/xw/202003/t20200324_10312185.htm.

③ 环球网，"人类卫生健康共同体理念的生动实践"[EB/OL]. (2023-02-09)[2022-10-20]. https://baijiahao.baidu.com/s?id=1757310513141945554&wfr=spider&for=pc.

④ Almacubanita. Comentario: estrechar las manos para construir una comunidad de salud común para la humanidad[EB/OL]. (2020-09-04)[2022-10-20]. https://espanol.cgtn.com/n/2020-09-04/EAFaEA/comentario-estrechar-las-manos-para-construir-una-comunidad-de-salud-comun-para-la-humanidad/index.html.

程》是实现本地区稳定、平等发展的绝佳机会。

民主开放网 ① 在文章《拉丁美洲，"北京共识"与新冠病毒感染疫情》② 中谈到，拉丁美洲和加勒比地区历史整体发展一直面临着结构性挑战，新冠疫情的暴发加剧了这一危机，在这种情况下，拉丁美洲和加勒比地区应该重视与中国保持良好关系的潜力，尤其是 "一带一路" 倡议中提出的 "增强该地区韧性以及抗疫能力的方方面面，以加强该地区已有的价值链并吸引外国投资"。中国向阿根廷、智利和古巴、哥斯达黎加和巴拿马等拉丁美洲国家提供医疗援助，促进了中国与拉丁美洲健康卫生专家之间的知识交流。与中国的合作使拉丁美洲国家在卫生健康领域找到了强有力的盟友；同时拉丁美洲部分地区发展欠缺，使得中国能够全面参与这些地区的 "健康丝绸之路" 的建设。对于拉丁美洲和加勒比地区来说，"健康丝绸之路" 建设的基础是公共卫生健康领域的基础设施建设与合作。基于中国的投资，欠发达国家和地区可以在基础设施建设、基本公共卫生培训、公共卫生领域技术交流合作中向中国寻求更多援助。文章认为，健康丝绸之路为中国加强和完善国际医疗援助体系提供了政策框架，增强了中国在区域和全球卫生治理中的影响力，"一带一路" 倡议果断瞄准在公共卫生资源领域的投资，凸显了中国在提供医疗用品方面的作用。

在 "一带一路" 倡议和南南合作的框架下，有 22 个拉丁美洲和加勒比地区的国家获得了来自中国的疫苗。截至 2022 年 8 月 9 日，中国向该区域捐赠了 1200 万剂新冠疫苗，售出 3.96 亿剂，已交付 2.93 亿剂。该地区获得的中国疫苗数量位居全球第二。③ 根据牛津大学 Our World in Data Registry 的最新数据，智利是拉美国家中进步最快的国家，每 100 名居民接种 5.58 剂疫苗，2021 年 2 月，71 岁的智利总统塞瓦斯蒂安·皮涅拉（Sebastián Piñera）接种了第一针中国科兴疫苗，并表示 "这种疫苗安全、有效，我们付出了巨大努力才为所有智利公民争取到可接种的疫苗"④。同月，秘鲁卫生部长奥斯卡·乌加特在采访中指出，"中国国药集团将在未来两周内向秘鲁运抵 50 万剂新冠疫苗用于本国居民的免疫接种"⑤；而秘鲁总统弗朗西斯科·萨加斯蒂（Francisco

---

① 民主开放网 (openDemocracy) 是一家总部位于英国的政治网站，于 2001 年 5 月创办，其口号是 "自由思考，纵论世界 (free the thinking for the world)"。

② Porto, Luis Filipe de Souza. América Latina: el "Consenso de Beijing" y la pandemia. Open Democracy, América Latina, el "Consenso de Beijing" y la pandemia | openDemocracy, mayo 31, 2021.

③ Tracking China's COVID-19 Vaccine Distribution Bridge Consulting (bridgebeijing. com).

④ EFE: El presidente de Chile recibe la primera dosis de la vacuna china Sinovac, los Tiempos, El presidente de Chile recibe la primera dosis de la vacuna china Sinovac | Los Tiempos, 2021-02-12.

⑤ EC: Sagasti sobre vacuna Sinopharm: "Acabamos de firmar un contrato por medio millón de dosis", el Comercio, Francisco Sagasti confirmó la llegada de medio millón de vacunas contra el COVID-19 de Sinopharm | coronavirus | nndc | LIMA | EL COMERCIO PERÚ, 2021-02-05.

Sagasti）将中国制造的疫苗描述为"保护自己和照顾所有秘鲁人的最佳盾牌"[①]，他宣布，未来一旦疫苗可靠性得到保障，将与中国国药集团签订最多达 3800 万剂疫苗的合同。

目前，拉丁美洲地区共有 18 个国家是"一带一路"倡议成员国，其中有 10 个成员国使用了中国疫苗。值得注意的是，中国在践行构建人类卫生健康共同体倡议的过程中，拉美学者和媒体对此给出了不同的反馈。《共情还是算计？拉丁美洲疫苗地缘政治的批判性分析》一文中指出，[②] 疫苗生产的国际化反映出"中心 – 边缘"结构，在此结构下，资本最集中、技术最尖端的研发创新处于结构中心，而密集的劳动力和标准化生产技术则向外围转移，而拉丁美洲和加勒比地区国家处于结构外围或半外围位置。自 2017 年巴拿马成为首个加入"一带一路"倡议的拉丁美洲国家以来，拉丁美洲及加勒比地区已成为中国政府及其企业主要的地缘政治投射平台。学者同时提出，捍卫一个中国原则是中国疫苗地缘政治策略的基础，理由是在圭亚那政府决定终止设立"台湾办事处"后，获赠中国政府（疫苗）捐赠。

拉丁美洲社会科学院生物伦理学项目负责人弗洛伦斯·卢纳[③]（Florencia Luna）对于疫苗政治地缘策略则有不同看法。在接受阿根廷主流媒体采访时她谈道[④]："2019 冠状病毒疫苗实施计划（COVAX）[⑤] 是独一无二的，可以实现和优化疫苗接种公平。新冠疫情迫使我们思考早前在日常生活中并不存在的关键伦理问题，'疫苗民族主义'的出现，是一种自私、目光短浅、可能还会弄巧成拙的行为，少数国家实现免疫并不能阻止病毒变异，这种民族主义最终将成为实现 COVAX 的阻碍。面对全球性问题，当下历史已经证实，把自己封闭在国界内是没有用的。解决之道必须是全球性的。"就目前学者、政府官员、民间组织所谈到的疫苗地缘政治问题时，她这样回应："疫苗供应不足是全球性问题，目前（2021）COVAX 计划中暂未包含俄罗斯和中国的疫

---

① Xinhua. China in action to build community of common health for mankind, China Today, China in action to build community of common health for mankind (chinatoday. com. cn), 2021-04-21.

② Malacalza, Bernabé; Fagaburu, Debora: ¿Embatía o cálculo? Un análisis crítico de la geopolítica de las vacunas en América Latina. Foro Internacional, El Colegio de México. 2021, vol. LXII, núm. 1, p. p.

③ 弗洛伦斯·卢纳：哲学家、生物伦理学专家，拉丁美洲社会科学院 (FLACSO)、国家科学技术委员会 (CONICET) 研究员，同时担任世界卫生组织顾问。

④ Sotelo, Francisco: El nacionalismo de las vacunas, que se instaló en el mundo, es egoísta y miope, El diario el tribuno de Salta, "El nacionalismo de las vacunas, que se instaló en el mundo, es egoísta y miope" (flacso. org. ar), Marzo 3, 2021.

⑤ 2019 冠状病毒疫苗实施计划 (COVID-19 Vaccines Global Access, COVAX) 由联合国儿童基金会、世界卫生组织之，流行病防备创新联盟等组织牵头发起，是一项旨在力争实现全球公平获取 2019 冠状病毒疫苗的倡议。截至 2021 年年初，全球已有 192 个国家加入该计划，通过该计划，将向成员国提供 20 亿剂世界卫生组织认证的疫苗。

苗，但它们应该被包含，因为疫苗接种不能用政治标准或偏见解读。《柳叶刀》发表的文章是对俄罗斯生产疫苗的决定性认可，同时一切都表明，中国的疫苗同样有效。"她最后强调："共同利益引导着公共健康卫生管理。就临床伦理而言，公共健康卫生意味着集体利益和集体需求，这必须在个人利益之间做出选择。"

12.1.5　亚洲地区

对于整个亚洲而言，其对于人类卫生健康共同体以及危机应对的相关理念呈现出较为统一的"价值观"，即更加强调国家作用、集体价值、家庭本位、长幼有序、和谐共生等。亚洲价值观在此次公共卫生危机中所体现的优势可以为全球治理提供思想支持，其所体现的合作、共赢、融合、共生、集体利益优先等理念在应对公共卫生危机中产生了巨大的推动作用。

自 2019 年年底出现新冠疫情以来，一些国家挑起的仇华情绪滋生、蔓延。尽管国际病毒分类委员会已经明确命名此次病毒为"SARS-CoV-2"，但仍有一些国家公开称"武汉病毒"或"中国病毒"。污名化的后果是导致世界其他国家和地区越来越排斥中国人，与此同时也出现排斥亚裔的现象。病毒不分国界和种族，在共同应对污名化的种族主义问题上，中日韩三国是一荣俱荣、一损俱损的命运共同体关系。中日韩深谙此中道理，表现出了团结精神并有所作为。如日本文部省于 2020 年 1 月 29 日通过教育委员会向全国小学、中学下达指令，不要对从中国返回的同学产生偏见，要为孩子提供正确引导。2020 年 11 月 4 日，在《大使：中国和韩国在交换疫情信息》的报道中邢海明大使接受韩国《中央日报》英文版 *JoongAng Daily* 专访，邢海明表示，中韩两国在管控疫情、重启合作方面走在前列，显示出中韩合作的韧性和巨大潜力。中韩两国在人力、资金、技术等方面优势互补，存在巨大的合作空间。希望 *JoongAng Daily* 继续坚持公正报道方针，客观报道中国发展现状，为增进两国互信理解发挥积极作用。据中国外交部网站显示，同年 11 月 24 日—27 日，日本外务大臣茂木敏充、时任韩国外交部长官康京和邀请国务委员兼外交部长王毅对日本、韩国进行正式访问，并表示中日双方在共同抗疫方面达成一致，并且对疫情后的经济合作寄予了厚望。对于朝鲜而言，时任韩国外长康京和于 2020 年 12 月 29 日晚在成立东北亚防疫及卫生合作体首次域内国家工作视频会议上提出，"希望在不久的将来能欢迎朝鲜加入合作体。"康京和表示，在生命与安全问题上，韩国和朝鲜是一个共同体，双方受到传染病和自然灾害等的共同威胁，朝鲜参与合作体不仅有利于其自身，对所有邻国的公共卫生事业也均有裨益。2021 年 7 月 11 日，蒙古国外长巴特策策格在新华社的专访里也指出"蒙古国是世界上新冠疫苗接种率最高的国家之一，我国民众接种的疫苗绝大部分来自我们的友好邻邦——中国。蒙古国政府和人民永远不会忘记中国政府和人民在这个特别困难时期给予我们的巨大帮助"。他强调，蒙古国政府希望同中方增强政治互信，深化"一带一路"合作，推动双边关系持续快速发展。

南亚、中亚地区一直以来与中国开展友好合作，疫情暴发以来，积极与中国开展会议探讨。2020 年 3 月 20 日，中国外交部会同国家卫健委和海关总署举行网络视频会议，[①]向欧亚和南亚地区 19 个国家介绍中方新冠疫情防控经验，与会各国均高度重视此次视频会议。哈萨克斯坦、吉尔吉斯斯坦、塔吉克斯坦、土库曼斯坦、乌兹别克斯坦、乌克兰、白俄罗斯摩尔多瓦、格鲁吉亚、阿塞拜疆、亚美尼亚等 11 个欧亚国家，以及巴基斯坦、阿富汗、斯里兰卡、尼泊尔、孟加拉国、马尔代夫、印度、不丹等 8 个南亚国家卫生部门、疾控中心负责人和外交、民航、海关等跨部门官员以及世界卫生组织驻有关国家代表参加会议。各方代表高度评价中国采取有力防控举措和为世界公共卫生事业作出重要贡献，感谢中方及时举办此次会议，认为会议针对性强，对指导正处于疫情防控关键阶段的地区国家做好防疫工作具有重要借鉴意义。各国真诚希望加强同中国合作，携手打赢这场抗疫斗争。2022 年 1 月，习近平主持中国同中亚五国建交 30 周年视频峰会，并在发表的重要讲话中呼吁建立中国 – 中亚健康产业联盟，这为中国与中亚共建"健康丝绸之路"提供了实践指南，值得注意的是，尽管中国与中亚共建"健康丝绸之路"具备的良好基础，但中亚国家之间、城乡之间健康水平有着现实差异，普遍存在发展战略和严峻现实之间的差距，中国与中亚国家开展健康合作亦将面临多方考验。此外，来自外部国家的竞争及自身社会环境，也将给中国与中亚国家共建"健康丝绸之路"带来一定的挑战。[②]

东南亚地区国家也十分重视与中国建立友好的合作关系，斯里兰卡卫生部长万尼亚拉奇 2021 年 8 月 9 日表示，反对将新冠病毒溯源问题政治化。万尼亚拉奇当天会见了中国驻斯里兰卡大使戚振宏，双方一致认为，新冠病毒溯源问题是科学问题，政治化操弄不仅无益于解决问题，还将阻碍各国早日战胜疫情。[③]据中国对外书刊出版发行中心（国际传播发展中心）[④]撰文，2022 年 8 月 5 日，以"全球发展：命运与共协同行动"为主题的 2022 中国 – 东盟媒体智库论坛在北京以线上、线下相结合的方式举办。泰国前总理阿披实·维乍集瓦（Abhisit Vejjajiva）在致辞中强调必须重振国际合作精神，支持建立更有力的多边主义体系。当前，中国 – 东盟近期在区域合作领域取得了三项进展，为此提供了重要解决方案：首先是习近平提出的全球发展倡议，每个国家都应尽自己所能为这一倡议作出贡献；其次是中国 – 东盟全面战略伙伴关

---

①　本次网络视频会议由外交部、国家卫生健康委员会、海关总署共同主办。

②　龙国仁. 中国与中亚共建"健康丝绸之路"[N]. 中国社会科学网，2022-02-22.

③　多国政党政要反对将新冠病毒溯源政治化 [N]. 人民日报，2021-09-02(017).

④　中国对外书刊出版发行中心（国际传播发展中心），以推进对外书刊出版发行和国际传播创新发展为宗旨，成立于 1988 年，2021 年在中央确立的事业单位改革试点中，适应新时代国际传播事业发展的需要，重新调整组建。

系，这一伙伴关系建立在东盟与中国 30 年间稳固关系之上，聚焦和平、安全、繁荣和可持续发展；最后是区域全面经济伙伴关系协定（RCEP），将为东盟国家和中国的繁荣创造巨大机遇。命运与共的我们，应借助媒体与智库的力量，协调一致采取行动，持续推动全球发展。柬埔寨新闻大臣特别代表、国务秘书索·普拉西同样肯定了柬中两国进行媒体合作的情况，对于合作共赢展现出了极大信心。

西亚地区国家同样在与中国合作中受益。北京第二外国语学院全球舆情与受众研究基地所搜集到的舆情信息中，巴勒斯坦《新生活报》2020 年 3 月 25 日发表文章《埃及前总理：中国经验值得借鉴》，报道援引埃及前总理埃萨姆·谢拉夫讲话，表示中国为对抗新冠疫情采取的措施取得了显著成效，并呼吁各方借鉴中国宝贵经验。中国帮助其他受疫情影响国家，不仅源于其作为大国的责任担当，还源于其文明底蕴的积淀，这使得中国更能在世界卫生安全领域充分发挥作用。2020 年 3 月 26 日，中国外交部会同国家卫健委举行网络视频会议，向西亚北非地区 16 个国家和海湾合作委员会的约 200 名卫生官员和专家介绍中国新冠疫情防控经验。地区国家高度重视，阿尔及利亚、巴勒斯坦的卫生部长，埃及、黎巴嫩、科威特、卡塔尔、毛里塔利亚等国家的卫生部副部长出席。据巴勒斯坦《耶路撒冷报》27 日报道，各国卫生专家和政府官员纷纷表达对中国疫情防治工作的肯定，表示在面对此类前所未有的新型疾病时，中国的成功经验将为其他国家防控疫情发挥重要作用。

在疫苗合作方面，2020 年 12 月初，阿联酋参与了一项涉及 3.1 万名参与者的研究，研究结果表明，在接种中国疫苗 2 针后，预防 COVID-19 的有效率为 86%，并且在接种疫苗的个体中没有死亡案例。[①] 基于研究结果，阿拉伯联合酋长国和巴林宣布批准中国疫苗成为首批完全获得本国许可的 COVID-19 疫苗之一。12 月 15 日，在由巴基斯坦可持续发展政策研究所主办的"一带一路"倡议研究论坛上，巴基斯坦中巴经济走廊事务局主席阿西姆·巴杰瓦指出，在新冠疫情冲击下，中国的"一带一路"倡议向各国开放，旨在推动全球共同繁荣，有助于各国在疫情下的经济纾困。同时，在新冠病毒溯源政治化问题上，南亚国家也十分关注。巴基斯坦是第一个接受中国疫苗援助的国家。2021 年 2 月，在伊斯兰堡的努尔汗基地，巴基斯坦外交部长沙阿·马哈茂德·库雷希接受了来自中国的 50 万剂疫苗，并举行了仪式，他表示"这份礼物是两国友谊的实际证明"，并补充说，"中国再次证明了与巴基斯坦的永恒友谊"[②]。早些时候，菲律宾总统罗德里戈·杜特尔特在 1 月 13 日的电视讲话中宣布，中国的

[①] MALLAPATY S. China's COVID vaccines are going global—but questions remain[J]. nature, 2021, 593: 178-179.

[②] Geo News. Pakistan thanks Chinese President Xi Jinping for COVID-19 vaccine gift[EB/OL]. (2021-02-01)[2022-10-22]. https://www.geo.tv/latest/332812-pakistan-thanks-chinese-president-xi-jinping-for-gift-of-05m-covid-19-vaccine-doses.

疫苗是"安全、可靠和有保障的，中国疫苗和美国人、欧洲人研发的疫苗一样好"[①]。印度韦洛尔基督教医学院的病毒学家加甘迪普·康（世界卫生组织咨询免疫技术小组的成员）表示，中国的疫苗非常需要，他所在的工作小组于 4 月 29 日开会审查了这两种中国疫苗的数据，并将很快就它们的使用提出建议。[②]

12.1.6　非洲地区

中非双方是援助者与被援助者的关系，但双方都是平等主体，建立各国间的平等沟通和协商机制，通过共同商量达到价值共识，找到共同的解决方案。唯有秉持如此的理念推进中国对非洲的国际卫生援助，才真正能够解决了非洲学者们常讨论的可持续性（sustainability）问题。

中非双方在 2020 年 6 月 17 日举行了中非团结抗疫特别峰会，[③] 决心深化中非友好，加强相互支持，着力构建更加紧密的中非命运共同体；加强团结合作，支持联合国及世界卫生组织发挥引领和协调作用，携手战胜疫情；加紧落实中非合作论坛北京峰会成果，更多向卫生健康、复工复产、改善民生领域倾斜；维护多边主义，反对将疫情政治化，捍卫国际公平正义。中国经济网近日发表文章 *Building China-Africa community of health for all with dedication and action*，[④] 指出中国在新冠疫情流行期间向非洲国家提供了及时的物资和技术支持，派遣了抗疫专家组，开展了远程诊断和教学，分享了防控经验和诊疗方案。中国与非洲在 2021 年提出了九大合作项目，共同致力于构建更加紧密的中非命运共同体，这些项目旨在加强中非在公共卫生、传染病防控、基层卫生服务、妇幼健康等领域的合作。2021 年 11 月 29 日，习近平在中非合作论坛第八届部长级会议开幕式上发表了《携手构建更加紧密的中非命运共同体》主旨演讲，回顾了 2018 年北京峰会以来中非合作的成就，提出了新时代中非关系的总体方针和重点领域，宣布了一系列新的支持非洲发展的措施。在未来三年内，中国将同非洲国家共同落实好以下十个领域的合作项目：卫生健康、疫苗、基础设施、贸

---

① Sydney Morning Herald. Philippines' Duterte defends purchase of Chinese COVID-19 vaccine[EB/OL]. (2021-01-14)[2022-10-22]. https://www.smh.com.au/world/asia/philippines-duterte-defends-purchase-of-chinese-covid-19-vaccine-20210114-p56tyh.html.

② MALLAPATY S. China's COVID vaccines are going global — but questions remain[J]. nature, 2021, 593: 178-179.

③ 海外网. 人民日报和音：共同打造中非卫生健康共同体 [EB/OL]. (2020-06-19)[2022-10-22]. https://baijiahao.baidu.com/s?id=1669877862310406900&wfr=spider&for=pc.

④ Xinhua. Xiplomacy: Building China-Africa community of health for all with dedication and action[EB/OL]. (2023-02-21)[2022-10-22]. https://english.news.cn/20230221/c1441f8d0a804cd7a122e3dc4563d106/c.html.

易投资、数字经济、绿色发展、人力资源开发、和平安全、文化教育、人民友好。^①卢旺达国际关系专家埃默里·恩齐拉巴蒂尼亚（Emery Nzirabatinya）说："我对中国积极参与促进全球卫生健康命运共同体印象深刻。习近平领导下的中国着眼于世界范围内的大局观和共同利益，这推动了中国在全球卫生领域保持良好合作的努力。"

非洲主流媒体对人类卫生健康共同体进行了大量报道，大部分表达了对该倡议的肯定，并从中非双方互惠双赢的角度对该倡议进行解读并表示高度赞扬。2021 年 5 月，独立传媒网站 IOL 刊登文章 *Working together to build a global community of health for all*，^②摘录了习近平在 2021 年 5 月 21 日出席全球卫生峰会时的讲话。文章指出，习近平在讲话中呼吁各国秉持人类卫生健康共同体的理念，通过团结合作、科学防治、共克时艰，坚决反对将病毒政治化、标签化或污名化。文章还介绍了习近平在讲话中对全球卫生治理体系改革的看法，认为应该坚持多边主义，尊重世界卫生组织的核心作用，增加发展中国家的代表性和发言权等。2021 年 6 月 4 日，南非主流媒体《星报》《比陀新闻报》《水星报》《开普时报》及 IOL 网站刊登文章 *A global community of health for all*，在其中明确指出经过疫情洗礼，中非之间将收获更坚固的兄弟情谊，中非将共同致力于建构人类卫生健康共同体（work together with all to build a global community of health for all）。^③同年 6 月 15 日，南非独立传媒集团执行主席伊克博·瑟维（Iqbal Survé）再度于 IOL 网站发表评论文章 *Africa-China relationship based on mutual benefit*，指出："中非之间的关系是互惠互利、双赢的。这种关系将继续扩展到医学领域……"更重要的是，瑟维博士直接回应了中国对于南非医疗援助合作的负面评论，"如今，我们经常听到，在抗击新冠疫情的过程中，中国为非洲人民的福祉做出了巨大贡献，……但许多人在宣传报道时却企图在中非人民之间建立鸿沟。坦率地说，现实情况是中非人民团结在一起。两者都面临经济发展方面的深层结构性问题。当然，中国在过去 30 到 40 年中正在逐渐克服这一挑战"。^④

① Xinhua. Xiplomacy: Building China-Africa community of health for all with dedication and action[EB/OL]. (2023-02-21)[2022-10-20]. https://english.news.cn/20230221/dd8fa578792a40209548f66f1aec95/c.html.

② Interpret: China. Working Together to Build a Global Community of Health for All - Remarks by Xi Jinping at the Global Health Summit[EB/OL]. (2021-05-22)[2022-10-20]. https://interpret.csis.org/translations/working-together-to-build-a-global-community-of-health-for-all-remarks-by-xi-jinping-at-the-global-health-summit/.

③ Chen Xiaodong: A global community of health for all, the Star, (2021-06-04).

④ MAVUSO S. Africa-China relationship based on mutual benefit - Iqbal Survé[EB/OL]. (2020-01-16)[2022-10-20]. https://www. iol. co. za/news/africa-china-relationship-based-on-mutual-benefit-dr-iqbal-surve-49412408.

8 月 24 日，坦桑尼亚媒体 IPPmedia 刊登文章《数字科技驱动人类卫生健康共同体》[①]，指出刚刚在中国宁夏闭幕的第五届"中国－阿拉伯国家博览会"上，数字技术的蓬勃发展对医疗卫生健康领域发展的推动比以往任何时候都大，正在加速构建人类卫生健康共同体。

2022 年 2 月 9 日，南非大学姆贝基非洲领导力研究院高级研究员谭哲理在 IOL 网站发表文章 *Building a community of shared future*，高度赞扬了人类命运共同体对于南非的借鉴意义，明确指出"在当今世界新冠疫情延续，经济复苏不稳定，全球冲突频发的背景下，需要人类团结起来，以实现共同的共同目标，即果断地应对 Covid-19 和经济危机"。[②] 2023 年 2 月，IOL 在 Xiplomacy: Building a China-Africa community of health for all[③] 的报道中总结了中国在非洲推动建设一个健康共同体的努力和成果，介绍了中国在非洲提供的医疗援助、疫苗支持、基础设施建设等方面的合作项目，报道还引用了中国国家主席习近平的话，强调了中国和非洲之间的友谊和互信。

秉持人类命运共同体理念，携手加强国际抗疫合作。值得注意的是，目前非洲关于人类卫生健康共同体的讨论，大多局限于主流媒体，发表文章的人也集中于中国外交部官员、非洲各研究院的研究人员以及媒体公司的领导人。有学者通过分析接近 50 万份非洲媒体样本发现，中国媒体在非洲的跨国中介议程设置能力有限，即在中国媒体关于中国和新冠疫情的新闻报道中发现的流行主题与非洲媒体中最常见的主题之间存在很大差距。中国大多数报道的中国援助类主题似乎并不能得到非洲记者的关注，非洲记者对新冠疫情相关报道的重点是非洲国内和地区反应，以及影响居住在中国的公民的话题。[④] 通过对媒体专业人士的采访，有学者指出，"无论是宏观层面（系统）、还是中观层面（价值观和规范）和微观层面（内容）南非媒体受到中国媒体的影响都十分轻微"。[⑤]

[①]　Xinhua Global Service. GLOBALink | Digital technology drives community of common health for mankind[EB/OL]. (2021-08-23)[2022-10-20]. http://www.xinhuanet.com/english/2021-08/23/c_1310143791.htm.

[②]　Ministry of Ecology and Environment. Building a Shared Future for All Life on Earth: China in Action[EB/OL]. (2020-09-20)[2022-10-20]. https://english.mee.gov.cn/News_service/news_release/202009/W020200921605603315125.pdf.

[③]　Xinhua. Xiplomacy: Building China-Africa community of health for all with dedication and action[EB/OL]. (2023-02-21)[2022-10-20]. https://english.news.cn/20230221/dd8fa578792a40209548f66f1aec95/c.html.

[④]　MORALES M, DANI. Who set the narrative? Assessing the influence of Chinese global media on news coverage of COVID-19 in 30 African countries[J]. Global Media and China, 2021, 6(2): 129-151.

[⑤]　MORALES M, DANI, WASSERMAN H. Chinese Media Engagement in South Africa: What is its impact on local journalism?[J]. Journalism Studies, 2018, 19(8): 1218-1235.

12.1.7   总结

欧洲国家面对新冠疫情的冲击，愈加意识到全球卫生健康是全人类共同面对的问题，绝非欧洲国家可联手解决的区域性问题。于是逐渐对中国提出的人类卫生健康共同体倡议所包含的理念内涵给予高度评价，也更加关注其对于推动全球卫生事务合作所起到的重要作用。欧洲国家通过各种方式积极投身于全球卫生治理事务中，展开各项全球卫生实践，为推动国际合作、支持发展中国家作出贡献。

倡议在亚洲国家、拉丁美洲及加勒比地区国家、非洲国家得到了积极响应，这些国家不仅支持人类卫生健康共同体理念，也认可中国在全球抗疫合作中发挥的领导作用。拉丁美洲及加勒比地区国家在应对新冠疫情方面面临着巨大的挑战，包括医疗资源不足、社会不平等、移民问题等。中国在抗击疫情方面向拉丁美洲及加勒比地区国家提供了援助和支持，包括捐赠物资、分享经验、开展疫苗合作等。这些行动是人类卫生健康共同体的理念的生动实践，并得到了拉丁美洲国家政府和社会的感谢和赞扬。在非洲地区，中国提出的人类卫生健康共同体理念大多被主流媒体所提及，而其他报纸、自媒体平台上的相关讨论较少。值得注意的是，目前人类卫生健康共同体、中非卫生健康共同体之类的话语更多地成为由政府官员、公共关系负责人、新闻发布会、新闻稿、官方会议和预先计划的活动宣传的话语。对于亚洲地区而言，中国与亚洲各国合作目标明确，有较强的合作意愿，具备健康卫生合作基础，亚洲国家之间较为统一的"价值观"不仅为应对公共卫生危机中产生了巨大的推动作用，也对人类卫生健康共同体倡议的传播和反馈产生了积极作用。

形成对比的是，这一倡议没有被北美洲和大洋洲地区政府、媒体和社会的广泛接受和认可，也没有太多相关数据和代表性意见，北美国家目前制定和实施的代表性战略和行动计划主要有：一是"公共卫生、创新和知识产权全球战略和行动计划"[①]；二是"2019—2022 年国家卫生安全战略"[②]；三是"COVID-19 公共卫生应对战略，计划和行动"[③]。以澳大利亚为代表的大洋洲国家，倡议支持提高卫生系统的韧性和

[①]   世界卫生组织执行委员会：公共卫生、创新和知识产权全球战略和行动计划，公共卫生、创新和知识产权全球战略和行动计划 (who. int)，2021 年 1 月 11 日。这是世界卫生组织在 2008 年通过的一项旨在促进公共卫生、创新和知识产权之间平衡的全球倡议。

[②]   中国疾病预防控制中心病毒预防控制所：美国卫生与公众服务部发布 2019—2022 年国家卫生安全战略，美国卫生与公众服务部发布 2019—2022 年国家卫生安全战略 (chinacdc.cn)，2019 年 2 月 22 日。这项战略报告由美国卫生与公众服务部发布的，概述了当今美国面临的四大卫生安全威胁，以及制定卫生与公众服务部的应对目标的战略。

[③]   世界卫生组织：战略防范和应对计划，战略，计划和行动 (who. int)，2020 年 4 月 14 日。世界卫生组织发布的一项帮助指导国家和地方层面的 covid-19 公共卫生应对，并更新用于应对 Covid-19 疫情全球战略的文件。

可持续性，保护人类卫生安全，通过与多边机构、国际组织、非政府组织、私营部门等合作，来支持一系列重点领域的全球卫生倡议，包括疫苗接种、传染病防控、母婴健康、性与生殖健康等。同时也倡议提供资金和技术支持，来增加其在全球卫生治理中的影响力和参与度，推动更有效、更公平、更透明的全球卫生合作。[①] 尽管这些全球卫生倡议也旨在应对 COVID-19 和其他传染病的挑战，并与人类卫生健康共同体理念中最为核心、最具有可通约性的一些内涵维度相符，但并未采用这一提法。值得注意的是，这一地区的一些卫生和地缘政治专家对在人类卫生健康共同体倡议下中国的疫苗援助和出口持怀疑或敌对态度。这些不同可能与国家的政治立场、经济利益、媒体舆论等因素有关。也有学者表示种族主义、地缘政治竞争和对中国在新冠疫情中所扮演角色的不解等因素加剧了这些质疑。

12.2　倡议的国际表达与现有其他类似主张的共性

12.2.1　人类卫生健康共同体的内在逻辑及价值在世界视域下的历史流变

世界文明史是一部人类同疾病和灾难斗争的历史。据记载，人类历史上最早的大规模传染病发生于公元前 430 年，是自埃塞俄比亚地区最先发现后随人口流动暴发于雅典；公元 541 年，查士丁尼鼠疫通过船只在地中海各地迅速蔓延；欧洲中世纪大瘟疫在亚洲、欧洲和非洲北部暴发，夺走 2500 万人的生命；1507 年，天花病毒随殖民扩张在美洲大陆肆虐；1918 年，西班牙大流感席卷全球，导致约 10 亿人被感染；1976 年，非洲首次出现埃博拉暴发疫情；21 世纪陆续出现的禽流感疫情、新冠疫情。另外，长期困扰人类的艾滋病、乙肝、流感等传染病，每一次暴发都在世界范围内造成大量居民死亡与社会动荡，对生命健康、社会保障、自然环境与生态和谐构成了巨大的威胁。

在与传染病漫长而艰难的斗争中，人类社会在深切感受到个体脆弱性的同时，也愈渐意识到彼此的共存感和依赖性。于是，各国各界人士不断冲破国家、民族、阶级、行业等方面的羁绊，探索人类社会联合抗击卫生健康危机事件的途径。早期欧洲学者便尝试打破传染病医学领域与哲学、社会学、政治学等学科思想的边界，提出卫生健

---

① Australian Government, Department of Foreign Affairs and Trade. Global Health Initiatives, Global health initiatives | Australian Government Department of Foreign Affairs and Trade[EB/OL].[2022-10-20]. https://www.dfat.gov.au/development/topics/development-issues/education-health/health/global-health-initiatives.

康并非仅仅是医生之责，更在于国家、社会和各行各业的关注与支持。病理学家、人类学家鲁道夫·菲尔绍（Rudolf Virchow）就曾提出，"政治不过是大规模的医疗，确保公众的生命健康才是政治家首要关注的问题。"[①] 不同国家地区基于各自的实践经验与文化基础，逐渐形成关注人类卫生健康问题的理论思想，成为人类卫生健康共同体理念的逻辑基础或形成价值呼应。

1. 共同体理论的逻辑基础

马克思、恩格斯提出的共同体理论是人类卫生健康共同体的内在逻辑源头，即世界历史的发展进程必将超越地域、民族和国家的局限，实现真正意义上的全人类普遍交往。人类社会由"虚幻共同体"向"真正共同体"演进的过程将推动全人类互帮互助、共同进步，将人类凝聚成一个互相依存的"自由人联合体"，实现个体在共同体中自由而全面的发展。[②] 马克思关于人的自由全面发展的论述涵盖了个人卫生健康发展的涵义，即人的生命与健康发展是实现其他方面发展的最基本前提。

自由人联合体所展现的对未来社会的构想为人类卫生健康共同体理念奠定了深厚的思想基础，其中贯彻的"以人为本"的原则也成为全球卫生健康发展的目标。马克思主义的人民健康观从"现实的人"本身出发，重视人的感性物质存在的原则，站在人民大众的立场上关注包括身心健康在内的健康整体性与多维性，充分尊重人类的生命健康权。马克思和恩格斯指出，"自由人联合体代表的社会必须优先发展人类卫生健康，强调人民的生命健康权才是全人类实现迈向'真正共同体'的最基本保障。"[③] 人类卫生健康共同体正是通向"自由人联合体"的重要途径之一，也是马克思提出的国际联合思想的必然要求。[④]

国际著名医学期刊《柳叶刀》主编理查德·霍顿（Richard Horton）对马克思理论中关于人类健康主义的观点大加赞赏，他认为马克思理论为现代公共卫生中出现的包括全球卫生的新帝国主义、医疗私有化、专业精英扩张等不良趋势提供了更具批判性的分析方法。并且，马克思对健康问题的关注是捍卫社会平等、提倡互帮互助、尊重人权的价值观体现。霍顿对于中国将马克思主义延续并提出的针对公共卫生健康的理念表示肯定和欣赏，直言赞许道："试问当今有哪一个西方国家敢于（像中国一样）将马克思视为民生的拯救者呢？"[⑤]

---

① 托马斯·E.诺沃特尼，伊洛娜·基克布施，迈克拉·托尔德. 21 世纪全球卫生外交 [M]. 郭岩主译. 北京：北京大学医学出版社，2017: 18.

② 马克思，恩格斯. 马克思恩格斯选集：第 1 卷 [M]. 北京：人民出版社，1995: 89.

③ 马克思，恩格斯. 马克思恩格斯文集：第 2 卷 [M]. 北京：人民出版社，2009: 53.

④ 高嘉遥，杨小冬. 构建人类卫生健康共同体的历史唯物主义底蕴与基本原则 [J]. 江南论坛，2022(11): 66-70.

⑤ HORTON R. Offline: Medicine and Marx[J]. The Lancet, 2017, 390(10107): 2026.

欧洲有关共同体的研究记载可追溯至古希腊时代。苏格拉底曾提出"共有"就是"至善"，提倡城邦中的每个成员都是无异的、同一的。亚里士多德在扬弃了柏拉图等人的思想后认为共同体是"个体为某一种共同的善而建立起来的"。虽然这些论述中所指对象并未从真正意义上涵盖全体人民，却仍然反映出古希腊哲学家对"共同体"价值的思考，个体作用逐渐得到重视。经历了中世纪神学、近代文艺复兴与宗教改革的思想变迁，19 世纪上半叶的欧洲涌现出一批空想社会主义者，强调共同体中的个体平等、互助与和谐交往等特征，也渐渐显露出"以人为本"的思想萌芽。英国企业家罗伯特·欧文（Robert Owen）主张建立起一种理想的共同体，其中没有阶级且人人平等；法国哲学家查尔斯·傅里叶（Charles Fourier）希望建立一种和谐的共同体，其中的个人利益与集体利益一致，从而动员社会各界实现社会平等和谐。德国哲学家路德维希·安德列斯·费尔巴哈（Ludwig Andreas Feuerbach）提出从"自然人"的视角来理解人的本质，构建具有"人本主义"的共同体。这些观点对于马克思共同体理论的提出与阐释都具有重要的启示作用。

谈及西方的"共同体"理论基础，德国古典社会学家斐迪南·滕尼斯（Ferdinand Tönnies）在 1887 年出版的《共同体与社会：纯粹社会学的基本概念》中明确提出"共同体"概念并进行了深入阐释。滕尼斯的"共同体"体系受彼时传统欧洲社会发展形态所限，虽然也曾大胆畅想"一般意义上，也可以说有一个包括整个人类的共同体，像教会所希望的那样"，但总体而言其所阐述的共同体范围通常受到地域、血缘、精神等关系的重重约束而有所局限。但其理论中所强调的"共同体"不仅是机械性组成的个体之和，也是密切联系、有机结合的整体观点，深刻反映出对独立个体的身心与发展的关注以及共同体中交往原则等现代共同体理念所具有的价值观雏形。[①]

共同体理论正是在一系列立场、观点、方法和经验的基础上不断得到深入认识得以被丰富和完善而形成的，成为马克思共同体理论的思想来源，并最终提出人类命运共同体理念，体现了全新的时代价值与深刻内涵。

2. 人道主义与自然主义思想的结合

人道主义起源于欧洲文艺复兴时期，提倡关怀、爱护并尊重人，形成以人为中心的世界观，并随着法国大革命延伸出自由、平等与博爱的人文思想。1862 年，瑞士商人亨利·杜南（Jean Henri Dunant）提出"能否成立人道主义组织？""能否制定人道主义公约？"等问题，并成立红十字国际委员会，推广生命至上的人道主义理念，提倡不分国家、种族的国际救援行动。[②] 随着国际化程度不断加深，国际人道主义已

---

① 斐迪南·滕尼斯.共同体与社会：纯粹社会学的基本概念[M].林荣远，译.北京：商务印书馆，1999: 52-250.

② 托马斯·E.诺沃特尼，伊洛娜·基克布施，迈克拉·托尔德.21 世纪全球卫生外交[M].郭岩主译.北京：北京大学医学出版社，2017: 3.

经成为人类共同应对疾病与灾难的重要保障。构建人类卫生健康共同体理念充分体现以人为本、尊重生命健康权的红十字精神，而中国在各类疫情全球防控中开展的对外无偿援助更体现出保护全球各国人民卫生安全的道德责任。国际上也不乏跨越国家与种族，积极投身于海外医疗救助的事例，如加拿大医生白求恩、印度医生柯棣华都体现出人道主义精神与国际主义精神的高度统一。可以说，人类卫生健康共同体正反映出德国古典哲学家康德（Immanuel Kant）所提出的"绝对的和无条件的善"。①

然而，根植于近代西方哲学主客二分与绝对主体性的思想土壤，传统人道主义过度强调人在世界中的核心地位，加之长期受近代资本主义工业文明发展模式浸淫，在科学技术助力下超强度扩大生产，高喊着"发展为了人"的口号，以强调人类自身利益、生存与发展的准则覆盖对物质及生存环境的尊重，形成人与自然抽象对立的思维，从而脱离了人的实践本质，即马克思所强调的"人的实践活动是自然和人的良性互动"。而任何遗弃自然主义的人道主义都是非人道的，终将限人类于种种自然生态危机中。②

人类卫生健康共同体理念同样关注人与自然和谐相处，倡导生态健康发展。欧洲哲学家也不断反思其主客二分及主体性原则，逐渐意识到世界中自然万物与人融合一体的本质。德国哲学家威廉·狄尔泰（Wilhelm Dilthey）、马丁·海德格尔（Martin Heidegger）等均对于西方哲学观念中忽视自然、误解人与世界关系的理念进行了批评与修正。恩格斯批判了人与自然二元对立的错误思想，提出将人与自然视为一个生命共同体，他早在100多年前就提醒道，"不要过分沉醉于对自然界的短暂胜利。对于每一次这样的胜利，自然界都会报复于人类"③。马克思也多次强调人与自然的有机统一。④ 列宁更是在《哲学笔记》中指出"理性（知性）、思想、意识，如果撇开自然界，不适应于自然界，就是虚妄。"⑤ 美国历史学家威廉·麦克尼尔（William Hardy McNeill）更加直白地道出，人类与自然的关系在世界历史进程中可能更为根本，这其中就不可忽视地包括了人与病菌的关系。在漫长的文明发展中，人与自然的关系从最初的无知敬畏，到二元对抗，逐渐走向实践认知与和谐发展的演变之路，终于发现自然实为共同体不可分割的一部分。这种人与人、人与自然和谐相处的共同体思想也是非洲传统精神的重要表现。⑥ 人类与自然是相互依存的整体，良好的自然生态环境为人类卫生健康发展提供基础条件与活动场域，只有同时秉持人道主义与自然主义

①　肖巍，孔舒. 构建人类卫生健康共同体的伦理蕴涵 [J]. 人民论坛，2021(29): 97-99.

②　牛炎昕，董正宇. 人类卫生健康共同体的人道主义意蕴探析 [J]. 南京中医药大学学报 (社会科学版)，2022, 23(3): 147-154.

③　马克思，恩格斯. 马克思恩格斯文集：第 9 卷 [M]. 北京：人民出版社，2009: 559-560.

④　马克思，恩格斯. 马克思恩格斯文集：第 3 卷 [M]. 北京：人民出版社，2002: 272.

⑤　列宁. 列宁全集：第 55 卷 [M]. 北京：人民出版社，2017: 246.

⑥　马克垚. 世界文明史 (第二版下)[M]. 北京：北京大学出版社，2016: 1333-1334.

相结合，把握人与自然和谐共生的平衡点，从人的生命高度和生存维度认识发展问题和人与自然关系问题，超越工业文明自然观，才能真正全面构建人类卫生健康共同体。

3. 全球公共卫生概念下的国际合作观念

人类卫生治理从早期的封闭隔离方法，转向以民族国家为主体的调控治疗措施，再到区域至全球联合防治疫情，全球公共卫生的概念随之萌生，出现了由各自为营到国际合作的观念转变。[①] 公共卫生治理理念及国际主义的合作观念恰与人类卫生健康共同体中的基本目标吻合。

全球公共卫生健康是近几十年来拉丁美洲和加勒比地区与世界卫生与发展议程上最热门的议题。拉丁美洲全球卫生联盟（Alianza Latinoamericana y del Caribe de Salud Global，ALASAG，英文为 Latin American Alliance for Global Health）将全球公共卫生健康定义为"超越国界的全球公益，以技术合作为基础，以人权、公平、伦理为轴心，以全新公共价值、利他主义、政治和道德哲学为基础的一种全球公共产品"。巴西学者多纳杰洛（Donnangelo）进一步提出公共卫生健康覆盖"不同层面和社会参与者"的要求。公共卫生健康问题跨越国界合作的需求促使其与外交政策紧密联系在一起，2009 年世界卫生组织正式在全球公共卫生外交会议上通过"全球公共卫生外交"的概念定义。《柳叶刀》主编霍顿对此评论道，卫生外交对传统的国家利益观念提出了挑战，将外交工作的重心由维护国家利益转向全球视角下的利他主义，这是一个革命性的议程，推动了全球公共卫生事件下的国际合作。[②]

回顾历史，在"全球公共卫生"概念提出前便已有类似关于全球卫生健康问题合作治理的观念。无论是此后建立的国际联盟还是联合国，都致力于构建卫生健康领域的国际合作关系，其相关卫生健康话语与理念也都把国际区域性问题作为关注的重点。而东亚国家普遍受儒学思想影响，在应对跨国卫生健康事件时呈现出较为统一的合作价值观，即强调集体利益、和谐共生、合作共赢等，在公共危机中能够更有效地弱化不同社会、群体、个体之间的冲突或利益对抗，推动形成对抗各类公共卫生健康问题的全球合力，这也正是人类卫生健康共同体的基本目标。

12.2.2　国际卫生健康问题的合作主张与政策发展脉络

1. 国际卫生治理理念的合作转向与早期探索

国家之间开展卫生健康领域的合作历史源起于 14 世纪的欧洲大陆。威尼斯共和国制定的港口卫生检疫制度，初衷在于防止鼠疫扩散，可以被视为欧洲国家探索联合

① 吉益霖.全球公共卫生治理理念的历史流变、发展困境与中国方案[J].河北法学，2022，40(11)：165-183.

② HORTON R. Health as an Instrument of Foreign Policy[J]. The Lancet, 2007, 36(99564): 807.

应对疾病问题的初次尝试。17世纪以来，霍乱、天花等传染病频发，而疾病随着各大洲越来越多的经济、政治、宗教往来，以及殖民主义扩张所引起的人口和资本流动而出现大规模传播，造成众多国家和地区不同程度的卫生健康防疫体系崩溃，各国开始意识到开展区域性甚至全球性的公共卫生领域合作的必要性与紧迫性。1851年7月，12个欧洲国家在法国巴黎召开第一届国际卫生大会，制定了世界上第一个地区性的公共卫生政策——《国际卫生公约》，揭开了现代意义上国际卫生合作的序幕，被普遍认为是国际社会关于公共卫生健康进行国际合作探索的起点。[①]1851—1918年，以欧美国家为主在亚洲、欧洲、美洲各城市共召开14次国际卫生大会，讨论跨国合作控制传染病流行事宜。其中于1902年在美国召开的美洲第一届国际卫生大会上，促成了美洲国际卫生局的成立，后更名为泛美卫生局；1907年在法国巴黎设立"国际公共卫生办事处"总部，提供常规性跨国公共卫生交流平台；1917年为抗击欧洲斑疹伤寒疫情，国际联盟卫生司正式成立。

20世纪初期的"国际卫生合作"的探索发展迅速，但由于各国的卫生系统差距以及社会与思想发展具有明显的局限性，逐渐暴露出重重矛盾与问题。突出表现为以欧美国家领导的国际卫生合作体系和制度实则是西方国家"自扫门前雪"，只关注本国或将治理重心置于与自身利益紧密相关、政治和经济往来密切的国家或地区区域内的卫生健康问题，并未形成广泛的国际合作。[②]例如该时期的欧洲始终将黄热病视为美洲的卫生问题，不愿将其列入欧洲会议的讨论议程；如拉丁美洲和加勒比地区、非洲以及亚洲国家，在该时期几乎被排除于所谓"国际卫生合作"名单之外。此时的各国借国际公共卫生合作之名贴补自身利益，并暗自争夺国际公共卫生治理的主导权。在此期间，非政府机构也开始参与到卫生健康问题的合作中，在一定程度上填补了各国政府间的空白区域。例如美国洛克菲勒基金会的国际卫生司、红十字会联盟、拯救儿童基金会等国际组织积极参与许多医疗水平欠发达地区的卫生服务建设与疾病救治。

20世纪中叶，国际卫生事务与合作治理的视野范围逐渐扩大至世界的各个角落，更多的国家开始参与探索推动全球卫生健康领域的相关国际合作。[③]1948年4月7日世界卫生组织成立，并于1951年召开的第四届世界卫生大会上正式公开通过了第一个全球性的《国际公共卫生条例》，之后在各国沟通协商下颁布和完善各项条例与制度，从此开启了国际卫生健康合作的新篇章。

———————————

①　FIDLER D P. The Globalization of Public Health: The First 100 Years of International Health Diplomacy[J]. Bulletin of the World Health Organization, 2001, 79(9): 842-849.

②　托马斯·E.诺沃特尼, 伊洛娜·基克布施, 迈克拉·托尔德. 21世纪全球卫生外交[M]. 郭岩主译. 北京: 北京大学医学出版社, 2017: 20.

③　赵磊, 王冰. 全球卫生外交的特征与中国实践[J]. 太平洋学报, 2021, 29(5): 42-55.

2. 各大洲卫生健康合作的相关政策与主张

（1）北美地区

以美国、加拿大为代表的北美国家在应对卫生健康问题时虽然往往都主张加强国际广泛合作、互助抗击传染病，与卫生健康命运共同体的倡议具有一定共性，但究其根本，却展现出截然不同的国家观念。美国将全球卫生健康问题认知为一种全球性的治理危机，主张通过卫生与政治层面相结合的国际联动，以及推动成立国际或区域性卫生治理组织并深度介入其政策制定与实践，以领导全球卫生治理的领导权。例如美国国际开发署在 2002 年发布的国家对外援助报告中明确提出，对外援助将作为美国至关重要的外交政策工具，其中对外援助的重点包括促进全球公共卫生发展与人道主义援助。再看加拿大，作为中等发达国家，主张在其国家能力匹配状态下在全球卫生治理的"低政治"领域担当倡导者，在全球卫生事务参与路径上侧重于多边合作，并在本国具有一定资源、技术优势的领域有选择性地担当引领者。[①]

美国以全球治理领导者的姿态积极推动全球卫生合作发展。无论是美国倡导的"全球卫生倡议"（global health initiative），还是深度参与世界卫生组织的运转工作中，又或是新冠疫情以来推出的"美洲健康和韧性计划"（Action Plan on health and resilience in the Americas）（帮助拉丁美洲和加勒比地区国家预防各类公共卫生突发性事件），种种政策与实践均与其国际政治话语权挂钩，依仗其多方面的优势深刻影响了全球卫生健康事务的发展方向与进程。

加拿大的主张则更侧重国际间的平等合作。例如新冠疫情暴发初期加拿大政府总理通过多条政策发布，提出加拿大人民和世界各地的人民需要各尽其责，阻止疫情大规模传播。[②] 加拿大为消除艾滋病这一全球公共健康威胁，政府持续支持并向联合国艾滋病规划署捐款，并呼吁世界各地开展国际合作以共同实现艾滋病的有效防治。[③]

（2）大洋洲地区

大洋洲国家受国际政治形势影响较大，在开展全球卫生合作与政策制定时尤其考虑与美国等西方国家及相关国际组织的契合程度，同时需要结合本国国情（例如对旅游业的依赖、地理位置受环境变化的影响等），还要照顾到当地不同人群与个体的卫

① 徐文姣. 全球卫生治理中的中等国家：加拿大 [M]. 上海：上海人民出版社, 2020.

② Canada.ca. Government of Canada funds 49 additional COVID-19 research projects - Details of the funded projects[EB/OL]. (2020-04-02)[2022-10-20]. https://www. canada. ca/en/institutes-health-research/news/2020/03/government-of-canada-funds-49-additional-covid-19-research-projects-details-of-the-funded-projects. html.

③ Canada.ca. Canada announces the renewal of support to UNAIDS[EB/OL]. (2022-07-29)[2022-10-20]. https://www. canada. ca/en/global-affairs/news/2022/07/canada-announces-the-renewal-of-support-to-unaids. html.

生健康情况与需求。澳大利亚、新西兰等大洋洲国家受历史因素影响，人口构成情况较为复杂，既有来自欧美等国家与地区的移民，还有大量的原住民和土著人，因此对于大洋洲国家而言，其本土的卫生治理从某种程度上也是一部小型的全球卫生合作缩影。从这个角度来看其与人类卫生健康共同体理念中所强调的人与人、人与自然和谐相处的价值观不谋而合。

大洋洲国家非常重视人与自然的关系。澳洲医学协会在 2004 年已经意识到全球气候等环境问题将成为卫生紧急事件，会对人类生命健康带来一定的威胁。此外，澳大利亚、新西兰等国家作为旅游度假胜地，对于自然环境的保护与合理开发涉及国家发展的更深层、更广泛的互动。另外，旅游业的发达更加要求大洋洲国家注重传染病的"国际外来输入"，因此大洋洲国家在应对新冠疫情和其他传染病疫情的暴发时积极提出了"联合防疫"的口号，力求构筑更加广泛而完善的全球卫生体系以抵御疾病的全球扩散。①

由于大洋洲居住人群的多样性，新西兰政府努力在包括原住民毛利人在内的不同种族间构筑起卫生健康防护共同体，并根据族群特点制定特殊政策施以重点照顾。②诸如斐济、帕劳与汤加等大洋洲岛国在制定卫生健康防护体系相关政策时，同样对经济收入相对落后、科学知识相对欠缺、信息接收相对不畅的原住民群体施加了重点关护。同时将卫生健康保障与恢复旅游业相兼顾，与世界卫生组织合作，面向国际社会喊出"关爱斐济承诺"（Care Fiji Commitment）的类似口号。③可见对大洋洲岛国而言，人类卫生健康共同体的构建与自身的发展问题是紧密相关的。

（3）欧洲地区

欧洲经历多次鼠疫、霍乱、流感等传染病的大规模暴发，逐渐发现仅仅注重个人卫生或小范围内的防疫措施力有不逮。加之欧洲国家之间战争、革命此起彼伏，工业化发展加速经济发展，欧洲国家政治、经济与社会相互依存度加深，传统上以跨国检验检疫、隔离防控等以邻为壑的手段试图阻断病毒传播的方式日受质疑。欧洲各国积极推动以欧盟为主体的区域甚至全球卫生主动防治与治理，并根据本国优势及需要建立一系列全球卫生治理政策及方案，参与亚洲、非洲、拉丁美洲及加勒比地区卫生医疗条件较薄弱国家的卫生健康援助工作中，秉持开放合作、互助交流的原则，彰显出欧洲对南方国家弱势群体的人文关怀。然而欧洲的全球卫生合作较大程度与国际政治

---

① Unite against COVID-19, All COVID-19 requirements removed, recommendations remain[EB/OL]. (2022-08-11)[2022-10-20]. https://covid19. govt. nz.

② Unite against COVID-19, Iwi and communities[EB/OL]. (2022-08-11)[2022-10-20]. https://covid19. govt. nz/prepare-and-stay-safe/iwi-and-communities/information for-maori/.

③ Tourism Fiji, The Care Fiji Commitment | Fiji's COVID-19 Health & Safety Measures[EB/OL]. (2021-10-15)[2022-10-20]. https://www. fiji. travel/covid-19/safer-than-ever#FWCTA-COVID.

关系相关联，其对外援助的背后往往隐含着对本国利益发展的目的，需要以辩证的眼光看待和评价欧洲开展全球卫生合作的真正价值。

　　首先我们将视角聚焦欧盟。多次传染病疫情暴发造成的严重后果使欧洲愈加意识到欧盟内部的合作紧密型，同时也要求超越欧洲的区域视野，将欧盟作为行动主体置于全球范围内进行研究与实践。卫生健康危机是需要全人类共同面对的全球性问题，而非欧盟国家内部携手便能解决的区域性问题。2007 年，欧盟委员会发布《共同行动，促进卫生：欧盟 2008—2013 年战略规划》白皮书，[①] 初步提出加强欧盟国家在全球卫生治理中发挥的作用。[②] 紧接着在 2010 年，再次发布《关于欧盟在全球卫生中的角色》联合公报，明确指出欧盟需要在全球卫生问题中积极承担的责任，并通过商定实现欧洲范围内与国际政策的一致性。[③]2013 年，世界卫生组织欧洲区域办公室发布报告《"健康 2020"治理举措》，其中的治理方案不仅创新了欧洲，也充分匹配全球医疗卫生合作机制，成为欧洲为构建世界卫生健康网络作出的实质性贡献。[④]

　　新冠疫情的暴发更进一步推动欧盟产生对融入全球卫生治理的迫切需求。2021 年 3 月，欧盟多国领导人联合其他国家元首和国际组织领导人共同呼吁：没有任何一个政府或多边机构能够单独应对传染病流行或其他重大的卫生紧急事件，国际社会应该建立一个更强大的全球卫生框架，各国必须共同做好准备，以高度协调的方式预测、预防、检测、评估和有效应对。"在所有人都安全之前，没有人是真正安全的。"[⑤] 除针对已暴发的传染病的治理，欧盟也转向对国际社会的疾病预防及卫生治理。2022 年，欧盟发展中国家卫生和减贫委员会正式面向医疗水平薄弱的发展中国家，提出建立"单一的共同体政策框架，以指导未来在欧盟对发展中国家的总体援助范围内对卫

---

　　① 托马斯·E. 诺沃特尼，伊洛娜·基克布施，迈克拉·托尔德 . 21 世纪全球卫生外交 [M]. 郭岩主译，北京：北京大学医学出版社，2017: 121.

　　② European Commission, White Paper-Together for Health: A Strategic Approach for the EU 2008-2013[EB/OL]. (2007-10-23)[2022-10-20]. https://joinup. ec. europa. eu/collection/ehealth/document/eu-together-health-strategic-approach-eu-2008-2013.

　　③ European Commission, Communication from the Commission to the Council, the European Parliament, the European Economic and Social Committee and the Committee of the Regions: The EU Role in Global Health[EB/OL]. (2010-03-31)[2022-10-20]. https://eur-lex. europa. eu/LexUriServ/LexUriServ. do?uri=COM: 2010: 0128: FIN: EN: PDF.

　　④ World Health Organization, Health 2020: A European Policy Framework and Strategy for the 21st Century[EB/OL]. (2013-11-30)[2022-10-20]. https://www. euro. who. int/_data/assets/pdf_file/0011/199532/Health2020-Long. pdf.

　　⑤ World Health Organization, Global Leaders Unite in Urgent Call for International Pandemic Treaty[EB/OL]. (2021-03-30)[2022-10-20]. https://www. who. int/news/item/30-03-2021-global-leaders-unite-in-urgent-call-for-international-pandemic-treaty.

生、艾滋病、人口和贫困的支持"。①

我们分析一些欧洲国家的做法。欧洲国家纷纷出台本国的全球卫生相关政策，以本国之优势融入全球卫生事务治理中，关注发达国家的卫生事务合作交流，不断加大在援助医疗条件欠发达地区与国家的卫生健康事务发展中的资金、技术、人力等资源投入。

瑞士 2006 年发布的《瑞士卫生对外政策》是国际社会第一个正式出台的国家全球卫生战略。文件明确指出，"全球卫生健康是实现可持续发展、全球安全的基本要素，卫生安全合作不能仅限于欧盟范围内，而要在更广泛的国际社会中展开。"②

英国紧随其后，于 2007 年制定全球卫生战略，发布《卫生的全球性：关于英国全政府范围战略的建议书》（简称"建议书"）。③ "建议书"提出："卫生健康是人权，也是全球性公共事务，维护全球卫生是英国对外政策不可或缺的一部分。在一个疾病不分国界的相互依存的世界里，卫生健康必须被视为一个全球性的问题。英国必须要通过跨国合作的方式，保障全球卫生安全、推动国际均衡发展、促进全球公共卫生产品、资源和知识交流。"④ 同年，中英两国签署关于在卫生领域开展合作的谅解备忘录。⑤ 针对新冠肺炎病毒的全球肆虐，2021 年英国外交事务委员会发布《全球卫生，全球英国》报告。报告指出："新冠疫情更加深刻地印证卫生安全问题具有全球性，在卫生健康领域加强国际合作十分必要。"⑥ 此外，英国作为全球卫生领域第二大援助提供国，⑦ 在双边援助、多边合作中发挥重要作用，并积极参与和推动全球卫生组织和机构的工作，每年为全球疫苗免疫联盟（Global Alliance for Vaccines and Immunisation，GAVI）、国际免疫融资机制（International Finance Facility for Immunization，IFFIm）等提供资金、人员、政策等各个层面的支持。

---

① European Commission, Communication from the Commission to the Council and the European Parliament: Health and poverty reduction in Developing Countries[EB/OL]. (2002)[2022-10-20]. https:// eur-lex. europa. eu/legal-content/en/TXT/?uri=CELEX%3A52002DC0129.

② 托马斯·E. 诺沃特尼, 伊洛娜·基克布施, 迈克拉·托尔德. 21 世纪全球卫生外交 [M]. 郭岩主译, 北京 : 北京大学医学出版社, 2017: 45-46, 119.

③ 托马斯·E. 诺沃特尼, 伊洛娜·基克布施, 迈克拉·托尔德. 21 世纪全球卫生外交 [M]. 郭岩主译, 北京 : 北京大学医学出版社, 2017: 120.

④ PRIMAROLO D, MALLOCH-BROWN M, LEWIS I. Health is Global: a UK Government Strategy for 2008-13[J]. The Lancet, 2009, 373(9662): 443-445.

⑤ 赵磊, 王冰. 全球卫生外交的特征与中国实践 [J]. 太平洋学报, 2021, 29(5): 42-55.

⑥ UK Parliament, Global Health, Global Britain[EB/OL]. (2021-09-30)[2022-10-20]. https:// publications. parliament. uk/pa/cm5802/cmselect/cmfaff/200/20002. htm.

⑦ CGTN. UK pledges 200 million pounds to help stop second COVID-19 wave[EB/OL]. (2020-04-11)[2022-10-20]. https://africa. cgtn. com/2020/04/12/uk-pledges-200-million-pounds-to-help-stop-second-covid-19-wave/.

　　法国的全球卫生工作传统聚焦于抗击艾滋病、结核病、推动全民健康领域，并特别关重视全球环境问题。2007 年法国率先正式完成环境法典化工作，其中明确规定"人人都享有拥有健康环境的权利"，对于涉及南极地区等的国际性环境问题给予了极大的关注。2012 年法国全面启动国际卫生合作战略，指出："全球化的步伐使卫生健康威胁的跨国界性质日益突出，需要在全球范围内协调动员所有力量参与国际合作。"[1]法国政府在2017—2021 年的全球卫生策略中，进一步强化了构建全球卫生安全、为国际社会边缘群体提供卫生服务、促进全球卫生领域研发与创新等优先策略，并承诺在 2022—2026 年为国际免疫融资机制提供 1.65 亿美元捐赠，更加凸显其卫生健康政策的国际化视野。

　　德国自 2013 年发布了首个关于全球卫生的国家战略文件《塑造全球卫生，采取联合行动，承担责任》[2]以来，便更加积极地投身于全球卫生治理中，多次提出和制定面向全球的卫生健康支持政策并加大资金支持。2015 年德国利用担任七国集团和二十国集团轮值主席国的机会，将全球卫生治理问题和政策制定列入首要讨论议程中，并推动在首届二十国集团卫生部长会议上通过一项全球卫生宣言。德国把对全球医疗保健领域的总体年度投入提高到逾 8.5 亿欧元，其中包括大幅度增加对全球抗击艾滋病、结核病和疟疾基金、全球疫苗免疫联盟的捐款。[3]2020 年时任德国总理默克尔在世界健康峰会上的致辞中指出："我们必须共同关注那些受疫情影响特别严重的国家——人口密度高、极端贫困和卫生系统负担过重的国家，带有潜在健康问题、饥饿或营养不良以及无法获得安全饮用水的人感染和患重病的风险更高。无论他们在世界上哪里，我们都不能让他们独自应对。"[4]

　　（4）拉丁美洲和加勒比地区

　　对比全球卫生健康建设主要进程，结合全球卫生健康关注议题与拉丁美洲视角对于全球卫生关注议题的异同，可以看出，拉丁美洲和加勒比地区国家在卫生健康领域

　　① Directorate-General of Global Affairs Development and Partnerships of the French Ministry of Foreign and European Affairs, France's Strategy for International Health Cooperation[EB/OL]. (2012) [2022-10-20]. https://www. diplomatie. gouv. fr/IMG/pdf/sante_mondiale_en_web_cle4c7677-1. pdf.

　　② The Federal Government of Germany. Shaping Global Health - Taking Joint Action - Embracing Responsibility: the Federal Government's Strategy Paper[EB/OL]. (2013-10)[2022-10-20]. https://www. bundesgesundheitsministerium. de/service/publikationen/details/shaping-global-health-taking-joint-action-embracing-responsibility-the-federal-governments-strategy-paper. html.

　　③ GROHE H. Together Today for a Healthy Tomorrow-Germany's Role in Global Health[J]. The Lancet, 2017, 390(10097): 831-832.

　　④ MERKEL A. Welcome Message 2020, World Health Summit[EB/OL]. (2020)[2022-10-22]. https://www. worldhealthsummit. org/summit/patronage/welcome-message-chancellor-merkel. html.

的建设具有起步较晚、发展较慢的特征。目前地区仍面临着初级卫生健康服务覆盖不足的普遍性困境。因而相对于向外扩展国际医疗合作，这些地区更为关注自己区域自身的卫生健康建设和医疗体系改革，尚未进入全球卫生合作的主动性行为中，但普遍以开放性的姿态接纳国际社会对于卫生医疗的援助与建议，对于本地区人民切身的生命健康问题正处于积极探索阶段。

拉丁美洲和加勒比地区根据世界卫生组织等多个国际组织的建议，力图首先将全民健康覆盖每个国家的居民，优先保障公民的生命健康权利。以巴西为例，1985 年巴西军政权结束后，在国家新宪法中提出要优先考虑公民的权利和自由。巴西宪法规定："健康是所有人的权利，也是国家义务，公民健康受到国家社会经济政策保障，这些保障力求减少疾病风险，旨在以普及、平等的方式提供保护健康、恢复健康的服务。"此后，巴西政府不断摸索完善国家卫生系统，制定覆盖全体人民的医疗和健康保障体系，以保证在拉丁美洲日益加剧的医疗系统私有化发展的趋势下，尽可能使全民享有生命健康的权利。

自新冠疫情发生以来，哥伦比亚、智利、秘鲁等国家之间均积极地在拉美与加勒比地区区域内以及国际范围内展开合作，也尝试通过学术领域内的交流探讨获得国际社会对传染病防疫经验共享。部分国家也开始与其他发展中国家建立卫生合作伙伴关系，例如巴西便与葡语非洲国家展开策略、物资、知识、学科研究等多方面的密切合作。泛美卫生组织（Pan American Health Organization，PAHO）也针对拉丁美洲和加勒比地区的医疗卫生国际合作与发展提出建议，认为要加强区域各国之间团结、合作、联盟，促进区域一体化，同时还鼓励该地区国家坚持《2030 年可持续发展议程》中提出的包容性和可持续国际治理理念，促进政府与所有利益攸关方之间的合作。对于拉丁美洲和加勒比地区而言，《2030 年可持续发展议程》是实现本地区稳定、平等发展的绝佳机会，也是参与国际合作的重要形式之一。正如中国所倡导的，以平等、保护环境、多边主义、共享繁荣和 2030 年可持续发展议程为原则，沿着推动构建"人类命运共同体"的道路发展，将有助于将拉美发展提升到另一个层次。

（5）非洲地区

非洲作为传染病与慢性病的"双重疾病负担区"，由于经济和社会发展水平的限制，医疗卫生资源处于相对不足的匮乏状态。其最大挑战在于落后而孱弱的本土公共卫生系统，以及极为短缺的卫生设备和医护团队，这些问题成为非洲卫生健康发展的制约因素。更为严峻的是，大多数非洲国家卫生系统正在变得更加私有化，因此非洲政府正在尝试推动制定良好的公共政策以与国际对接，为非洲与世界其他各国合作解决疾病等卫生健康问题奠定基础。[1] 而非洲国家在目前阶段通常处于全球卫生合作体

① MENDIS S, FUSTER, V. National policies and strategies for noncommunicable diseases[J]. Nature Reviews Cardiology, 2009(6): 723–727.

系中被援助者的角色，通过建立和不断完善对外的平等沟通与协商机制、借鉴国际经验，找到解决本土问题的可持续性方案，才是非洲接受国际卫生援助的目标。非洲各国积极响应支持中国提出的"中非卫生健康共同体"，积极与中方共同携手构建联防联控机制，中国援助人员也与非洲医疗工作者积极沟通，努力克服历史文化、政治制度、意识形态以及发展程度和水平等方面的诸多差异，力求做到授之以渔以实现非洲的卫生健康事业的可持续发展。

非洲国家也不断发展本国应对疾病的能力，并在非洲地区内成立起区域性合作组织。在 2014 年西非埃博拉疫情大规模暴发后，非洲国家联合成立非洲疾控中心（Africa Centres for Disease Control，ACDC），并建立东非、西非、南非、北非、中非五个次地区中心。非洲疾控中心作为区域性卫生治理组织，在新冠疫情期间，每周与会员国的国家公共卫生机构进行交流，对于非洲疫情防治工作起到了重要作用。正如 2020 年南非总统拉马福萨发表"非洲日"讲话所言："这场全球危机也将催生一个全新的非洲。它应该是一个团结英勇奋进的非洲，一个跨境合作、知识与资源共享的非洲，一个为共同目标团结的非洲。"新冠疫情的全球肆虐让非洲各国前所未有地重视卫生健康议题，非洲各国积极与其他国家和组织保持友好对话，"破解医疗卫生在各国外交中工具性地位之困境，使其上升为国家发展和安全战略的关键一环"。[①] 可以说，这与人类卫生健康共同体理念所提倡的"公共、合作、对话、共同危机与团结应对"的内涵不谋而合。

（6）亚洲地区

亚洲国家由于发展差距参差，文化与地理因素对价值观的影响，不同国家在对待公共卫生健康问题上呈现出迥然不同的关注点，东亚、南亚、东南亚、中亚、西亚等地区分别具有不同的卫生健康发展历程与合作观念。

东亚国家对于卫生治理与危机应对的相关理念呈现出较为统一的"价值观"，即强调合作、共赢、融合、共生、集体利益优先等理念，在公共卫生危机中为开展国际合作与全球治理提供了重要的思想与行动支持。以日本、韩国为例，由于本国卫生健康水平较高，对全球合作展现出极大的关注并采取一系列主动措施。日本于 2010 年发布了东亚首个关于全球卫生的国家策略——《日本全球卫生政策 2011—2015》，[②] 2013 年发布《日本全球卫生外交策略》将全球卫生作为其外交的优先关注领域，[③] 旨在推动

---

① 曾爱平.全球公共卫生治理合作：以中非共建"健康丝路"为视角 [J].西亚非洲，2021(1)：26-47.

② 王云屏，刘培龙，杨洪伟，等.七个经合组织国家全球卫生战略比较研究 [J].中国卫生政策研究，2014，7(7)：9-16.

③ JAPAN M O F A. Japan's Strategy on Global Health Diplomacy[EB/OL]. (2013-06-01)[2017-03-03]. http://www. mofa. go. jp/mofaj/files/000005946. pdf.

公共卫生健康的全球治理，推动"人的安全"概念重要性的全球认知，帮助世界相关国家加强卫生系统建设与安全治理。受地理环境影响，东亚国家普遍重视生态环境保护对国家发展的影响。日本提出"里山倡议"，强调本国发展以及国际合作中要保证人与自然和谐共处。[①] 韩国也强调保护自然方面的国际合作，力图将联合国可持续发展议程与国内的政策有机结合，协调发展。蒙古国和朝鲜也已意识到生态环境治理的重要性，尝试与国际社会对接共同推动全球生态治理。蒙古国在 2020 年联合中国正式发布《中蒙边境口岸"绿色通道"实施办法》。[②] 朝鲜也在 2020 年制定《2019—2030 年国家环境保护战略》，计划根据气候变化《巴黎协定》的国际合作进程，截至 2030 年再减少 36% 的温室气体排放量。

南亚国家以印度为代表，主张"古杰拉尔主义"的睦邻政策，以互利为发展援助的基础，将受援国视为合作伙伴，在积极解决本国卫生问题的同时，也致力于将本国的卫生发展实践经验分享给世界。印度将国际卫生发展合作视为其开展外交工作的一部分以增强其在南亚地区的地缘政治影响力，借国际卫生合作之名发展"亲印团体"（pro-India）。[③]

中南亚各国自古受中国与印度文化熏陶，在一定程度上具有相似性，因此秉持东南亚地区主义理念，基于东南亚国家联盟（Association of Southeast Asian Nations, ASEAN）联合开展一系列卫生健康的跨国合作，并携手中国，共建中国 – 东盟卫生健康共同体。

由于历史原因，中亚五国在卫生管理体制、卫生服务系统设计、筹资和支付方式以及资源配置等方面都有很多相似之处。在其整体经济发展水平不高的背景下，通过国际卫生合作来解决国内卫生难题是较为有效的策略。针对目前该区域普遍存在的卫生问题，中亚各国对于与中国开展卫生健康合作表现出极大的意愿，共同构建人类卫生健康共同体。此外，中亚各国也加强了与国际卫生相关组织开展双边、多边抗疫合作的行动。[④]

西亚国家对于与中国共建"一带一路"合作有着广泛共识，希望借此模式深化与中国的卫生健康合作。2020 年《伊朗报》发表文章强调打造"健康丝绸之路"，为

---

① TAKEUCHI K. Rebuilding the relationship between people and nature: the Satoyama Initiative[J]. Ecological Research, 2010 (25): 891-897.

② 内蒙古自治区社会科学院，中国蒙古国研究会. 蒙古国蓝皮书：蒙古国发展报告 (2021)[M]. 北京：社会科学文献出版社，2021.

③ CHANANA D. India as an Emerging Donor[J]. Economic and Political Weekly, 2009, 44 (12): 11-14.

④ 韩璐，李琰. 中亚国家发展报告 [R]. 北京：中国社会科学院俄罗斯东欧中亚研究所，社会科学文献出版，2021.

完善全球公共卫生治理提供了新思路，中国和伊朗在抗击新冠疫情过程中的守望相助也有力诠释了打造"健康丝绸之路"的核心意义。

12.2.3　人类卫生健康共同体理念的国际表述分析

各国对待卫生健康问题的视野从早期注重国内到相关区域再到放眼世界，这种具有变革性的态度转变是基于长期实践经验下各国更多确认的一个现实，即全球卫生治理是一个完全开放而非封闭的系统，其边界根本无法通过国家、区域或民族等条件去界定。[①] 这也正是中国所提出的人类卫生健康共同体理念所表述的对全球卫生治理所处背景最基础的描述。进入 21 世纪以来，国际社会更加深刻认识到卫生健康问题已经上升为一个在全球范围内具有重要性与紧迫性的公共事务领域，影响着各国经济、政治、生态环境和社会发展，更与公平、人权、安全等问题相重叠。发达国家相继主动制定全球性卫生战略及相关全球性卫生合作政策，发展中国家也积极对接国际先进医疗水平，拓展交流合作。一方面这意味着各个国家大多已经认识到推动全球卫生健康合作、构建属于全人类的卫生健康保障才是各国发展的基础与关键；另一方面，这些观念的转变与相关政策的制定也为推动全球公共卫生治理和全球协调合作提供了政策基础。新冠疫情的全球蔓延和反复使各国更加确认，面对病毒这一全人类共同的敌人时，任何一个国家都不可能置身事外。

毋庸置疑，人类卫生健康共同体理念的国际实践将意味着医疗卫生水平相对发达的国家、世界卫生组织等相关国际组织被赋予更多权力，这既是构建全球卫生治理体系的必然要求，也是顺应共同体内以平等互助为原则的公共卫生资源再分配的必然趋势。然而，这种突破民族国家主权界限的实践行为，在当今日益复杂的国际关系与政治环境中如何得以不偏离初心的实现，尚存在诸多不确定性。当前不容忽视的是，以欧美为主的发达国家在积极参与全球卫生治理、开展国际医疗援助或进行跨国卫生合作等事务时，往往倾向于"政策性"引导并与政治密切挂钩，即注重具有前瞻性的理念和政策设计，强调国际卫生交往中的制度规范、国际形象和话语权影响。需要指出，这些国家所关注的全球卫生健康问题往往与自身利益紧密相关，在政策制定过程也优先考虑是否与国内政策相冲突而影响其自身发展。虽然公共卫生问题通常被定性为一种全球范围内基于人类平等地拥有生命健康权的人道主义行为，但实际是有些国家利用其在卫生治理上的优势与话语权，长期将其与国际贸易、国际政治相关联，甚至将国际卫生安全问题直接做政治化叙述，希望借此巩固自己的"中心"国家地位，进一步加强对"外围"国家的控制。非洲国家长期都是全球公共卫生治理的重要场所。大

---

①　PETER S. Hill: Understanding Global Health Governance as a Complex Adaptive System[J]. Global Public Health, 2011, 6(6): 597.

多数非洲国家公共卫生基础设施落后，但医药市场需求巨大，所以成为发达国家政府、跨国医药公司等展开竞争、谋求利益的阵地。很多情况下，甚至连欧洲的许多小国家，例如斯堪的纳维亚半岛上的国家，也都试图通过利用支持全球卫生健康的行动来提升本国在国际舞台上的政治形象。[①]2021 年 9 月，俄罗斯总统普京在东方经济论坛全体会议上发表视频讲话时明确指出这个问题，"现在（全球疫情肆虐的背景下）更重要的是各国抛弃政治化，共同努力克服疫情及其后果，这对全人类都至关重要。利用全球卫生健康危机的时机来排挤本国的竞争对手或试图以此增强国际影响力的小计谋，都是在破坏全人类对公共卫生治理的信心。"[②]有学者分析欧洲国家在全球卫生治理中的表现时指出，当前形势下，西方各国之间各自制定分散的决策和多重卫生议程，争夺政治空间。然而在全球卫生治理过程中最重要的是广泛开展的协助和流动的伙伴，全球需要一个共同的议程来协调各国行动一致来应对全球医疗卫生挑战。[③]智利学者恩尼奥·维瓦尔第也强调，如果不能从全球视角分析疫情等人类所面临的问题，这些问题将无法得到解决。

新冠疫情的全球性暴发无疑是对当前全球卫生防疫体系与治理机制的一次考验，国际组织、各国政府以及各类行为主体都在公共卫生健康领域经历一种理念层面的转变。当今形势下，面对病毒这一全人类的共同敌人，在全球卫生与健康问题上，任何一个国家都不可能置身于全球公共卫生事件之外。国际社会也愈加肯定中国积极推动构建人类卫生健康共同体的倡议，对其理念内涵给予高度评价，并称其对促进全球卫生健康事业发展具有重要意义、为全球卫生健康事务合作的未来发展方向注入了希望。法国的中国问题专家尼娅·布雷斯莱认为中国在此次疫情中以开放的态度推进疫苗国际合作进程，为推动疫苗国际合作付出巨大努力，以实际行动践行人类卫生健康共同体理念。俄罗斯科学院世界经济与国际关系研究所谢尔盖·卢科宁（Sergey Lukonin）在肯定中国对抗击全球疫情作出的贡献的同时，也表示仅靠中国的努力是不够的，呼吁全世界所有国家团结起来共同改善世界卫生健康状况，应对人类共同的挑战。[④]非洲各国也积极响应支持建设"中非卫生健康共同体"，积极与中方共同携手构建联防联控机制。同时，国际组织、各国政府以及各类行为主体作为"人类卫生

① 托马斯·E.诺沃特尼，伊洛娜·基克布施，迈克拉·托尔德. 21 世纪全球卫生外交 [M]. 郭岩主译. 北京：北京大学医学出版社, 2017: 6.

② Russian Today, Stop Politicizing the Covid-19 Pandemic, Russia's Putin & China's Xi Tell World, Calling for Cooperation to Beat Virus Instead[EB/OL]. (2021-09-03)[2022-10-15]. https://www. rt. com/russia/533845-china-stop-politicizing-covid19/.

③ KUO C, OPERARIO D, CLUVER L. Global Public Health: An International Journal for Research, Policy and Practice[J]. Global Public Health, 2012, 7(3): 253-69.

④ 王卫，吴琼. 国际社会高度评价中国为全球抗疫所作贡献 [N]. 法治日报 ,2022-06-06(005).

健康共同体"的践行者，以及全球卫生治理的协调者、卫生公共产品的提供者，如何更好地建立健全相关国际规范与标准，更加合理地设置全球卫生治理议程，预警、监测和应对全球公共卫生健康危机事件，在共同体理念的引导下，通过完善有效的实践框架、更好地协调多元参与者平等合作，以实现全球卫生健康良性发展的共同目标，已成为摆在眼前亟需思考的问题。

人类发展的历史和现实告诉我们，每一次重大世界性公共卫生危机暴发时，如鼠疫、霍乱、埃博拉病毒病、新冠病毒感染等暴发疫情，世界各国携手合作是人类能够战胜病毒的关键所在。面对全球卫生治理问题，唯一正确的做法就是，在人类卫生健康共同体理念所秉持的"公共、合作、对话、共同危机与团结应对"原则下，世界各国要守望相助携手合作，共同保障各国人民的生命健康与可持续发展。而如果各国各地区仍幻想通过物理隔离的方式画地为牢而求自保，抑或以自身利益为根本出发点对多方合作加以利用，则无益于全球公共卫生危机的深层治理，甚至引发全球政治危机、社会与经济动荡。放眼全球，面对不容乐观的全球性卫生健康现状，国际社会已经意识到全球卫生治理的重要性。人类卫生健康共同体理念所包含的价值观既凝结了面对全球卫生健康危机的中国智慧和中国方案，也内含了全球不同时空维度下对于生命健康权、人文关怀、自由平等、国际卫生合作、卫生援助、公共卫生治理、全球卫生体系、人与自然和谐相处等种种概念的阐释，与国际社会具有丰富而共通的内涵及实践经验。正如习近平所说，要"打造融通中外的新概念、新范畴、新表述"。人类卫生健康共同体理念的国际传播语境正是如此，有着全面而系统的把握，才能够找寻到融通中外、对话互鉴的有效路径。

12.3　倡议在当前背景下国际传播的中国策略

在百年变局与世纪疫情交织的复杂影响下，国际传播正在发生大变局，如何讲好具有人类命运共同体意识的中国故事，逐步将中国故事融入世界故事，成为加强和改进国际传播工作的战略举措。2021 年 5 月 31 日，习近平在中共中央政治局第三十次集体学习的重要讲话中指出，要构建具有鲜明中国特色的战略传播体系。根据党的二十大报告的精神，这一战略传播体系的要素应包括多主体、立体式的大外宣格局，立足中国式现代化的中国话语和中国叙事体系，以全人类共同未来为旨归的中国主张、中国智慧、中国方案，以受众为核心的精准化的传播策略和传播艺术，立体多样的人文交流互动，以及自主的知识体系和强力的人才支撑，等等。在国际传播工作实现战略升级的当下，如何更好地动员和组织多元主体，借力多种媒介平台和传播形态，更好地讲述人类卫生健康共同体这一倡议所容纳的古今中外的智慧与关怀。其所开启的全球卫生治理的新共识构建的历史进程，是一个兼具理论创新潜力和实践探索潜能的新时代使命。本节将围绕传播主体及其媒介和话语策略，展开分析和讨论。

12.3.1　主权国家政府

一般而言，国际传播指的是跨越国界的信息流动和传播关系。纵观"二战"以来的历史实践，国际传播更多地表现为一种极具边界性的组织性行为。我们将国际传播定义为民族国家间的传播过程、传播关系以及相应的双边和多边、全球和地区的传播秩序。它多基于建制化的力量（如政府、政党、媒体、文化机构、互联网公司等），也日益征用流动的主体（如跨国旅行者、网络社群、意见领袖等）。需要注意的是，国际传播研究需要超越简单的多元主体论和权力泛化论，而是关注到国家力量如何通过收编、整合本地的信息需求、传播关系、渠道资源和主体类型，策略性地将民族主义和国家主义的意识形态植入多维的跨国传播过程，努力实现对目标国家和地区社会的形象投射。基于此，任何不从国家及其主要行为体政府这一具有明确边界的权力主体的角度出发理解国际传播的尝试，都有偏离主要矛盾乃至转移主要矛盾之嫌。

做好人类卫生健康共同体这一中国倡议的国际传播，我们首先要以国家为分析单位，考察国际舆论环境。近年来，伴随着国际形势的不断演化和国际力量对比的变化，我国的话语体系和传播能力被西方国家主导的国际舆论不断抨击和污名化，导致在全球传播生态中遭遇的困境日益显著。在社交媒体极化环境的催化下，少数国家的社会力量对于中国的对立极端情绪不断发酵。这迫使我们必须在新的历史条件下针对国际传播能力建设进行转型升级。新冠疫情期间的多次全球峰会，正显示出卫生外交在国家外交层面的重要性，也凸显出以国家为主体的卫生健康传播在国际传播中的重要地位。站在人类卫生健康共同体的国际战略传播的角度来看，"中国的国际传播特指对外传播，应当服务于中国的对外政策和外交战略"[①]。在这里，国家及其重要的权力载体——政府应当扮演一个核心的角色。习近平提出的构建人类卫生健康共同体，正是战略层面的理念和部署，与当下国际传播能力建设的战略转型保持高度一致，也给人类卫生健康共同体理念的战略传播提供了指引。

对于我国政府而言，需要在国际传播工作或者说讲好中国故事的过程中，推动以战略传播（strategic communication）为核心的思维转变，才能更有效地增强以全球为关怀的长周期建设的国际传播能力，推动人类卫生健康共同体这一倡议成为全球卫生治理的新共识，在增强中华文明传播力和影响力的同时，推动构建"人类命运共同体"。北京大学程曼丽教授曾提出，"战略传播是国家传播管理发展到一定阶段的客观需要和必然走向。美国等西方国家的传播治理就明显呈现出这一特征。简单地说，战略传

---

①　许静．"人类卫生健康共同体"国际战略传播初探 [J]. 新闻爱好者，2022(2): 18-24.

播是顶层设计下的一种协同式传播。从美国国家战略传播体系建设的经验来看，它重在强调机制建设和资源整合，强调传播过程的系统性与步调一致性，目的是改变传播主体各行其是、分而治之的状态。这方面的建设同样为中国所需要。"①也就是说，我国政府力图推动构建人类卫生健康共同体，必然需要首先把握其战略传播的顶层设计和战略规划，"意味着作为一个实践领域，其资源投入将会进入一个全民性、整体性、协同性的全新阶段"。②

首先，需要明确人类卫生健康共同体作为国际传播的战略目标。这意味着构建人类卫生健康共同体不仅仅是一种功能性的手段，更是我国政府处理国内国际事务的核心抓手之一，从更广阔的国家发展大局和国际发展形势展开工作。与曾经"分而治之"的状态相比较，将其上升至战略传播高度，更能从渠道、受众等多个维度进行整合协调，推动精准传播，使之有了更加准确的目标导向。这要求人类卫生健康共同体倡议的国际传播以中央政府以及相关部门为顶层决策和协调机关，以深度融合后的中央级媒体和地方级媒体为主要媒体平台，以其他各类专业和非专业传播主体为重要行动者补充而共同构建的大传播格局，并辅之以中长周期的系统规划和科学及时的效果分析。从行业行为和行业叙事上升为国家行为和国家叙事，以系统观念推进这一战略转型。习近平在中共中央政治局第三十次集体学习的讲话为我们指明了路线，"标志着我们已经从认识到战略传播的重要性转变为真正推进战略传播体系的建设及完善，为推动国际传播在战略层面的理论和实践'升维'做出了及时有力的背书。"③

其次，廓清人类卫生健康共同体与"人类命运共同体"两个概念之间的从属关系。习近平指出："要高举人类命运共同体大旗，依托我国发展的生动实践，立足五千多年中华文明，全面阐述我国的发展观、文明观、安全观、人权观、生态观、国际秩序观和全球治理观。""人类命运共同体"是我们高举的旗帜，体现的是中国"大道之行，天下为公"的天下主义传统，"从理论到实践具备了超越以往从发展传播到媒介帝国主义再到全球主义的传播范式的潜力，为构建国际传播新秩序提供了想象性框架"。④人类卫生健康共同体则是人类命运共同体的实现路径之一，是在全球突发公共卫生事件面前探索出的一条国家治理和全球治理道路。我们要将人类卫生健康共同体贯穿在

①　程曼丽.从国际传播到国家战略传播 [M].北京：中国社会科学出版社，2021: 2.

②　张毓强，庞敏.新时代中国国际传播：新基点、新逻辑与新路径 [J].现代传播（中国传媒大学学报），2021, 43(7): 40-49.

③　史安斌，童桐.从国际传播到战略传播：新时代的语境适配与路径转型 [J].新闻与写作，2021(10): 14-22.

④　姬德强.作为国际传播新规范理论的人类命运共同体——兼论国际传播的自主知识体系建设 [J].新闻与写作，2022(12): 12-20.

人类命运共同体的总体设计布局中，浸润在构建"人类命运共同体"的每一个环节，将中国自身的健康事业发展道路嵌入全球卫生共识的搭建中，为全人类的卫生健康事业提供中国智慧。

再次，明确人类卫生健康共同体建设是一个整体性的系统工程。如上所述，这一倡议的国际传播涉及到多方部门、专业人士以及媒体人员等多个方面的协商与合力。一方面，要在国内各个部门之间贯彻整体性思路。全球卫生追求的是"将改善健康和在全世界所有人群中实现健康公平放到优先位置"①，国家则必然需要将国家利益放在首位。这并不能简单地被认为二者相悖，反而要求我们"需要在党的统一领导下，通过更高级别的协调机制，完善分工、有计划地组织实施，并做好传播效果评估"，"做好战略规划，跨部门、跨领域协调合作"。②2021 年 4 月 9 日，财政部部长刘昆出席世界银行春季会议发展委员会部长级视频会议，会议主要就世行如何帮助发展中国家更好地应对新冠疫情和获取疫苗等议题进行了讨论。刘昆指出，"世行应充分尊重采购方的自主选择权，帮助发展中国家平等获取疫苗，切实提升疫苗在发展中国家的可及性。中方支持世行，呼吁世行作为重要多边债权方，在保障财务健全的基础上积极参与缓债及债务处理进程。"③此处我们可以看到，人类卫生健康共同体的建设牵一发而动全身，不仅仅是外交一个部门的议题，更牵涉经济、政治等多个维度。另一方面，就全球范围而言，中国需要处理好信息与行动的辩证关系。"国家主体的对外交往行为中所有的链条和环节都存在着传播的逻辑，虚拟空间中的信息与实体世界的行动在战略传播中往往相生相伴。"④这在国际舆论场上体现得尤为明显。中国对于发展中国家的医疗物资援助，积极主动地帮助相关国家加强基础设施建设和促进经济恢复的举措，不断被西方媒体抹黑为"居心不良"，导致了各国对于中国援助批评乃至污名化的局面。因此，我们更应该从更高的战略层面，与更多元的主体进行沟通和交流，实现超越物质层面，达到信息、精神、文化层面更广泛和更完整的连接，以有益于"可沟通中国"的构建与传播。在得到各国认可的前提下，我们才能真正实现人类卫生健康共同体建构。

最后，明晰人类卫生健康共同体的建设是一个长期性的过程。在"人类卫生健康

①　KOPLAN J P, BOND T C, MERSON M H, et al. Towards a common defifinition of global health[J]. The Lancet, 2009, 373 (9679): 1993-1995.

②　许静 . "人类卫生健康共同体"国际战略传播初探 [J]. 新闻爱好者 , 2022(2): 18-24.

③　中华人民共和国财政部 . 刘昆出席世界银行春季会议发展委员会部长级视频会议 [EB/OL]. (2021-04-16)[2022-10-19]. http://www. mof. gov. cn/zhengwuxinxi/caizhengxinwen/202104/t20210416_3687208. htm.

④　史安斌 , 童桐 . 从国际传播到战略传播 : 新时代的语境适配与路径转型 [J]. 新闻与写作 , 2021(10): 14-22.

共同体"建设的语境中，长期性往往意味着分段走。第一，要明确"构建人类卫生健康共同体的最终目标是实现人与自然和谐相处的可持续发展关系"，不仅仅是在全球范围内应对某种疾病或者病毒，也是在漫长的人类发展历史中推进全球卫生事业发展，守望人类生命与健康。第二，"处理好传播目标、战略与策略的关系。战略是整个传播活动的顶层设计，统领全局……策略是战略传播活动的外在具体呈现，肉眼可见"[①]。对于中国卫生健康事业包含的各个方面，如中药、疫苗、医疗团队等，在不同的历史阶段和时代背景下，我们应规划和设计不同的传播目标，必然要求使用不同的传播渠道以及策略选择，这都要求基于长期性的调研、考察以及不断反复的评估和再实施。第三，人才培养的过程是一个长期性的过程。无论是对于医学人才的培养，还是对于人类卫生健康共同体跨部门联动的人才培养，以及卫生健康领域的国际传播专门人才培养，都需要一个长期的过程和系统的实践。目前全球卫生治理领域的人才仍属于紧缺阶段，度过这个人才稀缺阶段必然要求我们将目光放长远，借助不断的人才培养释放人类卫生健康共同体的实践潜力。

12.3.2　传统媒体

"人类卫生健康共同体"是近两年媒体报道的热门话题，"人类卫生健康共同体"也入选了"2020年度中国媒体十大流行语"。媒体如何报道、呈现这一关键话题，对于世界各国如何理解、感知具有重大意义，这无疑也是国际传播供给侧改革的重要构成部分。

有学者研究指出《人民日报》（海外版）关于人类卫生健康共同体方面的高频词有"疫情""卫生""疫苗""健康""新冠""肺炎""医疗"等。主要内容包括两个方面：第一，中国对构建人类卫生健康共同体的阐释论述和规划方案；第二，中国同兄弟国家和地区共同推进抗疫合作，携手共建人类卫生健康共同体的动人事迹。[②]北京外国语大学姜飞教授等在研究《中国日报》《人民日报》等关于疫情的报道和评论之后进一步指出，中国新型主流媒体对中国抗疫故事的讲述是一种多层次、全方位讲述。"我国主流媒体抗疫话语在内容、形式和目的上具有特殊的指向性、突出的多元性和鲜明的实践性，相关新闻报道做到了叙事与情感传达的共振、情感呼唤与诉诸理性权威的紧密结合。"[③]例如，《人民日报》国际部的"抗击疫情离不开命运共同体意识"系列"和音"评论被英国《卫报》主动转引。可以说，新型主流媒体通过主

---

① 张迪，刘畅，覃可儿.国际传播实践与战略传播思维 [J].对外传播，2022(6): 34-37.

② 张宇奇.《人民日报》（海外版）对"人类命运共同体"的话语建构研究 [D].西安：西北大学，2023.

③ 姜飞，袁玥.回应世界之问：新时代人类命运共同体对外传播的四个面向 [J].传媒观察，2022(11): 5-12.

动设置议题对人类卫生健康共同体进行系统介绍和深刻阐释，加强了国际社会对于此倡议和理念的认知与理解。

然而，仅仅观察我国媒体的报道内容，难以全面地了解人类卫生健康共同体的传播情况和评估其传播效果。事实证明即便主流媒体在做大声量和致力沟通上已经取得巨大进步，却仍然会遭遇"他者化"和"污名化"的问题。这是冷战国际秩序在国际舆论场的遗产之一，并且因为各种利益和地缘冲突而不断被再生产出来，成为国际传播的重要变量之一。有学者研究了 2020 年 1—8 月部分印度主流媒体关于人类卫生健康共同体的报道，指出："由于中印关系紧张，在印度媒体的报道中充满了将中国抗疫意识形态化的负面表达。"[①] 对于未来的人类卫生健康共同体建设，多数印度主流媒体并没有表现出乐观的态度，反而存在许多充斥着民族主义情绪的不实报道，甚至是对中国提出的人类卫生健康共同体、人类命运共同体进行恶意解读。美国媒体则表现出对于中国提出的新型全球理念的刻意忽视与冷漠，更重要的是为数不多的报道仍延续着"负面议题"和"冷战思维"，将其视为"为美国自 20 世纪 80 年代以来极力推广的新自由主义的挑战者，是美国主导的'全球秩序'的破坏者"[②]。以德国为代表的欧洲媒体也存在着"相关报道、专题报道仍较少，话语环境也多局限在中德领导人的交流访问，传播方式较为单一"[③] 的问题。对于埃及等非洲国家而言，报道数量较多，同时正面的肯定评价占主导地位，但同样存在着内容浮于领导人对话，渠道局限在主流媒体，[④] 难以深化非洲本土人民对于人类卫生健康共同体、人类命运共同体的理解等问题。

基于以上讨论，针对目前国际舆论场上各国主流媒体争夺舆论话语权，各国媒体对于中国报道范围不全面，评价有失偏颇甚至妖魔化的背景下，我们认为需要考虑到卫生健康新闻报道的专业性以及新闻自身的规律性，并针对不同国家和地区的具体情况，通过加强国际合作达到传播效果的提升。

第一，精准定位受众群体，注重考察和关注受众的区域性、地方性。在卫生健康领域，世界各国由于经济社会发展水平不同，卫生健康水平、医疗卫生资源等也存在巨大差异。在进行人类卫生健康共同体理念和实践的相关报道时，需要考虑到各国不

---

① 朱莉."人类命运共同体"理念在印度的传播——基于 2020 年 1–8 月部分印度主流媒体的分析 [J].青年记者，2021(16): 120-121.

② 高金萍，余悦.美国媒体视域下"人类命运共同体"理念的呈现 [J].新闻爱好者，2020(3): 15-18.

③ 许涌斌，高金萍.德国媒体视域下的"人类命运共同体"理念研究——语料库辅助的批评话语分析 [J].德国研究，2020, 35(4): 151-167, 191.

④ 刘辰，马敏.埃及主流媒体视域下人类命运共同体理念的呈现 [J].阿拉伯研究论丛，2021(2): 3-18.

同的情况，进行策略性、目标性乃至定制性的内容生产和故事讲述。对于欧美国家而言，如何打破其对于中国认知的"刻板印象"，使其接纳来自中国的全球性和共通性话语叙事，展现出真实的中国形象和合理的中国主张，其重要程度显然不比赠予医疗物资和卫生产品低。对于非洲各国等发展中国家而言，如何进行医疗合作、医疗援助是为当地人所关心的议题。更多地展现中国与非洲各国基于独立和平等原则的医疗互助，公共卫生基础设施建设合作，展现中国的大国担当和友好形象会更有利于非洲发展中国家接受人类卫生健康共同体理念。对于亚洲周边各国而言，"传统儒家思想深刻地影响着东亚的社会文化，也影响着东亚国家的国际观念"[①]。如何最大限度地释放人类卫生健康共同体背后东方文化的深厚底蕴，使亚洲各国感受到人类卫生健康共同体背后"大道之行也，天下为公"的儒家哲学，令其感受到亲切的文化接近性，才能更好地传播人类卫生健康共同体思想。

第二，把握卫生健康新闻的专业性，合理设置卫生健康舆论议程。有学者指出"卫生健康议程在国际传播的媒介议程中更多呈现为一种'依附性'存在，其背后的思路偏向于线性新闻逻辑，即卫生健康内容与事件需要某种强烈的'新闻性'支撑方可全面展开，而这种新闻性对具体事件的判断标准则是不清晰的"[②]。换言之，卫生健康的新闻报道往往难以在新闻性与专业性中获得平衡，进而缺乏价值观的传递。我们需要将卫生健康议程与其他议程、热点事件、突发事件进行合理的逻辑勾连，通过提升专业人才的卫生健康素养，提升报道的专业性。将卫生健康议程作为一种常态化议程的存在进行媒体报道，成为一种动态的情感和价值传递，而非片段化碎片化的媒体呈现，由此在把握专业性的同时兼具新闻性，使人类卫生健康共同体背后的价值内涵源源不断地传播到全球各国。具体而言，卫生健康新闻的报道要合理把握其框架叙事。作为主权国家的中国以何种身份参与到国际合作中——贡献者、合作者或是主导者？作为专业人士的医疗人员对于其他国家人民而言是何种角色——英雄、友邻还是意识形态的渗透者？如何把握卫生健康报道的框架在最大限度上影响着对于人类卫生健康共同体理念的传播，影响着中国的国际形象塑造和中国与世界对话关系的形成。

第三，加强国际媒体合作，实现借船出海和借力发声。"在发生突发公共事件时，外国媒体非常需要中国内容……加强与其他国家媒体合作，这不仅有利于对外报道好事件本身，还可以提升中国媒体自身的公信力、影响力。"[③]当国外存在对于中国的刻板印象与偏见时，大多数海外大众更愿意相信本国的媒体报道。尤其是在后疫情时

① 周鑫宇，杨然．人类命运共同体理念的国际传播 [J]．对外传播，2018(2): 9-11, 1.
② 潘登．人类卫生健康共同体构建中的国际传播进路探析 [J]．国际传播，2020(3): 1-10.
③ 胡正荣，田晓．新媒体时代突发公共事件的国际传播——以新冠肺炎疫情报道为例 [J]．对外传播，2020(4): 7-9, 1.

代，众多关于中国的谣言与假新闻甚嚣尘上，"武汉病毒"和"中国病毒"等污名化标签更是加深着缺乏足够真实信息和公正观点的国际社会对中国的偏见，致使国外受众更加难以接受中国所提出的包括人类卫生健康共同体在内的创新性理念和包容性倡议，遮蔽作用和误导效应十分明显。但当中国媒体与国外媒体合作，借助其已经建立起来的专业权威和地方信任，并邀请当地的意见领袖在当地媒体进行评论时，往往会取得更好的效果。接近性这一新闻准则在国际新闻中更加重要。"媒体应不失时机地主动出击，与国外媒体开展更多层次、多领域的深度合作，借更多的船，出更远的海，以制造更宽、更广、更新的国际舆论场。"[①] 中国媒体目前与各国媒体已经探索出丰富的合作模式："人员交流、稿件交换、版面（节目）供给、联合采访报道（联采联播）、创造新闻联盟共享信息资源、共同举办活动、共同投资创办媒体、共同开展多领域产业合作等。"[②] 具体而言，我国媒体可以为外国媒体人提供交流与学习的平台，邀请国外的媒体人亲自来我国体验和对话，观察我国的实际状况，聆听我国社会主流的观念和价值，甚至有计划地出资培养相关新闻人才，让其在真正和深入了解我国的理念和意图之后，进行更具自反意识的专业报道。对于具体的报道内容而言，一方面我国媒体可以邀请在当地有影响力的意见领袖如专家、学者甚至是网红等进行内容分享；另一方面我国媒体可以与国外媒体共同撰写人类卫生健康共同体的报道和分析文章，打破局限在官方交流对话中的新闻题材，让其背后涉及的价值理念真正落地，真正为当地人所接受。在不断的合作与对话中，双方媒体的角色也会不断更替，其边界也会不断交融，发展出专业性的认知共同体和阐释共同体，这对于人类卫生健康共同体倡议的跨文化理解与传播也起到事半功倍的效果。

12.3.3　社交平台

在当今加速全球化的时代，以社交网络为代表的平台媒体借助不断创新的信息传播技术和日益活跃的数字用户，推动塑造了全球网络社会。其中，国际传播通过多元主体和交互渠道充分融入全球政治、经济、文化等各个领域，[③] 新冠疫情的暴发更是让全球人民"永久在线，永久连接"的状态不断延续，数字互联成为新常态。可以说，具有基础设施色彩的社交媒体平台已经成为国际传播的主阵地，是信息的垄断性入口和交往的主导性机制，其多元主体共同生成的信息生态对于形塑公众认知具有重要意

---

①　董雁，于洋欢.外宣媒体的战"疫"报道与中国国家形象塑造——以 CGTN 为例 [J]. 传媒，2020(11): 42-45.

②　钟新."花香满径"：地方媒体探索国际合作传播的多元路径——读《"走出去"传播中国声音——区域性国际合作传播能力建设探究》有感 [J]. 中国记者，2017(5): 57-58.

③　胡正荣，王天瑞.系统协同：中国国际传播能力建设的基础逻辑 [J]. 新闻大学，2022(5): 1-16, 117.

义。如何利用好国际社交平台，对于我国提出的人类卫生健康共同体倡议的全球传播与共识打造具有战略价值。

需要注意的是，至少在新冠疫情期间，全球网络空间中也伴随新型冠状病毒大流行而生成了"信息疫情"（infodemic）。假新闻、不实信息在全球迅速扩散，不仅阻碍了真实正确的健康信息的有效传播，还致使国际舆论场上充斥着恐慌、愤怒、对立等极化的情感，造成全球范围内的真假信息难辨、对立冲突加剧、刻板印象强化、种族歧视加重，严重影响着我国的国际传播能力建设和与世界对话关系的维护，也使人类卫生健康共同体这一倡议难以在短期内被许多国家和社会所认可与接受。之所以在当下出现影响如此巨大的信息疫情，方兴东等学者认为"以推特、Facebook、微信、微博等社交媒体超级平台为基础的大众自传播已经成为社会信息的主导性传播机制"[1]，在其背后，智能机器人、算法等新兴媒介技术的助推加速传播成为其主要原因。"从后真相的角度来说，信息疫情的核心恰恰是公共健康传播领域内真相生产权威的衰落，与之相伴的是公众非专业认知和文本盗猎现象的兴起，并伴随着虚拟圈层内部不安情绪的生成和共振。"[2]

在当下的舆论生态中，人们往往主动或被动地在社交媒体平台上听到看到自己熟悉和令自己认可的内容，导致人类卫生健康共同体等相关卫生健康理念只能在接受它的群体内不断被重复，而对于不接受的群体而言，只能接收到其他不实甚至抹黑性的评价和言论。正如中国人民大学彭兰教授在反思新冠疫情期间的社交媒体传播时所提及的，算法等媒介技术促进"人们连接的同时，也在以某种方式造成人群的分化。这不仅是阶层的分化，更是价值观、政治立场、文化等的分化。在疫情这一压力下，平时以温和方式存在的裂缝，甚至直接演变为断裂"[3]。与此同时，越来越多的证据表明，社交媒体上大量信息的作者不是人，而是由自动化软件控制的社交机器人，这让本就鱼龙混杂的国际舆论场变得更为复杂，"机器人本身就是助推低质量信息扩散的始作俑者，他们热衷于转发来源于低可信度来源的消息，却甚少转发事实核查网站的消息"[4]。有研究表明社交机器人更容易发布与科学常识相悖的言论，阻碍着公共健

① 方兴东，谷潇，徐忠良. "信疫"（Infodemic）的根源、规律及治理对策——新技术背景下国际信息传播秩序的失控与重建 [J]. 新闻与写作，2020(6): 35-44.

② 姬德强，李蕾. 信息疫情与数字平台语境下公共信息传播的新把关人建设——以新型主流媒体为例 [J]. 中国编辑，2022(6): 33-37.

③ 彭兰. 我们需要建构什么样的公共信息传播？——对新冠疫情期间新媒体传播的反思 [J]. 新闻界，2020(5): 36-43.

④ 师文，陈昌凤. 议题凸显与关联构建：Twitter 社交机器人对新冠疫情讨论的建构 [J]. 现代传播（中国传媒大学学报），2020, 42(10): 50-57.

康信息的有效传播。[①]

因此我们认为，第一，从社交媒体平台的角度出发促进人类卫生健康共同体倡议的国际传播，需要"打造数字时代的新基础设施"[②]，在主动借力国际平台的基础上，建构自主的可管可控的数字平台。推特、脸书等国际社交平台已经不止一次对于中国媒体账号和特定个体用户进行流量限制，甚至封杀，以减少或抵制其信息和观点的影响力。在新冠病毒全球大流行期间，推特更是多次对《人民日报》（海外版）关于疫情的内容进行限流、贴标签。这就导致了国外公众无法聆听来自主流权威媒体的"中国声音"，难以实现充分通畅的信息获取和传播连接。尽管 Tik Tok 的出海，在一定程度上打破了推特、Facebook 等社交平台的单一垄断地位，但在很大程度上依然无法跳脱出其商业逻辑，以及相应的技术逻辑、传播逻辑和难以摆脱的地缘政治逻辑，比如推动更多圈层化和趣缘化传播，也就是塑造了更多的边界和隔离。于是，打造更具开放性、包容性、公共性和自主性的新型社交平台成为一个政策议程和实践诉求。"从国家立场出发，由国家扮演公共利益的代言人、保障者和实现者，既保障互联网世界的国家主权，又保障能够在商业利益之外提供全面的社会基础设施。"[③] 这样的平台搭建，能够为全球媒体和公共服务带来新想象，也唯有如此，才能让人类卫生健康共同体的理念更为有效地传递到全球拥有相似和共通理念的社会之中。

第二，破除算法迷思，与算法正向共舞。在过去的认知里，我们总将算法视为黑箱，但事实是"算法系统不是独立的小盒子，而是巨大联网的盒子，有数百只手伸进去、微调和定调、交换部件并尝试新的安排"[④]。社交媒体平台的算法应该被视为"行动者"，"看到是嵌入多元行动者网络的一个主体，更能够看到其在文化实践中的能动性"[⑤]，在这个维度上我们需要反思的是人与算法、人机协同的关系。如何敞开（unpack）算法黑箱，促进算法摆脱商业流量逻辑的宰制，迈向全社会的公共利益，追寻全人类的公共价值，才是平台作为公共品的"共同善"（common good）最好的注解，从而为夯实人类卫生健康共同体的美好愿景提供技术和媒介支撑。

"当前推特、脸书、微博、微信等虚拟空间中不存在百分之百的人类用户，而是

---

① SUTTON J. Health Communication Trolls and Bots Versus Public Health Agencies' Trusted Voices[J]. American journal of public health, 2018, 108(10): 1281-1282.

② 姬德强. 媒体融合：打造数字时代的基础设施 [J]. 青年记者，2019(24): 4.

③ 张磊，胡正荣. 重建公共传播体系：媒体深度融合的关键理念与实践路径 [J]. 中国编辑，2022(1): 4-9.

④ SEAVER N. Knowing Algorithms. in Vertesi J. & Ribes D. eds. Digital STS: A Field Guide for Science & Technology Studies[M]. Princeton: Princeton University Press, 2019: 419.

⑤ 毛湛文，张世超. 论算法文化研究的三种向度 [J]. 现代传播（中国传媒大学学报），2022, 44(4): 72-81.

呈现出'AI+人'的共生生态。在传播效果研究中，已经不能忽视或者简单化社交机器人的影响。"① 也就是说，在国际舆论场上，我们已经不能仅仅考虑如何与人对话，更要考虑到社交机器人与人共生的媒介生态。对于公共卫生信息的传播，"最重要的是通过加大信息透明度与虚假信息进行对冲，削弱其影响。疫情期间的这一模式的最大亮点是使用聊天机器人向海外公民提供健康信息并更新疫情发展进程的相关新闻"②。我们可以看到，社交机器人不应该仅仅被视为被操控的谣言制造机，也同样可以在遏制虚假信息的实践中起一定作用，通过提供及时有效的领事信息援助，维护中国形象，促进人类卫生健康共同体理念的有效传播。

第三，建构网络社群，掌握在地网络，把脉信息需求，找到最大共情点，实现效果最大化。这一点尤其体现在弱势群体和边缘群体中。"互联网给传统意义上的弱势文化和文化弱势群体（如少数族裔、性别少数派、欠发达国家和地区的人民等）提供了前所未有的发声渠道，令不同形式的自我赋权和机制赋权拥有了可能性。"③ 在新冠疫情全球肆虐的大背景下，在全球卫生突发事件发生后，社交平台更凸显出如何利用地方性"凝聚边远地区的社群，如何为少数族裔和弱势群体'赋权'并减少疫情和经济衰退对这些群体造成的影响"④ 的作用。中国帮助非洲、拉美、东南亚等地区以经济、资源扶持，不仅仅是直接的卫生医疗物资的帮扶，还是帮助他们在互联网平台中将困境和现状得以自我言说，在满足他们的信息需求之上传播人类卫生健康共同体理念。在这个过程中，必然存在着中国人民与外国人民之间的交流与互动，在良好的交往过程中，完成微观意义上的人际传播和组织传播。这与宏观的国家间的交往得以共振和互补，最大限度上提升人类卫生健康共同体理念的传播效果。

12.3.4　国际组织

在中国特色的战略传播体系的建设过程中，国际组织的舆论引导者和议程设定者角色日益得到关注和认可。作为政府间和非政府间的各类国际组织，不仅参与推动所属领域或行业的规则制定、多边对话与全球治理，也以其专业性、权威性和公共性——尽管经常受限于背后的国家力量和行业利益影响——成为国际传播的重要力量。比如，世界卫生组织就是全球卫生健康舆论场的重要议程设定者和框架搭建者，在新冠

---

① 张洪忠, 段泽宁, 韩秀. 异类还是共生: 社交媒体中的社交机器人研究路径探讨 [J]. 新闻界, 2019(2): 10-17.

② 史安斌, 童桐, 张金牛. 变局与变数: 新冠肺炎疫情下的全球新闻传播发展趋势 [J]. 对外传播, 2022(8): 49-52.

③ 常江. 互联网对当代公共文化的侵蚀 [J]. 青年记者, 2019(34): 92.

④ 王沛楠, 史安斌. 2021 年全球新闻传播新趋势——基于六大热点议题的访谈 [J]. 新闻记者, 2021(2): 51-59.

疫情期间也成为多元传播者的博弈空间。

人类卫生健康共同体倡议的国际传播需要在世界卫生组织以及其他区域性的卫生健康国际组织网络中首先得到传播和认可，具体措施有三。

第一，通过多种方式和渠道，推动将人类卫生健康共同体的倡议和理念写入包括联合国、世界卫生组织和其他区域性的卫生健康国际组织的重要文件中，使之在叙事和话语上成为一种国际和区域共识，并以此改善中国在全球卫生健康事业中的形象，推动全球卫生治理的变革。

第二，承办和创办以国际组织为主体的国际学术论坛，充分发挥各国专家学者在构建专业知识社群和阐释共同体中所发挥的权威性作用。并且通过安排多边对话和实地调研，以中国的主场优势消除全球卫生和健康领域的专家学者在认知中国问题和中国倡议上所可能持有的认知盲点和刻板偏见，通过"体验式传播"塑造其理解人类卫生健康共同体倡议的平衡立场和立体视角。

第三，与世界卫生组织为代表的国际组织合作，创建和维护以人类卫生健康共同体为主题的知识共享库，推动专业性和众包性的全球知识共创。一方面拓展已有的全球卫生和健康数据库（如全球卫生数据中心），通过增强中国支持，使其所容纳的内容更加全面和平衡；另一方面创建面向全球公众的众包平台，便于各国用户输入和分享卫生和健康问题以及相应的理念或建议，进而打造与专业型由上而下的知识体系相补充的大众型由下而上的知识生态，推动人类卫生健康共同体倡议从专业话语向大众话语的持续转化。

12.3.5　小结

国际传播是一个有着漫长历史和多元主体的实践场域。在这个场域中，人类卫生健康共同体倡议的国际传播需要充分考虑到国际舆论场的复杂性和动态性，需要充分考虑到中国立场全球传播所面临的结构性认知困境，更需要充分考虑到不同媒体形态所应把握的对象特征和所应发挥的独特作用。从战略传播的高度，本节提出了需要聚焦国家主体，充分利用传统媒体，深度运用社交媒体，持续拓展国际组织传播力的人类卫生健康共同体倡议国际传播的策略体系。此外更应补充的是需要聚焦于人的角色和技术能力。在现代性视野中，传播本就是人与技术相互构建的过程。技术拓展了人对信息和观点的传授边界，人的传播需要并不断推动媒介技术变革。在一个信息传播技术加速演进的时代，任何倡议和理念的跨界传播都需要考虑到人和技术的双重主体性。尤其是在我们畅想一个机器传播时代到来的当下，"谁在与你对话"成为一个需要甄别的对象和一个需要反思的现象。也许不久的将来，ChatGPT 会给你一个对"何为人类卫生健康共同体"以及这一理念在全球传播状况和认知状态的完美阐释，但谁又能知晓现实的世界中，来自世界各地的人们是否真的持有这一观点和立场呢？另外考虑到全球发展的不均衡和数字鸿沟的存在，我们又如何与那些技术落后或信息贫穷地区的人们进行对话和沟通呢？在他们眼中，人类卫生健康共同体的构建也许不是一个遥远的地球村问题，而是身边的社区健康问题，因此一个地缘意义上的全球南方视野也不得不写入这一倡议的国际传播大战略之中。只有这样，中国讲述的卫生和健康故事才是真正意义上具有全球性和国际性的。